Burnout und Erschöpfungsdepression

Burnout und Erschöpfungsdepression

Barbara Hochstrasser

Barbara Hochstrasser

Burnout und Erschöpfungsdepression

Konzepte, Verursachungsmodelle, Therapieansätze

hogrefe

Dr. Barbara Hochstrasser, M.P.H., Fachärztin für Psychiatrie
und Psychotherapie
Privatklinik Meiringen
Ambulatorium Bern
Laupenstraße 5A
3008 Bern
Schweiz
E-Mail: barbara.hochstrasser@privatklinik-meiringen.ch

Bibliografische Information der Deutschen Nationalbibliothek
Die Deutsche Nationalbibliothek verzeichnet diese Publikation in der Deutschen Nationalbibliografie; detaillierte bibliografische Daten sind im Internet über http://www.dnb.de abrufbar.

Anregungen und Zuschriften bitte an:
Hogrefe AG
Lektorat Psychologie
Länggass-Strasse 76
3012 Bern
Schweiz
Tel. +41 31 300 45 00
info@hogrefe.ch
www.hogrefe.ch

Lektorat: Dr. Susanne Lauri
Bearbeitung: Mihrican Özdem, Landau
Herstellung: René Tschirren
Umschlagabbildung: GettyImages/Westend61
Umschlaggestaltung: Claude Borer, Riehen
Satz: punktgenau GmbH, Bühl
Druck und buchbinderische Verarbeitung: CPI books GmbH, Leck
Printed in Germany

1. Auflage 2024

(E-Book-ISBN_PDF 978-3-456-95693-0)
(E-Book-ISBN_EPUB 978-3-456-75693-6)
ISBN 978-3-456-85693-3
https://doi.org/10.1024/85693-000

Inhaltsverzeichnis

Danksagung

Mein Dank gilt als erstes meinen Patientinnen und Patienten, die mir durch ihr Vertrauen die Möglichkeit gaben, sie in ihrer je individuellen Auseinandersetzung mit ihrer Stressfolgestörung zu begleiten und dabei viel über das Ausgebranntsein zu lernen.

Danken möchte ich Herrn Professor Michael Soyka für den Impuls, dieses Buch zu schreiben, und dafür, dass er den Kontakt zum Hogrefe Verlag vermittelt hat.

Besonderer Dank geht an Susanne Lauri, Programmleiterin für den Bereich Psychologie des Hogrefe Verlags, für ihren Enthusiasmus und Glauben an das Gelingen dieses Projektes, ebenso für ihre Geduld, die mich stets ermutigte.

Von Herzen danken möchte ich den Mitgliedern meines Arbeitsteams – Helmut Finkel, Ulrich von Bardeleben, Lorenz Ruckstuhl und Marcus Sievers – die mit mir zusammen ein erfolgreiches stationäres Behandlungsprogramm zur Behandlung von Menschen mit einem Burnout entwickelten, betrieben und stets weiter optimierten.

Mein Dank gilt auch meinen Kolleginnen und Kollegen vom Schweizer Expertennetzwerk für Burnout (SEB), besonders Beate Schulze und Martin Keck, für ihre wertvollen Anregungen im Laufe unserer Zusammenarbeit, und Martin grosse Holtforth für seine inspirierende Begleitung und Betreuung von Mitarbeitenden bei Forschungsprojekten.

Sehr herzlich bedanke ich mich bei Herrn Professor Thomas Müller, dessen Unterstützung eine erweiterte Beforschung unseres stationären Behandlungsprogramms ermöglichte, und bei Annina Haberthür, Flurina Elkuch und Gianandrea Pallich für ihren beherzten Einsatz bei der Durchführung und Analyse der verschiedenen Studien.

Ein großer Dank geht an Angeliki Frangouli und Josef Seemüller für die Möglichkeit, in ihrem wundervollen Haus am Meer schreiben zu dürfen.

Last but not least danke ich von Herzen meiner Lektorin, Mihrican Özdem, für ihre äußerst liebenswürdige, umsichtige, klare, professionelle und wertschätzende Überarbeitung meines Manuskripts.

Geleitwort

Als ich 2006 als Ärztlicher Direktor an die Privatklinik Meiningen wechselte, war meine Co-Chefärztin Barbara Hochstrasser dort schon langjährig als eine national wie international renommierte Expertin im Bereich Burnout und Depression tätig. Die Autorin ist eine versierte und renommierte Klinikerin. Sie hatte frühzeitig die Bedeutung dieses Gebietes erkannt und das erste Behandlungskonzept und eine Spezialstation für Burnout und Erschöpfungsdepression in der Schweiz konzipiert, die bis heute stark nachgefragt wird, bei hoher Patientenzufriedenheit. Neben der optimalen klinischen Versorgung der Patienten lag ihr Augenmerk auch auf der Erforschung der Grundlagen und des individuellen Bedingungsgefüges, das zu Burnout führen kann.

Ich freue mich sehr, dass ihre langjährige klinische und auch wissenschaftliche Auseinandersetzung mit dem Thema in einem Buch gipfelt.

Das Thema Burnout ist seit vielen Jahren in der medizinischen Fachwelt, aber auch unter Laien, sehr verbreitet, stellenweise war es in aller Munde.

Bei Burnout handelt es sich nicht um ein Synonym für depressive Störungen, vielmehr gibt es definierte ätiologische Konzepte zur Entwicklung eines Burnouts, die in diesem Buch auch dargestellt werden, das als praxisnahes Lehrbuch konzipiert ist und sich wohltuend von zahlreichen anderen Publikationen zu dem Thema unterscheidet, die oft nur eine geringe intellektuelle Flughöhe auf Ratgeberniveau haben. Die verschiedenen konzeptuellen Auffassungen von Burnout werden im vorliegenden Buch genau beschrieben, ebenso wie die große Bedeutung, die Stressfaktoren für die Entwicklung von Burnout und Erschöpfungsdepression haben. Burnout ist eine interdisziplinäre Aufgabe. Medizin, Psychiatrie, Psychologie, Soziologie und andere Disziplinen liefern Ansätze für das Verständnis. Das macht die Beschäftigung mit dem Thema reizvoll, und das Buch spiegelt dies wunderbar wider.

Es belegt auch eindrucksvoll, dass die klinisch-wissenschaftliche und akademische Auseinandersetzung mit der Therapie von Burnout weit über die Vermittlung achtsamkeitsbasierten Basiswissens hinausgeht, sondern eine differenzierte, multimodale Herangehensweise erfordert. Der vorliegende Band ist ein Standardwerk im Bereich Burnout und Erschöpfungsdepression und wird sicher den verdienten Erfolg haben. Das wünsche ich jedenfalls dem Buch und seiner Autorin, die in die Abfassung nicht nur viel Arbeitszeit und Fachwissen, sondern auch Herzblut investiert hat. Es stellt die Synthese einer jahrzehntelangen Auseinandersetzung mit dem Thema Burnout dar, die hoffentlich noch lange nicht endet.

München, 27.3.2023
Michael Soyka

Vorwort

„Burnout“ ist in aller Munde. Ursprünglich benutzt, um das Verglühen von Raumschiffträgern beim Wiedereintritt in die Erdatmosphäre zu bezeichnen, fand der Begriff in den 1970er-Jahren Eingang in die Arbeitspsychologie und erfreut sich heute einer zunehmenden Popularität. Einzelpersonen, Medien, Unternehmen, Ärztinnen und Therapeuten fühlen sich gleichermaßen davon angesprochen. Das Konzept einer arbeitsbedingten Erschöpfung, gepaart mit Demotivierung und eingeschränkter Leistungseinschätzung, scheint nachvollziehbar und zur Beschreibung der persönlichen Erfahrungen, im Arbeitsalltag an die eigenen Belastungsgrenzen zu stoßen, treffend zu sein. Die Fachpublikationen und Medienberichte zum Burnout erfreuen sich seit 2004 eines exponentiellen Wachstums. Doch tritt das Phänomen, durch berufliche Belastung ausgebrannt zu sein, tatsächlich häufiger auf, oder entspricht diese Terminologie eher einer Modeströmung? Wird der Begriff „Ausgebranntsein“ zu leichtfertig in den Mund genommen, um eine empfundene Stressbelastung bei hohem Leistungseinsatz als bitteres Tribut zu heroisieren?

Die Berichte, die eine zunehmende Stressbelastung am Arbeitsplatz widerspiegeln, sprechen allerdings eine klare Sprache. So schätzte das Schweizerische Staatssekretariat für Wirtschaft (SECO) aufgrund einer repräsentativen Umfrage bei Schweizer Erwerbstätigen (Ramacotti & Perriard, 2000) die gesamten durch arbeitsbedingten Stress verursachten Kosten im Jahre 2000 auf 4.6 Milliarden Schweizer Franken (ca. 3 Milliarden Euro). Dies entspricht 1.2 % des Bruttoinlandproduktes. Die Umfrage ergab zudem, dass sich 26.6 % der Arbeitnehmenden oft oder sehr oft gestresst fühlten, und nahezu ein Drittel stufte ihre Arbeit als psychisch oft oder sehr oft belastend ein. Empfundener Stress korrelierte mit Mangel an Unterstützung, Angst vor Arbeitsplatzverlust, Konflikten mit anderen Personen und Erfahrung von Gewalt am Arbeitsplatz. Der Anteil der häufig gestressten und gesundheitlich beeinträchtigten Arbeitnehmenden hatte im Vergleich zu Voruntersuchungen in den Jahren 1984 und 1991 zugenommen.

Eine 2009 publizierte erweiterte Gesundheitsbefragung von Schweizer Erwerbstätigen (Krieger & Graf, 2009) widerspiegelte eine erneute Zunahme der psychischen und nervlichen Belastungen am Arbeitsplatz. 41 % der Befragten beurteilten ihre Arbeit als psychisch oder nervlich belastend, bei gleichzeitiger Abnahme der Ressource Unterstützung. Zwei Drittel beklagte Zeitdruck und etwas über ein Drittel erfuhr Belastungen durch Spannungen am Arbeitsplatz oder Nervosität. Ein Fünftel der Befragten gab an, an Überforderung zu leiden. Als weitere Belastungen wurden unfaire Behandlung, Angst, Unterforderung und Mobbing (8 %) genannt. Die häufigsten Gesundheitsstörungen waren mit je 41 % Rücken- und Kreuzschmerzen sowie Schwäche, Müdigkeit und Energielosigkeit. Von den befragten Erwerbstätigen beklagten 39 % Kopfschmerzen und 32 % Ein- und Durchschlafstörungen. Die 2010 erneut durchgeführte repräsentative Studie des SECO (Grebner, Berlowitz, Alvarado & Cassina, 2011) zur Arbeitssituation und Gesundheit der Schweizer Arbeitnehmenden belegte, dass sich 34 % der Arbeitstätigen chronisch gestresst fühlten (23 % häufig, 12 % sehr häufig). Dies entspricht einer Zunahme von 7 % in den 10 Jahren seit der letzten analogen Untersuchung im Jahre 2000. 11 % der Befragten litten unter Angst oder depressiven Symptomen (Frauen 15 %) und 4 % bejahten die Frage, ob sie häufig oder sehr häufig emotional ausgelaugt und erschöpft seien, was die Forschungsgruppe als Indiz für Burnout betrachtete. Stressempfinden war positiv korreliert mit Burnout, Gesundheitsproblemen und Arbeitsunzufriedenheit. 32 % gaben an, in den letzten 12 Monaten mindestens eine Substanz (Alkohol, Schmerzmittel, Sedativa) eingenommen zu haben, um in der Arbeit leistungsfähiger zu sein.

Analog dazu fand die Deutsche Angestellten-Krankenkasse DAK (2009) in Deutschland, dass jeder zweite deutsche Arbeitnehmer seine Arbeit als sehr belastend und stressig wahrnahm. Jeder siebte fürchtete sich vor einem Arbeitsplatzverlust, jeder neunte gab an, unter Konflikten mit Arbeitskollegen zu leiden. Die Anzahl der Krankmeldungen war das zweite Jahr in Folge gestiegen. Psychische Erkrankungen machten 10 % der Absenzen aus. Sie waren um 7.9 % häufiger als im Vorjahr und wiesen damit die höchste Zuwachsrate aller Krankheiten auf. Der European Working Condition Survey (Parent-Thirion, Fernández-Macías, Hurley & Vermeylen, 2007) fand, dass 22 % der Arbeitstätigen in den 25 Mitgliedsstaaten der EU und assoziierten Ländern an Stress am Arbeitsplatz leiden. Diese Befunde sind alarmierend und legen nahe, dass Stress und arbeitsbezogene Belastungen tatsächlichen zunehmen.

Der seit 2014 durch die Organisation *Gesundheitsförderung Schweiz* regelmäßig erhobene Job-Stress-Index bei Schweizer Erwerbstätigen, der das Verhältnis zwischen Arbeitsbelastungen und Arbeitsressourcen widerspiegelt (höhere Werte bedeuten mehr Belastungen), war bis 2020 bei jeder Untersuchung gestiegen. Im Jahre 2020 (Galliker et al., 2020) betrug er 50.83 und 29.6 % der Erwerbstätigen hatten mehr Belastungen als Ressourcen. An emotionaler Erschöpfung litten 28.7 %. Emotionale Erschöpfung weist auf Burnout hin. In den Jahren 2014 und 2015 lag der Anteil der Erschöpften bei einem Viertel. Die jährlichen Kosten durch arbeitsbezogenen Stress betrugen 2020 7.6 Milliarden Schweizer Franken.

Die Erhebung im Jahr 2022 (Galliker, Igic, Elfering, Semmer, Brunner & Thomme, 2022) zeigte eine leichte, nicht signifikante Verbesserung des Job Stress Index von 50.66. Der Anteil der Schweizer Erwerbtätigen, die 2022 mehr Belastungen als Ressourcen angab, was einem kritischen Job-Stress-Index entspricht, betrug 28.6 %. Der Anteil der emotional erschöpften Erwerbstätigen überstieg hingegen mit 30.3 % erstmal seit 2014 die 30 %-Marke. Dies deutet auf eine Zunahme von Burnout hin. Die Kosten von arbeitsbezogenem Stress lagen 2022 mit 6.5 Milliarden Franken leicht niedriger als im Jahre 2020.

Burnout wird damit zu einem individuellen und gesellschaftlichen Risiko. Obwohl dringend angebracht, wird die Auseinandersetzung mit Burnout erschwert durch unterschiedliche Definitionen und Messinstrumente, Unklarheit bezüglich seines Krankheitswertes und unterschiedliche Erklärungsmodelle. Alle Definitionen betonen jedoch die zentrale Dimension der Erschöpfung und der zunehmenden Entmutigung. Zugleich besteht mehrheitlich Einigkeit darüber, dass Burnout eine arbeitsbezogene Störung darstellt, jedoch durch individuelle Faktoren mitbedingt wird.

Dieses Buch vermittelt eine theoretische Grundlage und einen fundierten Leitfaden für die Behandlung und Begleitung von Menschen, die von einem Burnout betroffen sind. Es richtet sich in erster Linie an Ärzte, ärztlichen und psychologischen Psychotherapeutinnen, Coaches, Casemanagerinnen und Berater.

Burnout ist unserer Ansicht nach eine Stressbelastungsstörung, die sich prozesshaft in der Auseinandersetzung mit dem Arbeitsumfeld entwickelt und sich als psychosomatisches Syndrom mit unterschiedlichem Ausprägungsgrad darstellt. Im Verlaufe dieses Prozesses kann Burnout zu verschiedenen psychischen und physischen Störungen und Erkrankungen, insbesondere Depression führen, die bei der Therapie berücksichtigt werden müssen. Burnout wird in der ICD-10 (Dilling, Mombour & Schmidt, 2010) als Syndrom (Z73.0), nicht als eine eigene Krankheitskategorie bezeichnet, jedoch ist es unstrittig, dass Burnout ein relevantes und zu behandelndes klinisches Syndrom darstellt. Schweden hat einen speziellen ICD-10-Code für Burnout geschaffen, und in den Niederlanden fand die arbeitsbedingte Erschöpfung früh eine hohe Akzeptanz. Die WHO hat sich im Kontext der Neuformulierung der Internationalen Klassifikation von Krankheiten mit dem Phänomen Burnout vertieft auseinandergesetzt und räumt Burnout in der ICD-11 (Bundesinstitut für Arzneimittel und Medizinprodukte (BfArM), 2022) die Rubrik einer qualifizierenden Zusatzbezeichnung einer Diagnose ein (Qualifying Diagnosis), die durch Belastungen im Arbeitskontext (mit)bedingt ist.

Anmerkung: In diesem Buch wird zur Geschlechtsbezeichnung in unsystematischer Reihenfolge abwechselnd die männliche und die weibliche Form verwendet: die Ärztin, der Therapeut. Sind Frauen oder Männer gemeint, werden diese als solche bezeichnet. Menschen, die sich keinem der beiden Geschlechter zugehörig fühlen, sind stets mitgemeint.

1 Konzept des Burnouts

1.1 Erste Beschreibungen und Konzeptualisierung

Die psychologische Bedeutung der Arbeit und die gesundheitsrelevanten Konsequenzen bei psychisch belastenden Arbeitsbedingungen fanden in der zweiten Hälfte des 20. Jahrhunderts zunehmend Beachtung. In diesem Kontext entstand der Begriff „Burnout", der erstmals in dem Roman „A Burnt-Out Case" von Greene (1961) als Ausdruck einer völligen Desillusionierung über die eigene Lebens- und Arbeitsgestaltung in Erscheinung trat. Greene beschreibt einen Architekten, der aufgrund einer Sinnkrise seine Arbeit und sein bisheriges Lebensumfeld aufgibt und sich in den afrikanischen Dschungel absetzt. Burnout erschien als ein attraktiver Begriff, um die subjektiven Erfahrungen vieler Menschen in ihrem Arbeitsumfeld zu beschreiben, und fand bald Verbreitung im amerikanischen Volksmund. Burnout entsprach also primär einer populären Vorstellung und wurde erst in zweiter Linie konzeptionell klarer gefasst und wissenschaftlich erforscht.

1.1.1 Konzept von Freudenberger

„Burnout" wurde von Freudenberger (1974), einem Psychoanalytiker, primär an sich selbst und an anderen Volontären an einer ambulanten Klinik für sozial bedürftige Menschen beobachtet. Er arbeitete dort zusätzlich zu seiner beruflichen Tätigkeit als Psychoanalytiker und beschrieb sich als einer, der eher einstecke, als seinen Idealismus aufzugeben. Abgeleitet von dem Verb „to burn out", das „sich aufbrauchen, sich erschöpfen" bedeutet, definierte er „Burnout als einen Prozess der Erschöpfung durch exzessive Anforderungen an die Energien, die Kräfte und die Ressourcen des Betroffenen" (S. 159; Übersetzung: die Autorin).

Die Symptomatik beschrieb er als individuell variabel, bestehend aus körperlichen Symptomen, Verhaltensauffälligkeiten und emotionalen Veränderungen. Auf körperlicher Ebene beobachtete er Erschöpfung und Müdigkeit, die Unfähigkeit, eine Erkältung abzuschütteln, häufige Kopfschmerzen, Magen- und Darmbeschwerden, Schlaflosigkeit und Atemnot. An Verhaltensauffälligkeiten beschrieb er leichte Reizbarkeit, Irritierbarkeit und geringe Frustrationstoleranz, Misstrauen bis Paranoia. Damit gekoppelt könne auch ein überhöhtes Selbstwertgefühl und risikoreiches Verhalten beobachtet werden. Gedanklich seien die Betroffenen rigide, unflexibel, störrisch und blockierend und würden durch einen ausgeprägten Zynismus auffallen. Zudem würden manche zu Beruhigungs- und Schlafmitteln oder Haschisch greifen, um sich selbst zu behandeln. Die Betroffenen würden depressiv erscheinen, sich vermehrt zurückziehen und oftmals Überstunden machen bei gleichzeitigem Verlust der Effizienz.

Um so „auszubrennen", müsse ein Mensch einmal für eine Sache „gebrannt" haben. Als Risikofaktoren für ein Burnout bezeichnete Freudenberger hohe Einsatzfreudigkeit und Idealismus, besonders bei Vorliegen eines übertriebenen Engagements bedingt durch das Bedürfnis nach Anerkennung und Wertschätzung, aber auch bei Langeweile und Monotonie durch Routine. Prävention und Therapie solle in der Entwicklung eines reifen und realistischen Engagements aus genügend Zeit für Erholung und Freizeit, gegenseitigem Austausch und Unterstützung, körperlicher Aktivität sowie Arbeitsdiversifikation und Weiterbildung bestehen. Freudenberger sah Burnout, wie es Koch und Broich (2012) ausdrücken, „ausschließlich als Krise des sozial Engagierten, der nicht mehr in der Lage ist, sein vorheriges hohes Engagement aufrechtzuerhalten" (S. 161).

1.1.2 Konzept von Maslach und Jackson

Maslach, eine Arbeitspsychologin, interviewte Professionelle in sozialen Berufen hinsichtlich emotionaler Belastungen an ihrem Arbeitsplatz und fand, dass ihre Bewältigungsstrategien wichtige Faktoren für ihre professionelle Identität und ihr Arbeitsverhalten darstellten. Ihr Interesse galt den interpersonellen Aspekten der Belastungen, also den individuellen Stressreaktionen der Betroffenen. Sie beobachtete wiederholt dieselben Phänomene: Menschen in sozialen Berufen bezeichneten sich als emotional erschöpft und reagierten, um sich zu schützen, auf die Ansprüche der Klienten mit einer distanzierten, oftmals zynischen und bisweilen negativen Haltung. Sie fühlten sich erschöpft und beklagten, weniger effektiv zu arbeiten. Es führten vor allem hohe Klientenzahlen, negative Rückmeldungen der Klienten und Mangel an Ressourcen zu einer solchen Belastungsreaktion (Maslach & Leiter, 2001). Diese Befunde entsprachen dem gängigen, populären Konzept des Burnouts (Maslach, 1976). Diese Beobachtung motivierte Maslach, das Phänomen Burnout als eine wissenschaftliche Frage zu untersuchen.

Maslach und Jackson (1986) definierten aufgrund empirischer Untersuchungen Burnout als überdauerndes Reaktionsmuster in Folge von lange währenden zwischenmenschlichen Belastungen am Arbeitsplatz mit den drei Dimensionen emotionale Erschöpfung, Distanzierung und Zynismus sowie in Folge von subjektiv empfundenen Leistungseinbußen und entwickelten das Maslach Burnout Inventory (MBI). Die Erschöpfungskomponente beschreibt die persönliche Reaktion auf lang andauernden Stress und zeigt sich in der Entwicklung des Burnouts als erstes. Emotionale Erschöpfung entspricht dem Gefühl, ausgelaugt und energielos zu sein und sich nur mit Mühe für die Arbeit aufraffen zu können. Die Komponente Distanzierung und Zynismus wird von Maslach als Reaktion auf die zwischenmenschlichen Belastungen in sozialen Berufen gewertet; sie dient dem Schutz des Betroffenen, weil seine Energie nicht mehr ausreicht, den Anforderungen gerecht zu werden. Sie erscheint demnach als zweites in der Entwicklung des Burnouts. Diese Distanzierung äußert sich in einer negativen, abschottenden und oftmals zynischen Haltung gegenüber den Empfängern der Hilfestellungen oder Dienstleistungen. Das Gefühl, persönlich weniger effektiv oder leistungsfähig zu sein, erscheint schließlich als drittes, es kann aber auch gleichzeitig mit der Distanzierung entstehen. Hier wird postuliert, dass sie einerseits eine direkte Folge der Erschöpfung oder andererseits eine Folge der Distanzierung und Haltungsänderung darstelle. In diesem Fall erlebe sich der Professionelle als so verändert, dass er sich kritischer beurteile (Maslach, Schaufeli & Leiter, 2001).

Das Maslach Burnout Inventory wurde zuerst spezifisch für Gesundheitsberufe entwickelt (MBI-HSS), später für Lehrpersonen (MBI-ES), beides Berufe, in denen eine intensive Interaktion mit anderen eine zentrale Rolle spielt. Die drei Burnout-Dimensionen wurden entsprechend diesem zwischenmenschlichen Fokus „emotionale Erschöpfung", „Depersonalisierung" und „subjektive Leistungseinschätzung" genannt.

In den 1990er-Jahren bezogen die Untersuchungen auch andere Berufsgruppen ein, sodass Schaufeli, Leiter, Maslach und Jackson (1996) einen leicht abgeänderten Fragebogen entwickelten, den „Maslach Burnout Inventory – General Survey" (MBI-GS). Hier nannten sie die Dimensionen „emotionale Erschöpfung", „Zynismus" und „persönliche Leistungseinschätzung". Burnout wurde in diesen Berufsgruppen als Ausdruck von Stress am Arbeitsplatz aufgrund verschiedener Belastungsfaktoren verstanden. Daher wurden auch Verbindungen mit anderen arbeitspsychologischen Konzepten wie Arbeitszufriedenheit, Identifikation und Personalfluktuation gesucht. Von einem Burnout betroffene Mitarbeiter hatten häufiger Fehlzeiten, kündigten häufiger innerlich oder wechselten tatsächlich ihr Arbeitsumfeld. Blieben sie an der Arbeit, waren sie weniger produktiv und leistungsfähig. Sie gaben eine niedrigere Arbeitszufriedenheit an und waren mit ihrem Arbeitgeber weniger identifiziert (Maslach, Schaufeli & Leiter, 2001). Zudem schienen sie Kollegen negativ zu beeinflussen durch Probleme am Arbeitsplatz oder Arbeitsunterbrechung. Burnout kann somit „ansteckend" sein, nicht nur im Arbeits-, sondern auch im privaten Umfeld.

1.1.3 Konzept von Pines und Aronson

Pines und Aronson (1988), Psychologin und Psychologe mit psychoanalytischem Hintergrund, definierten aufgrund von Einzelbeobachtungen und später systematischen Untersuchungen bei Berufsangehörigen in helfenden Berufen Burnout als einen Zustand der körperlichen, emotionalen und mentalen Erschöpfung, die durch eine lange Beschäftigung mit emotional anstrengenden Situationen entstehen könne. Dabei bezogen sie sich nicht ausschließlich auf berufsbezogene, sondern auch in anderen Lebensbereichen vorhandene belastende Situationen oder Beziehungen. Sie entwickelten zur systematischen Untersuchung des Phänomens eine eigene Burnout-Skala, die Burnout-Measure oder Tedium-Measure. Sie unterschieden zwischen einem „Burnout Stress Syndrom", eine milde Form des Unwohlseins, das die Arbeitstätigen nicht daran hinderten, zu arbeiten, und einem „Burnout Mental Disability" (Burnout mit psychischen Störungen), das sich als ein schwerwiegendes, klinisch relevantes Muster eines persönlichen Krankheitsgefühls mit eingeschränkter Leistungsfähigkeit darstellt und als eine Endform des Burnout-Prozesses zu werten sei (Pines & Aronson, 1981). Neben der Untersuchung des Burnouts mit diesem Instrument bei verschiedenen Berufsangehörigen untersuchten sie Burnout bei Ehepartnern (Pines, 1988), Militärangehörigen oder Angehörigen verschiedener politischer Gruppen in Israel (Pines, 1994).

Pines (1993) stellte die These auf, dass der tieferliegende Grund für das Risiko, ein Burnout zu entwickeln, im menschlichen Grundbedürfnis nach einem Lebenssinn besteht. Die Kontingenzerfahrung, d. h. die Erkenntnis, dass das Leben endlich und der Tod unvermeidbar sind, führe zum Bedürfnis, das Leben sinnvoll zu gestalten, und die Dinge, die wir tun, und uns selbst als nützlich zu sehen. Um das Gefühl einer primären Wertigkeit zu erlangen, einer spezifischen Bedeutung, einer Nützlichkeit für das Universum, eines nicht erschütterbaren Sinns, würden sich die Menschen um das Heldentum bemühen. Jede Kultur habe ein spezifisches System definiert, wie Menschen zu Helden werden können. In der westlichen Welt sei früher die Religion das entsprechende Heldensystem gewesen, und die Sinnfindung in der Ausführung vom Willen Gottes. Menschen, die die religiöse Antwort auf die Kontingenzerfahrung zurückweisen, würden häufig die Arbeit als Antwort wählen. Mit der Säkularisierung sei zunehmend die Arbeit an die Stelle der Religion getreten, was erklären könne, weshalb Burnout heute ein häufiges Phänomen darstelle.

Nach Pines entsteht Burnout dann, wenn Menschen in der Bemühung, durch die Arbeit Sinn im Leben zu finden, scheitern. Um am Scheitern in einen emotionalen Notstand zu gelangen, müssen die Menschen vorerst hoch motiviert und engagiert gewesen sein, also mit ganzem Herzen hehre Ziele verfolgt haben, um eine existenzielle Bedeutung zu erlangen. Nur Menschen mit einem solchen Enthusiasmus und Hingabe können ein Burnout entwickeln. Die Frage des Scheiterns entscheidet sich an der Art der Arbeitsumgebung, in der sie tätig sind. In einer Arbeitsumgebung, die von Autonomie, Ressourcen und Unterstützung geprägt ist, können die Menschen ihre Ziele und Erwartungen erreichen, so das Gefühl einer existenziellen Bedeutung erlangen, was ihre Motivation weiter steigert. In einer Arbeitsumgebung, die durch negative Erfahrungen, Hindernisse und Bürokratie gekennzeichnet ist, können die Menschen ihre Ziele und Erwartungen nicht umsetzen, entwickeln ein Gefühl des Scheiterns, woraus dann Burnout entsteht. Entscheidend ist, so die Autorin, nicht das objektive Versagen, sondern das persönliche Gefühl des Scheiterns. Ebenso ist es die persönliche Wahrnehmung der Arbeitsumgebung, die auch objektiven Beurteilungen entsprechen kann, die die negativen Erfahrungen prägt. Im Zentrum des Burnout-Modells steht damit die Interaktion zwischen Individuum und Arbeitsumgebung.

1.1.4 Konzept von Cherniss

Der Psychologe Cary Cherniss legte 1980 (s. auch Cherniss, 1999) eine empirische Untersuchung vor zu Haltungen und Erfahrungen von 26 jungen Akademikern, die sich im ersten Berufsjahr nach Abschluss der Ausbildung einer sozialen Tätigkeit in einer öffentlichen Institution nachgingen. Dabei stellte er fest, dass Professionelle in personenbezogenen Dienstleistungsberufen über eine äußerst belastende Erfahrung berichteten; sie verloren zunehmend ihren ursprünglichen Idealismus, ihr Engagement und ihre Zuwendung zu ihren Klienten. Sie wurden misstrauisch, zynisch oder gar feindselig gegenüber ihren Klienteninnen, reduzierten ihre Zielerwartungen, fokussierten in zunehmendem Maße auf ihre eigenen Bedürfnisse und Interessen, ordneten der finanziellen Vergütung mehr Bedeutung zu als zu Beginn ihrer Berufstätigkeit und fühlten sich enttäuscht und desillusioniert. Cherniss bezeichnete dieses Phänomen einerseits als „Praxisschock" in Übereinstimmung mit dem Konzept des „Reality Shock" von Kramer (1974), der das Resultat der Erfahrung einer großen Diskrepanz zwischen den romantisierten Vorstellungen über die berufliche Situation und der tatsächlichen Realität darstellt. Andererseits bezeichnete er den Prozess als Ausbrennen, entstanden durch großen Druck, als Bedrohung des Selbstwertgefühls und fortwährende Frustration trotz großer Anstrengungen bei ungenügender Unterstützung. Als relevante Belastungsfaktoren identifizierte er folgende:

- Kompetenzkrise: Die eigene Kompetenzerwartung als frisch promovierter Professioneller wurde durch die in der Realität erfahrene Inkompetenz angesichts unerwarteter Situationen und Herausforderungen drastisch enttäuscht, was das Selbstwertgefühl unterminierte.
- Systembedingte Konflikte: Beschränkung der Autonomie, Konflikte hinsichtlich der Qualität der zu erbringenden Dienstleistung, Konflikte mit Systemträgern und Vorgesetzten und organisatorische „Irrationalitäten" führten zu Zerreibung von Energien und zu Desillusionierung.
- Bürokratie: Die Behinderung von spontaner Zuwendung und Kreativität und die Ausrichtung auf Schnelligkeit, Effizienz und Konformität, gepaart mit einer unter Umständen problematischen Autoritätshierarchie, führten zu Frustration, moralischen Dilemmata, Konflikten und Verlust von Einsatzfreudigkeit.
- Schwierigkeiten mit Klienten: Mangelnde Dankbarkeit und Compliance, Anzweiflung, Unehrlichkeit, Versuche der Manipulation, Widerstände der Klienten wurden als Ausdruck eigenen Versagens gewertet und führten zu Frustration, Desillusionierung und Verlust von Selbstwertgefühl und Selbstwirksamkeit.

- Routine und Langeweile entsprachen nicht den Erwartungen an das Berufsumfeld und führten zu Verlust von Engagement und Enthusiasmus.
- Fehlen von kollegialer Unterstützung: Die Enttäuschung über das Fehlen von kollegialer, fachlicher und emotionaler Unterstützung, Ermutigung und Rückmeldungen führten zu Einsamkeitsgefühlen und Verunsicherung.

Eine Nachuntersuchung dieser Teilnehmenden (Cherniss, 1999) ergab, dass sich die Mehrheit der Untersuchten von ihrem Burnout erholt hatte, indem sie in ihrem Berufsleben verschiedene Anpassungen vorgenommen hatten. Viele hatten sich von ihrem ursprünglichen beruflichen Berufsumfeld wegbewegt, und nur ein Drittel war noch in einem helfenden Beruf tätig, zum Teil ohne direkten Klientenkontakt. Diejenigen, die an einem unbefriedigenden Arbeitsort verblieben, äußerten, dass ein Wechsel sie zu viel Energie kosten würde. Alle ordneten der Arbeit weniger Bedeutung zu und achteten bewusst auf ein Gleichgewicht zwischen Arbeit, Familie und Freizeit. Sie maßen Herausforderungen und Anregungen im Rahmen der beruflichen Tätigkeit, aber auch dem eigenen Status, ihrem Prestige und ihrer Reputation mehr Bedeutung zu. Sie hatten auch mehr Offenheit und Flexibilität entwickelt, gepaart mit einem gesteigerten Selbstwert- und Selbstwirksamkeitsgefühl. Im Allgemeinen zeigten sie sich zufrieden mit ihrem Leben, und einige hatten herausgefunden, was sie tatsächlich mit Begeisterung machten, und sich von fremdbestimmten Idealen entfernt.

Als Faktoren, die zu einer erfolgreichen Bewältigung des Burnouts geführt hatten, identifizierte Cherniss die folgenden:

- Im Arbeitsumfeld:
  - Autonomie
  - Anerkennung und Feedback
  - Unterstützung durch Vorgesetzte
  - Flexible Arbeitsgestaltung
  - Abbau von Barrieren und Dysfunktionalität im Arbeitsumfeld
  - Gleichgesinnte Kollegen und Mentoren
  - Weiterbildung
- Individuelle Faktoren:
  - Spannkraft (Kraft, Energie zur Bewältigung von Aufgaben)
  - Aktives Problemlösungsverhalten und Hartnäckigkeit
  - Realistische Erwartungen und Ziele
  - Entwicklung von Verhandlungskompetenz
  - Geschicklichkeit im Umgang mit organisationsbedingtem Widerstand
  - Konfliktlösefähigkeit
  - Neugierde und lebenslanges Lernen
  - Balance zwischen Arbeit, Familie und Freizeit
  - Übergeordnete Sinngebung

Cherniss folgerte, dass Burnout durch eine inadäquate Bewältigung des Berufseinstiegs entsteht, jedoch kein durch das Individuum bedingtes Problem darstellt, auch wenn dabei durchaus individuelle Erwartungen eine Rolle spielen, Burnout ist vielmehr Ausdruck von ungünstigen Arbeitsbedingungen. In dem Ausmaß, wie diese angepasst werden, ist es Professionellen in personenbezogenen Dienstleistungsberufen möglich, ihr Engagement und ihre Zuwendung aufrechtzuerhalten und nutzbringend einzubringen sowie ihre Kompetenz, ihr Selbstwertgefühl und ihre Zufriedenheit zu stärken.

1.1.5 Konzept von Hobfoll und Shirom – Burnout gemäß der Conservation-of-Resources-Theorie

Die Basis der Definition von Burnout als Verlust von Energieressourcen bildet die Conservation-of-Resources-Theorie (Hobfoll, 1989), zu Deutsch die Ressourcenerhaltungs-Theorie. Laut der COR-Theorie, im Folgenden kurz COR, haben Menschen eine grundlegende Motivation, Dinge, die ihnen wichtig sind, zu erwerben, zu erhalten und zu beschützen. Diese erhaltenswerten Dinge werden Ressourcen genannt. Es gibt vier Typen von Ressourcen:

- Gegenstände und Dinge, z. B. ein Auto

- Lebensbedingungen, z. B. eine gute Ehe oder Arbeitsplatzsicherheit
- Persönliche Eigenschaften oder Attribute, z. B. Selbstwertgefühl, Selbstwirksamkeit, soziale Anerkennung und Wertschätzung
- Energien:
  - intrinsische Energien, wie körperliche, geistige und emotionale Energie
  - extrinsische Energien wie Geld, Kredit, Unterstützung durch andere

In der COR ist der Stressbegriff von Lazarus und Folkman (1984) (s. Kap. 4.1.2), der psychischen Stress als die Folge eines Ungleichgewichts zwischen Anforderungen und Ressourcen beschreiben, modifiziert. Laut der COR entsteht Stress vornehmlich dann, wenn ein Verlust von Ressourcen droht. Ein Individuum empfindet psychischen Stress in folgenden Situationen:

- Gefahr, Ressourcen zu verlieren
- Verlust von Ressourcen
- Unfähigkeit, Ressourcen zu gewinnen, trotz persönlichem Einsatz dafür

Um Ressourcen zu gewinnen, zu beschützen oder ihren Verlust zu vermeiden, muss Energie aufgewendet werden. Das heißt, Ressourcen müssen dafür eingesetzt werden. So verlangt z. B. der Umgang mit einer interpersonell schwierigen Situation die Investition von mehr Zeit, Energie oder Vertrauen in die Beziehung. Ebenso verlangt ein erhöhter Produktionsdruck in einer Firma von einer Managerin, die vorhandenen Ressourcen anders einzusetzen, den Mitarbeitern mehr Arbeitsdruck aufzuerlegen oder mehr Personal einzustellen. Ein persönlich drohender Verlust von Selbstwert, z. B. in einer Krisensituation, verlangt vermehrte soziale Unterstützung und die Rückbesinnung auf das eigene Selbstwertgefühl.

Individuen, die viele Ressourcen haben, sind weniger gefährdet, Ressourcen zu verlieren, oder sie sind von einem Ressourcenverlust weniger betroffen. Gleichzeitig sind sie fähiger, Ressourcen zu gewinnen. Umgekehrt haben Menschen mit wenigen Ressourcen eine erhöhte Vulnerabilität, Ressourcen zu verlieren, und sind weniger fähig, Ressourcen zu gewinnen.

Eine wichtige persönliche Ressource stellt das *Selbstwirksamkeitsgefühl* dar. Selbstwirksamkeitsgefühl bedeutet das Vertrauen, das eine Person in ihre eigene Fähigkeit hat, eine Situation wirksam zu bewältigen. Menschen mit einem hohen Selbstwirksamkeitsgefühl sind eher bereit, eine Herausforderung anzunehmen und dafür ihre Ressourcen einzusetzen, auch wenn dabei möglicherweise Ressourcen (wie Energie oder Geld) verlorengehen. Dies auch mit der Erwartung, daraus einen persönlichen Erfolg und Gewinn zu erreichen. Bei erfolgreicher Bewältigung der Herausforderung ergibt sich eine Erhöhung des Selbstwirksamkeitsgefühls, was diese wichtige Ressource fördert. Menschen mit geringem Selbstwirksamkeitsgefühl vermeiden neue Herausforderungen, was zur Folge hat, dass ihr Selbstwirksamkeitsgefühl nicht gestärkt wird.

Eine weitere wichtige Ressource stellt *soziale Unterstützung* dar. Soziale Unterstützung wird hier in zwei Dimensionen verstanden. Einerseits als eine Bedingungsressource. Darunter wird die Möglichkeit verstanden, auf ein soziales Netz zurückgreifen zu können, auf intime Bezugspersonen, die emotionale Unterstützung vermitteln, oder auf Bekannte, die fachlich und praktisch helfen können. Darunter wird auch die faktische Unterstützung, Beratung oder Hilfestellung verstanden. Menschen mit einem großen sozialen Netz können sich in einer Stresssituation darauf stützen. Sie erhalten wahrscheinlicher Hilfe, Beratung und emotionale Unterstützung, können die Situation besser meistern und damit erneut Ressourcen gewinnen. Menschen mit kleinem sozialem Netz werden durch Stress mehr belastet oder müssen Herausforderungen allein bestehen, da sie kaum Unterstützung zur Bewältigung der Situation oder zum emotionalen Austausch erhalten. Damit laufen sie Gefahr, die Situation nicht erfolgreich zu bewältigen und einen weiteren Verlust von Ressourcen zu erleiden, wie den Verlust von Selbstwirksamkeitsgefühl oder Selbstwertgefühl.

Gemäß der COR ergeben sich bei Personen mit vielen Ressourcen eher Zyklen von Ressourcengewinn, bei Personen mit wenigen Ressourcen Zyklen von Ressourcenverlust. In der COR wird betont, dass Menschen eher auf die Gefahr von Ressourcenverlust reagieren als auf die Möglichkeit von Ressourcengewinn. Damit wird die Erfahrung eines Ressourcenverlustes bei Stressbelastung zu einem prägenden Ereignis für die Entwicklung eines Individuums. Die Entwicklung von Stressresistenz beruht auf der Fähigkeit, Verlustzyklen zu unterbrechen und Gewinnzyklen zu schaffen. So benutzen Menschen mit guten Ressourcen soziale Unterstützung gezielter und haben meist auch Zugang zu wirksameren Bezugspersonen als solche mit wenigen Ressourcen. Das heißt auch, dass persönliche und soziale Ressourcen wechselseitig voneinander abhängig sind.

Nach Hobfoll und Shirom (1993) lassen sich im Arbeitsumfeld drei Typen von Stresserfahrungen unterscheiden:

- Chronischer Stress, wie etwa der Umgang mit einem schwierigen Vorgesetzten. Dies kann zu einem kontinuierlichen und bedeutsamen Verlust von Ressourcen führen.
- Episodischer Stress: Bei guter Selbstwirksamkeit, Kompetenz und sozialer Unterstützung können solche Perioden gut gemeistert werden. Sie verbrauchen aber Energieressourcen und bedingen eine nachfolgende Erholungsphase.
- Massive, „einmalige" Stressoren, wie z. B. eine Kündigung. Dies kann so überwältigend sein, dass vorhandene Ressourcen plötzlich verlorengehen und sich ein negativer Zyklus von weiterem Ressourcenverlust entwickelt. Entscheidend zur Bewältigung einer solchen Situation sind starke persönliche Ressourcen und gute soziale Unterstützung.

Hobfoll und Shirom (1993) definieren Burnout als das Ergebnis eines kontinuierlichen Verbrauchs der intrinsischen Energien und Bewältigungsressourcen einer Person infolge chronischer Stressbelastungen am *Arbeitsplatz*. Burnout manifestiert sich auf drei Ebenen:

- Verlust der körperlichen Energie: körperliche Mattigkeit, Unfähigkeit zur Erholung
- Verlust der mentalen Energie: Konzentrations- und Gedächtnisstörungen
- Verlust der emotionalen Energie: reduziertes Einfühlungsvermögen, sozialer Rückzug

Hobfoll und Shirom (1993) betrachten die Erschöpfungskomponente als die wichtigste Dimension von Burnout und sehen Zynismus und reduziertes Leistungsgefühl als Ausdruck eines Bewältigungsversuchs. Chronischer Stress, der zum Burnout führt, wird ihres Erachtens verursacht durch qualitative und quantitative Überlastung, Rollenkonflikte oder zwiespältige Rollen, mangelnde Partizipation und mangelnde soziale Unterstützung.

Entsprechend ihrem Burnout-Konzept entwickelten Shirom und Mitarbeitende vorerst den Shirom-Melamed Burnout Questionnaire (SMBQ) (Kushnir & Melamed, 1992; Melamed, Kushnir & Shirom, 1992) und später die Shirom-Melamed-Burnout-Measure (SMBM) (Lerman et al., 1999; Melamed, Shirom & Froom, 2003). Diese misst das Ausmaß des Verlustes der jeweiligen Energieform: körperliche Energie, mentale Energie und emotionale Energie. Die Skala ergibt je einen Wert für die drei Subskalen der jeweiligen Energieform sowie einen Gesamtwert und vergleicht diese mit einer Normstichprobe (vgl. Kap. 1.4.1).

1.1.6 Persönliches, klientenbezogenes und arbeitsbezogenes Burnout

Eine dänische Forschungsgruppe untersuchte in einer 5-jährigen prospektiven Studie (PUMA-Studie) das Ausmaß von Burnout in sozialen Berufen, die individuellen und arbeitsbezogenen Risikofaktoren und den Einfluss von Burnout auf Arbeitszufriedenheit, Arbeitsabsenzen, Frühpensionierung, Morbidität und Mortalität (Borritz et al., 2005). Sie betrachtete die Erschöpfungskomponente als das zentrale Element des Burnout-Konzepts, die Dimension Depersonalisierung als einen Bewältigungsversuch und die reduzierte persönliche Leistungseinschätzung als eine Folge der Erschöpfung. Dabei unterschied sie drei Typen von Burnout (Borritz et al., 2006a):

- Persönliches Burnout
- Klientenbezogenes Burnout
- Arbeits-, aber nicht klientenbezogenes Burnout

Da die vorhandenen Instrumente für ihren Forschungsansatz nicht geeignet erschienen, entwickelten Kristensen, Borrizt, Villadsen und Christensen (2005) eine neue Skala, um Burnout zu messen: das Copenhagen Burnout Inventory (CBI) (s. Kap. 1.4.4). Wie in früheren Untersuchungen wurden in dieser Studie ebenfalls Angehörige von Berufsgruppen, die mit „Klienten" zu tun haben, untersucht. Dabei unterschieden sie drei Typen: echte Klienten, Kollegen und Kunden. *Klienten* im engeren Sinne sind z. B. Patientinnen, Empfänger von sozialen Leistungen oder ältere Menschen. Die grundlegende Beziehung des Arbeitstätigen zu seinen Klienten ist professionell, indem er im Auftrag der Gesellschaft bemüht ist, bei seinen Klienten eine Veränderung hervorzurufen (z. B. Verbesserung der Gesundheit). *Kunden* kaufen etwas auf dem Markt. Die grundlegende Beziehung des Arbeitstätigen ist kommerziell und im Allgemeinen kürzer und emotional weniger beanspruchend. *Kollegen* sind die anderen Arbeitstätigen, Vorgesetzte und Unterstellte, mit denen der Angestellte interagiert. Beziehungen zu Kollegen können lang andauernd und emotional einnehmend, aber auch kurz und oberflächlich sein.

In der ersten Querschnittuntersuchung war der mittlere Wert des persönlichen Burnouts auf einer Skala von 0 (nie oder wenig ausgeprägt) bis 100 (immer oder sehr ausgeprägt) 35.9 ($SD = 16.5$), des arbeitsbezogenen Burnouts 33.0 ($SD = 17.7$) und des klientenbezogenen Burnouts 30.9 ($SD = 17.6$). Gefängniswärter wiesen die höchsten Werte beim klientenbezogenen Burnout auf, gefolgt von Mitarbeitenden von Sozialdiensten und psychiatrischem Personal. Sehr hohe Werte sowohl beim klientenbezogenen und arbeitsbezogenen Burnout fanden sich bei Hebammen, Spitex-Mitarbeitern und Sozialarbeitern sowohl in städtischen Sozialdiensten als auch in Heimen für Menschen mit Behinderung. Hohe Werte beim arbeitsbezogenen Burnout wiesen auch Spitalärzte auf. Vorgesetzte und administrative Mitarbeiter wiesen niedrige Werte sowohl beim arbeitsbezogenen als auch klientenbezogenen Burnout auf. In der Basisuntersuchung zeigte arbeitsbezogenes Burnout die höchste Korrelation mit Arbeitszufriedenheit ($r = -0.51$), d. h., je ausgeprägter das Burnout war, desto niedriger war die Arbeitszufriedenheit. Ebenfalls beträchtliche Korrelationen fanden sich zwischen arbeitsbezogenem Burnout und hohen Arbeitsanforderungen ($r = 0.48$), Rollenkonflikten ($r = 0.44$) und hohen emotionalen Anforderungen ($r = 0.42$). Je höher die arbeitsbezogenen Burnout-Werte ausfielen, desto mehr Krankheitsabwesenheiten wurden verzeichnet: Die Probanden mit den höchsten arbeitsbezogenen Burnout-Werten wiesen 13.9 Krankheitstage auf im Vergleich zu denjenigen mit den niedrigsten arbeitsbezogenen Burnout-Werten mit nur 6 Krankheitstagen.

In der Analyse der Follow-up-Daten nach 3 Jahren waren verschiedene psychosoziale Faktoren am Arbeitsplatz prädiktiv für Burnout. Es ergaben sich – unter Kontrolle von Alter, Geschlecht, sozioökonomischem Status, Arbeitsorganisation, Familienstand, Kinder in der Familie unter 7 Jahren, Rauchen und körperlicher Bewegung – hohe Assoziationen zwischen persönlichem Burnout und hohen emotionalen Anforderungen, Notwendigkeit, Gefühle zu verbergen (emotionale Dissonanz), hohe Arbeitslast, schnelles Arbeitstempo, wenig Einflussmöglichkeiten, geringe Entwicklungsmöglichkeit, wenig Sinnhaftigkeit bei der Arbeit, geringe Vorhersehbarkeit, schlechte Führungsqualität, Rollenkonflikte und ungenügende Rollenklarheit. Bei Kontrolle der gegenseitigen

Beziehungen der erfassten psychosozialen Faktoren untereinander war persönliches Burnout signifikant mit hohen emotionalen und quantitativen Anforderungen, geringen Entwicklungsmöglichkeiten und Rollenkonflikt verknüpft. Unter zusätzlicher Kontrolle von vorhandenem Burnout bei der Basisuntersuchung blieben die folgenden psychosozialen Faktoren prädiktiv für persönliches Burnout: hohe emotionale Anforderungen, geringe Rollenklarheit, hohe Rollenkonflikte, hohe Bedeutsamkeit der Arbeit und geringe Führungsqualität.

Arbeitsbezogenes Burnout zeigte eine longitudinale Assoziation mit allen erfassten psychosozialen Faktoren, außer Klientenkontakt und die Notwendigkeit, Klienten zu kontrollieren. Unter Kontrolle der gegenseitigen Beziehungen der erfassten psychosozialen Faktoren waren die folgenden Faktoren signifikant mit arbeitsbezogenem Burnout verknüpft; hohe emotionale Anforderungen, hohe quantitative Anforderungen, hohes Arbeitstempo, geringe Entwicklungsmöglichkeiten und geringe Vorhersehbarkeit. Unter zusätzlicher Kontrolle von vorhandenem Burnout bei der Basisuntersuchung blieb nur geringe Vorhersehbarkeit prädiktiv für arbeitsbezogenes Burnout.

Klientenbezogenes Burnout war mit allen erfassten psychosozialen Faktoren bei der Arbeit verknüpft. Unter Kontrolle der gegenseitigen Beziehungen der erfassten psychosozialen Faktoren waren die folgenden Faktoren signifikant mit klientenbezogenem Burnout verknüpft: hohe emotionale Anforderungen, wenig Sinnhaftigkeit bei der Arbeit und geringe Rollenklarheit. Bei zusätzlicher Kontrolle von vorhandenem Burnout bei der Basisuntersuchung blieb nur geringe Rollenklarheit prädiktiv für klientenbezogenes Burnout.

Zusammenfassend formulierten die Autoren, dass folgende Faktoren Burnout beim Follow-up 3 Jahre später vorhersagten: geringe Entwicklungsmöglichkeiten, hohe Bedeutsamkeit der Arbeit, geringe Vorhersehbarkeit, geringe Führungsqualität, geringe Rollenklarheit und Rollenkonflikt.

1.2 Burnout aus Sicht der medizinischen Diagnostik

Zurzeit gibt es keine diagnostischen Richtlinien, um individuelles Burnout als klinisches Phänomen zu definieren. In der ICD-10 wird Burnout als Gesundheitsstörung klassifiziert im Rahmen einer Z-Diagnose, und zwar mit der Bezeichnung „Ausgebranntsein (Burnout-Syndrom)“ unter dem Code Z73.0 „Probleme mit Bezug auf Schwierigkeiten bei der Lebensbewältigung“ (Bundesinstitut für Arzneimittel und Medizinprodukte (BfArM), 2022).

Dies gilt nicht als eine eigenständige psychiatrische Störung und wird in den meisten Ländern nicht als eine kassenpflichtige Diagnose erachtet. Gemäß ICD-10 kann Z73.0 „Ausgebranntsein, Burnout“ oder „Zustand der totalen Erschöpfung“ dann bei Inanspruchnahme der Gesundheitsdienste kodiert werden, wenn keine Berufsunfähigkeit, keine andere psychiatrisch definierte Krankheit und keine allgemeine Ermüdung nach Schlafentzug oder schwerer Arbeit vorliegt.

Zudem zeigt das Konzept des Burnouts, das mit den entwickelten Instrumenten erfasst werden kann, Überlappung mit verschiedenen psychischen Störungen, vor allem solchen mit einer veränderten Affektlage (s. Kap. 5).

Um klinisch relevantes Burnout zu definieren, benutzten Schaufeli und Van Dierendonck (1993) die ICD-10-Kriterien für die Neurasthenie (F48) mit der Auflage, dass die Symptome arbeitsbezogen auftraten. Damit entwickelten sie den Begriff „arbeitsbezogene Neurasthenie“ als Äquivalent für ein klinisches Burnout. Der Neurasthenie-Begriff kennzeichnet eine erhöhte Erschöpfbarkeit bei kleinsten mentalen oder körperlichen Aktivitäten (s. Kap. 5) und beinhaltet nicht die Dimensionen der Demotivierung oder der reduzierten Leistungseinschätzung. Trotzdem konnten Schaufeli und Van Dierendonck (1993) in einer Untersuchung von Arbeitnehmenden mehrerer öffentlicher Institutionen, die eine psychiatrische Ambulanz aufsuchten, mittels des Maslach-Burnout-Inventars unterschei-

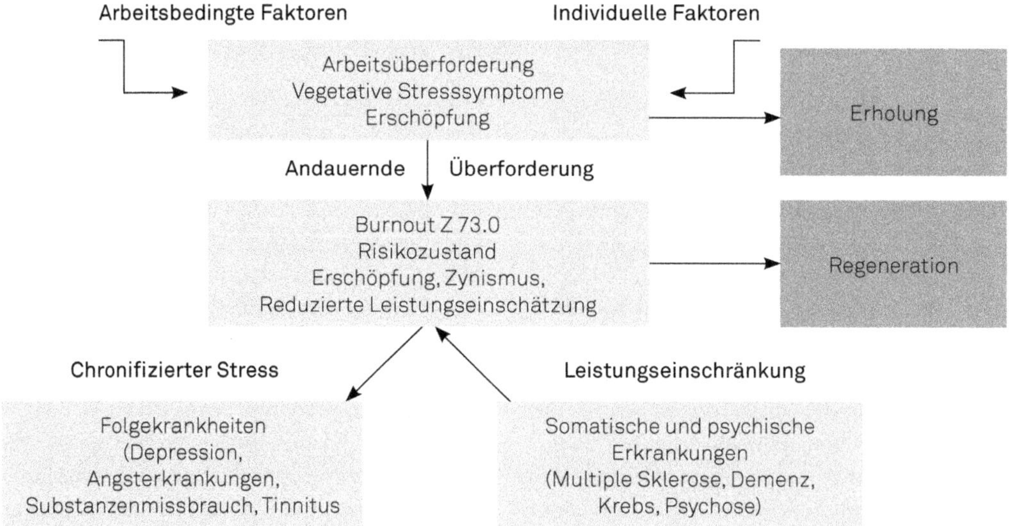

Abbildung 1-1: Positionspapier der Deutschen Gesellschaft für Psychiatrie, Psychotherapie und Nervenheilkunde (DGPPN) zu Burnout (nach Berger et al., 2012)

den zwischen Personen, deren Symptomatik den Neurastheniekriterien entsprachen und arbeitsbezogen auftraten, und Personen mit anderen psychischen Störungen. Kennzeichnend für Burnout waren einerseits die Erschöpfung und andererseits die mentale Distanzierung und Demotivierung bezüglich der Arbeit (Schaufeli, persönliche Mitteilung 13.11.2013).

Die Deutsche Gesellschaft für Psychiatrie und Psychotherapie, Psychosomatik und Nervenheilkunde (DGPPN) formulierte 2012 eine offizielle Stellungnahme zu Burnout (Berger et al., 2012; Berger, Schneller & Maier, 2012). Sie bezeichnet Burnout als einen Risikozustand, der in Folge von chronischem Stress entsteht und bei Weiterbestehen zu psychischen und somatischen Störungen *führt.* Allerdings können körperliche Leiden auch Stressoren darstellen und ihrerseits das Burnout-Risiko erhöhen (s. **Abb. 1-1**).

1.2.1 Exhaustion Disorder (ED)

Die schwedische Forschungsgruppe (Grossi, Perski, Osika & Savic, 2015) postulierte die Schaffung eines neuen Begriffs: „Exhaustion Disorder" (ED; Erschöpfungsstörung). Dieser eigne sich besser als bisherige Begriffe, um Personen mit stressbedingter psychischer Erschöpfung zu beschreiben. Dem Begriff wurde in der schwedischen ICD-10 der Code F43.8 zugeordnet, befindet sich also in der Rubrik der Anpassungsstörungen. Ein relevantes diagnostisches Kriterium ist, das mindestens einer oder mehrere identifizierbare Stressoren für mindestens 6 Monate vorgelegen haben. Die Stressfaktoren können sowohl im beruflichen wie persönlichen Kontext vorliegen. Wie Glise, Ahlborg und Jonsdottir (2012) beobachteten, wiesen die meisten Patienten, die wegen einer ED Hilfe suchten, mehr als 1 Jahr die entsprechenden Symptome auf.

Exhaustion Disorder (ICD-10-SE, F43.8) ist wie folgt definiert:

a. Psychische oder körperliche Erschöpfung für mindestens 2 Wochen bedingt durch identifizierbare Stressoren, die mindestens 6 Monate vorhanden waren
b. Mangel an psychischer Energie und Belastbarkeit
c. Mindestens 4 der folgenden Symptome fast täglich für 2 Wochen:
   a. *Konzentrations- und Gedächtnisstörung*
   b. *reduzierte Fähigkeit, Anforderungen unter Zeitdruck zu bewältigen*

c. *emotionale Labilität oder Irritierbarkeit*
d. *Schlafstörungen*
e. *körperliche Erschöpfung und reduzierte Belastbarkeit*
f. *körperliche Symptome wie Muskelschmerzen, Herzklopfen, gastrointestinale Symptome, Brustschmerzen, Schwindel, Hypersensitivität auf Lärm*

Grossi et al. (2015) sehen in der ED das Korrelat eines klinischen, d.h. behandlungsbedürftigen Burnouts, der Krankheitswert hat. Es gibt zur ED eine Selbstbeurteilungsskala, die auf den klinischen Kriterien für ED beruht (Glise, Hadzibajramovic, Jonsdottir & Ahlborg, 2017; Saboonchi, Perski & Grossi, 2013).

Befunde, die bei der ED typischerweise gefunden werden, sind in **Tabelle 1-1** zusammengefasst.

Ein Symptom, das sowohl bei Männern wie Frauen beobachtet wird, sind kognitive Störungen. Betroffen sind nach Jonsdottir et al. (2017) vor allem exekutive Funktionen (Entscheidungsfähigkeit, Multitasking) sowie Geschwindigkeit des Denkens, Aufmerksamkeit und Gedächtnis. In einer Nachuntersuchung von 30 Personen mit ED und 27 gesunden Kontrollprobanden (Jonsdottir et al., 2017) mit einer mittleren Beobachtungszeit von 3 Jahren wiesen 27 % der Probanden noch Symptome der ED auf, 33 % noch signifikante Burnout-Symptome, 11 % deutliche depressive Symptome und 37 % Angstsymptome, wobei sich diese Störungen zum Teil überlappten. Die Teilnehmenden, die erhöhte Burnout-Werte hatten (über dem Median), zeigten signifikant niedrigere Werte in Gedächtnistests auf. Im Vergleich zu den normalen Kontrollprobanden hatten die Personen mit ED schlechtere Werte in neurokognitiven Tests, die Konzentration und Gedächtnis messen. Diese fielen jedoch nur beim Boston-Naming-Test signifikant aus. Patienten, die beim Follow-up noch ganz oder teilweise krankgeschrieben waren, hatten deutlich schlechtere Werte. Diese Studie wurde an einer kleinen Patientengruppe vorgenommen, sodass die Resultate entsprechend vorsichtig beurteilt werden müssen.

Tabelle 1-1: Befunde bei der Exhaustion Disorder (ED) (nach Grossi et al., 2015. Übersetzung: die Autorin)

Allgemein	• Ausgeprägte Erschöpfung • Schlafstörungen: – Micro-Arousals – Schlaf fragmentiert – Schlechte Schlafqualität – Nicht erholsamer Schlaf – Bei 15 % verlängerter Schlaf
Kognitive Störungen	• Konzentration reduziert • Sofortige und verzögerte Erinnerung reduziert • Exekutive Funktionen verzögert • Kognitive Störungen lange andauernd
Neurobiologische Mechanismen	• Reduzierte Aktivierung des präfrontalen Hirnbereichs • Störung in den funktionalen Verbindungen des limbischen Systems • Reduktion des BDNF • Reduzierte Neuroplastizität
Physiologische Aspekte	• Unterschiedliche Befunde bezüglich Kortisolspiegel, Veränderung der GR/MR-Rezeptoren • Reduzierte Herzratenvariabilität (HRV) • Unterschiedliche Befunde bezüglich immunologischen Parametern

BDNF = Brain-derived neurotrophic factor; ein Protein aus der Gruppe der Neurotrophine

So kommen die Autoren zum Schluss, dass eine Untergruppe von ED-Pateinten längere Zeit nach Erkrankung, trotz Behandlung, mit kognitiven Einschränkungen zu kämpfen hat. Es sind dies Exekutivfunktionen, Gedächtnisfunktionen und Schnelligkeit des Denkens. Dies ist relevant für die weitere Auseinandersetzung mit sozialen und kognitiven Herausforderungen, da sich Patienten mit kognitiven Einschränkungen besonders anstrengen müssen, um sie zu bewältigen. Dies erhöht ihre Stressbelastung, was erneut Erschöpfung und andere Burnout-Symptome nach sich ziehen kann.

Die Exhaustion Disorder ist ein ansprechendes Konzept, da es gut operationalisiert ist und die Symptomatik, die sich klinisch beim Burnout beobachten lässt, gut zusammenfasst. Es ist aber offensichtlich nicht abgegrenzt gegenüber Depression oder Angststörungen. Dies limitiert das Konzept des Exhaustion Disorder als Ausdruck einer eigenständigen psychischen Störung. Die Überlappung mit Burnout ist beabsichtigt, und die Autoren postulieren, dass ein klinisches Burnout einem Exhaustion Disorder entspricht.

1.2.2 Harmonsierte Definition von Burnout und burnoutähnlichen Konzepten

Eine Expertengruppe des Network on the Coordnation and Harmonisation of European Occupational Cohorts (OMEGA.NET; Netzwerk zur Koordination und Harmonisierung Europäischer arbeitbezogener Kohortenstudien; Guseva Canu et al., 2021) führte eine systematische Übersicht und semantische Analyse von nach der „Systematischen Nomenklatur medizinischer Begriffe" (SNOMED-CT) ausgewählten Definitionen von Burnout und Burnoutähnlichen Konzepten durch. Ziel war es, im Rahmen eines Konsensusprozesses eine harmonisierte Definition des Burnout-Konzepts zu erarbeiten, um den Begriff Burnout als Syndrom in das medizinische Vokabular einzuführen. Die Autoren argumentieren, dass in der Medizin die SNOMED-CT das verlässlichste und zielführendste System für eine angemessene Terminologie darstelle. Es sei aber vielen Fachleuten unbekannt. Die ICD-10 sei ein Kodierungssystem, um medizinische Information statistisch zu klassifizieren, und habe keine Definition von Burnout formuliert. Die ICD-11 würde mit ihrer etwas willkürlichen Definition eher irreführend wirken. Die Autoren erstellten eine systematische Übersicht aller existierenden Burnout-Definitionen und unterzogen diese einer semantischen Analyse. Dazu teilten sie die Definitionen in eine ideale Struktur zur Beschreibung medizinischer Begriffe ein, die die Konzepte anhand der Symptome auf verschiedenen Ebenen darstellt. Sie identifizierten 88 verschiedene Burnout-Definitionen, die sich mehrheitlich auf eine der 11 originalen Burnout-Definitionen bezogen (Definition [OLBI] von Demerouti, 2001; Cherniss, 1980; Freudenberger, 1974; Gundersen, 2001; Hansez et al., 2019; Kristensen [CBI], 2005; Maslach, 1976; Maslach & Jackson, 1981; Pines & Aronson, 1981; Pines & Maslach, 1980; Schaufeli & Enzmann, 1998; Schaufeli, Colledge, Brand, Ludyga & Gerber, 2019; Shirom, 1989); (s. dazu Guseva Canu et al. (2021)).

Nach der ausführlichen semantischen Analyse formulierten Guseva Canu et al. (2021) eine erste harmonisierte Definition. Diese wurde anschließend einem Delphi-Konsensprozess innerhalb einer Gruppe von Burnout-Expertinnen aus 29 Ländern unterzogen. Die harmonisierte Formulierung, der 83 % der Experten im Delphi-Prozess zustimmten, lautet wie folgt:

„Bei einem Arbeitnehmer ist arbeitsbezogenes Burnout oder ein arbeitsbezogener Zustand von körperlicher UND emotionaler Erschöpfung eine Erschöpfung, die bedingt ist durch lang andauerende Exposition mit arbeitsbezogenen Problemen." (Originaltext: „In a worker, occupational burnout or occupational physical AND emotional exhaustion is an exhaustion due to prolonged exposure to work-related problems", Guseva Canu et al., 2021, S. 104)

Diese Formulierung ist eine Definition, umfasst jedoch keine operationalisierten Kriterien, um das Syndrom klinisch zu erfassen.

Die Organisation „unisantè", die diese Aktivitäten koordinierte, hat aktuell in der Schweiz in Zusammenarbeit mit verschiedenen medizinischen und psychologischen Verbänden, dem Bundesamt für Gesundheit (BAG) und dem Staatsekretariat für Wirtschaft (SECO) eine breite Umfrage bei Professionellen, die Burnout-Betroffene evaluieren und behandeln, lanciert, um eine Studie zur Identifikation und zum Management von Burnout durchzuführen (www.unisante.ch/STOBS). Ihr Ziel ist es, anhand der Rückmeldungen von Professionellen, die sich klinisch mit Burnout-Patienten beschäftigen, eine umfassende phänomenologische Beschreibung der Symptomatik von Burnout zu erfassen.

1.2.3 Gemeinsamkeiten von Burnout-Definitionen

Die Review des Deutschen Instituts für Medizinische Dokumentation und Information (DIMDI) zur Definition und Messung von Burnout (HTA-Bericht: Differenzialdiagnose des Burnout-Syndroms, 2010) identifizierte im Zeitraum von 2004 bis 2009 25 Studien, die gemäß den Levels of Evidence des Oxford Center for Evidence-based Medicine bewertet wurden, und entsprechende Gütekriterien aufweisen bezüglich Auswahl, Zuordnung und Anzahl der Studienteilnehmenden, valide und reliable Erfassung der relevanten Studienparameter, Outcome-Messung, Drop-out-Rate und Qualität der Datenanalyse. In der komprimierten Darstellung der Ergebnisse des HTA-Berichts von Korczak und Huber (2012) stellen die Autoren, trotz unterschiedlicher Definitionen von Burnout und Burnout-relevanten Symptomen, die folgenden gemeinsamen Kernelemente fest:

- Körperliche, emotionale und geistige Erschöpfung
- Entfremdung (von Klienten oder der Arbeit)
- Arbeitsbelastung
- Unerfüllte Bedürfnisse und Erwartungen
- Desillusionierung
- Fehlgeschlagene Arbeitsanpassung

1.2.4 Ausblick: Burnout in der ICD-11

Die Weltgesundheitsorganisation (WHO) (2019/2021) hat im Juni 2019 die anvisierte Klassifikation von Burnout in der ICD-11 publiziert, die im Jahr 2022 in Kraft treten soll. In deutscher Sprache existiert bis zur Drucklegung dieses Buches eine Entwurfsfassung; an der endgültigen Übersetzung wird noch gearbeitet (Bundesinstitut für Arzneimittel und Medizinprodukte (BfArM), 2022). Die ICD-11 ersetzt die bisherige Einteilung der Krankheiten in Kategorien, die alphabetisch geordnet sind, mit einer Nomenklatur von Kapiteln, die nach bestimmten Kriterien definiert sind.

Burnout ist in der ICD-11 in Kapitel 24 mit dem Code QD85 unter „Faktoren, die die Gesundheit oder die Inanspruchnahme von Gesundheitsdiensten beeinflussen" und unter „Problematik in Verbindung mit Berufstätigkeit oder Arbeitslosigkeit" klassifiziert und wird wie folgt definiert:

> QD85 Burnout
> Burnout ist ein Syndrom, das als Folge von chronischem Stress am Arbeitsplatz konzeptualisiert wird, der nicht erfolgreich bewältigt wurde. Es ist durch drei Dimensionen gekennzeichnet: 1) Gefühle der Energieerschöpfung oder Erschöpfung 2) Erhöhte mentale Distanz zur Arbeit oder Gefühle von Negativismus oder Zynismus in Bezug auf die Arbeit 3) Ein Gefühl der Ineffektivität und des Mangels an Leistung. Burnout bezieht sich speziell auf Phänomene im beruflichen Kontext und sollte nicht zur Beschreibung von Erfahrungen in anderen Lebensbereichen verwendet werden." (Bundesinstitut für Arzneimittel und Medizinprodukte (BfArM), 2022, o.S.)

Mit dieser Formulierung hat das Burnout Eingang in die ICD-11 gefunden und wird darin phänomenologisch beschrieben. Interessant ist, dass die ICD-11 im Wesentlichen den Wortlaut der Definition von Maslach und Jackson (1981) übernimmt. Burnout wird aber weiterhin nicht als eine Krankheit per se, sondern als eine qualifizierende Diagnose bezeichnet, die eine andere Störung näher charakterisiert. Daraus kann man durchaus schließen, dass eine Depression, die mit „Burnout QD85" weiter qualifiziert ist, andere Charakteristika aufweist als eine Depression ohne „Burnout QD85". Dies entspricht der klinischen Beobachtung. Zudem wird dem Arbeitskontext als potenziell pathogener Faktor mehr Bedeutung gegeben, wobei die Formulierung auch reflektiert, dass die individuellen Bewältigungsfähigkeiten in der Genese ebenfalls eine Rolle spielen.

Problematisch bei dieser Formulierung bleibt weiterhin die Eingrenzung auf arbeitsbezogenen Stress; Burnout bei nicht bezahlter Arbeit wird explizit ausgeschlossen.

1.3 Unsere Definition von Burnout

Burnout ist aus unserer Sicht ein stressbedingtes psychosomatisches Syndrom, das sich auszeichnet durch ausgeprägte körperliche, psychische und kognitive Erschöpfung, reduzierte Belastbarkeit, verminderte Erholungsfähigkeit, multiple vegetative Symptome, Schlafstörungen, Demotivierung, Gefühle von Nervosität, Ärger, Reizbarkeit, Angst, Niedergeschlagenheit und Überforderung sowie eine Leistungsminderung. Es ist in ausgeprägten Fällen ein Leiden, das durchaus Krankheitswert hat. Des Weiteren gehen wir davon aus, dass es sich beim Burnout um eine Stressbelastungsstörung handelt, die bei langer Stressexposition in den meisten Fällen zu einer Erschöpfungsdepression führt.

Die Störung manifestiert sich anfänglich durch die physiologischen und psychischen Symptome von Stress. Dies sind variable vegetative Symptome wie Störungen des Magen-Darm-Trakts (z. B. Tendenz zum Durchfall oder zur Verstopfung), Kopfschmerzen, Schwitzen, Herzklopfen oder Zittern, Infektanfälligkeit oder lange dauernde Erkältungen. Die psychischen Stresssymptome sind vornehmlich Nervosität, Reizbarkeit, Ängstlichkeit, Sorgen, Niedergeschlagenheit, Schreckhaftigkeit und teilweise Grübeln. Es zeigen sich auch kognitive Symptome, die sich schon in einer frühen Phase präsentieren können, im Sinne von Aufmerksamkeitsstörungen, leichter Vergesslichkeit und Störungen der Exekutivfunktionen.

Bei zunehmender Stressbelastung kommen auch die Symptome der gestörten Stressachse hinzu, wie ein ständiges Angetriebensein, nicht zur Ruhe kommen können, nicht abschalten können und Schlafstörungen, vornehmlich Einschlafstörungen und Durchschlafstörungen (typischerweise Erwachen in der Nacht, schweißgebadet und mit sorgenvollen Gedanken oder Ängsten). Allenfalls widerspiegelt sich dies auch in einer reduzierten Herzratenvariabilität. Zunehmend sind die Erholungsfähigkeit und Belastbarkeit deutlich eingeschränkt, und die kognitiven Fähigkeiten sind merklich beeinträchtigt. Es entsteht eine große Müdigkeit und Energielosigkeit physischer, psychischer und kognitiver Natur. Zunehmend können auch Demotivierung, reduzierte Leistungseinschätzung sowie objektiv eingeschränkte Leistungseinbußen beobachtet werden.

Bei fortdauernder Stressbelastung entwickelt sich in den meisten Fällen eine psychische Erkrankung, vornehmlich eine Depression im Sinne einer Erschöpfungsdepression. Zu diesem Zeitpunkt liegen meist neben den Einschlaf- und Durchschlafstörungen ein Früherwachen vor, eine ausgeprägte Müdigkeit und eine zunehmende Reduktion der Belastbarkeit. Die kognitiven Störungen sind ausgeprägter in der Form von exekutiven Störungen wie Verlust der Fähigkeit zum Multitasking, Aufmerksamkeits- und Gedächtnisstörungen sowie Reduktion der Schnelligkeit des Denkens. Die Leistungsfähigkeit in verschiedenen Bereichen nimmt ab. Affektiv zeigen sich eine depressive Verstimmung und verstärkte Ängstlichkeit.

Die klinische Form eines Burnouts präsentiert sich im Allgemeinen daher als eine Erschöpfungsdepression, deren zusätzlichen Merkmale eine sehr tiefe und lange andauernde Erschöpfung, eine deutlich reduzierte Belastbarkeit, die oben erwähnten vegetativen Symptome sowie kognitiven Störungen sind. Inwiefern eine betroffene Person eine Demotivierung entwickelt, scheint auch von der Persönlichkeit der Person abhängig zu sein. Sie wird jedoch von der Mehrzahl der Autoren als ein Kardinalsymptom des Burnouts erachtet (Demerouti, Bakker, Nachreiner & Schaufeli, 2001). Eine Reduktion der Leistungseinschätzung und der Leistungsfähigkeit liegt nicht immer, aber bei einem klinischen Burnout in den meisten Fällen vor.

Die Betonung vieler Burnout-Definitionen, dass Burnout durch eine arbeitsbezogene Stressbelastung bedingt ist, und insbesondere die Formulierung des Burnouts nach ICD-11 als arbeitsbezogene Störung werden der klinischen und wissenschaftlichen Beobachtung nicht gerecht: Eine Burnout-Symptomatik tritt auch bei Menschen auf, die keiner bezahlten Arbeit nachgehen (z.B. Mütter oder Frauen, die Kinder, kranke oder betagte Angehörige betreuen). Ebenfalls wurde Burnout bei Schülern gefunden (Salmela-Aro, Savolainen & Holopainen, 2009).

Diesem Dilemma kann insofern begegnet werden, als diese Aktivitäten, die im persönlichen Leben oder in der Schule stattfinden, durchaus auch den Charakter von Arbeit haben, denn sie beinhalten Verpflichtungen, Aufgaben, Konzentration und Motivation, Verantwortung, Zuverlässigkeit, zeitliche Gebundenheit, Komplexität und Rechenschaftspflicht in einem sozialen Kontext. Möglicherweise sind diese Aktivitäten mehr belastend als berufliche, denn gerade Muttersein bedeutet z.B. oft eine 24-Stunden-Tätigkeit an 7 Tagen die Woche, wenn sie nicht zeitweise an Dritte delegiert werden kann.

1.4 Fragebogen zur Erfassung von Burnout

1.4.1 Maslach Burnout Inventory (MBI)

Das Maslach Burnout Inventory - Human Services Survey (MBI-HSS; Maslach & Jackson, 1981) wurde entwickelt, um die hypothetischen Aspekte des Burnout-Syndroms zu messen. Es ist ein Fragebogen mit 25 Aussagen, die auf einer Likert-Skala von 1 bis 6 (bzw. 7) nach Häufigkeit und Intensität ihres Auftretens beurteilt werden müssen. In der psychometrischen Testung ergaben sich sowohl bezüglich Häufigkeit als auch bezüglich Intensität vier Faktoren: emotionale Erschöpfung mit 9 Aussagen, Depersonalisierung mit 5 Aussagen, persönliche Erfüllung mit 8 Aussagen und Betroffenheit mit 3 Aussagen. Dieser letzte Faktor wurde aus statistischen Gründen in der definitiven Version des MBI-HSS weggelassen.

Die psychometrische Analyse des Maslach Burnout Inventory (MBI) zeigt eine gute Reliabilität und befriedigende konvergente, diskriminierende und prädiktive Validität (Maslach & Jackson, 1981). Maslach, Jackson und Schwab (1996) entwickelten eine weitere Version des MBI zur Untersuchung von Lehrkräften, das „Maslach Burnout Inventory - Educators Survey" (MBI-ES).

Die am häufigsten eingesetzte Fassung des Maslach Burnout-Inventory ist allerdings das „Maslach Burnout Inventory - General Survey" (MBI-GS), das von Schaufeli, Leiter, Maslach und Jackson (1996) erarbeitet wurde. Das MBI-GS umfasst 16 Items und wurde in mehrere Sprachen übersetzt. Schaufeli, Martinez, Marques-Pinto und Salanova (2002) entwickelten und validierten zudem eine Adaptation des MBI-GS für Studenten, den MBI-Student Survey (MBI-SS).

Die endgültigen Versionen des Maslach Burnout-Inventory umfassen die drei Dimensionen emotionale Erschöpfung, Depersonalisierung (bei Studien in der Allgemeinbevölkerung

Demotivierung oder Zynismus genannt) und persönliche Leistungseinschätzung.

1.4.2 Burnout Measure (BM)

Die Burnout Measure von Pines und Aronson (1981) bildet die zentralen Elemente des Burnout-Konzeptes ab: das individuelle Ausmaß an körperlicher, emotionaler und mentaler Erschöpfung. Es zeigte eine gute interne Konsistenz (Cronbachs Alpha über 0.9). Die Autorinnen postulierten, dass die Skala eindimensional sei. Spätere Untersuchungen (Schaufeli & Enzmann, 1998; Schaufeli & Van Dierendonck, 1993) zeigten allerdings, dass auch die Burnout Measure eine dreidimensionale Struktur aufweist, nämlich *Erschöpfung* (sich müde fühlen, körperlich erschöpft sein, mental erschöpft sein), *Demoralisierung* (Gefühl, wertlos zu sein, depressive Gefühle, sich gefangen fühlen) und *Verlust der Motivation* (sich optimistisch fühlen, glücklich sein, einen guten Tag haben – umgekehrte Kodierung). Die drei Dimensionen der Burnout Measure zeigen auch eine recht hohe Korrelation (zwischen 0.60 bis 0.76) mit der Dimension emotionale Erschöpfung des Maslach Burnout Inventory. Shirom und Ezrachi (2003) fanden ihrerseits, dass die Burnout Measure sogar aus vier Faktoren bestehe, wobei nur einer, den sie als „wornout" bezeichnen, das Burnout-Konzept gemäß Pines abbilde, da dieser Faktor unabhängig von depressiven oder ängstlichen Symptomen sei. Sie erachteten die Burnout Measure an sich als ungeeignet, das Konzept Burnout abzubilden, weil sie keinen Bezug zur Arbeitswelt nimmt. Andererseits schlugen sie vor, diesen Faktor „wornout" als eindimensionale Burnout-Skala zu benutzen.

1.4.3 Shirom-Melamed Burnout Measure (SMBM)

Hobfoll und Schirom (1993), inspiriert durch die „Conservation of Resources"-Theorie (COR), definierten Burnout als das Ergebnis eines kontinuierlichen Verbrauchs der intrinsischen Energien und Bewältigungsressourcen einer Person infolge chronischer Stressbelastungen am Arbeitsplatz. Burnout äußert sich daher als

- Verlust der körperlichen Energie: körperliche Mattigkeit, Unfähigkeit zur Erholung
- Verlust der mentalen Energie: Konzentrations- und Gedächtnisstörungen
- Verlust der emotionalen Energie: reduziertes Einfühlungsvermögen, sozialer Rückzug

Gemäß Schilling, Colledge, Brand, Ludyga und Gerber (2019) wurde, um dieses Burnout-Konzept abzubilden, zuerst der Shirom-Melamed Burnout Questionnaire (SMBQ) entwickelt (Kushnir & Melamed., 1992; Melamed et al., 1992). Er besteht aus acht Fragen, um Symptome der körperlichen Müdigkeit und emotionalen Erschöpfung abzubilden (z. B. Ich fühle mich körperlich ausgelaugt"), und vier Fragen, um Anspannung (z. B. „Ich fühle mich angespannt") und Lustlosigkeit (z. B. „Ich fühle mich schläfrig") auszudrücken. Es wurde zwischen Anspannung und Lustlosigkeit unterschieden, weil Burnout als ein Zwei-Phasen-Prozess gesehen wurde. Anspannung sei eher in den frühen Stadien der Burnout-Entwicklung zu beobachten, wenn aktive und direkte Bewältigungsbemühungen eingesetzt werden, um Ressourcen zu erhöhen und zu schützen, während Lustlosigkeit eher in den späteren Stadien zu finden seien, wenn indirekte und inaktive Bewältigungsstrategien in den Vordergrund rücken und Burnout sich mehr durch Apathie und Depressivität äußere (Kushnir & Melamed, 1992; Melamed et al., 1992). Die Fragen des Shirom-Melamed Burnout Questionnaire sind auf einer 7-Punkte-Likert-Skala beantwortbar mit 1 (fast immer) bis 7 (fast nie), sodass höhere Werte ein höheres Ausmaß an selbstbeurteiltem Burnout reflektieren.

Aufgrund methodischer Aspekte und um die kognitive Komponente, die Shirom, Melamed, Toker, Berliner und Shapira (2006) als eine Kerndimension von Burnout beurteilen zu berücksichtigen, wurde der Shirom-Melamed Burnout Questionnaire (SMBQ) revidiert und umformuliert zur Shirom-Melamed Burnout Measure (SMBM), eine 14-Item-Selbstbeurteilungsskala (Melamed et al., 1992; Lerman et al., 1999; Melamed, Shirom & Froom, 2003).

Diese umfasst die drei Subskalen emotionale Erschöpfung, körperliche Erschöpfung und kognitive Ermüdung. Die kognitive Ermüdung wird abgebildet durch Fragen wie „Ich habe das Gefühl, nicht klar zu denken“ oder „Ich habe Schwierigkeiten, über komplexe Dinge nachzudenken“.

Sowohl der SMBQ als auch die SMBM wurden aus dem Englischen in verschiedene Sprachen übersetzt. Schilling et al. (2019) bemerken, dass die Validität und psychometrische Qualität dieser Übersetzungen jedoch nicht systematisch evaluiert wurden. Sie fassen die bisherigen Daten zu den psychometrischen Qualitäten sowohl des SMBQ als auch der SMBM wie folgt zusammen: Die Gesamtindikatoren und Subskalen des SMBQ und der SMBM hätten eine befriedigende interne Reliabilität (Konstruktvalidität) mit Cronbachs-Alpha-Koeffizienten (Cronbach & Mechl, 1955) über den akzeptierten Standards von $a = >0.70$ und eine relativ hohe zeitliche Stabilität mit Korrelationen von $r >= 0.50$ bei Follow-up-Perioden von mehreren Jahren. Bezüglich der konvergenten Validität bestehe eine hohe Assoziation zwischen Burnout und chronischer Stressbelastung. Die SMBM korrelierte recht hoch mit anderen Burnout-Instrumenten wie der MBI, mit besonders hohen Assoziationen des SMBQ und der SMBM mit der Dimension der emotionalen Erschöpfung des MBI. Mehrere longitudinale Studien belegten, dass Burnout mit physiologischen Parametern einer krankheitsfördernden Stressbelastung (kardiovaskuläre Erkrankungen, Immunparameter) assoziiert ist, was ein Ausdruck der prädiktiven Validität der Skala sei. Ebenso gibt es Hinweise für eine moderate Assoziation mit depressiven Symptomen. Mehrere faktorenanalytische Studien betätigten die Drei-Faktoren-Struktur der SMBM. Eine konfirmatorische Faktorenanalyse zur Konstruktvalidität des SBMQ kam zu dem Schluss, dass unter Weglassen der Fragen zur Anspannung sich eine befriedigende 18-Item-Skala mit Erfüllung der modernen Messstandards ergab (Lundgren-Nilsson et al., 2012). Zudem wurde ein Cutoff von < = 4.40 für ein schweres und klinisch signifikantes Burnout postuliert. Dies ergab, dass 83.4 % der Probanden in einer klinischen Stichprobe als an einem arbeitsbezogenen Erschöpfungssyndrom leidend klassifiziert wurden, während 86.5 % einer Stichprobe aus der Gesamtbevölkerung unter diesem Wert lagen.

Schilling et al. (2019) untersuchten in zwei Studien die psychometrischen Eigenschaften und die konvergente Validität der deutschen Übersetzung der Shirom-Melamed Burnout Measure (SMBM). Die erste Studie wurde in einer Stichprobe von deutschsprachigen erwachsenen Erwerbstätigen aus unterschiedlichen Berufen durchgeführt. Die Online-Befragung umfasste die SMBM, ein 14 Item umfassendes Selbstevaluationsinstrument zur Erfassung von Burnout, die Perceived Stress Scale (PSS; Cohen, Kamarck & Mermelstein, 1983), ein 10 Fragen umfassendes Selbstevaluationsinstrument zur Erfassung der Stressbelastung im letzten Monat und den 11 Fragen umfassenden Job Content Questionnaire (ICQ), der 4 Fragen zu arbeitsbezogenen Herausforderungen (z. B. harte Arbeit oder schnelles Arbeitstempo) und 6 Fragen zum Ausmaß der Kontrolle bezüglich der Arbeit (z. B. Freiraum, eigene Entscheidungen bei der Arbeit zu treffen) umfasst. Die Autorinnen benutzten die Formel Arbeitsherausforderung/Arbeitskontrolle x 0.8333, um die Proportion „Herausforderung zu Kontrolle“ zu reflektieren. Zudem wurden 16 Fragen des Effort-Reward Imbalance (ERI) Questionnaires (Siegrist, Wege, Pühlhofer & Wahrendorf, 2009) eingesetzt (zu Effort-Reward-Imbalance s. Kap. 4.2.9). Zur Erfassung von depressiven Symptomen wurde die Subskala für Depression der Hospital Anxiety and Depression Scale (HADS; Bjelland, Dahl, Haug & Neckelmann, 2002) eingesetzt.

Die Stichprobe bestand aus 161 männlichen und 150 weiblichen Teilnehmenden zwischen 19 und 67 Jahren und einem mittleren Alter von

42.64 Jahren (*SD* = 14.02). Der Mittelwert des SMBM-Gesamtwerts in dieser Population war 2.42 *SD* = 1.00. Einen klinisch signifikanten Burnout-Wert (> = 4.40) hatten 5.8 % der Teilnehmenden. Es zeigte sich kein Geschlechtsunterschied bezüglich des Gesamtwerts oder einer der Subskalen des SMBM. Die Korrelationen zwischen den einzelnen Fragen (Items) der drei Subskalen des SMBM korrelierten alle über 0.20 und die totale Itemkorrelation lag über dem kritischen Wert von 0.40. Alle Cronbachs-Alpha-Koeffizienten lagen in einem befriedigenden Bereich (körperliche Erschöpfung= 0.92; emotionale Erschöpfung = 0.90; kognitive Ermüdung = 0.95; Gesamtwert = 0.95). Es zeigte sich also eine gute interne Reliabilität. Bezüglich der konvergenten Validität fand sich eine positive Korrelation zwischen dem SMBM-Gesamtwert und dem PSS-Gesamtwert (r = 0.56, $p < 0.001$). Die Subskala emotionale Erschöpfung korrelierte mit dem PSS-Gesamtwert mit $r = 0.35$, $p < 0.001$, die Subskala körperliche Erschöpfung mit $r = 0.54$, $p < 0.001$ und die Subskala kognitive Ermüdung mit r = 0.49, $p < 0.001$. Die SMBM-Subskalen waren auch moderat positiv korreliert mit der ERI-Proportion (r = 0.35–0.44, $p < 0.001$), der JDC-Proportion (r = 0.21–0.39, $p < 0.001$) und der Subskala für Depression der HADS (r = 0.35–0.53, $p < 0.001$). In der Faktorenanalyse erster und zweiter Ordnung fand sich eine befriedigende Passung des Drei-Faktoren-Modells.

Die zweite Studie wurde mit 201 deutschsprachigen Schweizer Polizisten durchgeführt (72 Polizistinnen und 129 Polizisten im Alter von 22 bis 62 Jahren, mittleres Alter 38.55, *SD* = 10.13), die über die Medien rekrutiert wurden. Sie hatten die Option, nach der Datenerfassung einen Gesundheitscheck machen zu lassen und ein Coaching zu gesundem Lebensstil zu erhalten. Sie füllten dieselben Fragebogen aus wie die Teilnehmenden der ersten Studie, außer der Subskala für Depression der HADS. Anstelle dieses Fragebogens wurde ihnen die deutsche Übersetzung des General Health Questionnaires (GHQ-12; Romppel, Braehler, Roth & Glaesmer, 2013; Schmitz, Kruse & Tress, 1999) gegeben, die Fragen zur allgemeinen mentalen Gesundheit beinhaltet.

Der Mittelwert des SMBM-Gesamtwerts in dieser Population war 2.51 (*SD* = 0.99). 5.0 % der Teilnehmenden hatten einen klinisch signifikanten Burnout-Wert (> = 4.40). Im Vergleich zu männlichen Teilnehmenden hatten die weiblichen Teilnehmenden höhere Werte bezüglich der körperlichen Erschöpfung (Frauen: *M* = 3.15, *SD* = 1.30, Männer: *M* = 2.66, *SD* = 1.19) und dem Gesamtwert (Frauen: *M* = 2.70, *SD* = 1.00; Männer: 2.40, *SD* = 0.96). Die Verteilung von Männern und Frauen in der Gruppe derjenigen Probanden mit einem Cutoff-Wert über 4.40, die ein klinisch relevantes Burnout reflektiert, war vergleichbar (X2(1) = 0.03 = *ns*).

Die Korrelationen zwischen den einzelnen Fragen der drei Subskalen des SMBM korrelierten alle über 0.20 und die totale Itemkorrelation lag über dem kritischen Wert von 0.40. Alle Cronbachs-Alpha-Koeffizienten lagen in einem befriedigenden Bereich (körperliche Erschöpfung = 0.92; emotionale Erschöpfung = 0.90; kognitive Ermüdung = 0.95; Gesamtwert = 0.95). Es zeigte sich auch in dieser Studie eine gute interne Reliabilität. Bezüglich der konvergenten Validität fand sich eine positive Korrelation zwischen dem SMBM (Gesamtwert und Subskalen) und dem PSS-Gesamtwert (r = 0.42–0.59), der ERI-Proportion (r = 0.14–0.31) und der JDC-Proportion (r = 0.12–0.32). Der Gesamtwert für eine Beeinträchtigung der mentalen Gesundheit des GHQ-12 war mit allen Subskalen des SMBM positiv korreliert (r = 0.43–0.62, $p < 0.001$). In der Faktorenanalyse erster und zweiter Ordnung zeigte sich ebenfalls eine befriedigende Passung des Drei-Faktoren-Modells.

Die Autoren kommen zu dem Schluss, dass die deutsche Version des SMBM adäquate psychometrische Eigenschaften und eine zufriedenstellende konvergente Validität aufweist sowie in konfirmatorischen Faktorenanalysen eine gute Passung im Modell erster und zweiter Ordnung demonstriert. Es ist ein valides und reliables Instrument, um Burnout bei Männern und Frauen in unterschiedlichen Berufsgruppen zu erfassen. Mit seinen 14 Fragen ist die SMBM ein klares und ökonomisches Selbstevaluationsinstrument zur Beurteilung von Burnout-Symptomen. Sie weisen jedoch darauf hin, dass es noch mehr Forschung braucht zur Klärung der Validität des Cutoff-Scores von < 4.40 für die Beurteilung der klinischen Relevanz.

Die Shirom-Melamed Burnout Measure kann unter https://www.shirom.org/arie/index.html abgerufen werden.

1.4.4 Copenhagen Burnout Inventory (CBI)

Kristensen et al. stellten 2005 das Copenhagen Burnout Invertory (CBI) vor, einen Fragebogen, (Selbstbeurteilungsinstrument), der Burnout in drei Formen erfasst: persönliches Burnout, arbeitsbezogenes Burnout und klientenbezogenes Burnout. Das Maslach Burnout Inventory (MBI; MBI-HS und MBI-GS) beurteilen sie aus verschiedenen Gründen kritisch. Sie argumentierten, dass das MBI Burnout misst, und Burnout das ist, was das MBI misst, da die Definition von Burnout (emotionale Erschöpfung, Depersonalisierung/Zynismus und reduzierte persönliche Leistungseinschätzung) komplett miteinander überlappen. Zudem würde das MBI nur bei Dienstleistungsberufen eingesetzt werden können. Die Beziehung des MBI zum Konzept des Burnouts sei unklar, da Burnout als das gleichzeitige Vorhandensein von emotionaler Erschöpfung, Depersonalisierung und reduzierte Leistungseinschätzung definiert werde, die drei Dimensionen aber unabhängig voneinander gemessen würden. Zudem würde das MBI Burnout sowohl als einen Zustand als auch als eine Bewältigungsstrategie bzw. die Effekte von Burnout (Depersonalisierung) darstellen. In Pilotmessungen mittels des MBI hätten einige Probanden die Fragen als unangemessen beurteilt. Ebenfalls beurteilten sie das MBI-GS, das auch für Berufe, die nicht ausschließlich in den Dienstleistungssektor fallen, entwickelt wurde, als nicht wesentlich anders als das MBI. Das MBI gehe davon aus, dass die betroffenen Personen einer bezahlten Arbeit nachgehen, und würde somit Burnout aus anderen Quellen nicht abbilden. Und letztlich seien nicht alle Versionen des MBI (z. B. das MBI für Lehrer (MBI-ES)) öffentlich zugänglich, was einer grundlegenden Haltung in der Forschungstradition Dänemarks widerspreche.

Sie entwickelten daher das Copenhagen Burnout Inventory (CBI), das aus 19 Fragen besteht und die drei Formen des Burnouts abbildet. Ein zentraler Aspekt von Burnout, wie er im CBI gemessen wird, ist die Erschöpfungskomponente des Syndroms. Als „persönliches Burnout" wird ein allgemeiner Zustand der körperlichen, emotionalen und psychischen Erschöpfung verstanden. Es soll Burnout generisch abbilden und vorwiegend Erschöpfung und Müdigkeit erfassen, auch bei Menschen, die (noch) nicht im Arbeitsprozess, arbeitslos oder pensioniert sind. Dabei wird nicht zwischen physischer oder psychischer Erschöpfung unterschieden. Die Autoren definieren persönliches Burnout als „das Ausmaß der physischen oder psychischen Erschöpfung, die eine Person empfindet" (S. 197; Übersetzung: die Autorin).

Arbeitsbezogenes Burnout wird von den Autoren als „das Ausmaß der physischen oder psychischen Erschöpfung, die die betroffene Person als durch ihre Arbeit verursacht wahrnimmt" und klientenbezogenes Burnout als „das Ausmaß der physischen oder psychischen Erschöpfung, die die betroffene Person als durch ihre Arbeit mit Klienten verursacht wahrnimmt" (S. 197; Übersetzung: die Autorin). In der Fragebogengestaltung zu arbeits- und klientenbezogenem Burnout bezogen sich die Autoren auch auf Theorien zu kognitiven Schemata, kausalen Attributionen und dem situativen Erleben von Kranksein, die die Erfahrung von Krankheit mitprägen.

Der Fragebogen wurde an einer großen Stichprobe, die ebenfalls nach 3 Jahren im einem Follow-up erneut untersucht wurde, validiert. Die hohen Cronbachs-Alpha-Werte (persönliches Burnout 0.87, arbeitsbezogenes

Burnout 0.87, klientenbezogenes Burnout 0.85) weisen eine gute interne Reliabilität aus. Die Validität des Fragebogens wurde unter anderem mit einer hohen Korrelation zwischen dem CBI und der SF-36 Skala zur allgemeinen Gesundheit sowie hohen Korrelationen mit Arbeitszufriedenheit und dem Interesse, dieselbe Arbeit wieder zu wählen, etabliert. Die prädiktive Validität wurde anhand von hohen Korrelationen zwischen CBI und Krankheitstagen, Schlafproblemen, Gebrauch von Schmerzmitteln und dem Wunsch, die Arbeit zu verlassen, beim Follow-up ausgewiesen. Das CBI wurde ursprünglich auf Dänisch entwickelt und in mehrere Sprachen übersetzt.

1.4.5 Hamburger Burnout-Inventar (HBI)

In den 1990er-Jahren wurde von Burisch (2020) in Zusammenarbeit mit Diplomandinnen das Hamburger Burnout-Inventar als erstes deutschsprachiges Selbstevaluationsinstrument zur Erfassung von Burnout entwickelt. Die gewählten Items lehnten sich zum Teil an das Maslach Burnout Inventory (MBI) an, indem die Dimensionen emotionale Erschöpfung, Depersonalisierung und Leistungsunzufriedenheit Eingang in das HBI fanden, und an die Tedium Measure, aus der das Konstrukt Überdruss übernommen wurde. Die Fragen zu diesen Konstrukten (Dimensionen) wurden jedoch neu formuliert und Depersonalisierung mit dem Begriff Distanziertheit ersetzt. Es wurden weitere sechs Konstrukte eingefügt, und ein letztes Item, das als Burnout-Gesamtindikator bezeichnet wird, schließt den Fragebogen ab („Ich stecke in einer Krise, aus der ich momentan keinen Ausweg finde").

Das HBI besteht ursprünglich aus 39 Items, das später durch den Burnout-Gesamtindikator ergänzt wurde. Damit hat das HBI heute 40 Items. Es gliedert sich in folgende Konstrukte:

1. Emotionale Erschöpfung (5 Items)
2. Leistungsunzufriedenheit (3 Items)
3. Distanziertheit (4 Items)
4. Depressive Reaktion auf emotionale Belastungen (3 Items)
5. Hilflosigkeit (4 Items)
6. Innere Leere (4 Items)
7. Arbeitsüberdruss (5 Items)
8. Unfähigkeit zur Entspannung (3 Items)
9. Selbstüberforderung (5 Items)
10. Aggressive Reaktion auf emotionale Belastungen (3 Items)
11. Burnout-Gesamtindikator (1 Item)

Die Autoren des HBI gehen davon aus, dass Burnout ein Prozess ist, der meist mit unauffälligen Warnsymptomen beginnt, abbrechen und erneut aufflammen kann und, wenn er nicht gestoppt wird, zu einer schweren Krise führen kann. Sie gehen weiterhin davon aus, dass gewisse Vulnerabilitätsfaktoren bestehen und ganz unterschiedliche Verläufe vorkommen.

Es wird daher empfohlen, einen Gesamtpunktwert aus den 10 Einzelwerten zu verwenden. Zudem wird darauf hingewiesen, dass das HBI das Syndrom nicht vollständig abbildet.

Die einzelnen Items werden auf einer 7-stufigen Likert-Skala beantwortet („7 = völlig zutreffend" bis „1 = völlig unzutreffend"). In der Auswertung sollten die Rohwerte nonlinear in Stanines mit Mittelwert -5 und Standardabweichung -2 transformiert werden.

Die psychometrischen Analysen wurden mit unterschiedlichen Stichproben durchgeführt (Normstichprobe $N = 616$, 55 % weiblich, 45 % männlich, Probanden, die kaum für den Begriff Burnout sensibilisiert waren; Burnout-Stichprobe $N = 861$, 69 % weiblich, 31 % männlich, Probanden, die explizit mit diesem Stichwort rekrutiert wurden). Sie zeigten faktorenanalytisch gut interpretierbare und mehrheitlich stabile 7-Faktorenlösungen. Es wurden jedoch aus inhaltlichen Gründen die 10-Konstrukte-Skalen beibehalten, wobei von denen drei den ersten Faktor und zwei weitere den vierten Faktor ausmachen. Die Items korrelieren beinahe überall maximal mit der eigenen Skala, wobei Fremd-Trennschärfen oft hoch sind. Die HBI-Skalen wiesen hohe Interkorrelationen auf. Die interne Reliabilität (Construct Validity) der zehn Skalen war mit einem Cronbachs-Alpha-Koeffizienten zwischen 0.61 und 0.93 durchaus befriedigend. Die Retest-Reliabilität konnte nur an einer kleinen Stichprobe von $N = 33$ geschätzt werden, wobei der durchschnittliche Koeffizient bei 0.80 lag. Die Validität wurde in vier relativ kleinen Studien untersucht, die zu unterschiedlichen Resultaten führten. Es wurden zudem mehrere Validitätsvergleiche mit anderen Instrumenten durchgeführt, so mit dem Tedium Measure (Aronson, Pines & Kafry, 1983); dem Freiburger Persönlichkeitsinventar, Form R (Fahrenberg, Hampel & Selg, 1984); dem Freiburger Persönlichkeitsinventar, Form K (Fahrenberg, Selg & Hampel, 1973); der Kurzform des Allgemeinen Verhaltens- und Erlebnismusters (AVEK; Schaarschmidt & Fischer, 2008); dem Neo-Fünf-Faktoren-Inventar (Borkenau & Ostendorf, 1993) und dem OLBI (Demerouti, 1999). Die Korrelationen der HBI-Skalen mit den einzelnen Konstrukten der jeweiligen Instrumente sind, auch in Abhängigkeit des Vergleichsinstruments, unterschiedlich, aber durchaus befriedigend. Damit liegen weitere Nachweise für die Validität des HBI vor.

Das HBI wurde in mehrere Sprachen übersetzt und bis heute von über 300 000 Menschen ausgefüllt. Es eignet sich zu Forschungszwecken und zur Selbstevaluation.

Das HBI in der Gesamtform kann bei SpringerTests oder beim Burnout-Institut Norddeutschland (BIND) kostenpflichtig bezogen werden, wobei SpingerTests auch die Auswertung vornimmt oder Unterstützung bei der Auswertung anbietet. Auf der Intranetseite der gesetzlichen Unfallversicherung VGB findet sich eine kostenlose Version zum Herunterladen; die Kurz-URL lautet https://bit.ly/3SN9OMJ.

1.4.6 Oldenburg Burnout Inventory (OLBIE)

Demerouti und Nachreiner (1998) und Demerouti (1999) entwickelten mit dem Oldenburg Burnout Inventory (OLBIE) ein Selbstevaluationsinstrument, das Burnout mit den zwei Dimensionen Erschöpfung und Disengagement (von der Arbeit) misst und sowohl positive als auch negative Fragen umfasst.

Erschöpfung ist definiert als eine Konsequenz von intensiver körperlicher, emotionaler und kognitiver Belastung, d.h. als eine Folge einer lang andauernden Auseinandersetzung mit bestimmten Anforderungen bei der Arbeit. Diese Formulierung ist den Konzeptualisierungen von Pines (Aronson, Pines & Kafry, 1983; Pines & Aronoson, 1981) und Shirom (1989) sehr ähnlich. Erschöpfung wird dabei nicht nur *emotional,* sondern auch *körperlich* und *kognitiv* erfasst. Im Unterschied dazu misst das Maslach Burnout Inventory MBI-HSS und MBI-GS nur die emotionale Erschöpfung. Dadurch lässt sich der OLBIE auch gut bei Arbeitnehmenden, die vorwiegend körperlich arbeiten, anwenden, aber auch bei Arbeitnehmenden, die vorwiegend geistig arbeiten.

Im MBI bedeutet Depersonalisierung emotionaler Rückzug von Kundinnen und Klienten (z.B. gleichgültig oder hart werden), während der Begriff Zynismus den Verlust des Interesses an der Arbeit oder einen Sinnverlust bei der Arbeit meint. Ähnlich wie im MBI bedeutet im OLBIE der Begriff Disengagement eine allgemeine Distanzierung von der Arbeit, dem Gegenstand der Arbeit oder dem Arbeitsinhalt (z.B. uninteressant, nicht mehr herausfordernd, aber auch „eklig"). Zudem schließt Disengagement auch die Beziehung der Arbeitnehmenden zu ihrer Arbeit ein, besonders in Bezug auf ihre Identifikation mit ihrer Arbeit und ihre Bereitschaft, dieselbe Tätigkeit weiter auszuführen. Desengagierte Arbeitnehmende haben eine negative Haltung gegenüber dem Gegenstand der Arbeit, dem Arbeitsinhalt oder gegenüber ihrer Arbeit als Ganzes. In der Konzeptualisierung des OLBIE ist Depersonalisierung nur eine Form von Disengagement. Mehr Ähnlichkeiten weist das OLBIE zum MBI-GS bezüglich Zynismus auf, wobei die Fragen zum Zynismus im MBI-GS weniger erfassen als die Fragen zu Disengagement im OLBIE.

Persönliche Leistungseinschätzung ist im OLBIE nicht als eine eigenständige Burnout-Dimension eingeschlossen (wie im MBI-GS), da sie, wie Demerouti und Bakker (2008) ausführen, von verschiedenen Autoren nicht als eine zentrale Burnout-Dimension beurteilt wird, sondern als eine Konsequenz von Burnout gesehen werden kann oder als ein Persönlichkeitsmerkmal wie Selbstwirksamkeit. Zudem weise die Dimension „persönliche Leistungseinschätzung" die schwächsten Korrelationen mit anderen Variablen auf.

Das OLBIE besteht aus 15 Fragen, die in vier Abstufungen der Häufigkeit beurteilt werden. Dabei gibt es positiv formulierte und negativ formulierte Fragen. Der Fragebogen misst Erschöpfung und Disengagement, kann aber auch das Gegenteil, nämlich Engagement reflektieren. Dieser Fragebogen wurde daher vorzugsweise im Rahmen des Job-Demands-Job-Resources-Modells eingesetzt (s. Kap. 4.2.6).

Wie Demerouti und Bakker (2008) ausführen, wurde die Validität der Faktoren in Studien in Deutschland, den USA und Griechenland nachgewiesen. Dabei zeigte sich, dass die Zwei-Faktoren-Struktur mit den Faktoren Erschöpfung und Disengagement den Daten von verschiedenen Berufsgruppen besser entsprach als alternative Faktorstrukturen. Die konvergente Validität des OLBIE, etabliert durch einen Vergleich mit dem MBI-GS, wurde in den USA und Griechenland bestätigt mit einer geschätzten Korrelation von über 0.7. Die parallelen Skalen korrelierten mit 0.48 oder höher. Die Test-Retest-Reliabilität wurde für den Zeitraum von 4 Monaten bestätigt. Dabei fand sich eine Autokorrelation für Erschöpfung zwischen Zeitpunkt 1 und Zeitpunkt 2 von 0.5, für Disengagement von 0.34, was vergleichbar ist mit entsprechenden Werten für das MBI.

In einer weiteren Studie bei niederländischen Arbeitnehmenden, die entweder im Gesundheitswesen oder in der Administration arbeiteten, konnte die Zwei-Faktoren-Struktur erneut bestätigt werden (Demerouti & Bakker, 2008). Die Reliabilität sowohl für den Faktor Erschöpfung als auch den Faktor Disengagement war 0.85. Die bivariaten Korrelationen zwischen Erschöpfung und Disengagement waren 0.55 für Arbeitnehmende im Gesundheitswesen und 0.57 für Arbeitnehmende in der Administration. Die Zwei-Faktoren-Struktur konnte in den beiden Berufsgruppen gleichermaßen gefunden werden. Zudem zeigte die Studie auf, dass Arbeitnehmende im Gesundheitswesen signifikant ($p < 0.001$) höhere Werte für Erschöpfung und Disengagement aufwiesen als Arbeitnehmende, die in administrativen Berufen tätig sind. Arbeitnehmende aus dem Gesundheitswesen hatten Mittelwerte für Erschöpfung von 2.53 und für Disengagement von 2.36. Arbeitnehmende in administrativen Berufen wiesen Mittelwerte für Erschöpfung von 2.28 und für Disengagement von 2.21 auf.

2 Symptomatologie des Burnouts

2.1 Burnout als Zustand

Burnout wird einerseits als Zustand, andererseits als Prozess beschrieben. Definiert wird Burnout anhand der oben erwähnten Skalen, wobei verschiedene Schweregrade unterschieden werden. So ordnen Maslach und Jackson (1986) jeder Dimension des Maslach Burnout Inventory drei Schweregrade zu. Da das MBI eine dreidimensionale Skala ist, ist sie klinisch schwer beurteilbar. Allerdings kann davon ausgegangen werden, dass Werte, bei denen alle drei Dimensionen im niedrigsten Schweregrad sind, kein Burnout ausdrücken, Werte, bei denen alle drei Dimensionen im höchsten Schweregrad sind, ein schweres Burnout ausdrücken, und Werte, die bezüglich der drei verschiedenen Dimensionen unterschiedliche Schweregrade ausdrücken oder im Mittelfeld liegen, eine milde bis mittelschwere Burnout-Symptomatik ausdrücken. Andere Burnout-Skalen, wie das SMBM, das HBI und das Olbie, ergeben Gesamtsummenwerte, sodass der Schweregrad offensichtlicher beurteilt werden kann. Im Laufe der Forschung zum Burnout als klinischer Zustand wurde eine ganze Palette von unterschiedlichen Symptomen beschrieben. Jedes Individuum weist dabei eine ihm eigene Kombination von Symptomen auf, die sich in vier Kategorien einteilen lassen (s. **Tab. 2-1**).

Die Symptomatik von Burnout als klinischer Zustand wird geprägt von Erschöpfung, gekoppelt mit einer variablen Anzahl von vegetativen und kognitiven Symptomen, sowie einer mentalen Abwertung der Arbeit oder Ängsten, sich mit Arbeitsinhalten zu beschäftigen. Auffallend ist zusätzlich eine neurasthenisch anmutende Präsentation, die sich in erhöhter Erschöpfbarkeit, mangelnder Erholungsfähigkeit und reduzierter

Tabelle 2-1: Kategorien von Burnout-Symptomen

Psychische Symptome	Körperliche Symptome	Kognitive und motivationale Symptome	Änderungen im Verhalten
• Emotionale Erschöpfung • Niedergeschlagenheit • Reizbarkeit • Ängste, Panik • Emotionale Labilität • Nervosität	• Körperliche Erschöpfung • Schweregefühl • Reduzierte Belastbarkeit • Schlafstörungen • Störungen der Verdauung • Schmerzen (Kopf, Rücken, Bauch) • Schwitzen • Schwindel • Störungen der Sexualität • Reduzierte Erholungsfähigkeit	• Konzentrationsstörungen • Gedächtnisstörungen • Motivationsmangel • Störung der exekutiven Funktionen, wie Entscheidungsschwierigkeiten; reduziertes Multitasking	• Gesteigerte oder reduzierte Aktivität • Sozialer Rückzug • Häufige Absenzen • Vermehrter Konsum von Suchtmitteln • Reduzierte Leistungsfähigkeit

Belastbarkeit ausdrückt. Bei manchen Betroffenen imponieren zudem eine große Unruhe und die Unfähigkeit, trotz Erschöpfung inaktiv zu sein oder sich zu entspannen, gekoppelt mit subjektiver Nervosität. Gelingt es, diese Unruhe therapeutisch zu besänftigen, folgt eine große Müdigkeit, und das neurasthenische Syndrom wird offensichtlicher. Relevant sind neben der Erschöpfung insbesondere auch die kognitiven Störungen. Deligkaris, Panagopoulou, Montgomery und Mansoura (2014) fanden in einer zusammenfassende Untersuchung arbeitsbezogenes Burnout vorwiegend mit Einschränkungen von Exekutivfunktionen, Aufmerksamkeit und Gedächtnis assoziiert. Dies ist von großer Bedeutung, insbesondere für Professionelle, die vorwiegend geistige Arbeit verrichten. Die kognitiven Symtome bleiben oft lange bestehen. So äußerten Personen mit einem klinischen Burnout bei einer Nachuntersuchung nach 1.5 Jahren, weiterhin kognitive Symptome zu haben, und ihre Resultate bei kognitiven Tests zeigten weiterhin Einschränkungen (Oosterholt, Maes, Van der Linden, Verbraek & Kompier, 2016). Diese waren jedoch eher mild und wurden von den Patienten als wenig beinträchtigend erlebt. Jonsdottir et al. (2017) fanden in einem Follow-up mit einer mittleren Beobachtungszeit von 3 Jahren ebenfalls bei einem Teil der Patienten mit Exhaustion Disorder (ED) kognitive Einschränkungen, besonders hinsichtlich Schnelligkeit, Aufmerksamkeit und Gedächtnis.

Auch andere Symptome wie Erschöpfung, reduzierte Leistungsfähigkeit, Angst- und Depressionssymptome zeigen häufig eine lange Persistenz. So fanden Jonsdottir et al. (2017) in ihrer Nachuntersuchung von Patienten mit ED trotz Behandlung bei 33 % deutliche Burnout-Symptome, bei 11 % deutliche depressive Symptome und bei 37 % Angstsymptome.

2.2 Burnout als Prozess

Grundsätzlich muss Burnout als Prozess verstanden werden, der sich als sukzessive Zunahme der Symptome, ihrer Häufigkeit und Schwere ausdrückt. Mehrere Prozessmodelle wurden im Laufe der Forschung entwickelt. Burisch (2006) fasste die vorhandenen Prozessmodelle wie in den Abbildungen 2-1a bis 2-1c dargestellt zusammen.

In seiner detaillierten Darstellung ordnet er jeder Phase mit ihren Teilaspekten eine ausführliche Palette von Symptomen, Einstellungs- und Verhaltensänderungen zu, die im Wesentlichen einer Zusammenfassung der in der Burnout-Literatur beschriebenen Symptome entsprechen.

Die **Abbildungen 2-1a, 2-1b und 2-1c** zeigen die Burnout-Prozessphasen.

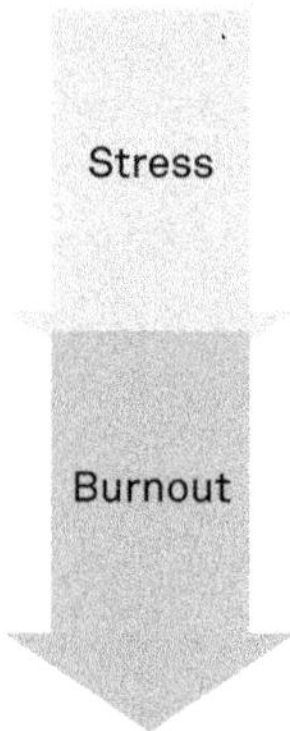

1. Erste Warnzeichen
Überaktivität
Anspannung
leichte vegetative Reaktion

2. Reduziertes Engagement
Konzentration auf die Arbeit
Verlust an Engagement für andere Menschen und Hobbies

3. Emotionale Reaktion
Überdruss und Demotivierung
Reizbarkeit
Emotionale Labilität

Abbildung 2-1a: Burnout-Prozessphasen: Phasen 1 bis 3 (nach Burisch, 2006)

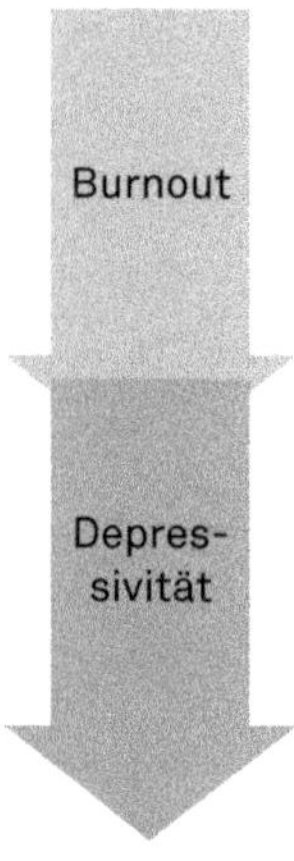

4. Abnahme von...
Geistigen Fähigkeiten, Motivation, Kreativität, Distanzierungsfähigkeit

5. Abflachung von...
Emotionen, sozialem Leben und geistigen Interessen
Depressivität

6. Psychosomatische Reaktion
Anspannung, Kopfschmerzen, Magen/Darm-Probleme, Schweißausbrüche, Schlafstörungen, mangelnde Erholung

Abbildung 2-1b: Burnout-Prozessphasen: Phasen 4 bis 6 (nach Burisch, 2006)

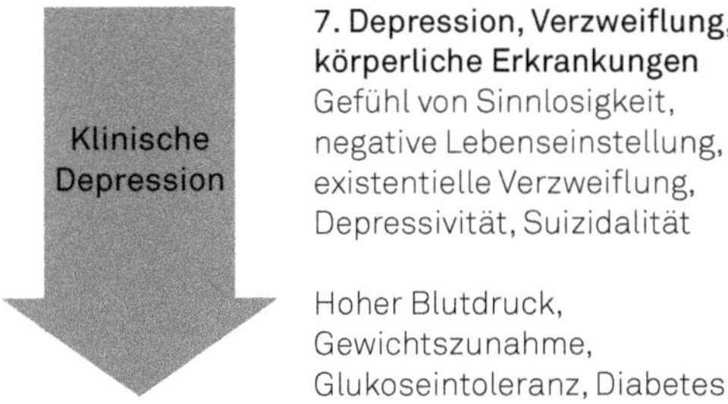

Abbildung 2-1c: Burnout-Prozessphasen: Phase 7 (nach Burisch, 2006)

Allen Prozessmodellen ist dieselbe Abfolge von Veränderungen im Laufe der Burnout-Entwicklung eigen. Sie beginnt mit Anzeichen von erhöhtem Stress, die zunehmend konstant auftreten und allmählich zu dauerhaften emotionalen, psychosomatischen, kognitiven, motivationalen und verhaltensbezogenen Beeinträchtigungen führen. Dabei imponieren vor allem Erschöpfung und Rückzug, Abschottung und Demotivierung, zunehmende veränderte Emotionalität mit Depressivität, Reizbarkeit und Ängstlichkeit und eingeschränkte Funktionsfähigkeit in verschiedenen Lebensbereichen bis hin zum Zusammenbruch (s. **Abb. 2-2**). Der Übergang zu psychischen Störungen, insbesondere depressiven und Angststörungen, ist fließend.

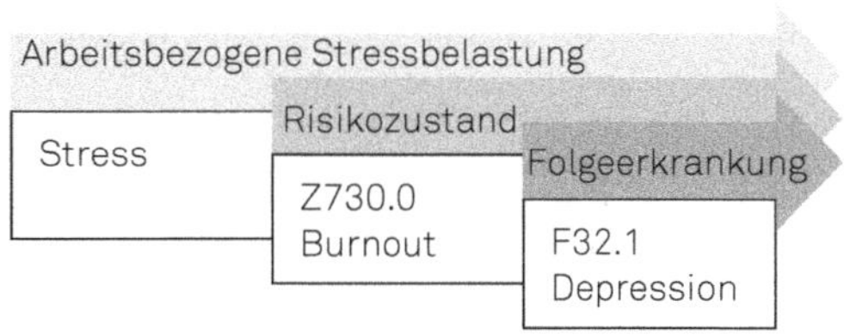

Abbildung 2-2: Vereinfachtes Prozessmodell zur Entwicklung von Burnout und Erschöpfungsdepression (ICD-Codes aus ICD-10)

3
Epidemiologie des Burnouts

3.1 Burnout in der Allgemeinbevölkerung

Die Ermittlung der Häufigkeit eines relevanten Burnouts in der Bevölkerung ist schwierig (Hochstrasser, von Bardeleben, Ruckstuhl & Soyka, 2008). Unterschiedliche Burnout-Skalen definieren Burnout unterschiedlich und verwenden unterschiedliche Items, um Burnout zu messen. Einzelne Skalen, wie das häufig verwendete Maslach Burnout Inventory, haben mehrere Dimensionen und bilden keinen Gesamtwert. Zudem werden häufig, insbesondere beim MBI, bestimmte Schwellenwerte innerhalb der statistischen Verteilung der Skalenwerte einer Stichprobe zur Definition von Burnout verwendet. Maslach und Jackson teilten die Skalenwerte der normativen Stichprobe in Drittel (Terzile) ein und bezeichneten die untersten 33 % als niedrige Burnout-Stufe, die mittleren 33 % als mittlere und die obersten 33 % als hohe Burnout-Stufe (Maslach & Jackson, 1986; Maslach, Jackson & Leiter, 1996, 1997). Jedoch eignen sich solche Schwellenwerte nicht für diagnostische Zwecke, da sie willkürlich gewählt werden (Schaufeli & Van Dierendonck, 1995). Sie können höchstens Hinweise geben auf die Ausprägung des Syndroms, jedoch nicht, bei welchem Skalenwert ein klinisch relevanter Befund vorliegt. Zudem ist anzunehmen, dass bei der Verwendung von Schwellenwerten in Untersuchungspopulationen von aktiven Arbeitnehmenden die Häufigkeit von Burnout unterschätzt wird, da die signifikant Erkrankten nicht mehr im Arbeitsprozess und damit auch nicht mehr in der Untersuchungsstichprobe sind, was als „Effekt des gesunden Arbeitnehmers“ bezeichnet wird. Es ist auch anzunehmen, dass unterschiedliche ethnische Gruppen eine unterschiedliche statistische Verteilung der Skalenwerte aufweisen. Damit können keine Schwellenwerte einer normativen Stichprobe aus einer bestimmten Bevölkerung für die Bestimmung der Häufigkeit von Burnout in einer ethnisch anders zusammengesetzten Stichprobe verwendet werden.

So wiesen Schaufeli und Van Dierendonck (1995) unter Verwendung der holländischen Übersetzung des MBI in einer Stichprobe von gesunden Arbeitnehmenden im Dienstleistungssektor, im Vergleich zu einer Stichprobe von Patienten im Dienstleistungssektor, die wegen arbeitsbezogener Probleme in einer psychotherapeutischen Behandlung waren, nach, dass die Terzilwerte für emotionale Erschöpfung und Depersonalisierung bei der Patientenstichprobe deutlich höher lagen als für die allgemeine Stichprobe der Arbeitnehmenden. Auf der anderen Seite waren die Terzilwerte für subjektive Leistungseinschätzung bei der Patientenstichprobe wesentlich tiefer als bei der allgemeinen Stichprobe der Arbeitnehmenden. Wurden nun die Schwellenwerte der Patientenstichprobe in der allgemeinen Stichprobe der Arbeitnehmenden angewendet, ergab sich eine Häufigkeit von ausgeprägter emotionaler Erschöpfung bei 2.6 % der Arbeitnehmenden, eine Häufigkeit von ausgeprägter Depersonalisierung von 15.5 % und eine Häufigkeit deutlich erniedrigter subjektiver Leistungseinschätzung von 13.7 %. Es zeigte sich zudem, dass die Schwellenwerte in der holländischen Stichprobe niedriger lagen als in der amerikanischen normativen Stichprobe (Maslach & Jackson, 1986). Hätte man die amerikanischen Schwellenwerte für die holländische Stichprobe verwendet, hätte dies zu einer Unterschätzung der Anzahl von Arbeitnehmenden mit hoher emotionaler Erschöpfung und hoher Depersonalisierung sowie zu einer Überschätzung von Betroffenen mit niedriger subjektiver Leistungseinschätzung geführt. Trotz dieser generellen Limitationen seien hier einige epidemiologische Befunde dargestellt.

Hallsten (2005) fand in einer repräsentativen schwedischen Querschnittstudie bei 18- bis 64-jährigen Erwachsenen, unter Verwendung der Burnout-Measure von Pines und Aronson (1988), eine Häufigkeit eines ausgeprägten Burnouts von 9.1 %. Frauen wiesen mit 11.9 % über alle Berufsgruppen hinweg eine höhere Burnout-Rate auf als Männer mit 6.3 %. Nach Berufsgruppen aufgeschlüsselt fand sich die höchste Häufigkeit von Burnout im Lehrerberuf, mit 13 % bei den weiblichen und 5 % bei den männlichen Lehrpersonen.

Eine Untersuchung zur Häufigkeit von Burnout in der Allgemeinbevölkerung und deren Bezug zu soziodemografischen Faktoren und Gesundheitsstörungen wurde im Rahmen der repräsentativen „Finnish Health 2000 Study" in Finnland erhoben (Ahola et al., 2006; Ahola, Honkonen & Isometsä, 2005). Mittels eines Interviews zu verschiedenen Gesundheitsaspekten, arbeitsrelevanten Faktoren und soziodemografischen Charakteristika wurden 3 424 arbeitende Personen zwischen 30 und 65 Jahren befragt. Burnout wurde mittels des Maslach Burnout Inventory - General Survey (MBI-GS) erhoben. Beide Geschlechter waren zu 50 % vertreten, 64 % der Probanden waren verheiratet. Mehr als die Hälfte der Untersuchten arbeiteten in einem Privatunternehmen, 28 % in einer städtischen und 14 % in einer staatlichen Institution und 2 % in anderen Bereichen. 27 % hatten eine Teilzeitanstellung. Die mittleren Skalenwerte der drei Dimensionen Erschöpfung, Zynismus und reduzierte Leistungseinschätzung waren recht gering (s. **Tab. 3-1**).

Mittels eines gewogenen Summenscores der drei Dimensionen emotionale Erschöpfung, Zynismus und reduzierte Leistungseinschätzung definierten die Autoren drei Burnout-Kategorien: kein Burnout (Score 0–1.49, Symptome nie oder selten), mildes Burnout (Score 1.50–3.49, Symptome monatlich), schweres Burnout (Score 3.50–6.00, Symptome wöchentlich oder täglich). Gemäß dieser Definition wiesen 2.4 % der arbeitstätigen Bevölkerung Finnlands ein schweres Burnout auf, 25.1 % ein mildes Burnout und 72.5 % kein Burnout (Ahola et al., 2005).

Norlund et al. (2010) untersuchten bei 1 000 aktiv berufstätigen Probanden im Alter von 25 bis 64 Jahren aus der repräsentativen Bevölkerungsstichprobe der MONICA-Studie (Monitoring of Trends and Determinants of Cardiovascular Disease) in Schweden die Häufigkeit von Burnout und damit assoziierten Faktoren. Zur Erfassung von Burnout wurde der Shirom-Melamed Burnout Questionnaire (SMBQ) ein-

Tabelle 3-1: Mittelwerte und 95 % Konfidenzintervalle der Burnout-Dimensionen bei Männern und Frauen in Finnland, nach Ahola et al., 2006 (Übersetzung: die Autorin)

	Emotionale Erschöpfung	Zynismus Demotivierung	Reduzierte Leistungseinschätzung
Frauen *N* = 1708	1.20 (1.15–1.26)	1.03 (0.98–1.09)	1.22 (1.17–1.28)
Männer *N* = 1716	1.00 (0.95–1.05	1.12 (1.07–1.18)	1.25 (1.20–1.31)

gesetzt. Die Prävalenz von hohen Werten von Burnout (SMBQ > 4.0) war 13 %. Frauen hatten höhere Burnout-Werte als Männer, was besonders ausgeprägt war in der Altersgruppe der 35- bis 44-Jährigen. Bei beiden Geschlechtern nahm die Burnout-Rate mit dem Alter ab. Arbeitsanforderungen, Mangel an Kontrolle und Arbeitsunsicherheit waren mit Burnout assoziiert. Bei Frauen spielten Bildungsstand, sozioökonomische Position, Arbeitsinhalt und wechselnde Arbeitszeiten eine Rolle bei der Burnout-Ausprägung. In Regressionsanalysen zeigte sich, dass sich annähernd die Hälfte der Geschlechtsunterschiede durch Arbeits- und situationale Faktoren erklären ließen. Die Autorinnen folgern, dass sich Bemühungen zur Prävention von Burnout bei Frauen möglicherweise besonders auf Maßnahmen fokussieren sollten, die die Arbeits- und soziökonomischen Bedingungen der Frauen verbessern.

Im Rahmen einer longitudinalen Kohortenuntersuchung von ursprünglich 20-jährigen Schweizer Männern und Frauen (Angst & Dobler-Mikola, 1984) wurde erstmals die Prävalenz von Burnout, unter Verwendung des MBI-GS, bei den Probanden im Alter von 50 Jahren erfasst. Lediglich emotionale Erschöpfung wurde als Indikator für Burnout gewählt. Damit ergab sich eine gewichtete Ein-Jahres-Prävalenz von schwerer emotionaler Erschöpfung (Burnout) von 7.48 % für die Gesamtbevölkerung (Männer 7.7 %, Frauen 7.8 %), von leichter emotionaler Erschöpfung von 25.63 % (Männer 30.2 %, Frauen 21.8 %) und keiner emotionalen Erschöpfung (kein Burnout) von 57.76 % (Männer 56.4 %, Frauen 58.9 %) (Angst, Hengartner, Hochstrasser, Adjacic & Rössler, 2012).

Ähnlich suchte eine repräsentative Studie zur Stressbelastung bei Schweizer Arbeitstätigen Burnout mittels der Frage nach emotionaler Erschöpfung abzubilden. Dabei gaben 21 % der Befragten an, sich manchmal, und 4 % sich immer von der Arbeit emotional ausgelaugt zu fühlen, was die Autoren als Indikator für ein gesundheitlich relevantes Burnout beurteilten (Grebner et al., 2011).

Eine neuerliche Querschnittuntersuchung evaluierte eine Zufallsstichprobe von 3406 Personen im Alter zwischen 18 und 79 Jahren im Rahmen der Västerbotten Environmental Health Study in Schweden bezüglich Indikatoren einer beeinträchtigten psychischen Gesundheit mit Fokus auf Angst, Depression, Insomnie, Somatisierung und Burnout (Höglund, Hakelind & Nordin, 2020). Die Probanden wurden in sechs Altersgruppen stratifiziert (18–29, 30–39, 40–49, 50–59, 60–69 und 70–79 Jahre). Angst und Depression wurden mittels der Hospital Anxiety and Depression Scale (HADS) ermittelt. Diese Skala hat eine Subskala für Angst (HADS-A) und eine Subskala für Depression (HADS-D; Bjelland et al., 2002; Hansson, Chotai, Nordstom & Bodlund, 2009). Insomnie wurde mit zwei Dimensionen des Karolinska Sleep Questionnaires (KSQ) erfasst (Akerstedt, Ingre, Broman & Kecklund, 2008; Akerstedt et al., 2005; Nordin, Akerstedt & Nordin, 2013): „Schlafqualität" (gestörter Schlaf, Früherwachen, wiederholtes Erwachen, ohne wieder einschlafen zu können) und „unerholsamer Schlaf" (nicht erholt sein beim Aufwachen, Schwierigkeiten, aufzuwachen). Somatisierung wurde mittels des PHQ-15 (Patient Health Questionnaire) evaluiert (Hinz et al., 2017; Kroenke, Spitzer & Williams, 2002; Kroenke, Spitzer, Williams & Lowe, 2010; Spitzer, Kroenke & Williams, 1999). Burnout wurde mittels der Shirom-Melamed Burnout Measure (SMBM) (Melamed, Shirom, Toker, Berliner & Shapira, 2006) erhoben.

Relevante Angstsymptome fanden sich bei 13.9 % der Probanden (bei 10.0 % der Männer und 17.0 % der Frauen). Die Prävalenz von relevanten depressiven Symptomen war gesamthaft 6.5 % (bei Männern 5.5 %, bei Frauen 7.1 %). Insomnie wurde von 28.6 % der Probanden beklagt (bei Männern 23.5 %, bei Frauen 32.7 %). Die Prävalenz von Somatisierung betrug für die Gesamtpopulation 17.4 % (für Männer 11.9 % und für Frauen 21.7 %). Burnout fand sich bei 17.5 % der Probanden (bei 12.8 % der Männer und bei 21.1 % der Frauen).

Der Schweregrad und die Prävalenz von Angst, Insomnie und Burnout waren vergleichsweise hoch bei Frauen, vor allem im jüngeren Alter, und niedriger in den höheren Alterskategorien. Die Männer in der Altersgruppe zwischen 30 und 49 Jahre zeigten im Vergleich zu Männern in anderen Altersgruppen die höchste Prävalenz von psychischen Störungen. Sowohl Männer wie Frauen in der Altersgruppe der 60- bis 69-Jährigen hatten die niedrigsten Werte bezüglich Schweregrad und Prävalenz psychischer Störungen. Es fanden sich keine Geschlechtsunterschiede für Depression nach Altersgruppen. Die Geschlechtsunterschiede (Frauen wiesen höhere Werte auf) waren in den jüngeren Altersgruppen ausgeprägter und nahmen mit zunehmendem Alter ab.

Dyrbye et al. (2014) untersuchten die Häufigkeit von Burnout, Depression, Suizidgedanken und Erschöpfung bei amerikanischen Medizinstudierenden, Assistenzärzten und Ärztinnen in den ersten 5 Jahren ihrer ärztlichen Tätigkeit im Vergleich zu Personengruppen gleichen Alters, die ebenfalls 4 Jahre College-Ausbildung absolviert hatten, aus einer repräsentativen Stichprobe einer allgemeinen amerikanischen Bevölkerung. Die Untersuchungspopulation der Medizinerinnen wurde aufgrund großer nationaler Datenbanken gewonnen. Die Bevölkerungsstichprobe wurde unterteilt in Gruppe 1 der 22- bis 32-Jährigen mit 4 Jahren College-Besuch, Gruppe 2 der 27- bis 40-Jährigen mit 4 Jahren College-Besuch und Gruppe 3 der 31- bis 47-Jährigen mit 4 Jahren College-Besuch. Die Medizinstudenten (22- bis 32-jährig) wurden mit den Bevölkerungsprobanden der Gruppe 1, Assistenzärzte (21- bis 40-jährig) mit Probanden der Bevölkerungsstichprobe der Gruppe 2, und Ärzte in den ersten 5 Jahren Berufstätigkeit mit Probanden der Gruppe 3 der Bevölkerungsstichprobe verglichen. Burnout wurde bei den Medizinern mittels des Maslach Burnout Inventory (22 Fragen) erfasst, wobei ein hoher Wert bei emotionaler Erschöpfung (> 7 Punkte) oder Depersonalisierung (< 10 Punkte) als Hinweis für Burnout gewertet wurde. In der Bevölkerungsstichprobe wurden zwei Einzelfragen des MBI, eine aus der Dimension emotionale Erschöpfung und eine aus der Dimension Depersonalisierung, die hinsichtlich ihrer Aussagekraft getestet wurden, als Indikatoren für Burnout eingesetzt.

Beim Vergleich der Medizinerinnen untereinander zeigte sich, dass die Häufigkeit von Burnout und hoher Depersonalisierung am höchsten während der Assistenzarztjahre und am niedrigsten in der Phase der frühen Berufsausübung ausfiel, sowie emotionale Erschöpfung häufiger bei den Medizinstudenten und den Assistenzärztinnen war als bei den ausgebildeten Ärzten in den ersten Jahren ihrer Berufsausübung. Multivariate Analysen unter Kontrolle von Beziehungsstatus, Geschlecht und Stadium der beruflichen Entwicklung wiesen nach, dass Medizinstudenten ein erhöhtes Risiko für depressive Symptome aufwiesen, während Assistenzärzte ein erhöhtes Risiko für Burnout hatten, und sich bei Ärzten in den ersten 5 Jahren ihrer beruflichen Tätigkeit die geringsten Werte für Erschöpfung fanden (alle p-Werte < 0.0001).

Im Vergleich zu Probanden aus der Bevölkerungsstichprobe (BS) hatten Medizinstudenten (MS) höhere Werte für Burnout (MS: 49.9 %; BS: 37.5 %; $p < 0.001$), emotionale Erschöpfung (MS: 41.1 %, BS: 31.8; $p > 0.001$), Depersonalisierung (MS: 27.1, BS: 18.5; $p < 0.001$), depressive Symptome (MS: 58.0; BS: 47.5; $p < 0.0001$) und Müdigkeit ($p < 0.0001$). Ebenso wiesen Assistenzärzte (AA) im Vergleich zur Bevölkerungsstichprobe höhere Werte für Burnout (AA: 50.0 %; BS: 31.1 %; $p < 0.001$), emotionale Erschöpfung (AA: 37.6 %, BS: 36.4; $p > 0.001$), Depersonalisierung (AA: 35.7, BS: 16.6; $p < 0.001$), depressive Symptome (AA: 57.0.0; BS: 41.1; $p < 0.0001$) und Müdigkeit ($p < 0.0001$) auf.

Die ausgebildeten Ärzte in der frühen Berufsphase (AFB) wiesen ebenfalls höhere Werte auf als die entsprechenden Probanden der Bevölkerungsstichprobe bezüglich Burnout (AFB: 37.3; BS: 29.9; $p < 0.001$), emotionale Erschöpfung (AFB: 30.5.1 %, BS: 25.3; $p > 0.01$) und Depersonalisierung (AFB: 22.6 %, BS: 16.6; $p < 0.01$), jedoch nicht für Depressivität oder Müdigkeit.

Die Studie belegt eine relativ hohe Prävalenz von Burnout, den Dimensionen emotionale Erschöpfung und Depersonalisierung sowie Depressivität und Müdigkeit bei Studenten der Medizin, Assistenzärzten und Ärztinnen in den ersten Berufsjahren, jedoch auch bei Probanden aus einer Bevölkerungsstichprobe von College-Absolventen in Berufsausübung, aber etwas niedriger. Diese hohen Prävalenzzahlen sind auch im Licht der Definition von Burnout und der Benutzung eines (klinisch nicht validierten) Schwellenwerts zu sehen – jedoch dienen sie als wichtiger Hinweis auf eine relativ hohe Stressbelastung der untersuchten Probandinnen hin. Die Autoren werten die erhöhten Raten von Burnout, emotionaler Erschöpfung, Depersonalisierung, Depressivität und Müdigkeit bei Ärzten als Ausdruck der besonderen Stressoren, denen die Mediziner während der Ausbildung (hohe Arbeitslast, hohe Komplexität, hohe emotionale Belastung, allenfalls Konflikte zwischen Berufs- und Privatleben), jedoch auch später im Berufsleben ausgesetzt sind. Mit der zunehmenden Berufserfahrung scheinen diese Stressoren zum Teil in den Hintergrund und das Gefühl einer positiven persönlichen Leistungseinschätzung mehr in Erscheinung zu treten.

3.2 Weitere Befunde zum Einfluss soziodemografischer Variablen

In der Finnischen „Health 2000 Study“ (Ahola et al., 2006) waren die Burnout-Werte bei Frauen mit mangelndem Schulabschluss leicht höher als bei Frauen, die die Grundschule beendet hatten. Solche mit einer geringen Berufsausbildung, aber auch solche mit einer guten Berufsausbildung zeigten höhere Burnout-Werte als Frauen mit einer mittleren Ausbildung. Bei Männern war eine geringe Ausbildung verknüpft mit einer reduzierten subjektiven Leistungseinschätzung. Frauen in einem handwerklichen Beruf hatten etwas höhere Burnout-Werte als solche in anderen Berufen. Ebenfalls zeigten männliche Handwerker eine geringere subjektive Leistungseinschätzung als solche in anderen Berufsfeldern. Die Anzahl der Jahre im Beruf waren ebenfalls mit Burnout assoziiert: Frauen mit mehr als 16 Jahren an derselben Arbeitsstelle hatten höhere Burnout-Werte im Vergleich zu Frauen, die kürzere Arbeitsphasen am selben Ort aufwiesen. Bei Männern fand sich ein Zusammenhang zwischen reduzierter Leistungseinschätzung und Anzahl der Arbeitsjahre. Je höher die Anzahl der Arbeitsstunden pro Woche, desto höhere Werte von Demotivierung und reduzierter Leistungseinschätzung gaben Frauen an, und desto höhere Werte bezüglich emotionaler Erschöpfung und reduzierter Leistungseinschätzung berichteten Männer. Alleinstehende Männer und Frauen gaben in allen Burnout-Dimensionen höhere Werte an als solche in einer Partnerschaft.

Stenlund et al. (2007) verglichen Personen mit der Diagnose einer stressbezogenen Störung und Burnout der Stressklinik am Universitätsspital von Umea in Schweden bezüglich des Geschlechts und weiterer psychosozialer Faktoren; die bezüglich Alter und geografischer Region gematchte Stichprobe stammt von der MONICA Survey (große longitudinale Untersuchung einer repräsentativen Bevölkerungsstichprobe Schwedens). Frauen mit Burnout im Vergleich zu Männern mit Burnout gaben mehr Schwierigkeiten an, am Morgen aufzustehen, eine geringere Kontrolle an der Arbeit, einen höheren Anteil an unbezahlter Arbeit und einen höheren Anteil an Arbeit „mit Menschen“ an. Männer im Vergleich zu Frauen mit Burnout hatten ein kleineres soziales Netz und gaben mehr Überstunden bei der Arbeit an. Im Vergleich zur Allgemeinbevölkerung wiesen Personen mit Burnout eine höhere Rate an Arbeitslosigkeit, ein geringeres soziales Netz und höhere Arbeitsanforderungen auf. Frauen mit Burnout gaben im Vergleich zu Frauen in der Allgemeinbevölkerung weniger emotionale Unterstützung, eine höhere Rate an sitzender Tätigkeit, eine höhere Arbeitsbelastung und ein größeres Ausmaß an Arbeit „mit Menschen“ an.

3.3 Unterschiede nach Geschlecht und Alter

In der Finnischen „Health 2000 Study“ (Ahola et al., 2006) wiesen die Werte der Dimensionen des Maslach Burnout Inventory eine Abhängigkeit vom Geschlecht auf: Frauen zeigten höhere Werte in emotionaler Erschöpfung und Männer höhere Werte in der Dimension Zynismus/Demotivierung. Ebenfalls ließ sich das Alter als signifikanter Einflussfaktor auf Burnout erkennen: Mit zunehmendem Alter stiegen die Mittelwerte der Dimensionen emotionale Erschöpfung und reduzierte Leistungseinschätzung, die Mittelwerte der Dimension Zynismus/Demotivierung zeigte eine U-förmige Kurve, mit den niedrigsten Werten in der Altersgruppe zwischen 36 und 41 Jahren, unabhängig vom Geschlecht. Mehrere Studien belegen eine höhere Burnout-Häufigkeit für Frauen (Hallsten, 2005; Höglund et al., 2020; Kandolin, 1993), andere eine höhere Rate für Männer (Goehring, Bouvier Gallachi, Künzi & Patrick, 2005; Thomas, 2004). Hinsichtlich des Alters gibt es Hinweise, dass die Prävalenz mit dem Alter steigt (Goehring et al., 2005; Schaufeli & Enzmann, 1998), jedoch auch Befunde, dass jüngere Berufstätige eine erhöhte Burnout-Prävalenz haben (Höglund et al., 2020). Allenfalls lässt sich dieses Phänomen im Sinne einer U-förmigen Kurve, wie sie in der Finnish Health Study gefunden wurde, erklären.

3.4 Burnout in sozialen Berufen

Die ursprünglichen Probanden in Untersuchungen zum Burnout umfassten vor allem Ärzte, Pflegefachleute, Sozialarbeiterinnen, Fachpersonen in anderen Berufen mit direktem Kontakt mit unterstützungs- oder hilfebedürftigen Klienten und später auch Lehrerinnen. Die ersten Untersuchungen erfolgten mehrheitlich in den USA und Europa. Aktuell werden zunehmend mehr Studien aus dem osteuropäischen Raum, aus Asien, dem mittleren Osten und Afrika publiziert. Es werden hier beispielhaft einige Untersuchungen dargestellt.

Eine repräsentative Untersuchung von Schweizer Grundversorgern (Allgemeinärzte, Internistinnen und Pädiater) wies 19.0 % mit einer hohen emotionalen Erschöpfung aus (Score 27 oder höher), 21.9 % mit einer hohen Depersonalisierung (Score 10 oder darüber) und 16.3 % mit einer sehr stark erniedrigten Leistungseinschätzung (Score 33 oder darunter) (Goehring et al., 2005). 3.5 % der untersuchten Ärzte wiesen Werte über dem vierten Quartile in allen drei Subskalen auf, was einem signifikanten Burnout entspricht. Alter, Geschlecht, weitere soziodemografische Faktoren und Charakteristika der Arbeitssituation waren signifikant mit Burnout assoziiert. Eine multiple Regressionsanalyse ergab ein höheres Risiko für ein mittelschweres Burnout bei Männern, die Altersgruppe 45 bis 55, Probanden, die eine hohe Arbeitslast, Arbeitsbelastungen durch krankenkassenbedingte Arbeiten, eine schlechte Abgrenzung zum Privatleben sowie Veränderungen und Unsicherheiten im Gesundheitssystem beklagten. Ähnliche Risikofaktoren wurden für ein schweres Burnout identifiziert: männliches Geschlecht, Tätigkeit in ländlichen Gegenden, hohe Arbeitslast, hohe Erwartungen der Patienten, finanzielle Schwierigkeiten, Unsicherheit bezüglich des Gesundheitssystems und Schwierigkeiten mit dem Praxispersonal.

Ähnliche Häufigkeiten von Burnout, erfasst mittels des MBI, wurden bei italienischen Grundversorgern und Spitalärztinnen (Grassi & Magnani, 2000), Assistenzärzten in englischsprachigen Ländern (Thomas, 2004) sowie bei finnischen Psychiaterinnen (Korkeila et al., 2003) gefunden.

Eine Querschnittuntersuchung von Allgemeinärzten in Deutschland (Dreher, Theune,

Kersting, Geiser & Weltermann, 2019) unter Verwendung des MBI mit Anwendung vorgegebener Cutoff-Werte ergab eine Prävalenz von hoher emotionaler Erschöpfung bei 34.1 % der Probanden, eine hohe Depersonalisierung bei 29.0.5 % der Probanden, eine deutlich reduzierte persönliche Leistungseinschätzung bei 21.5 % sowie auffällig hohe Werte in allen drei Dimensionen (Burnout-Gesamtwert) bei 7.1 % der Probanden. Höhere emotionale Erschöpfung wurde bei weiblichen Allgemeinpraktikerinnen gefunden, ebenso bei solchen mit einer geringen Arbeitszufriedenheit und solchen, die wenige Maßnahmen zur Stressreduktion wahrnahmen oder eine schlechte Work-Life-Balance aufwiesen. Eine höhere Burnout-Prävalenz wurde bei Allgemeinpraktikern in Gruppenpraxen im Vergleich zu solchen in einer Solopraxis, und bei Angestellten in einer Gruppenpraxis im Vergleich zu den Inhabern der Gruppenpraxis gefunden.

Gan et al. (2019) publizierten die erste Studie zum Burnout bei Allgemeinärzten in China in der Provinz Hubei in einer Querschnitterhebung mittels eines versandten Fragebogens. Die Antwortrate war 85.6 %. Burnout wurde mittels des Maslach Burnout Inventory – Human Services (MBI-HSS) mit 22 Items erfasst. Die Auswertung umfasste die drei Dimensionen emotionale Erschöpfung, Depersonalisierung und reduzierte persönliche Leistungseinschätzung (LE). Die Cutoff-Werte, um hohe Werte zu definieren, wurden gemäß den Empfehlungen von Maslach et al. (1996) übernommen. 3.46 % der Probanden wiesen in den zwei Burnout-Dimensionen emotionale Erschöpfung und Depersonalisierung hohe Werte und in der Burnout- Dimension „reduzierte persönliche Leistungseinschätzung“ niedrige Werte auf, was als Ausdruck eines ausgeprägten Burnouts als Gesamtwert gewertet wurde. 24.83 % der Probanden gaben eine hohe emotionale Erschöpfung an, 6.21 % eine hohe Depersonalisierung und 33.99 % eine niedrige reduzierte persönliche Leistungseinschätzung. Unverheiratete Allgemeinpraktiker, solche mit einer niedrigen Arbeitszufriedenheit und solche, die Gewalterfahrungen ausgesetzt waren, wiesen höhere Burnout-Werte auf. Alter, Geschlecht, Einkommen, Praxissituation, Dauer der Tätigkeit als Allgemeinpraktikerin sowie professionelle Erfahrung hatten keinen Einfluss auf die Burnout-Werte.

Ohne einen gemeinsamen Konsens zur genauen Definition von Burnout können jedoch keine definitiven Schlussfolgerungen zur Häufigkeit von Burnout und seinen Subdimensionen (bei Verwendung des MBI) bei Ärzten gezogen werden.

Borritz et al. (2006a) untersuchten, unter Verwendung des Copenhagen-Burnout-Inventars, eine dänische repräsentative Stichprobe von Arbeitnehmenden in sozialen Dienstleistungsbetrieben. Unterschiedliche soziale Institutionen nahmen daran teil: Sozialdienste, Spitexdienste, Institutionen für Schwerbehinderte, somatisch-medizinische Abteilungen, eine psychiatrische Abteilung und ein forensisches Psychiatriegefängnis.

Das Copenhagen-Burnout-Inventar unterscheidet drei Formen von Burnout: persönlicher Burnout, arbeitsbezogener Burnout und klientenbezogener Burnout. Hebammen und Spitexmitarbeiter hatten vergleichsweise hohe Werte sowohl bei arbeitsbezogenem als auch klientenbezogenem Burnout. Gefängniswärter wiesen die höchsten Werte bezüglich klientenbezogenem Burnout auf. Mitarbeiter auf der Führungsebene und Büroangestellte hatten die niedrigsten Werte für Arbeits- und klientenbezogenem Burnout. Männer wiesen höhere Werte für klientenbezogenem Burnout auf, während Frauen höherer Werte für persönlichen Burnout aufwiesen. Arbeitsbezogener Burnout zeigte die höchste Korrelation mit mangelnder Arbeitszufriedenheit ($r = 0.51$), quantitativen Anforderungen ($r = 0.48$), Rollenkonflikt ($r = 0.44$) und emotionalen Anforderungen ($r = 0.42$). Menschen im niedrigsten Quartile für Burnout wiesen 6 Krankheitstage innerhalb von 12 Monaten auf, solche im obersten Quartile von Burnout 13.9 Krankheitstage ($p < 0.0001$). Ganz offensichtlich stellt Burnout ein Krankheitsrisiko dar.

Arvidsson et al. (2019; Arvidsson, Håkansson, Karlson, Björk & Persson, 2016) untersuchten mittels eines Fragebogens in einer Querschnittuntersuchung die Prävalenz von Burnout und assoziierte Faktoren bei schwedischen Lehrern der Schulstufen 4–9 (*N* = 490). Sie erfassten Burnout mittels des MBI-GSS und evaluierten das Konzept sowohl hinsichtlich der einzelnen Dimensionen von Burnout als auch als kombinierter Wert aller drei Dimensionen. Der kombinierte Wert wurde benutzt, um die Untersuchungspopulation in vier Stufen von Burnout (0–3) zu stratifizieren. Die Hälfte der untersuchten Lehrer gaben niedere Werte in allen drei Dimensionen an. 15 % wurden klassifiziert mit einem hohen Burnout-Wert in mindestens zwei der drei Dimensionen und 4 % gaben hohe Werte in allen drei Dimensionen an (Stufe 3). Burnout was assoziiert mit Schmerzen, Schlafproblemen, Mangel an Erholung und Unzufriedenheit mit der Computer-Arbeitsstation. Es zeigte sich keine Geschlechtsabhängigkeit von steigenden Burnout-Werten. In einer multivariaten Poisson-Regressionsanalyse erweisen sich Mangel an Selbstwirksamkeit, schlechte Führung in der Schule, hohe Arbeitsanforderungen und Lehrtätigkeit in den höheren Klassen als positiv mit Burnout assoziiert.

Eine Studie zur Prävalenz von Burnout bei 508 Lehrern in Italien, in der eine für italienische Lehrkräfte modifizierte Version des MBI-22 verwendet wurde, ergab eine Prävalenz als Gesamtwert von 19.7 % (Quattrin et al., 2010).

Eine neuere Querschnittuntersuchung widmete sich der Frage nach der Prävalenz von Burnout bei französischen Lehrkräften (*N* = 2473), unabhängig von ihrem persönlichen oder Umgebungskontext (Temam, Billaudeau & Vercambre, 2019). Diese Studie war Teil einer bevölkerungsbasierten Studie in Frankreich, der „Teachers Quality of Life"-Studie. Burnout wurde mittels des Maslach Burnout Inventory – Educational Survey (MBI-ES; Iwanicki & Schwab, 1981) erfasst und die einzelnen Dimensionen (emotionale Erschöpfung, Depersonalisierung und persönliche reduzierte Leistungseinschätzung) in Terzile des Schwergrades eingeteilt. Ein globaler Wert für soziale Unterstützung bei der Arbeit und die Untergruppen nach Quelle und Art der sozialen Unterstützung wurden unter Verwendung der französischen Form (Niedhammer, 2002) des Karasek Job Content Questionnaires erfasst, der auf dem Demand-Control-Support-Modell von Karasek und Theorell (1990) beruht, und in Terzile (niedrig, mittel, hoch) unterteilt. Der persönliche Lebenskontext wurde durch die Subskalen „soziale Beziehungen" und „Umgebung" der französischen kurzen Version des WHO Quality of Life Questionnaire (Baumann, Erpelding, Régat, Collin & Briançon, 2010) erhoben. Die statistischen Analysen wurden mittels logistischer Regression mit Kontrolle der Variablen zum persönlichen Kontext sowie von soziodemografischen und arbeitsplatzbezogenen Daten durchgeführt. Gleichzeitig hohe Werte in emotionaler Erschöpfung, Depersonalisierung und persönlicher reduzierter Leistungseinschätzung fanden sich in 8 % der Lehrpersonen, was als Ausdruck von Burnout gewertet wurde. Unter Kontrolle des privaten Kontextes ergab sich eine signifikant geringere Burnout-Rate bei hoher sozialer Unterstützung (hohe Unterstützung versus niedrige Unterstützung: *OR* = 0.62, 95 % *CI*: 0.40–0.98). Bei Unterscheidung nach Quellen der sozialen Unterstützung blieb nur für soziale Unterstützung durch Vorgesetze eine signifikante Reduktion des Burnout-Risikos bestehen (*OR* = 0.43, 95 % *CI*: 0.27–0.71). Die Autoren folgern, dass soziale Unterstützung, vor allem seitens der Führungsebene, eine wichtige präventive Maßnahme darstellen könnte.

Auch bei Studien zur Prävalenz von Burnout bei Lehrern lässt sich eine große Heterogenität der verwendeten Burnout-Definitionen beobachten, trotz häufiger Verwendung einer Version des MBI. Entsprechend sind auch die Resultate heterogen, und eine konklusive Schlussfolgerung zur Häufigkeit von Burnout bei Lehrkräften, insbesondere im internationalen Vergleich, lassen sich nicht ziehen.

4 Ursachen und Risikofaktoren

4.1 Stress – der das Burnout verursachende Mechanismus

Der Begriff Stress wurde schon im 14. Jahrhundert benutzt, um schwierige Belastungen, negative Ereignisse oder krankhafte Zustände zu bezeichnen (Lumsden, 1981, zitiert nach Lazarus & Folkman, 1984). Im 17. Jahrhundert verstand die Physik unter dem Begriff „load" (Last) eine äußere Kraft, die auf einen physikalischen Körper einwirkt, der seinerseits mit „Stress" reagiert. Stress bezeichnete in diesem Kontext die Gegenkraft des physikalischen Körpers gegen die äußere Krafteinwirkung, dort, wo diese einwirkt. Mit Strain (Belastung) wurde die Deformation des physikalischen Körpers verstanden (Hooke, 1973, zitiert nach Hinkle, 1977). Im 19. Jahrhundert fand der Begriff Eingang in die Medizin, die Stress und Strain als Basis von Krankheit verstand.

So sehen Lazarus und Folkman (1984, S. 2) in der Beschreibung eines jüdischen Geschäftsmanns durch Sir Williams Osler eine frühe Beschreibung der Typ-A-Persönlichkeit, die später als ein Prädiktor für kardiovaskuläre Erkrankungen gesehen wurde:

> Ein intensives Leben führend, absorbiert durch seine Arbeit, seinen Freuden hingegeben, leidenschaftlich seinem Heim (und Familie) ergeben, ist seine nervliche Energie extrem belastet, und sein System ist diesem Stress und „Strain" unterworfen, der ein Basisfaktor für manche Fälle von Angina Pectoris darzustellen scheint. (Sir Williams Osler, zitiert nach Hinkle, 1977, S. 30; Übersetzung: die Autorin)

Cannon (1932) verstand Stress als Ausdruck einer Störung des Organismus durch schädigende Einflüsse wie Kälte, Sauerstoffmangel, niedriger Blutzucker und Ähnliches. Nach Lazarus und Folkman (1984) hat Harold C. Wolff einen wichtigen Beitrag zur Entwicklung des Stresskonzepts im Bereich der Medizin beigetragen, da er Stress als eine Wechselwirkung des Organismus mit Umgebungsbelastungen oder schädigenden Einflüssen beschreibt:

> Ich habe den Begriff (Stress) in der Biologie benutzt, um einen Zustand innerhalb eines Lebewesens zu beschreiben, welcher aufgrund einer Wechselwirkung des Organismus mit schädigenden Einflüssen oder Bedingungen entsteht. Das heißt, es ist ein dynamischer Zustand innerhalb des Organismus. Es ist nicht ein Stimulus, ein Angriff, eine „load", ein Symbol, eine Belastung oder irgendein Aspekt der Umgebung, sei dies innerlich, äußerlich oder sozial. (Wolff, 1953, zitiert nach Hinkle, 1977, S. 30; Übersetzung: die Autorin)

4.1.1 Selyes allgemeines Adaptationssyndrom

1936 erschien mit Hans Selyes Publikation „A syndrome produced by diverse nocous agents" in Nature (Selye, 1936) die erste Beschreibung einer allgemeinen biologischen Reaktion des Organismus auf verschiedene extreme Belastungen. Er nannte die Reaktion das „General Adaption Syndrome G.A.S." („Allgemeines Adaptationssyndrom"), später nannte er sie „biologic stress syndrome". Ausgangspunkt für diese Konzeptualisierung war ursprünglich seine Beobachtung, dass kranke Menschen mit verschiedensten Erkrankungen viele gemeinsame Symptome aufweisen, was auf eine unspezifische adaptive Reaktion auf Belastungen hinwies. Im Rahmen verschiedener Experimente injizierte Selye Ratten verschiedene Extrakte oder toxische Substanzen und fand stets dieselben drei Befunde: Die Nebennieren waren vergrößert und sezernierten lipidhaltige Granula; Thymus, Milz, Lymphknoten und alle anderen lymphatischen Strukturen schrumpften; es traten blutende Magen- und Duodenalulcera auf. Für Selye waren diese drei Befunde objektive Indikatoren für Stress und legten damit die Basis für die Entwicklung seines Stresskonzepts. Er postulierte, dass die beobachteten Reaktionen als Alarmreaktion des Organismus zu verstehen seien im Sinne einer allgemeinen somatischen Aktivierung aller verfügbaren Abwehrkräfte des Organismus. In späteren Untersuchungen stellte Selye fest, dass bei kontinuierlicher Exposition des Organismus mit den Noxen die Alarmreaktion abgelöst wurde durch eine zweite Phase der Resistenz, in der fast gegenteilige biologische Reaktionen zu beobachten waren. Diese Phase der Resistenz wurde jedoch bei weiterer Exposition zu den Noxen abgelöst durch eine Phase der Erschöpfung (s. **Abb. 4-1**). Dies führte ihn zu der Schlussfolgerung, dass die Anpassungsfähigkeit des Organismus begrenzt ist und bei konstanter Stressexposition immer eine Erschöpfung resultiert (Selye, 1976).

Zudem beschrieb Selye Stress als ein Phänomen, das nicht nur auf biologische Stressoren erfolgen kann, sondern ebenso auf psychische oder soziale Auslöser. Dabei sei eine Stressreaktion sowohl bei positiv erlebten Belastungen oder Herausforderungen (Eustress) als auch bei negativ erlebten Belastungen (Disstress) beobachtbar.

In seiner weiteren Forschung beschäftigte sich Selye mit den Glukokortikoiden (Steroidhormone) inklusive Kortisol. Er betonte, dass neben der Aktivierung des sympathischen Systems und der Ausschüttung von Adrenalin im Rahmen der Kampf-Flucht-Reaktion, das von Cannon (1932) als ein zentraler Mechanismus beschrieben worden war, die Glukokortikoide eine ebenso zentrale Rolle bei der Stressreaktion spielen (Selye, 1976). Später legte er eine erste Klassifikation der Steroidhormone vor (Szabo, Tache & Somogyi, 2012).

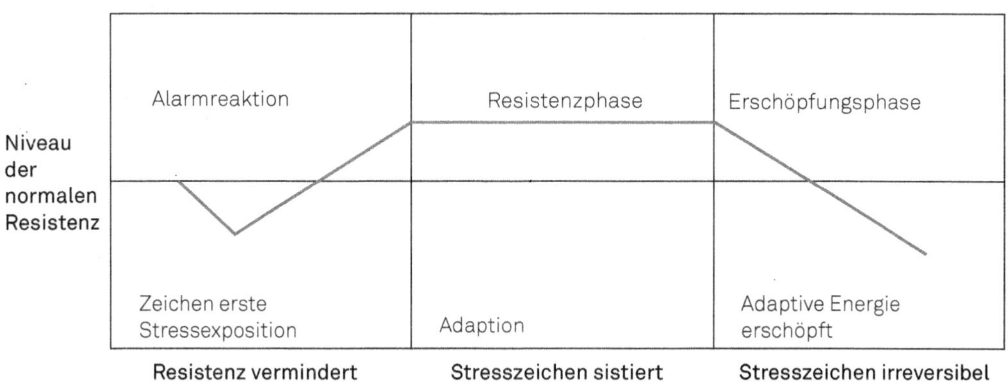

Abbildung 4-1: Allgemeines Adaptationssyndrom (General Adaption Syndrome nach Selye, 1976)

4.1.2 Stress aus psychologischer Sicht: Stressmodell von Lazarus und Folkman

Nach Lazarus und Folkman (1984) wurde Stress zunehmend als verursachendes Prinzip für die Entwicklung von Psychopathologie gesehen. So sehen die Autoren in dem soziologischen Begriff „Entfremdung“ von Marx, Weber und Durkheim eine Beschreibung von Stress aus soziologischer Sicht. Durkheim (1893) sah Entfremdung (Anomie) als bedingt durch den Verlust akzeptabler sozialer Normen, die als Leitplanken für die Erreichung sozial definierter Ziele dienen. Die beschriebenen Aspekte der Entfremdung wie Machtlosigkeit, Bedeutungslosigkeit, Normlosigkeit, Isolation, Anomie, Sich-fremd-Werden sehen Lazarus und Folkman (1984) als Ausdruck von Stress und als eine ineffektive Bewältigungsstrategie.

Ebenso sehen sie in der psychoanalytischen Theorie Freuds eine psychologische Beschreibung von Stress, wobei Freud vornehmlich den Begriff der Angst benutzte als Basis für die Entwicklung von Psychopathologie. Diese Angst setzen Lazarus und Folkman dem Begriff Stress gleich. Nach Freud führen die Blockade oder Verzögerung der Befriedigung instinktiver Triebe wie Hunger, Durst, Sexualität zu einem Signal von Gefahr, was Angst auslöst. In den von Freud beschriebenen Abwehrmechanismen sehen Lazarus und Folkman eine Bewältigungsstrategie, die jedoch unbefriedigend ist. Je nach Abwehrmechanismus entwickelt die Person in der Bemühung, Triebfrustration zu bewältigen, verschiedene Symptome, was für Lazarus Ausdruck einer dynamischen Stressreaktion darstellt.

Lazarus und Folkman beobachteten zudem, dass die von Yerkes und Dodson (1908) postulierte umgekehrte U-Kurve durch individuelle Faktoren verändert wird (umgekehrte U-Kurve: Mit steigendem Aktivierungs- bzw. Erregungsniveau nimmt die Leistungsfähigkeit bis zu einem Punkt zu, an dem dann ein Einbruch der Leistungsfähigkeit und eine Desorganisation erfolgen).

Das Augenmerk von Lazarus und Folkman richtete sich damit zunehmend auf die Variablen, die die Stressreaktion beeinflussen. Diese sehen sie in der individuellen Attribution von Bedeutung und den zur Verfügung stehenden Bewältigungsstrategien. Sie stellten auch die Mitte des 20. Jahrhunderts gängige Sichtweise, dass Stress aufgrund einer Stimulus-Reaktions-Kette bei Menschen und Tieren entsteht, infrage. Stimuli werden oft als negative Ereignisse, aber auch als interne Bedingungen wie Hunger, Sex, Bindungswünsche beschrieben.

Nach Lazarus und Folkman gibt es unterschiedliche *äußere* Stimuli (Stressoren):

- große erschütternde Veränderungen, die viele Menschen betreffen, wie eine Naturkatastrophe, Krieg, Migration,
- große erschütternde Ereignisse, die eine oder wenige Personen betreffen, wie Tod eines geliebten Menschen, Scheidung,
- tägliche Irritationen (daily hassles) wie zu viele Verantwortlichkeiten, Einsamkeit, unangenehme Nachbarn, wiederholter Streit mit dem Partner.

Formal lassen sich Stressoren auch klassifizieren nach Akutheit oder Chronizität, nach Häufigkeit und Intensität, nach Wertigkeit und Bedeutung. Ebenso kann unterschieden werden zwischen

- akuten, zeitlich begrenzten Stressoren,
- Stressorsequenzen, die nach einem initialen Ereignis über längere Zeit auftreten, wie z. B. nach einem Arbeitsverlust,
- chronische, intermittierende Stressoren, wie konflikthafte Besuche bei den Schwiegereltern, oder
- chronische Stressoren, wie chronischer Stress am Arbeitsplatz, ständiger Partnerschaftskonflikt, Behinderung.

Für Lazarus und Folkman ist offensichtlich, dass die Wahrnehmung eines Stressors als solcher und die Bewältigung davon von individuellen Vulnerabilitäten und Ressourcen abhängen. Die Beantwortung auf einen Stressor (Response) hängt somit von dessen Bedeutung und der individuellen Bewältigungsfähigkeit ab. Für die Autoren ist nicht der Stimulus oder die Response als isolierte Faktoren Ausdruck von Stress, sondern die Stimulus-Response-Beziehung.

Psychischer Stress – ein Prozess

Psychischer Stress ist ein Prozess, der mitbedingt wird durch die Ressourcen und Bewältigungsfähigkeiten des Organismus. Er entspricht einem dynamischen Zustand, dessen Beobachtung die verfügbaren Ressourcen, die Kosten und den allfälligen Nutzen umfassen muss. Lazarus und Folkman postulieren, Stress als ein organisierendes Konzept zu verstehen, das erlaubt, eine breite Palette von Phänomenen zu verstehen, die wichtig für die Adaptation von Menschen und Tieren an ihre Lebensbedingungen sind. Stress ist ein unvermeidlicher Aspekt des Lebens, relevant ist dabei, wie das Individuum damit umgehen kann. Allerdings betonen Lazarus und Folkman, dass Stress nicht gleichzusetzen ist mit allen Adaptationsprozessen, sondern spezifischer definiert werden muss.

Psychischer Stress entsteht nach Lazarus und Folkman innerhalb einer Beziehung zwischen einer Person und ihrer Umgebung, insbesondere wenn die Person die Situation als sehr belastend oder als ihre Ressourcen übersteigend und damit ihr Wohlbefinden gefährdend eingeschätzt. Lazarus und Folkman bezeichnen die Beziehung zwischen der Person und ihrer Umgebung und den damit mobilisierten Einschätzungs- und Bewältigungsprozess als Transaktion (s. **Abb. 4-2**).

Einschätzung (appraisal)

Die *individuelle Einschätzung* oder Beurteilung der Herausforderung ist von zentraler Bedeutung für die Entstehung und Wahrnehmung von Stress. Es gibt sicherlich Umgebungsanforderungen, die bei den meisten Menschen Stress auslösen, jedoch lassen sich auch hier individuelle Unterschiede bezüglich der Art und des Ausmaßes der Reaktion beobachten, bedingt durch Sensibilität, Vulnerabilität, Interpretationen, Wertigkeit und Reaktionsmuster. Diese Unterschiede entstehen durch die *individuellen kognitiven Prozesse*, die zwischen der Konfrontation mit einer Situation und der Reaktion darauf wirksam werden, sowie durch die individuellen Faktoren, die die Reaktionsform beeinflussen. Die Unterschiede können sich auch durch unterschiedliche Umgebungsfaktoren ergeben, doch erklärt dies nicht die ganze Variabilität.

Die Person muss bei der Einschätzung der Situation zwischen harmlosen und gefährlichen Situationen unterscheiden. Oftmals ist diese Unterscheidung sehr fein, komplex, abstrakt, bewusst oder unbewusst und ist abhängig von einem effektiven und differenzierten kognitiven System, wie es unser Gehirn im gesunden Zustand darstellt. Sie ist zudem bedingt durch Werte und Bedeutung, Einsatzbereitschaft und individuellem „Stil" der Wahrnehmung und des Denkens. Nach Lazarus und Folkman ist diese Einschätzung ein komplexer kognitiver Prozess, der über eine sofortige, intuitive kognitiv-affektive Reaktion hinausgeht. Die Einschätzung entspricht der Beurteilung einer Umgebungssituation hinsichtlich ihrer Bedeutung für das persönliche Wohlbefinden. Sie unterscheiden drei Formen von Einschätzung.

Erste Einschätzung: Die erste Einschätzung erfolgt mit der Frage: „Bringt mir diese Situation Schwierigkeiten oder Vorteile, jetzt und in der Zukunft, und in welcher Form?" Sie beurteilt eine Situation bezüglich der folgenden drei Formen:

- Irrelevant
- Benigne-positiv
- Stressig

Wird die Situation als irrelevant beurteilt, erfolgt keine Investition in die Auseinandersetzung damit. Es gibt höchstens ein kurzes Notiznehmen, woraufhin die Aufmerksamkeit darauf

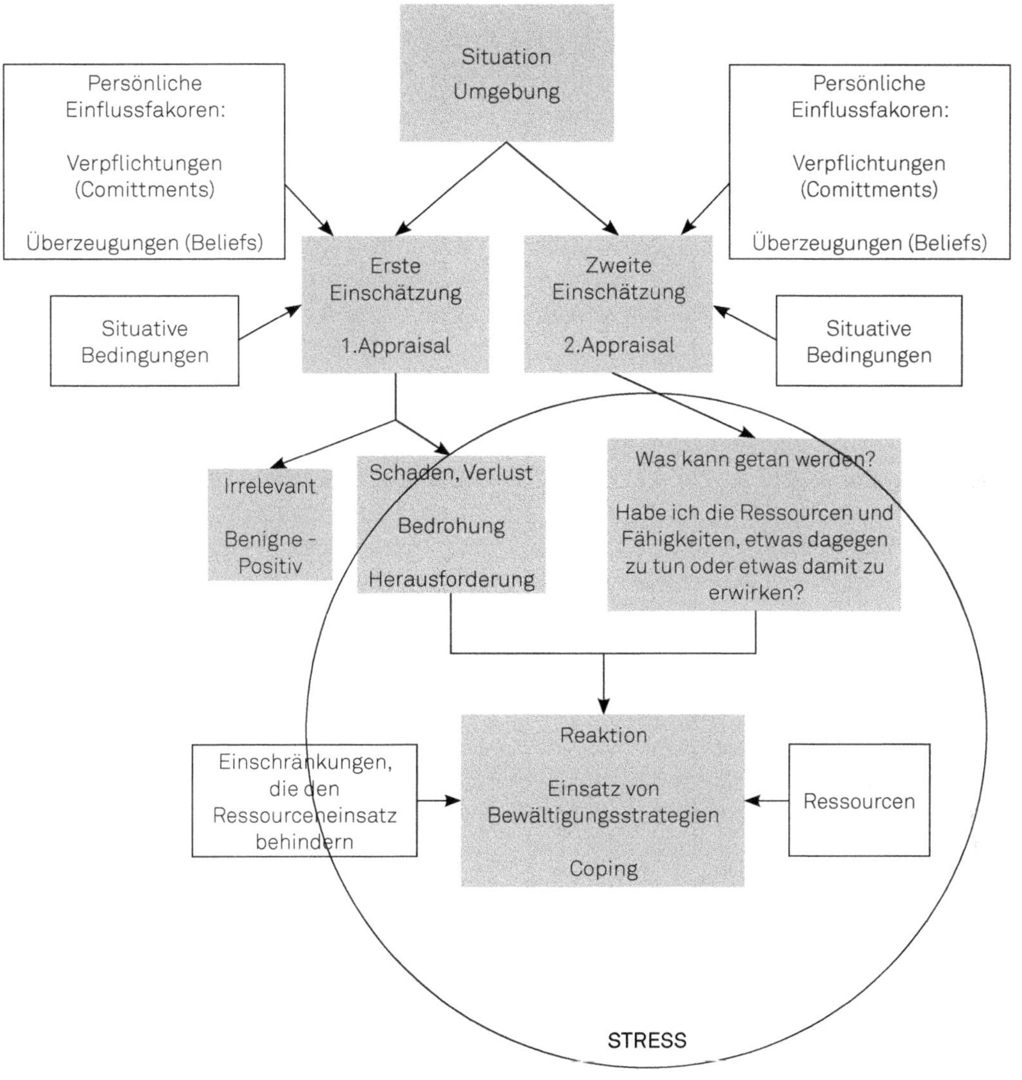

Abbildung 4-2: Stressmodell nach Lazarus und Folkman (1984): Transaktion – ein dynamischer Prozess innerhalb der Beziehung von Person und Umgebung

erlischt. Wird die Situation als benigne-positiv beurteilt, wird sie als förderlich für das Wohlbefinden wahrgenommen und löst positive Emotionen wie Freude, Liebe, Begeisterung oder Friedlichkeit aus. Wird die Situation als stressig wahrgenommen, so lassen sich drei Formen von Stress identifizieren:

- Schaden/Verlust
- Bedrohung/Gefahr
- Herausforderung

Bei der Situation Schaden/Verlust hat die Person schon Schaden genommen und es geht nun um die Bewältigung dieses Schadens. Diese (neue) Situation wird erneut beurteilt werden müssen, was die Reaktion darauf bestimmt.

Bei der Situation Bedrohung/Gefahr ist noch kein Schaden oder Verlust erfolgt, doch ein solcher wird befürchtet. Die Person ist aufgefordert, damit konstruktiv umzugehen und antizipiert und aktiviert ihre Bewältigungsmechanismen.

Bei der Situation Herausforderung wird ein potenzieller Gewinn oder Wachstum antizipiert, was Kräfte mobilisiert, Bewältigungsstrategien aktiviert und mit positiven Emotionen verbunden ist. Herausforderung und Bedrohung können aber gleichzeitig wahrgenommen werden, z.B., wenn der potenzielle Gewinn auch mit neuen Herausforderungen verknüpft ist, die möglicherweise bedrohlich sind. Herausforderungen sind wichtig für die Adaptation an Lebensbedingungen, für Wachstum und die Entwicklung von Ressourcen. Menschen, die sich herausgefordert fühlen, sind auch anstrengenden Aufgaben gegenüber positiv eingestellt und in guter Stimmung.

Zweite Einschätzung. Bei dieser Einschätzung wird gefragt: „Was kann ich in dieser Situation tun und um was geht es?" Es ist ein komplexer Evaluationsprozess, der die vorhandenen Bewältigungsmöglichkeiten abfragt, und die Wahrscheinlichkeit, dass diese Bewältigungsstrategien die vorliegenden Aufgaben zielführend lösen können (Erwartung des gewünschten Resultats), beurteilt, sowie die Wahrscheinlichkeit, dass man sie effektiv umsetzen kann (Erwartung, die nötigen Maßnahmen, um das Resultat zu erreichen, effektiv umsetzen zu können). Zudem muss beurteilt werden, welche Konsequenzen der Einsatz einer Serie von Bewältigungsstrategien hat angesichts gleichzeitig vorhandener innerer oder äußerer Anforderungen.

Dritte Einschätzung. Es gibt eine dritte Einschätzung, die sich Wiedereinschätzung oder Neueinschätzung nennt. Diese kommt ins Spiel, wenn eine Situation nach einer Aktion neu beurteilt wird. Dabei fließt die Erfahrung des Resultats der Aktion und die dabei eingesetzten Strategien in die Neueinschätzung ein.

Interaktion von erster und zweiter Einschätzung. Die erste und die zweite Einschätzung interagieren miteinander und bestimmen so das Ausmaß von Stress und die damit verknüpfte emotionale Reaktion. Wenn z.B. für eine Person viel auf dem Spiel steht, kann sie, obschon sie sich in der Lage fühlt, die Situation zu bewältigen, die Situation als stressig oder bedrohlich wahrnehmen und sich ängstlich fühlen. Die individuellen Eigenschaften von Menschen kommen sowohl bei der ersten Einschätzung als auch bei der zweiten Einschätzung zum Tragen. So haben Menschen mit einem guten Kontrollgefühl über belastende Person-Umgebungs-Situationen häufiger die Einschätzung von Herausforderung als solche mit einem geringen Kontrollgefühl.

Persönliche Variablen, die die Einschätzung beeinflussen

Es gibt eine Unzahl von persönlichen Variablen, die die Einschätzung beeinflussen; sie alle aufzuzählen, ist müßig. Nach Lazarus und Folkman sind jedoch zwei persönliche Variablen von ausschlaggebender Bedeutung: Verpflichtungen (Commitments) und Überzeugungen (Beliefs). Sie bestimmen, was in einer bestimmten Situation als relevant für das eigene Wohlergehen betrachtet wird, wie die Person die Situation versteht und welche Gefühle und Bewältigungsbemühungen daraus entstehen, und legen die Basis für die Beurteilung des Resultats.

Eine Verpflichtung kann gegenüber einer persönlichen Beziehung, eines Ziels, einem Ideal oder einem Wert bestehen, die in einer spezifischen Transaktion angesprochen werden. Verpflichtungen führen zu Motivation und bestimmen, was für eine Person wichtig ist und was für sie auf dem Spiel steht. Situationen, die eine starke Verpflichtung berühren, sind in dem Ausmaß relevant, als sie entweder eine Bedrohung oder eine Förderung des Wertes, dem die Verpflichtung gilt, zur Folge haben könnten.

Verpflichtungen beeinflussen die Einschätzung einer Situation in mannigfaltiger Weise. Sie bestimmen, welche Situationen eher gesucht oder vermieden werden, abhängig davon, ob sie die Sache oder die Person, der gegenüber sie verpflichtet sind, entweder fördern oder gefährden. Wenn der Wert einer starken Verpflichtung in einer Transaktion betroffen ist, nimmt die Person die Situation eher bedrohlich wahr als in einer Transaktion, die relativ irrelevant ist für dieses Commitment. So beinhaltet z. B. ein Vorstellungsgespräch für eine Stelle, die man unbedingt haben möchte, eine höhere Belastung oder Bedrohung (z. B. des Selbstwerts bei Ablehnung) als für eine Stelle, an der man nicht interessiert ist. Und falls diese Stelle die einzig verfügbare ist, wird das Vorstellungsgespräch noch stressiger. Ein Commitment motiviert zur Verfolgung eines Ziels. Um wichtige Ziele zu erreichen, denen eine Person sich stark verpflichtet fühlt, kann sie in schwierigen Situationen große Kräfte oder Kreativität mobilisieren, um das Ziel zu erreichen. Das kann aber auch so weit gehen, dass die Person das Ziel stets weiterverfolgt, auch wenn unüberwindbare Hürden oder veränderte Bedingungen die Zielerreichung objektiv verunmöglichen. Starke Verpflichtungen können eine erhöhte Stressvulnerabilität bedeuten, da bei Transaktionen, die dieses Commitment betreffen, mehr auf dem Spiel steht.

Überzeugungen sind persönlich entwickelte und/oder kulturell und sozial bestimmte kognitive Konstrukte. Sie entsprechen vorbestehenden Annahmen über die Realität und schaffen so eine „Brille", die die Wahrnehmung prägt. Bei der Einschätzung einer Situation bestimmen die Überzeugungen, „wie es ist". Überzeugungen beeinflussen die Bedeutung, die einer Situation zugeordnet wird.

Bem (1970, zitiert nach Lazarus & Folkman, 1984) unterscheidet zwischen primitiven Überzeugungen und Überzeugungen höherer Ordnung. Primitive Überzeugungen basieren auf Grundannahmen, die nicht zur Diskussion stehen. Die fundamentalsten primitiven Überzeugungen betrachten wir als so selbstverständlich, dass wir nicht wahrnehmen, dass wir sie haben, außer in einer bizarren Situation, die die Überzeugungen zerstört. So sind wir z. B. überzeugt, dass ein Objekt weiter existiert, auch wenn wir es nicht betrachten. Der Glaube, dass das, was wir sinnlich wahrnehmen, real ist, ist die fundamentalste primitive Überzeugung, die wir haben. Primitive Überzeugungen können aber auch durch eine externe (elterliche) Autorität bedingt entstehen.

Überzeugungen höherer Ordnung entwickeln wir dann, wenn wir gelernt haben, dass unsere Sinneseindrücke auch fehlerhaft sein können, und wir hinsichtlich der Glaubwürdigkeit von Autoritäten vorsichtiger geworden sind. Überzeugungen höherer Ordnung können entstehen durch eine induktive Interpretation unserer Erfahrungen. Mit der Zeit, bei wiederholter Erfahrung von Ereignissen, die wir in einer bestimmten Weise interpretieren, oder dem Glauben an etwas, können sich solche Überzeugungen so festigen, dass sie ohne Bezug zur Evidenz bestehen bleiben. An diesem Punkt kann die Überzeugung nicht mehr infrage gestellt werden und sie wird zu einer primitiven Überzeugung. Überzeugungen können sich auf das Individuum selbst oder auf die Umgebung beziehen.

Überzeugungen gestalten unsere Wahrnehmung der Realität unbemerkt und meist unbewusst. Somit ist es schwierig, wahrzunehmen, wie sie unsere Einschätzungen von Situationen beeinflussen. Eine Vielzahl von unterschiedlichen individuellen Überzeugungen ist wichtig für den Einschätzungsprozess bei Transaktionen. Nach Lazarus und Folkman sind jedoch besonders die Kontrollüberzeugung und die existenzielle Überzeugung für die Stressentstehung und -bewältigung relevant.

Die Kontrollüberzeugung entspricht der persönlichen Überzeugung, eine Situation, die eigene Reaktion darauf oder Situationen ganz allgemein kontrollieren zu können. Rotter (1966, zitiert nach Lazarus & Folkman, 1984) beschreibt zwei Formen der Kontrollüberzeugung: internale und externale Kontrollüberzeugung. Eine innere Kontrollüberzeugung liegt dann vor, wenn die Person davon ausgeht, dass Ereignisse und Gegebenheiten von ihren Handlungen (mit)bestimmt werden („Ich bin der Schmied meines Glücks"). Eine externale Kontrollüberzeugung liegt dann vor, wenn die Person sich nicht in der Lage sieht, Ereignisse oder

Gegebenheiten durch ihre Handlungen beeinflussen zu können, sondern annimmt, dass diese durch Glück oder Unglück, durch andere Personen oder durch das Schicksal bedingt sind („Ich bin das Opfer meines Schicksals“). Rotter sieht die Art der Kontrollüberzeugung als besonders ausschlaggebend in der Auseinandersetzung mit neuen oder zwiespältigen Situationen. Die internale Kontrollüberzeugung fördert die Einschätzung, dass eine Situation bewältigt werden kann, und ist damit ein stressvermindernder Faktor. Die externale Kontrollüberzeugung führt eher zu Hilflosigkeit und Überforderung.

Eine ähnliche Form der allgemeinen Kontrollüberzeugung sehen Lazarus und Folkman in dem Konzept des Kohärenzsinns. Als Kohärenzsinn bezeichnet Antonovsky (1979) eine allgemeine Grundeinstellung, die sich als ein dauerhaftes und dynamisches Vertrauen äußert; die Grundeinstellung ist, dass die inneren und äußeren Erfahrungen des Lebens verständlich und vorhersehbar sind, die Ressourcen, um sie zu bewältigen, vorhanden sind, und eine Investition in ihre Bewältigung sinnvoll ist. Antonovsky äußert sich wie folgt:

> Kohärenzsinn ist eine allgemeine Orientierung, die ein ausgeprägtes dauerhaftes, aber dynamisches Gefühl des Vertrauens widerspiegelt, dass die inneren und äußeren Umgebungen vorhersehbar sind, und eine hohe Wahrscheinlichkeit besteht, dass die Dinge sich gut entwickeln, wie es vernünftigerweise erwartetet werden kann. (Antonovsky, 1979, zitiert nach Lazarus & Folkmann, 1984, S. 67; Übersetzung: die Autorin)

Lazarus und Folkman beurteilen diese generelle Formulierung als insofern problematisch, als sich eine Person ja in einer sozialen Umgebung befindet, die sich drastisch ändern kann. Zudem betonen Lazarus und Folkman, dass sich ein allgemeines Kontrollgefühl vor allem dann als wichtiger Faktor in der Beurteilung einer Situation erweist, wenn diese zwiespältig oder neu ist. Ist sie dies nicht, so beeinflussen situationsbezogene Kontrollüberzeugungen die Einschätzung einer Situation wesentlich mehr. So sehen sie auch das Konzept der Selbstwirksamkeit weniger als eine allgemeine Kontrollüberzeugung, sondern als eine situativ relevante Kontrollüberzeugung, die die Lösung einer aktuellen Situation beeinflusst.

Existenzielle Überzeugungen (Glaube an Gott, eine natürliche Ordnung, ein Universum) sind allgemeine Überzeugungen, die es Menschen ermöglichen, auch in schwierigen oder gar zerstörerischen Situationen einen Sinn im Leben zu finden und Hoffnung aufrechtzuerhalten. Sie ermöglichen damit, mit der Situation konstruktiv oder überhaupt umzugehen.

Die Einschätzung einer Situation ist jedoch nicht nur von den persönlichen Faktoren Verpflichtung und Überzeugung abhängig. Diese interagieren mit situativen Umgebungsfaktoren, was die Einschätzung von Schaden/Verlust, Bedrohung oder Herausforderung mitbestimmt. Eine Vielzahl von spezifischen situativen Faktoren beeinflusst die Einschätzung einer Situation, doch sind diese individuell unterschiedlich relevant.

Formale Faktoren einer Situation, die allgemein einen Einfluss auf die Einschätzung einer Transaktion als Bedrohung, Schaden oder Herausforderung haben, sind Neuigkeit, Ereignisunsicherheit (was die Frage der Wahrscheinlichkeit aufwirft) und Zwiespältigkeit sowie zeitliche Faktoren wie Immanenz, Dauer und Unsicherheit bezüglich des zeitlichen Auftretens eines Ereignisses.

Neue Situationen sind meistens nicht ganz neu, denn sie beinhalten oft Elemente, die in einem anderen Kontext schon aufgetreten sind oder von denen man schon gehört oder gelesen hat. Komplett neue Situationen führen kaum zu einer Einschätzung von Bedrohung, sind also neutral. Neue Situationen werden jedoch durch Schlussfolgerungen aufgrund ähnlicher früherer Erfahrungen oder aufgrund eines allgemeinen Wissens eingeschätzt. Insofern diese Schlussfolgerungen Schaden, Bedrohung oder Herausforderung bedeuten, wird auch die neue

Situation so wahrgenommen. Die Befunde zum Einfluss von Ereignisunsicherheit oder Wahrscheinlichkeit sind komplex, da Individuen unterschiedlich damit umgehen. Zwiespältigkeit ist eine häufige Situation im realen Leben. Je höher die Zwiespältigkeit, desto mehr spielen individuelle Faktoren eine Rolle. So kann Zwiespältigkeit die Einschätzung von Bedrohung erhöhen. Sie kann aber auch Bedrohung vermindern, wenn alternative Interpretationen einer Situation möglich sind.

Imminente, d.h. in Kürze auftretende Ereignisse sind bedrohlicher, da weniger Zeit zur Verfügung steht, sich die Reaktion darauf zu überlegen oder sie zu planen. Bei längerer Dauer scheinen Personen hinsichtlich der Stresswahrnehmung eine Gewöhnung zu entwickeln, d.h., die Stresswahrnehmung nimmt ab. Zu der zeitlichen Unsicherheit, wann ein Ereignis auftritt, gibt es aktuell wenig Forschung.

Bewältigung- und Bewältigungsstrategien

Lazarus und Folkman (1984) definieren Bewältigung als „ständig wechselnde kognitive und handlungsrelevante Bemühungen einer Person, um eine spezifische äußere oder innere Aufgabe zu bewältigen, welche sie als belastend oder ihre Ressourcen überfordernd einschätzt" (S. 141). Mit dieser Definition grenzen Lazarus und Folkman die Bewältigung (Coping) auf Situationen ein, die mit psychischem Stress verbunden sind und eine Mobilisation von beachtlichen Kräften erfordern. Sie unterscheiden Coping von „automatisiertem" Verhalten oder Denken, die der Adaptation dienen und in Situationen eingesetzt werden, die keinen Stresscharakter haben. Situationen können in früheren Phasen des Lebens als stressig empfunden worden sein und damals eine Stressreaktion verursacht haben. Adaptationsprozesse sind für Lazarus und Folkman nicht notgedrungen stressige Situationen. Mit wiederholter erfolgreicher Bewältigung einer stressigen Situation wurde das Bewältigungsmuster jedoch zu einem automatisierten Verhalten. Die Autoren betonen zudem, dass Coping nicht das Resultat der Bewältigungsbemühungen benennt, sondern den Bewältigungsprozess.

Der Bewältigungsprozess besteht in dem, was eine Person in einer spezifischen Stresssituation denkt und tut. Bewältigung kann Vermeidung, Reduktion der Wahrnehmung, Akzeptanz oder aktive Problemlösung bedeuten. Coping ist ein wechselnder Prozess, in dem je nach Situation mehr die eine oder andere Bewältigungsstrategie eingesetzt wird – einmal mehr Vermeidung, einmal mehr Problemlösung. Der Bewältigungsprozess ist bedingt durch fortwährende Einschätzungen und Neueinschätzungen der sich verändernden Transaktionen. Coping kann sich gegen das Außen richten, in dem die Situation verändert wird, oder gegen das Innen richten, indem die Bedeutung der Situation verändert wird. Lazarus betont, dass sich Gedanken und Gefühle gegenseitig bedingen und beeinflussen können, oft gemeinsam auftreten und miteinander interagieren.

Ein Beispiel hierzu ist der Trauerprozess. Bei einem vor allem plötzlichen Verlust eines geliebten Menschen entstehen häufig ein Schock und Ungläubigkeit, dass die Person nicht mehr da ist, sowie Bemühungen, den Verlust zu verleugnen. Es kann eine übertriebene Aktivität, Weinen oder tapfere Bemühungen, in Beruf und im Alltag zu funktionieren, folgen. Spätere Stadien sind häufig geprägt von Rückzug und Reduktion von Engagement, tiefer Niedergestimmtheit oder gar Depression, gefolgt von Akzeptanz, Reinvestition in Aktivitäten und Ziele und oftmals Eingehen neuer Bindungen.

Ein Bewältigungsprozess kann wenige Minuten dauern, z.B. bei einer raschen Klärung eines interpersonellen Konflikts, oder mehrere Monate oder Jahre dauern, wie bei dem oben beschriebenen Trauerprozess.

Verschiedene Autorinnen haben bei unterschiedlichen Belastungen unterschiedliche Stadien des entsprechenden Bewältigungsprozesses beschrieben. Horowitz (1974, zitiert nach Lazarus & Folkman, 1984) beschreibt Bewältigungsstrategien- und Stadien als oszillierend zwischen Verleugnung und Vigilanz. Jedoch sind die Stadien und die Formen der Bewältigungsprozesse individuell und situativ unterschiedlich, und es lässt sich keine generelle Abfolge von Stadien beobachten. Nach Lazarus und Folkman werden die Bedeutungen von Situationen hinsichtlich des eigenen Wohlbefindens in den unterschiedlichen Stadien jeweils unterschiedlich wahrgenommen, was unterschiedliche emotionale Reaktionen und Verhaltensmuster nach sich zieht.

Lazarus und Folkman nennen zwei hauptsächliche Funktionen von Coping:

- Bewältigung oder Veränderung der Situation, die Belastung oder Bedrohung auslöst
- Regulation der Emotionen, die dadurch ausgelöst wurden

Es lassen sich auch zwei wesentliche Formen von Bewältigungsstrategien beobachten:

- Problemorientiertes Coping - verbunden mit der Einschätzung, dass die Situation veränderbar ist
- Emotionsorientiertes Coping - meist verbunden mit der Einschätzung, dass nichts getan werden kann, um die Situation zu verändern

Emotionsorientierte Bewältigungsstrategien dienen der Reduktion emotionaler Belastung und können die Form von Vermeidung, Distanzierung, emotionaler Unempfindlichkeit, selektiver Aufmerksamkeit (auf positivere oder kleine Aspekte, die besser zu bewältigen sind) oder positive Vergleiche („Es könnte schlimmer sein") annehmen. Nach Lazarus und Folkman ist eine solche Bewältigungsstrategie nicht gleichzusetzen mit einem Abwehrmechanismus, solange die Realität nicht verzerrt wird. Selektive Aufmerksamkeit oder positive Vergleiche führen unter Umständen zu einer Neueinschätzung der Situation. Mit dieser Neueinschätzung wird der Bedrohlichkeitscharakter der Situation reduziert und damit ist sie besser zu bewältigen.

Es gibt andere Strategien, um mit scheinbar unlösbaren Situationen umzugehen - wie Sport, Meditation, Ablenkung, Einholen von emotionaler Unterstützung, darüber reden -, was die geistige Besetzung durch die problematische Situation vermindert. Dies kann zu einer Neueinschätzung führen, ist aber nicht mit dieser gleichzusetzen. Nach Lazarus und Folkman (1984) muss eine kognitive Einschätzung immer bewusst sein, um als echte Einschätzung (appraisal) zu gelten. Inwiefern unbewusste Prozesse mitspielen, wird von verschiedenen Autoren unterschiedlich beurteilt.

Problemorientierte Bewältigungsstrategien umfassen Problemlösungsaspekte wie Definition des Problems, Erwägung anderer Optionen, Abwägen der Alternativen bezüglich Kosten und Gewinn, Wahl einer dieser Alternativen und Vollziehen der entsprechenden Handlungen. Problemorientierte Bewältigungsstrategien sind sowohl auf externe Aspekte als auch auf interne Aspekte bezogen. Sind sie extern bezogen, liegt der Fokus auf der Veränderung der Umgebungsbelastung und der Aktivierung von Ressourcen. Sind sie intern bezogen, geht es darum, die angestrebten Ziele, die Identifikation damit oder das Engagement zu reduzieren und dabei andere Kanäle für die Befriedigung von Aspirationen zu finden, z. B. durch die Entwicklung neuer Verhaltensstandards oder durch das Lernen neuer Fähigkeiten oder Vorgehensweisen. Dies führt zu einer Neueinschätzung.

Problem- und emotionsorientierte Bewältigungsstrategien interagieren oft miteinander und können sich entweder positiv verstärken oder behindern.

Ressourcen als bestimmende Faktoren in der Bewältigung von Stresssituationen

Ressourcen für den Bewältigungsprozess ergeben sich aus der zweiten Einschätzung mit der Frage: „Was kann in dieser Situation getan werden?" Inwiefern eine Person mit belastenden Situationen umgehen kann, hängt von ihren Ressourcen ab, dem Ausmaß, in dem sie sie in einer bestimmten Situation einsetzen kann, und welche allfälligen Hindernisse den Ressourceneinsatz behindern. Zudem kann dies beeinflusst werden durch andere gleichzeitig bestehende Herausforderungen, die den Einsatz von Ressourcen fordern. Für Lazarus und Folkman (1984) ist der Bewältigungsprozess eine Funktion der Ressourcen; Ressourcen per se entsprechen nicht dem Bewältigungsprozess, wie andere Autorinnen postulieren. Es gibt eine Unzahl von individuellen Ressourcen, die für das Coping bedeutend sind. Hauptsächliche Kategorien von in der Person liegenden Ressourcen sind nach Lazarus und Folkman die folgenden:

- *Gesundheit und Energie:* Diese Ressource ist in den meisten Fällen ein ausschlaggebender Faktor für den Einsatz effektiver Bewältigungsstrategien. Allerdings gibt es durchaus auch Fälle, bei denen Personen mit eingeschränkter Gesundheit eine ausgeprägte Fähigkeit entwickelt haben, konstruktive Bewältigungsstrategien einzusetzen. Sie konzentrieren sich z. B. auf das, was für sie machbar ist, setzen ihre Kräfte nach klaren Prioritäten ein oder finden Hilfestellungen, die ihre Bewältigungsfähigkeit erhöhen.
- *Positive Überzeugungen:* Diese mobilisieren Kräfte und erhöhen die aktive Auseinandersetzung mit kritischen Situationen. Eine innere Kontrollüberzeugung führt meist zu einem aktiven, problemorientierten Bewältigungsansatz, eine *äußere* Kontrollüberzeugung eher zu einem emotionsorientierten Bewältigungsmechanismus. Dies ist aber nicht in allen Untersuchungen gefunden worden.
- *Problemlösungsfähigkeiten:* Das sind wichtige Ressourcen für den Einsatz von Bewältigungsstrategien. Sie können generell sein, sich auf spezifische Herausforderungen oder spezifische Bereiche beziehen (z. B. die Fähigkeit, mit Zwiespältigkeit, moralischen Dilemmata, Rollenkonflikten oder intellektuellen Konflikten umzugehen). Meist wird dabei auf Ressourcen zurückgegriffen, die in anderen Bereichen hilfreich waren.
- *Soziale Fähigkeiten.* Diese sind essenzielle Ressourcen für das Coping, denn sie spielen eine ausschlaggebende Rolle in der menschlichen Adaptation an die soziale (und physische) Umwelt und sind daher überlebensnotwendig. Soziale Fähigkeiten sind die Eigenschaften, Verhaltensweisen und Kompetenzen, die ein Gelingen von menschlichen Interaktionen möglich machen. Dazu gehören z. B. Kommunikationsfähigkeit, Mitgefühl, Kritikfähigkeit, angemessene Durchsetzungskraft und Kompromissbereitschaft. Sie fördern die Einbindung in ein soziales Netz und die soziale Unterstützung. Soziale Fähigkeiten entwickeln sich im Rahmen sozialer Strukturen (Familie, Arbeitsumfeld, Profession), die den Menschen einerseits prägen, aber von diesem auch geprägt werden. Die Beziehung zwischen dem sozialen Umfeld und des Menschen in diesem Umfeld ist bidirektionaler Natur. Kulturelle Werte und Überzeugungen bestimmen wesentlich die emotionalen Reaktionen eines Menschen. Das soziale System verursacht einerseits Herausforderungen für das Individuum, gibt ihm andererseits aber auch Ressourcen. Stress, Bewältigungsmechanismen und ihre Resultate sind immer auch aus dem Blickwinkel des Menschen in seiner sozialen Umgebung zu betrachten.
- *Soziale Unterstützung:* Eine äußerst relevante Ressource ist soziale Unterstützung. Die soziale Umgebung generiert soziale Beziehungen, die für den Menschen unabdingbar sind, um zu überleben und sich zu entfalten. Soziale Netze sind oft recht statisch, können unterstützend, aber auch beengend sein. *Wahrgenommene* soziale Unterstützung sind subjektiv unterstützende soziale Interaktionen. Es gibt unterschiedliche Formen der sozialen Unterstützung: Interaktionen, die Bindung und Zugehörigkeit vermitteln, sowie faktische oder instrumentelle Unterstützung (wobei diese, wenn sie subjektiv als unterstützend wahrgenommen werden, wirkungsvoller sind). Diese Formen überlappen mit

emotionaler, praktischer und informativer Unterstützung. Es hat sich gezeigt, dass Menschen, die soziale Unterstützung erhalten oder darauf vertrauen, dass sie sie erhalten können, wenn nötig, eine bessere Adaptation an das Leben haben. Soziale Unterstützung scheint die Stresswahrnehmung zu vermindern.

- *Genügend materielle Mittel:* Materielle Mittel umfassen finanzielle Ressourcen, Besitztum und die Möglichkeit, materielle Mittel zu erhalten (z.B. Erbschaft). Materielle Mittel schaffen Vertrauen darin, dass zukünftige Herausforderungen, die möglicherweise den Einsatz von materiellen Mitteln erfordern, bewältigt werden können, und ermöglichen im Falle, dass diese Mittel erforderlich sind, einen gelassenen Umgang mit dieser Situation.

Einschränkungen, die den Ressourceneinsatz behindern

Trotz adäquater Ressourcen kann ihr Einsatz in der Bewältigung einer Situation behindert sein durch äußere oder innere Faktoren. Innere Faktoren umfassen internalisierte kulturelle Werte oder Überzeugungen, die den Einsatz bestimmter Ressourcen verbieten, oder relevante persönliche Defizite und Psychopathologien. Äußere Faktoren umfassen gleichzeitig vorhandene Herausforderungen, die den Einsatz derselben Ressourcen einfordern, soziale Institutionen, die Bewältigungsbemühungen abprallen lassen, sowie das Ausmaß der Bedrohung einer Situation. Bei hoher Bedrohung entsteht große Angst und eine Hypervigilanz, die die Informationssuche und kognitive Verarbeitung der Information behindert und häufig zu einer verfrühten Reaktion führt, die die vorhandenen Handlungsmöglichkeiten gar nicht erst auslotet.

Einige Autorinnen postulieren, dass Menschen einen generellen Bewältigungsstil haben. Inwiefern das stimmt, ist aus dem Blickwinkel des Prozessansatzes von Lazarus und Folkman (1984), der eine kontextbezogene Analyse der Bewältigungsstrategie beinhaltet, schwierig. Als mögliche Kandidaten eines spezifischen persönlichen Bewältigungsstils sehen sie jedoch in den Aspekten Distanzierung, Konfrontation und Minimalisierung.

Nach Lazarus und Folkman (1984) ist also das *Stressempfinden* ausschlaggebend für die Definition, ob Stress vorliegt und die oben in diesem Unterkapitel dargelegte Transaktion initialisiert wird.

Das Ausmaß, indem eine Person Stress empfindet und die oben beschriebenen Bewältigungsprozesse aktiviert, beeinflusst das Ausmaß der physiologischen Stressreaktion. Die physiologische Stressreaktion wird als eine allgemeine Adaptationsreaktion verstanden, die auch bei Ausgangssituationen aktiviert wird, die durchaus einfach zu bewältigen sind oder als positive Herausforderung wahrgenommen werden. Das Ausmaß der Stressempfindung beeinflusst jedoch das Ausmaß der physiologischen Stressreaktion und teilweise die spezifischen vegetativen Prozesse.

4.1.3 Physiologie von Stress

Es gibt heute eine differenzierte biologische Sichtweise zu den physiologischen Prozessen von Stress. Stress kann als eine gestörte Homöostase des Organismus, bedingt durch Herausforderung/Bedrohung, verstanden werden, die eine Vielzahl von adaptiven Prozessen zur Folge hat, die als Stressreaktion bezeichnet wird (Holsboer & Ising, 2010). Biologisch ist die Stressreaktion überlebenswichtig, denn sie gestattet eine adäquate Reaktion auf Herausforderungen und ermöglicht im Sinne einer allgemeinen Aktivierung die Erfüllung von notwendigen Aufgaben. Sie wird auch als Flucht-oder-Kampf-Reaktion (fight-or-fligth response) bezeichnet. Bei Eintreffen eines entsprechenden sensorischen Inputs bei einer Herausforderung ergibt sich eine blitzschnelle Einschätzung des Gefahrenpotenzials der aktuellen Situation. Wird die Situation als gefährlich beurteilt, ist eine Fluchtreaktion die Folge, wird die Situation als eine Chance beurteilt, ist eine Angriffsreaktion die Folge. Unabhängig von der Einschätzung muss in jedem Fall eine allgemeine Aktivierung des Organismus erfolgen, um die entsprechenden Reaktionen ausführen zu können (s. **Abb. 4-3**).

Die biologische Stressreaktion wird durch neuronale, endokrine und autonome Mechanismen bestimmt. Hauptsächliche Akteure sind dabei der Hypothalamus, die Hypophyse, die Nebenniere (die Hypothalamo-Hypophysen-Nebennierenrinden-Achse, HPA-Achse), das autonome Nervensystem und weitere autonome und zelluläre Prozesse (Thompson, 2001).

Hypothalamus und Hypophyse

Hypothalamus. Der Hypothalamus wirkt als Schaltzentrale für die elementaren, überlebenswichtigen und homöostatischen Reaktionen des Organismus. Er besteht aus etwa 15 zellulären Kernen in der Tiefe des Gehirns, angrenzend an den dritten Ventrikel und in umittebarer Nähe der Formatio reticularis, und steht in Verbindung mit dem limbischen System (Amygdala und Hippocampus). Die Kerne, die je paarig links und rechts des dritten Ventikels liegen, lassen sich in drei Gruppen unterteilen: eine periventrikuläre Zone, wo sich die endokrinen Nervenzellen befinden, die auf die Hypophyse einwirken, eine mediale Zone, die Signale aus dem Vorderhirn und dem limbischen System erhält, und eine laterale Zone, die der Regulierung von Aufmerksamkeit und Erregungsniveaus dient und mit aufsteigenden Dopaminbahnen des Gehirns in Verbindung steht. In der periventrikulären Zone liegen die wichtigsten signalaussendenden Nervenzellgruppen. Die Zellen im vordersten Bereich der periventrikulären Zone formen die Nuclei praeoptici und enthalten das Gonadotropin-Releasing-Hormon (GnRH), das die Sexualhormone und damit die Sexualfunktion beeinflusst. Im mittleren Bereich der periventrikulären Zone

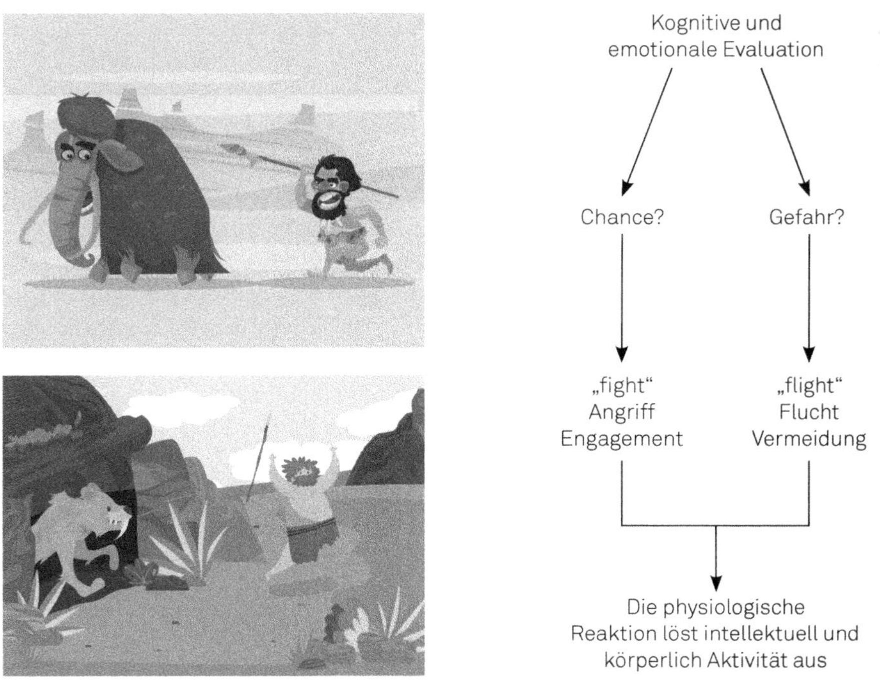

Abbildung 4-3: Stressreaktion: Flucht-oder-Kampf-Reaktion (fight-or-fligth response). © Getty Images/PrettyVectors, © Getty Images/Seahorse Vector

liegen im Nucleus paraventricularis die Nervenzellen, die das Koritikotropin-Releasing-Hormon (CRH) produzieren, das für die Stressreaktion entscheidend ist, sowie Nervenzellen, die das Thyreotropin-Releasing-Hormon produzieren, das für die Schilddrüsenfunktion entscheidend ist. Zudem finden sich dort Zellen, die Oxytocin und Vasopressin produzieren. Oxytocin ist relevant für Sexualität, Geburt und Milchfluss und kann auch beruhigend wirken. Arginin-Vasopressin ist ebenfalls in der Stressreaktion relevant. Im hinteren Teil der periventrikulären Zone finden sich dopaminhaltige Zellen und solche, die das Somatotropin-Releasing-Hormon (SRH) enthalten, sowie weitere Kerne, die die Biorythmen mitbestimmen. Ebenfalls im vorderen Teil der periventrikulären Zone liegt der Nucleus supraopticus, der als übergeordnete Uhr des Gehirns bezeichnet wird und der Aufrechterhaltung des Schlaf-Wach-Zyklus und der Biorhythmen dient.

Hypophyse. Die Hypophyse (oder Hirnanhangsdrüse) wird auch als Hauptdrüse des endokrinen (hormonalen) Systems des Körpers bezeichnet. Sie liegt unmittelbar unterhalb des Hypothalamus und geht in diesen über. Sie wird in ihren Funktionen vom Hypothalamus gesteuert. Die Hypophyse besteht aus zwei Teilen: dem Hypophysen-Vorderlappen (der Adenohypophyse) und dem Hypophysen-Hinterlappen (der Neurohypophyse). Die Neurohypophyse entwickelt sich embyronal aus der Neuralleiste, jener Zellregion, aus der sich später das Nervensystem entwickelt.

Die Neurohypophyse ist an sich ein Teil des Hypothalamus, der aus dem Gehirn herausragt, denn sie besteht aus Zellen, die Endigungen von Nervenzellen versorgen, deren Zellkörper in zwei Regionen des Hypothalamus liegen. Diese Nervenzellendigungen sind der einzige direkt hormonal aktive Teil der Neurohypophyse. Ihre Endigungen speichern die Hormone Oxytocin und Vasopressin, die von den Nervenzellen im Hypothalamus gebildet werden. Bei entsprechenden Reizen geben die Nervenendigungen diese Hormone direkt an den Blutstrom ab. Oxytocin fördert die Gebärmutterkonzentration kurz vor und während der Geburt und die Milchsekretion bei der postpartalen Frau. Vasopressin (ADH-antidiuretisches Hormon) moduliert die Wassserausscheidung. Arginin-Vasopressin stimuliert auch die Ausschüttung von ACTH (siehe auch HPA-Achse, S. 65).

Die Adenohypophyse ist eine echte Drüse, steht aber streng unter der Kontrolle des Hypothalamus. Der Hypothalamus ist stark durch Blutgefäße durchsetzt, die in einem Gefäßsystem (Pfortadergefäßsystem) zur Adenohypophyse ziehen. Dadurch können die vom Hypothalamus sezernierten Hormone direkt durch den Blutstrom zu den endokrinen Zellen in der Adenohypophyse kommen und diese stimulieren, Hormone in den Blutstrom abzugeben. Im Rahmen der Stressreaktion sezerniert der Hypothalamus Kortikotropin-Releasing-Hormone und stimuliert in der Adenohypophyse die Ausschüttung von Kortikotropin (s. unten, Abschnitt „Hypothalamus-Hypophsen- Nebennierenrinden -Achse (HPA)").

Der Verständlichkeit und Vollständigkeit halber seien hier nochmals die Releasing-Hormone (auslösenden Hormone) des Hypothalamus und ihre Wirkung auf den Hypophysenvorderlappen (Adenohypophyse) (Thompson, 2001) erwähnt:

- Das Kortikotropin-Releasing-Hormon (CRH, Kortikoliberin) stimuliert die Sekretion von ACTH (Kortikotropin), das die Nebenniere aktiviert, Kortisol auszuschütten.
- Das Thyreotropin-Releasing-Hormon (TRH) stimuliert die Sekretion von Thyreotropin-Simulating-Hormon (TSH), das die Schilddrüse aktiviert, Schilddrüsenhormon auszuschütten.
- Das Somatotropin-Releasing-Hormon (SRH, HRH, GHRH) stimuliert die Sekretion von Wachstumshormonen (Somatotropin, human growth hormone, HGH), das Wachstumsprozesse fördert.
- Somatostatin (Somatotropin-Release-Inhibiting-Hormon, SIH) hemmt die Sekretion von Wachstumshormonen.

- Das Gonadotropin-Releasing-Hormon (GnRH, Gonadoliberin) stimuliert die Sekretion von luteinisierendem Hormon und follikelstimulierendem Hormon, das die Gonaden aktiviert, Sexualhormone auszuschütten.
- Das Prolaktin-Releasing-Hormon (PRH) stimuliert die Sekretion von Prolaktin, das die Milchdrüse aktiviert, Muttermilch auszuschütten.
- Das Prolaktin-Release-Inhibiting-Hormon (PIH) hemmt die Sekretion von Prolaktin.

Alle Hormone (außer Dopamin), die der Hypothalamus ausschüttet, sind biochemisch relativ kleine und einfache Peptide (Eiweißverbindungen) mit wenigen Aminosäuren. Alle Hormone, die die Adenohypophyse ausschüttet, sind ebenfalls einfache Peptide oder solche mit einer Kohlenhydratgruppe, sogenannte Glykoproteine. Alle Hormone des Gehirns sind Peptide oder Peptidverbindungen mit einem Kohlenhydratanteil. Diese wirken auf Rezeptoren in der Zellmembran der Zellen der Zielorgane, wo sie ein „second messenger system" in Gang setzen, einen biochemischen Prozess, der zur Produktion und Ausschüttung des jeweiligen Körperhormons führt. Die Hormone des Körpers sind unterschiedlich strukturiert, es gibt dabei auch solche, die ebenfalls Peptidverbindungen sind. Die Zielorgane der Stressfunktion und die Sexualfunktionen (Nebenniere und Gonaden) hingegen bedienen sich der Steroidhormone, die ganz anders strukturiert sind und sich von Cholesterin ableiten lassen. Sie werden ganz intakt durch die Zellmembran der Zellen des Zielorgans transportiert und heften sich dort an intrazelluläre Rezeptoren an, die direkt auf die DNA, den genetischen Code der Zelle einwirken.

Die Hormone des Hypothalamus werden nicht kontinuierlich freigesetzt, sondern pulsatil. Diese stoßweise Freisetzung ist nötig, um eine angemessene Ausschüttung der Hormone der Adenohypophyse in Gang zu halten.

Hypothalamus-Hypophysen-Nebennierenrinden-Achse (HPA-Achse)

Für die Stressreaktion sind die Nuclei paraventricularis des Hypothalamus relevant. Wird durch einen Reiz eine Alarmreaktion im Organismus ausgelöst, so schütten die Nervenzellen des Nucleus paraventricularis das Kortikotropin-Releasing-Hormon (CRH) in die Blutgefäße aus, die durch das Pfortadersystem zur Adenohypophyse gelangen, sowie Arginin-Vasopressin (AVP), das über nervale Vernetzungen zur Adenohypophyse gelangt, wo beide die Ausschüttung von adrenokortikotropem Hormon (ACTH) in den allgemeinen Blutstorm veranlassen. Das ACTH regt in der Nebennierenrinde, die wie eine endokrine Drüse funktioniert, die Ausschüttung von Kortisol und einer kleinen Menge Aldosteron an. Kortisol, das auch Stresshormon genannt wird, hat multiple Wirkungen im Gesamtorganismus. So erwirkt es eine Erhöhung der Glukosekonzentration im Blut und hemmt die Glukoseaufnahme ins Gewebe, außer ins Gehirn, dessen Stoffwechsel auf Glukose angewiesen ist. Ebenso regt es den Abbau von Proteinen zu Aminosäuren an und führt so zur Bereitstellung wichtiger Baustoffe für weitere Stoffwechselprozesse. Zudem erhöht Kortisol den Blutdruck und wirkt der reflektorischen Blutdrucksenkung bei Stress damit entgegen. Aldosteron reguliert in der Niere die Resorption von Natrium, Kalium und Chlorid und spielt damit eine Rolle bei Durst und Flüssigkeitsaufnahme.

Kortisol wirkt an sogenannten Glukokortikoid-Rezeptoren (GR) oder Mineralokortikoid-Rezeptoren (MR) (Holsboer & Ising, 2010). Im Gehirn sind die Glukokoritikoid-Rezeptoren weit verbreitet, während die MR vor allem im limbischen System zu finden sind. Werden diese Rezeptoren mit Kortisol besetzt, aktivieren sie durch sogenannnte Transkriptionsfakoren, wie CREB (response element-binding protein), die DNA. Damit wird das Genom aktiviert und verschiedene molekulare Prozesse ausgelöst. Dies führt zu nervalen, endokrinen und proteinbildenden Reaktionen. Die Glukokortikoid-

Rezeptoren haben eine geringere Affinität für Kortisol als Mineralokortikoid-Rezeptoren, die schnell komplett besetzt sind.

Mehrheitlich über Glukokortikoid-Rezeptoren hemmt Kortisol im Hypothalamus die Freisetzung von Kortikotropin-Releasing-Hormon (CRH) (womit die Stimulation von CRH an der Hypophyse reduziert wird) und in der Hypophyse die Freisetzung von ACTH (was die Stimulation von ACTH an der Nebennierenrinde zur Ausschüttung von Kortsol reduziert). Damit wird im Endeffekt die Ausschütung von Kortisol, dem Endprodukt der HPA-Achsen-Kaskade, gehemmt. Dieser sogenannte *negative Feedbackmechanismus* ist ein wichtiger Regulationsmechanismus der HPA-Achse, damit die Kortisolaktivierung nicht überschießt. Entscheidend für eine optimale, positiv aktivierende und nicht schädigende Menge an Kortisol im Organismus ist ein Gleichgewicht zwischen der Wirkung der Mineralokortikoid-Rezeptoren (MR) und der Glukokortikoid-Rezeptoren (GR). MR wirken der durch GR induzierten Effekte entgegen, in Abhängigkeit der durch Kortisol ausgelösten Veränderungen, die die Homöostase des Organismus gefährden könnten (s. **Abb. 4-4**).

Autonomes Nervensystem

Bei der Wahrnehmung von Gefahr oder Veränderungen im Organismus, z. B. einem Blutdruckabfall, wird ebenfalls das autonome Nervensystem aktiviert, das für die Aufrechterhaltung eines optimalen inneren Körpermilieus dient. Es ist die zweite zentrale Achse der Stressreaktion. Es wirkt im Allgemeinen unwillkürlich auf das Herz-Kreislauf-System, auf Drüsen, Muskulatur und die glatte Muskulatur des Verdauungstraktes und löst auch emotionsbezogene körperliche Reaktionen, wie z. B. das Weinen aus.

Das autonome Nervensystem besteht aus zwei Teilen: dem Sympathikus und dem Parasympathikus. Der Sympathikus hat seinen zellulären Ursprung im Nucleus caeruleus im Hirnstamm und zieht je als Strang von Nervenfasern mit Schaltzentren (sogenannten Ganglien) an den beiden Seiten des Köpers zu den Endorganen. In den Ganglien liegt die erste Synapse der sogenannten präganglionären Neuronen mit den postganglionären Neuronen, die dann zum Endorgan führen. An einzelnen Stellen bildet der Sympathikus eine Art verästeltes Netzwerk aus, so z. B. in der Mitte des Körpers den Plexus solaris. Der Sympathikus fungiert als Erregungsmechanismus des Organismus und bereitet den Körper optimal auf Aktivität vor. Der Parasympathikus dient im Allgemeinen den regenerativen Prozessen des Organismus, fördert Entspannung und Schlaf. Er zeigt meist eine gegensätzliche Wirkung zum Sympathikus. Sein zellulärer Ursprung liegt im Nucleus basalis im Vorderhirn. Entgegen dem Sympathikus bildet der Vagus keine Ganglien aus, sondern zieht sehr nahe am Endorgan entlang, wo er eine erste Synapse bildet. Die meisten Körperorgane werden sowohl vom Sympathikus als auch vom Parasympathikus beeinflusst, d. h., sie haben eine doppelte antagonistische Innervierung. Das autonome Nervensystem übt durch beide Anteile eine dem Gleichgewicht dienende Kontrolle aus, was als Tonus bezeichnet wird. Sowohl Sympathikus als auch Parasympathikus unterstehen der direkten Kontrolle verschiedener Kernbereiche im Hirnstamm, die vom Hypothalamus und bestimmten Vorderhirnstrukturen mitbeeinflusst werden.

Nebenniere

Beim Menschen ist die Nebenniere ein Organ, das für die biologische Stressreaktion essenziell ist. Die Nebennierenrinde wirkt dabei, wie oben dargelegt, als eine Drüse, die Kortisol ausschüttet. Das Nebennierenmark funktioniert dagegen ähnlich wie die sympathischen Ganglien. Axone von sympathischen präganglionären Neuronen des Rückenmarks bilden mit Drüsenzellen des Nebennierenmarks, sogenannten chromaffinen Zellen, Synapsen aus. Wenn diese chromaffinen Zellen durch die präganglionären Neurone aktiviert werden, geben sie direkt Adrenalin und Noradrenalin ins Blut

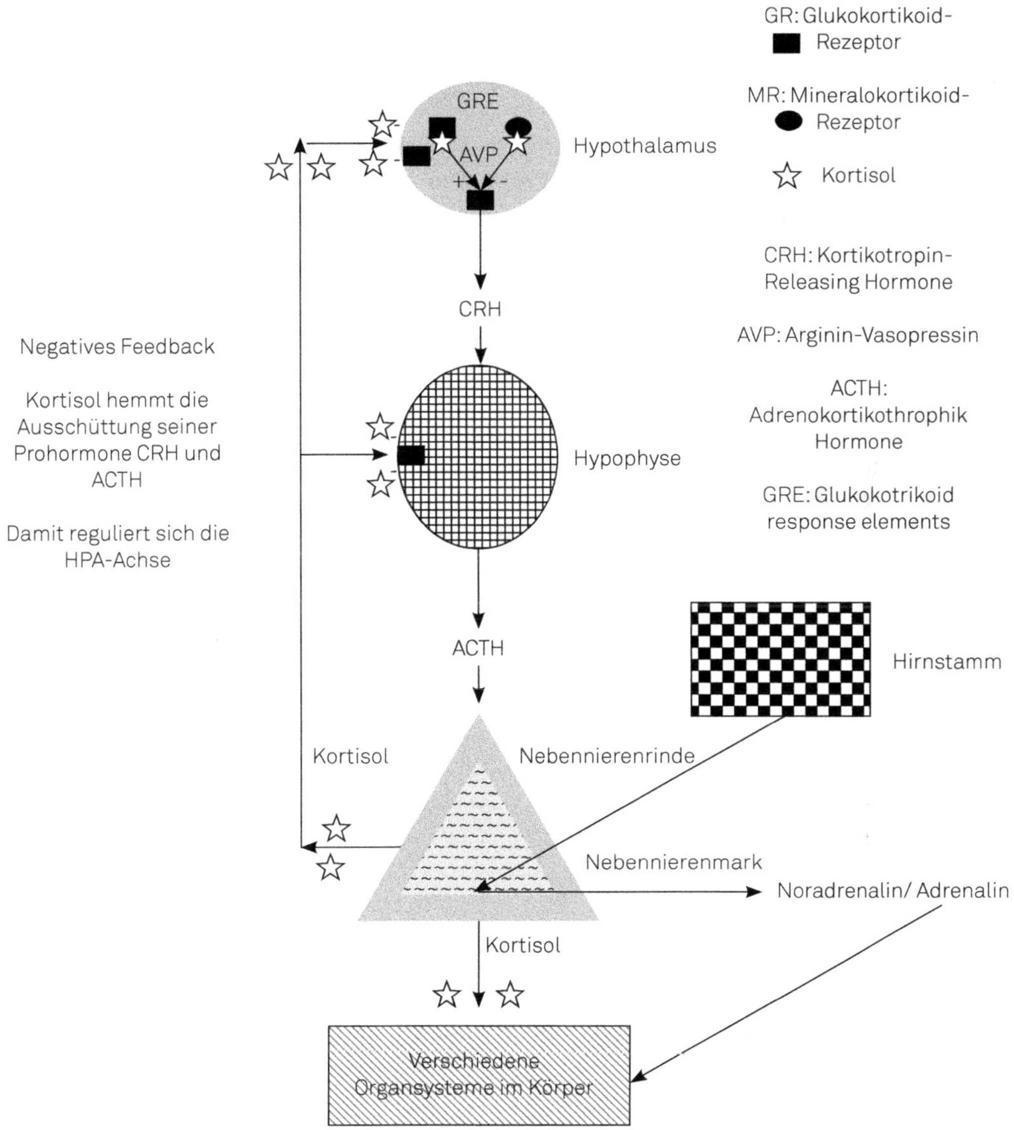

Abbildung 4-4: Die Hypothalamus-Hypophysen-Nebennierenrinden-Achse (HPA) und ihre Regulation; modifiziert nach Holsboer und Ising (2010)

ab. Dies führt zu sofortigen Veränderungen im Stoffwechsel, die der Energieversorgung dienen, zur Aktivierung des Herz-Kreislauf-Systems, zu erhöhter Schweißbildung, erhöhter Vigilanz und Fokussierung und einer Reduktion der Wahrnehmung von Schmerz.

Das vom Nebennierenmark ausgeschüttete Adrenalin wirkt nicht nur auf die Endorgane im Körper, sondern auch zurück auf den Hypothalamus, um die Aktivität des autonomen Nervensystems zu steigern.

Modulation der HPA-Achse und der Stressreaktion

Der Nucleus paraventricularis des Hypothalamus umfasst neben den endokrinen Neuronen noch weitere Nervenzellen, deren Nervenfasern sich mit Neuronen in der Formatio reticularis, des Hirnstamms und des Rückenmarks verbinden. Die meisten dieser Nervenzellen enden an präganglionären Neuronen des autonomen Nervensystems: die einen an sympathischen und die anderen an parasympathischen Nervenzellen. Diese Verbindungen bringen damit Informationen aus anderen Hirnbereichen in den Nucleus paraventricularis. Es werden vier hauptsächliche Dateneingänge beschrieben. Ein autonomer Eingang hauptsächlich durch sensorische und motorische Nervenfasern des Nervus vagus (Parasympathikus), der Informationen aus dem Hirnstamm bringt, ein Eingang über das Subfornikalorgan, das eine Rolle beim Durstempfinden spielt, Eingänge vom limbischen System des Vorderhirns, insbesondere des Hippocampus, der Amygdala (relevant für Emotionen, Lernen und Gedächtnis sowie Triebe) und der präfrontalen Großhirnrinde sowie Informationszuflüsse aus anderen hypothalamischen Kernen. Diese weitgehende Vernetzung erlaubt eine feine Modulation der Stressreaktion.

Eine weitere Modulation der Stressreaktion erscheint durch das sogenannte biochemische Switching möglich. So können in den CRH-haltigen Nervenzellen des Nucleus paraventricularis acht verschiedene neuroaktive Substanzen vorkommen. Es konnte gezeigt werden, dass bei erhöhter Kortisolkonzentration im Blut ein Zelltyp des Nucleus paraventricularis mehr CRH, aber in unveränderte Menge Vasopressin produziert. Ein anderer Zelltyp vermindert unter diesen Umständen sowohl die Produktion von Kortikotropin-Releasing-Hormon als auch die von Vasopressin. Die Hypothese zu diesem Befund besagt, dass ein biologischer, anatomisch festgelegter Schaltkreis bei Bedarf seine Funktion verändern kann durch Umstellung der Peptidproduktion als Ausdruck einer biochemischen Plastizität (Thompson, 2001).

Regulation der Stressreaktion

Für die Aufrechterhaltung der Homöostase und eine optimale Anpassung an die Herausforderungen des Lebens benötigt der Organismus eine differenzierte Regulation der biologischen Prozesse. Die Stressreaktion wird, wie beschrieben, sehr fein moduliert durch multiple Impulse. Dabei wird die Ausschüttung von Kortisol vorwiegend durch einen negativen Feedbackmechanismus moduliert bzw. beendet. (s. Kap. 4.1.4).

Die autonome Stressreaktion wird durch die Balance zwischen sympathischer und parasympathischer Aktivität reguliert (Tonus).

4.1.4 Allostase und Allostatic Load (allostatische Last)

Sterling und Eyer (1988) schufen in Anbetracht sich mehrender neurobiologischer Befunde mit dem Begriff „Allostase“ ein neues Modell der regulativen Prozesse, die den Organismus befähigen, sich an die Herausforderungen des Lebens zu adaptieren. Sie postulierten, dass der vor 100 Jahren etablierte physiologische Begriff der Homöostase (Erhaltung eines konstanten inneren Milieus) zu kurz greift, da er den Schwerpunkt auf die Gleichgewichtserhaltung des Organismus durch selbstkontrollierende Mechanismen der einzelnen Organsysteme legt. Allostase beinhaltet, dass das innere Milieu stets variiert, um aktuell vorliegenden und vorhersehbaren Herausforderungen zu begegnen. Diese Variation entsteht durch multiple, sich gegenseitig verstärkende neuronale und neuroendokrine Mechanismen, die die homöostatischen Prozesse übersteuern. Lokale Feedbackmechanismen werden durch das Gehirn und das Nervensystem kontrolliert. Damit offeriert das Allostase-Modell ein gutes konzeptionelles Gerüst, um die Beeinflussung von physiologischen und pathologischen Prozessen durch psychosoziale Faktoren zu erklären.

Wie Sterling und Eyer (1988) ausführen, wird der Organismus bei der Bewältigung von Herausforderungen aktiviert, und es muss Energie bereitgestellt werden. Dieser aktivierte Zustand verlangt nach der Aufschlüsselung von metabolischen Grundstoffen, z. B. Glukose, und entspricht einem „katabolen Zustand“. In Phasen der Entspannung spielen sich auf der anderen Seite regenerative Prozess ab, wie Zellwachstum, Wundheilung und Aufbau von Energiereserven. Es handelt sich hier um einen anabolen Zustand.

Im katabolen Zustand kommt es zu einer Zunahme verschiedenster Prozesse und biologischer relevanter Substrate, während andere, die der Entspannung, Regeneration und dem Aufbau von Reserven dienen, unterdrückt werden (s. **Tab. 4-1**).

Die katabole Mobilisation geht ebenfalls einher mit Veränderungen in praktisch allen Hormonen und Botenstoffen. Diejenigen Hormone und Botenstoffe, die die Energieproduktion und aktivierende Prozesse fördern, nehmen zu; diejenigen, die anabole, d. h. regenerative Prozesse fördern, nehmen ab (s. **Tab. 4-2**). Einige Hormone, wie die vom Gehirn produzierten Enkephaline, das vom Herzen produzierte Atriopeptin oder die vom Immunsystem produzierten Hormone Interleukine und Thymosine, sind in den letzten zwei Jahrzehnten zunehmend bekannt geworden.

Prozess der Allostase

Um eine allostatische Variation zu ermöglichen, braucht es Vernetzungen zwischen dem Gehirn und dem Soma. Diese sind, wie die Forschung der letzten Jahrzehnte belegte, zahlreich. Wie Sterling und Eyer (1988) ausführen, sind die meisten endokrinen Organe mit Nervenzellen im Kontakt. So sind z. B. Zellen der Bauchspeicheldrüse, die Insulin, Glukagon und Somatostatin sezernieren, direkt innerviert. Zudem sind auch Organe wie die Niere oder das Herz endokrin aktiv. So sezerniert die Niere Renin und das Herz Atriopeptin. Gewebe, das als frei von Nervenzellen angenommen wurde, sind alle innerviert, wie die metabolisch aktive Oberfläche der Knochen oder die für die Immunabwehr wichtigen Strukturen wie Thymus, Milz und Lymphknoten. Blutgefäße, auch die intrazerebralen, sind reichlich innerviert. Das Gehirn synthetisiert eigene Hormone, die auf unterschiedlichen Ebenen aktiv werden: bei peripheren Organen und Gewebe, bei peripheren endokrinen Organen, die ihrerseits unterschiedliche Strukturen beeinflussen, und bei der Hypophyse, die die endokrinen Organe und Gewebe direkt beeinflusst.

Als Beispiel nennen Sterling und Eyer die Erhöhung des Blutdrucks bei Aktivierung: Vasopressin, das durch das Gehirn sezerniert wird, führt zur Gefäßkonstriktion, zur Reduktion des

Tabelle 4-1: Veränderungen im katabolen Zustand (nach Sterling & Eyer, 1988. Übersetzung: die Autorin)

Zunahme von	Abnahme von
Blutdruck	Blutfluss zur Niere, zur Haut und zum Darm
Kardiales Auswurfvolumen	Synthese von Glukose, Fett, Proteinen
Zurückbehaltung von Salz und Wasser (um Blutdruckerhöhung zu unterstützen)	Reparatur- und Ersatzvorgänge, Knochenwachstum
Blutfluss zu Muskeln	Ersatz von Zellen mit hohem Umsatz (Darm, Haut und andere)
Aufschlüsslung von Glukose, Fett, Proteinen	Produktion von Immunzellen (Thymus, Lymphknoten, Knochenmark)
Blutspiegel von Glukose, Fettsäuren, Aminosäuren	Sexuelle Prozesse (endokrin, zellulär, psychisch und im Verhalten)
Zirkulierende rote Blutzellen	
Produktion von roten Blutzellen	
Synthese oxidativer Enzyme (Leber)	

Tabelle 4-2: Liste einiger Veränderungen von Hormonen und Botenstoffen im katabolen Zustand (nach Sterling & Eyer, 1988. Übersetzung: die Autorin)

Zunahme von	Abnahme von
Kortisol (Glukokortikoide)	Insulin
Epinephrine	Kalzitonin
Norepinephrine	Testosteron
Glukagon	Östrogen
Wachstumshormon	Prolaktin
Antidiuretisches Hormon (Vasopressin)	LSH (Luteinisierendes Hormon)
Renin	FSH (Follikelstimulierendes Hormon)
Angiotensin	GnRH (Gonadotropin-Releasing-Hormon)
Aldosterone (Mineralokortikoide)	PRH (Prolaktin-Releasing-Hormon)
Erythropoetin	Atriopeptin
Thyroxin	Thymosine
Parathormon	Lymphokine
Melatonin	Zytokine
TSH (Thyroid-Releasing-Hormon)	
ACTH (Adrenokortikotrophes Hormon)	
Enkephalin (Opiat)	
Dymorphin (Opiat)	
Endorphin (Opiat)	

Urinflusses und zu erhöhtem Schlagvolumen des Herzens. Zudem aktiviert es die Ausschüttung von Aldosteron durch die Nebenniere und die Ausschüttung von ACTH durch die Hypophyse. Hormone und deren Metaboliten gelangen auch ins Gehirn, wo sie unterschiedliche Bereiche beeinflussen, die den Aktivierungsprozess verstärken. Am Beispiel des Blutdrucks lässt sich beobachten, dass das Hormon Angiotensin II der Niere, das die Blutdruckerhöhung unterstützt, die Area postrema der Medulla des Gehirns aktiviert, was zu einer erhöhten nervlichen Stimulation des Herzens, der Blutgefäße und der Niere führt. Angiotensin und Aldosteron, die den Blutdruck erhöhen durch die Zurückbehaltung von Salz durch die Niere, erhöhen auch den Appetit nach Salz. Zudem findet sich auch Atriopeptin, eine endokrine Substanz, die das Herz ausschüttet und das Salz-Wasser-Verhältnis beeinflusst, im Gehirn. Damit wird bei Aktivierung über verschiedenste, sich gegenseitig beeinflussende Prozesse die notwendige Blutdruckerhöhung erwirkt und homöostatische Feedbackmechanismen, die eine Blutdrucksenkung zur Folge hätten, wie Dilatation der Blutgefäße oder Ausscheidung von Wasser, übersteuert.

Die neuronale und neuroendokrine Kontrolle erfolgt also auf unterschiedlichsten Ebenen in Form einer Kaskade, bei der sich die verschiedenen Elemente gegenseitig verstärken und, wie erwähnt, die lokalen negativen Feedbackmechanismen übersteuern können.

Als weiteres Beispiel nennen Sterling und Eyer die allostatische Regulation der Immunreaktion: Um eine infektiöse Substanz, etwa ein Virus, abzuwehren, muss der Organismus

- das Virus als fremd erkennen,
- selektiv weiße Blutzellen produzieren (Leukozyten), um das Virus zu attackieren und nicht die eigenen Zellen,
- die Replikation des Virus unterdrücken durch Erhöhung der Körpertemperatur,
- die metabolische Energie so kanalisieren, dass diese Prozesse optimal erfolgen können,
- Prozesse unterdrücken (und damit die Hormone, die diese anstoßen), die mit den für die Immunantwort relevanten Körperaktivitäten konkurrieren.

Wie die Autoren ausführen, sezerniert das Immunsystem eine Reihe von chemischen Substanzen, die Lymphokine und Zytokine genannt werden, die auch einen wesentlichen Effekt auf das Gehirn haben. Diese umfassen auch viele Peptidhormone, die bekanntlich von endokrinen Drüsen, wie der Schilddrüse, ausgeschüttet werden. So können Leukozyten ACTH, Endorphine, Enkephalin und das Thyroid-Releasing-Hormon (TRH) sezernieren. Die ACTH-Sezernierung durch Leukozyten ist hoch genug, um eine Kortisolausschüttung zu erwirken, wie es bei einer mittleren Stressaktivierung beobachtet wird. Leukozyten sezernieren weitere Substanzen, so Thymosine, Interleukin und Interferon. Diese haben sowohl lokale Wirkungen als auch Effekte auf das Gehirn. Die Glukokortikoide, die bedingt durch das von den Leukozyten sezernierte ACTH ausgeschüttet werden, unterdrücken die Leukozytenproduktion mit Ausnahme derjenigen Leukozyten, die spezifisch an das infektiöse Agens binden. ACTH, Kortisol und die Opiathormone haben eine euphorisierende Wirkung auf das Gehirn. Interleukin IL1 bindet an thermoreguliernde Neurone im Hypothalamus, womit die metabolische Rate erhöht wird, z. B. durch erhöhte TSH-Sekretion, die eine Aktivierung der Schilddrüse zur Folge hat. Interferon behindert die virale Replikation und führt im Gehirn zu einer Sedierung. Thymosin4 erhöht die Immunreaktion des Thymus und führt beim Hypothalamus zur Sekretion von luteinisierendem Hormon (LH). LH erhöht Sexualhormone und induziert damit anabole Prozesse. Wie Sterling und Eyer (1988) feststellen, würde der Organismus, hätte er nur die Abwehr des Virus zu bewältigen, vorwiegend fiebrig und schläfrig werden, mit schönen und nährenden Träumen, was einer optimalen Voraussetzung für die effektive Immunantwort entspricht.

Auf der anderen Seite, wenn die Aktivierung des Organismus aufgrund anderer Herausforderungen sehr hoch ist, stimuliert das Gehirn wesentlich höhere Mengen von ACTH, Kortisol und anderer kataboler Hormone. Damit wird die Immunreaktion unterdrückt, bis die Herausforderung bewältigt ist. Damit ließe sich erklären, weshalb häufig nach einer Phase hoher Belastung eine Krankheit ausbricht.

Bezogen auf die Immunreaktion bedeutet dies demnach, dass das Gehirn durch den allostatischen Prozess die Zuordnung der körperlichen Ressourcen je nach Situation eher der Bewältigung von externen oder eher der Bewältigung von internen Herausforderungen bestimmt. Allostase ist also ein komplexer Prozess, der Gehirn und Soma als Ganzes umfasst. Damit ist eine sehr feine Regulation der Anpassungsvorgänge und des Energieverbrauchs möglich. Allostase gestattet auch die Antizipation einer notwendigen Aktivierung bei einer bevorstehenden Herausforderung.

Die Höhe einer Aktivierung wird, wie Sterling und Eyer (1988) in Stressexperimenten mit Versuchstieren festgestellt haben, einerseits durch den Reiz (Herausforderung, Bedrohung) bestimmt, andererseits kann sie reduziert werden durch Vorhersehbarkeit (bei gelernten Resultaten auf bestimmte Verhaltensweisen eines Versuchstiers auf einen Reiz), durch das Gefühl (die Erfahrung) von Kontrolle und Feedbackmechanismen. Jedoch können bei sehr hohen Herausforderungen oder Bedrohungen diese

Anpassungen überrollt werden und krankhafte Symptome auftreten.

Wenn der Organismus eine Herausforderung erfolgreich bewältigt hat, folgt eine Entspannungsphase mit der Aktivierung anaboler Prozesse. Wenn die Herausforderung chronisch wird, und damit auch die Aktivierung, erfolgt eine Anpassung des Organismus auf allen Ebenen. So verdicken sich z. B. die Muskelfasern der Blutgefäße, um den Blutdruck gemäß der Herausforderung aufrechtzuerhalten. Doch das kann dazu führen, dass sich die Blutgefäße im entspannten Zustand weniger gut entspannen können. Wenn katabole Peptide und Hormone ständig erhöht bleiben, führt dies zu einer Downregulation (reduzierte Bindungsfähigkeit) der Rezeptoren, an die sie andocken. Damit kann es in der Folge eine erhöhte Menge an Hormonen benötigen, um dieselben Effekte zu bewirken.

Sterling und Eyer beschreiben dies als eine Art Suchtbildung hinsichtlich kataboler Hormone. In dem Ausmaß, wie Stimmung und Appetit bedingt sind durch Rezeptorbindung von Hormonen und Peptiden wie Opiate, Kortisol oder ACTH oder Angiotensin im Gehirn, werden bei chronischer Erhöhung dieser Substanzen diese immer anhängiger von einer chronischen Aktivierung und damit ihrer chronischen Erhöhung.

Ebenso konnte bei Versuchstieren beobachtet werden, dass durch die Konditionierung durch Reiz-Verhalten-Resultat-Sequenzen stereotype Verhaltensweisen entstehen und sich fixieren. Sterling und Eyer postulieren, dass dies zu irreversiblen Mustern von Gen-Aktivierung führen kann. Somit ließen sich Prozesse erklären, die zu einer Sucht nach konstanter Aktivierung führen können, wie z. B. bei einem Workaholic.

McEwen (1998) hat als Folge das Konzept der „Allostatic Load" (AL) entwickelt (s. **Abb. 4-5**), um die kumulative Belastung darzustellen, der der Köper im Rahmen der allostatischen Adaptationsprozesse ausgesetzt ist. Er formuliert einleitend, dass die Adaptation an potenziell stressbelastende Herausforderungen die Aktivierung von neuronalen, neuroendokrinen und neuroimmunologischen Mechanismen beinhaltet, die Sterling und Eyer (1988, zitert nach Mc Ewen, 1998, S. 1; Übersetzung: die Autorin) als Allostase oder „Stabilität durch Veränderung" bezeichnet hatten. Diese besteht, wie oben ausgeführt, im Wesentlichen aus der physiologischen Stressreaktion und allen weiteren körperlichen und psychischen Regulierungsmechanismen. Nach McEwen spielt der subjektiv empfundene Stress eine zentrale Rolle. Die subjektive Stressbelastung wird nicht allein durch die vorliegende Herausforderung bestimmt, sondern auch durch die individuelle genetische, entwicklungsgeschichtliche und psychische Prädisposition, durch frühere Erfahrungen wie kritische Lebensereignisse oder Traumata und durch umweltrelevante Faktoren. Die subjektive Stresserfahrung führt einerseits zu der physiologischen Stressreaktion und andererseits zu einer Verhaltensreaktion. Dieses gesamte Reaktionsmuster bezeichnet McEwen als allostatische Reaktion. Sie umfasst, wie oben dargestellt, die Reaktionen des autonomen Nervensystems, die Wirkungen der Hypothalamus-Hypophysen-Nebennierenrinden-Achse, kardiovaskuläre, metabolische und immunologische Prozesse und das Verhalten. Während die akute Stress- und allostatische Reaktion eine adaptive und schützende Funktion hat, kann wiederholter oder chronischer Stress eine schädigende Wirkung auf den Organismus haben, wie schon Sterling und Eyer (1988) ausgeführt haben. Diese Situation bezeichnet McEwen als Allostatic Load. Allostatic Load, was McEwen den „Preis der Adaptation" nennt, ist dann vorhanden, wenn die allostatischen Mechanismen entweder überfordert sind, nach einer Stressexposition nicht mehr abschalten oder nicht mehr adäquat auf den auslösenden Stimulus reagieren und dann eine Überreaktion der adaptiven Systeme erfolgt (McEwen, 1998)

Er unterscheidet drei Formen der Allostatic Load, jeweils in Abhängigkeit der allostatischen Reaktion:

- Fehlen der normalen Adaptation an wiederholte Belastungen (gekennzeichnet durch ein Fehlen der erniedrigten Auslenkung der

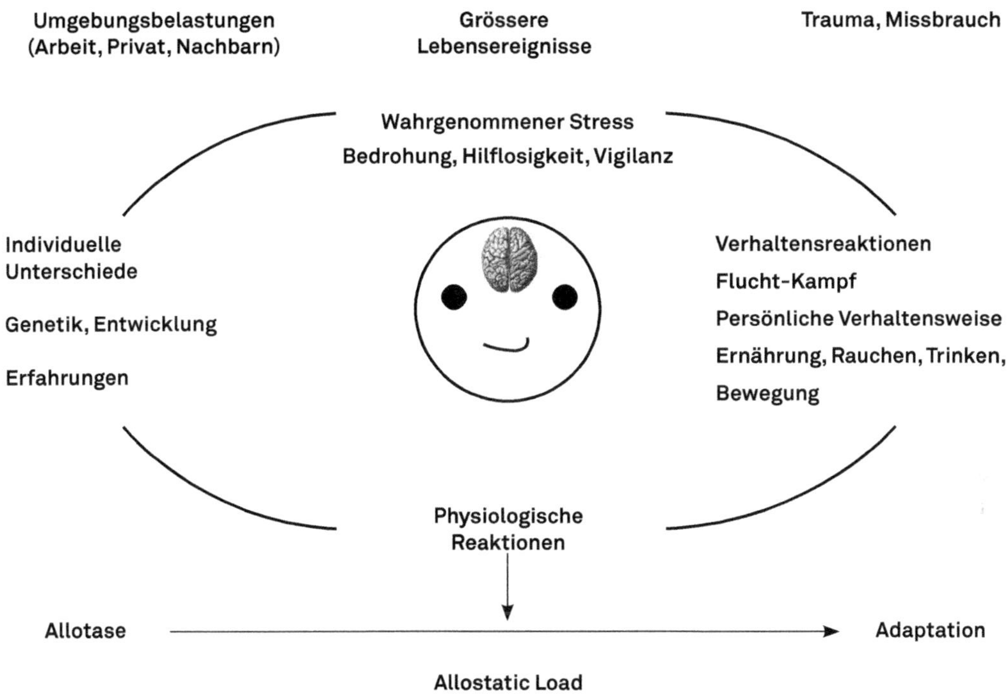

Abbildung 4-5: Allostase und Allostatic Load (nach McEwen, 1998), © Getty Images/NSA Digital Archive

physiologischen Reaktionen, die sich normalerweise bei wiederholten Stressbelastungen einstellt)

- Eine verlängerte physiologische Antwort durch Fehlen oder Verzögerung des Abschaltens
- Eine inadäquate physiologische Antwort, die zu kompensatorischer Hyperaktivität anderer Stressmediatoren führt

Zeichen einer allostatischen Load sind demnach z. B. ein erhöhter oder erniedrigter Kortisolspiegel oder eine ständige Erhöhung des Sympathikotonus bzw. eine Unterdrückung des Parasympathikotonus.

Bei längerem Bestehen einer Allostatic Load stellen sich auch somatische Krankheitskorrelate ein. Wesentliche Beispiele sind Folgende:

- Kardiovaskuläre Erkrankungen wie Bluthochdruck, Atherosklerose, Koronarerkrankungen
- Metabolische Erkrankungen wie Insulinresistenz, Gewichtszunahme und Diabetes Typ 2
- Schädigende Einflüsse auf bestimmte Hirnregionen, insbesondere auf die Plastizität der Nervenzellen und die Neurogenese (hier sind vor allem der Hippocampus, der präfrontale Kortex und die Amygdala sensibel; diese Veränderungen scheinen wesentlich zur Entwicklung einer Depression mit Beeinträchtigung kognitiver Funktionen wie Konzentration und Gedächtnis, negativem Affekt und Ängstlichkeit und vegetativer Stresssensibilität beizutragen)
- Unterdrückung der schnellen Immunreaktion, was sich in Infektanfälligkeit äußern kann

In einer longitudinalen Studie untersuchten Seeman, McEwen, Rowe und Singer (2001) über 7 Jahre die Gesundheitsfolgen einer allostatischen Belastung (AL) in einer Kohorte von 70- bis 79-jährigen Amerikanern, die in ihren körperlichen und kognitiven Funktionen im oberen Drittel der Studienpopulation lagen. AL wurde als Summerscore mehrerer physiologischer Parameter definiert (s. dazu die Originalpublikation). Es zeigte sich, dass AL ein erhöhtes Mortalitätsrisiko (OR = 1.23, 95% CI: 1.09–1.39) sowie ein erhöhtes Risiko für eine Reduktion der körperlichen und kognitiven Fähigkeiten und marginal für das Neuauftreten von kardiovaskulären Störungen (OR = 0.12, 95% CI: 0.99–1.27) darstellte.

Das Konzept der Allostatic Load ist attraktiv, da es die Komplexität der Reaktionen des Organismus auf Herausforderungen berücksichtigt und darzustellen sucht. Es kann auch einen guten Erklärungsansatz für Burnout und Depression darstellen. Die Operationalisierung als spezifische Messgröße erwies sich jedoch als schwierig und der Zusammenhang zwischen wahrgenommenem Stress, Allostatic Load und physiologischen Korrelaten als komplex.

Zudem ist die Erforschung von Stress, Allostase und Allostatic Load, wie McEwen (1998) darlegt, erschwert durch verschiedene Faktoren:

- Die Stresserfahrung ist individuell und das Stresskonzept subjektiv, das Stresskonzept kann die enorme individuelle Variabilität in der Auseinandersetzung mit der Umwelt nicht erfassen.
- Viele Aspekte des täglichen Lebens werden nicht per se als stressbelastend wahrgenommen, können aber trotzdem negative Effekte auf den Organismus haben. Die physiologischen Reaktionen auf diese täglichen kleinen Stressoren (daily hassles) sind schwierig zu messen, können jedoch kumulativ negative Konsequenzen haben.
- Es ist schwierig, die Mechanismen des Organismus, die die Adaptation und Allostase vermitteln, zu erfassen, da diese Mechanismen unter extremen Bedingungen auch schädigende Effekte (Allostatic Load) haben können.

So gibt es stressbezogene Störungen, wie Depression, Anorexia nervosa, kardiovaskuläre und metabolische Störungen mit einem erhöhten Kortisolwert (Hyperkortisolismus), jedoch auch solche mit einem niedrigen Kortisolwert (Hypokortisolismus) wie bei der Erschöpfung und der Schmerzstörung. Ausgehend von dieser Beobachtung postulierten Hellhammer, Schlotz, Stone, Pirke und Hellhammer (2004), dass es zwei hauptsächliche Subtypen in der Reaktion der HPA-Achse auf Stress gibt. Sie untersuchten 76 Personen mit oder ohne Hypokortisolismus über 1 Jahr und fanden, dass die Personen mit Hypokortisolismus eine niedrigere Allostatic Load aufwiesen, aber höhere Werte bezüglich wahrgenommenem Stress, depressiven Symptomen und körperlichen Beschwerden beklagten. Sie interpretieren diesen Befund so, dass die hypokortisoläme Stressreaktion protektiv gegen kardiovaskuläre und metabolische Störungen ist.

Die Diskussion zur Allostatic Load fokussierte sich in der Folge zunehmend auf zentralnervöse Mechanismen bei Stress. Heutzutage beschäftigen sich Forschende primär mit den durch chronische Stressbelastung veränderten neurobiologischen Befunden (s. dazu Kap. 4.1.5).

4.1.5 Neurobiologie von chronischem Stress

Bei chronischem Stress kommt es zu einer Reihe von Beeinträchtigungen oder Dysfunktionen in den verschiedenen Bereichen der Stressreaktion, wie schon im Konzept der Allostatic Load postuliert. Die Studienbefunde zur Neurobiologie von chronischem Stress mehren sich rapide und können hier nicht alle dargestellt werden. Es sollen hier zusammenfassend die wichtigsten Befunde diskutiert werden. Veränderungen finden sich in der Regulation der HPA-Achse mit Beeinträchtigung der negativen Feedbackmechanismen bezüglich Ausschüttung von Kortisol, in der Neuroplastizität mancher Hirnstrukturen, was auch zu strukturellen Veränderungen führen kann, und in der Funktion des autonomen Nervensystems. Diese Veränderungen scheinen ursächlich verantwortlich für Stressfolgeerkrankungen wie kardiovaskuläre Erkrankungen und psychische Störungen, insbesondere Depression.

Wie Murgatroyd und Spengler (2011) ausführen, zeigen Tiermodelle, dass die Konfrontation mit chronischem Stress zu einer dramatischen Veränderung des Gleichgewichts zwischen dem Kortikotropin-Releasing-Hormon (CRH) und dem Arginin-Vasopressin (AVP) führen. So ist eine wiederholte Exposition gegenüber Stressoren verknüpft mit einer erhöhten Expression von AVP in der Hirnregion PVN (Nucleus paraventricularis), einer Erhöhung der CRH-haltigen Neuronen, die ebenfalls AVP ausschütten, und einer Erhöhung der mRNA (Messenger -RNA), die für den V1b-Rezepor in der Hypophyse kodiert. Das bestätigt die Hypothese, dass bei chronischem Stress das AVP zur Antriebsfeder der Regulation der HPA-Achse wird (Aguilera & Rabadan-Diehl, 2000, zitiert nach Murgatroyd & Spengler, 2011). Eine weitere Bestätigung dieser These sind In-vitro-Studien, die darlegen, dass die Stimulation von ACTH durch das AVP weniger sensitiv ist auf das negative Feedback als die ACTH-Stimulation durch CRH (Bilezikjian, Blount & Vale, 1987, zitiert nach Murgatroyd & Spengler, 2011). Der Nettoeffekt dieser Veränderungen kann zu einer Persistenz und/oder Erhöhung der Glukokortikoide führen.

Glukokortikoide, Glukokortikoid- und Mineralokortikoid-Rezeptoren

Wie Gray, Kogan, Marrocco und McEwen (2017) ausführen, vermitteln Glukokortikoid- und Mineralokortikoid-Rezeptoren die zelluläre Antwort auf Kortikoide, wie Kortisol (s. dazu auch Kap. 4.1.4). Diese Rezeptoren sind in verschiedenen Gehirnbereichen vorhanden, jedoch am stärksten ausgedrückt im Hypothalamus und Hippocampus. Im Hypothalamus und Hippocampus vermitteln Glukokortikoid- und Mineralokortikoid-Rezeptoren die negative Feedbackschlaufe zur Regulation der HPA-Achse. Zudem haben beide Rezeptoren einen hierarchischen Einfluss in Gehirnregionen außerhalb des Hypothalamus, die eine neurale Kontrolle der HPA-Funktion ausüben, die von den zirkadianen Spiegeln von Kortisol abhängig sind. Im Hippocampus ist die Aktivierung von Glukokortikoid-Rezeptoren verknüpft mit biphasischen Effekten auf das Gedächtnis und die Neurogenese (Nervenneubildung) in der Hirnregion des Gyrus dentatus, mit morphologischen Veränderungen in der Verästelung von Dendriten (Nervenvernetzungsbahnen), dendritischen Ausstülpungen (dendritic spines), multiplen genomischen (das Erbgut der DNA aktivierenden) und nichtgenomischen basalen Hirnfunktionen wie Lernen, Gedächtnis, Gefühlsregulation und schließlich verknüpft mit Stress-Effekten. Auf molekularer Ebene gehören die Glukokortikoid- und Mineralokortikoid-Rezeptoren zur „Superfamilie“ der nuklearen Hormonrezeptoren, die durch die Gene NR3C1 und NR3C2 kodiert werden. Beide Rezeptoren sind in der Zellflüssigkeit, an der Zellmembran und an den Mitochondrien der Nervenzellen vorhanden. Wenn sie sich mit Kortisol binden, wandern (translozieren) die Glukokortikoid-Rezeptoren in der Zellflüssigkeit zum Zellkern, wo sie als Transkriptionsfaktor wirken (das Ablesen von DNA fördern) und so die Genexpression verändern. Glukokortikoid- und Mineralokortikoid-Rezeptoren an der Zellmembran und an den Mitochondrien können die neuronale Funktion schnell ändern durch eine Bindung an sogenannte Liganden, ohne Translozierung, indem sie Prozesse wie die Ausschüttung von aktivierenden Aminosäuren modulieren. Daher können Glukokortikoid- und Mineralokortikoid-Rezeptoren sowohl durch genomische oder nichtgenomische Mechanismen multiple neurochemische Systeme modulieren, einschließlich der primären Neurotransmitter (Nervenbotenstoffe) des Gehirns Glutamat und GABA, der Neuromodulatoren 5-Hydroxytryptamin (Serotonin), Noradrenalin und Dopamin, neurotrophische Faktoren wie BDNF (brain-derived neurotrophic factor); ein Protein aus der Gruppe der Neurotrophine) und andere extrazelluläre Signalsysteme wie Endocannabinoide.

Die Mineralokortikoid-Rezeptoren sind auch in Ruhephasen teilweise durch Kortikosteroide besetzt, da sie eine hohe Affinität zu

Kortikosteroiden haben. Die Glukokortikoid-Rezeptoren sind nur als Antwort auf Stress oder in den maximal aktiven Phasen des zirkadianen Rhythmus mit Kortikosteroiden besetzt. Die beiden Rezeptoren sind im Gehirn unterschiedlich verteilt. Die Glukokortikoid- und Mineralokortikoid-Rezeptoren in der Zellflüssigkeit sind an verschiedene Moleküle (z. B. an HSP90) gebunden, die ihre Wirkung hemmen. Dockt Kortisol am Rezeptor an, so lösen sich diese Proteine, und die Rezeptoren wandern zum Zellkern, wo sie Gene aktivieren oder unterdrücken können. Zusätzlich zu diesen genbezogenen Effekten können an Membranen gebundene Glukokortikoid- und Mineralokortikoid-Rezeptoren schnelle, nicht an Gene gebundene Effekte aufweisen, wie z. B. eine Veränderung der Funktion von Mitochondrien (den „Energiespeichern" der Zelle).

Eine Veränderung der Glukokortikoid-Menge im zentralen Nervensystem kann tiefe Veränderungen im Verhalten und Erleben bewirken, wie Tierversuche aufzeigen, aber auch Erkrankungen beim Menschen mit erhöhtem Kortisol, wie die Addison'sche Krankheit oder das Cushing-Syndrom, wo unterschiedliche psychische Störungen wie Depression oder Angst beobachtet werden, oder Störungen durch chronischen Stress, wie Depression, kardiovaskuläre Erkrankungen und immunologische Veränderungen. Hohe Kortisolspiegel können aber auch in bestimmten Situationen, wie z. B. bei der posttraumatischen Belastungsstörung nach Exposition mit dem traumatischen Ereignis einen protektiven Effekt haben. Andere Faktoren, wie z. B. Hormone oder neurotrophe Faktoren, können eine modulierende Rolle spielen.

Es finden sich auch Geschlechtsunterschiede im Bereich der Biochemie, Physiologie, Struktur und Funktion des gesamten Gehirns, inklusive der Glukokortikoid-Bahnen. So scheinen Frauen vulnerabler zu sein, auf Stress Angst und Depression zu entwickeln, während Männer eher Verhaltensstörungen und metabolische Störungen entwickeln. Im Tierversuch zeigen z. B. weibliche Nager im Vergleich zu männlichen Nagern ein unterschiedliches Muster der Remodellierung nach chronischem Stress. So findet bei weiblichen Tieren kein Remodellieren der CA3-Dendriten im Hippocampus wie bei männlichen Tieren statt, obschon sie gleich gestresst zu sein scheinen. Männliche Nager zeigen eine Beeinträchtigung des hippocampusabhängigen Gedächtnisses bei chronischem Stress, während dies bei weiblichen Nagern nicht der Fall ist. Ebenso zeigt sich bei männlichen Ratten keine Projektion von Dendriten zur Amygdala nach wiederholtem Stress beim Remodellieren von Dendriten der präfrontalen Region, während sich bei weiblichen Ratten im Gegenteil eine Vergrößerung der dendritischen Verästelung in die basolaterale Amygdala findet. Es wurden bei Tierversuchen auch Geschlechtsunterschiede in der Reprogrammierung der HPA-Achse während der Lebensspanne im Kontext des Reifungsprozesses und bezüglich Interaktionen der Geschlechtshormone mit den Glukokortikoiden gefunden. Diese Beispiele belegen, dass Geschlechtshormone wie Östrogene und Androgene weitläufige Effekte im zentralen Nervensystem haben. Bei Menschen fanden sich unterschiedliche neuronale Aktivierungsmuster bei ähnlichen Aufgaben. Es scheint, dass Männer und Frauen unterschiedliche Strategien aufweisen, um den täglichen Herausforderungen zu begegnen, die zum Teil bedingt zu sein scheinen durch feine Unterschiede in der Gehirnarchitektur. Es könnten sich beim Menschen ähnliche Prozesse bezüglich Plastizität, Schaden und Resilienz finden, wie sie im Tierversuch nachgewiesen wurden.

Diverse psychologische und physiologische Stressoren können eine akute Stressantwort auslösen, indem die HPA-Achse aktiviert und dadurch Kortisol durch die Nebennierenrinde ausgeschüttet wird. Dies führt zu multiplen Prozessen. Unter normalen physiologischen Umständen wird Kortisol in einem zirkadianen Rhythmus ausgeschüttet, sodass in den aktiven Phasen ein höherer Kortisolspiegel vorliegt als in Ruhephasen.

Wie Gray et al. (2017) ausführen, erhöht ein durch Stress ausgelöster Anstieg des Kortisols den durch die zirkadianen Rhythmen bedingten Kortisolspiegel zusätzlich. Es gibt zudem Hinweise darauf, dass die zirkadianen Fluktuationen, die notwendig sind für die Gesundheit der dendritischen Ausstülpungen und Synapsen der Nervenzellen, durch Stress gestört werden können.

Dabei scheint es eine Rolle zu spielen, wann im zirkadianen Rhythmus die durch Stress bedingte Kortisolerhöhung erfolgt. Findet sie in einer Ruhephase statt, scheint sie schädlicher zu sein als während einer ohnehin aktiven Phase (s. **Tab. 4-3**).

Die Aktionen der Glukokortikoide im Gehirn, vermittelt durch die Glukokortikoid- und Mineralokortikoid-Rezeptoren, sind also essenziell für das normale Funktionieren von zentralnervösen Schaltkreisen wie Lernen, Gedächtnis und Gefühlsregulation. Jedoch kann eine exzessive oder chronische Aktivierung dieses Systems zu Störungen und Erkrankung führen, was Ausdruck einer Allostatic Load ist. Dies fassen Gray et al. (2017) wie in Tabelle 4-3 aufgeführt zusammen (s. dazu auch Kap. 4.1.5).

Tabelle 4-3: Adaptive und schädigende Effekte von Stress, nach Gray et al., 2017. (Übersetzung: die Autorin)

Adaptive Reaktion	Mögliche Veränderung, adaptiv oder schädlich	Schädigende Effekte von Stress
Stressbelastung Minuten bis Stunden: • Mittelmäßig akut – Verstärkung • Intensiv akut – Unterdrückung • Traumatisch –Schaden, Zellverlust	Stressbelastung für Tage bis Monate: • Chronisch-adaptive Plastizität • Verlust von Resilienz	Stressbelastung für Jahre: • Verlust der Resilienz mit dem Altern • Erhöhte Vulnerabilität für dauerhaften Schaden
Synaptische Funktion: • Verstärkung der synaptischen Transmission • Long term potentiation • Lernen zur Selbsterhaltung		Synaptische Funktion: • Unterdrückung der synaptischen Transmission • Long term potentiation • Lernen von weniger wichtigen Dingen
		Adaptive Plastizität: • Suppression der Neurogenese • Vermittlung von dentrischen Veränderungen
		Verlust der Resilienz: • Neurochemische Veränderung • Beeinträchtigung des Remodellierens und mangelnde Erholung von Stress
		Erhöhung der Wahrscheinlichkeit von Schaden: • Möglicherweise Exotoxizität manifestiert durch Krämpfe oder Schlaganfall
		Hirnalterung: • Extrasynaptisches Glutamat • Freie Radikale und Entzündung

Zusammenfassend formulieren Gray et al. (2017) die folgenden Kernaussagen:

- Glukokortikoide sind essenzielle Signalmoleküle, die an Glukokortikoid- und Mineralokortikoid-Rezeptoren binden, um die Fähigkeit des Gehirns zur Stressadaptation zu regulieren.
- Der Glukokortikoidrezeptor kann die neurale Funktion verändern durch sowohl genomische (transkriptionelle) und nichtgenomische (intrazelluläre Signale, epigenetische Prozesse) Effekte.
- Geschlechtshormone, Neurotransmitter und neurotrophe Faktoren können die Effekte der Glukokortikoid-Rezeptoren modulieren.
- Stressinduzierte Veränderungen durch die Aktivierung von Glukokortikoid-Rezeptoren können persistieren und die zukünftige Reaktivität auf Stress durch epigenetische Mechanismen verändern.
- Erholung von Stress bedeutet nicht a priori Umkehrung der Veränderungen.

Neuroplastizität und Hirnstrukturen

Zentralnervöse Strukturen und Funktionsbereiche, die bei (chronischem) Stress als vornehmlich involviert untersucht wurden, umfassen die HPA-Achse, den Hippocampus, den präfrontalen Kortex und die Amygdala. Diese Strukturen und Funktionsbereiche sind bei einer Depression ebenfalls von Bedeutung. In einer Übersichtsarbeit fassen Pittenger und Duman (2008) die relevanten Befunde zum Zusammenhang zwischen Stress und neurobiologischen Veränderungen zusammen.

Hippocampus. Der Hippocampus ist wichtig für kognitive Fähigkeiten wie Aufmerksamkeit, Konzentration, Gedächtnis, Reaktionen auf neue Stimuli und vermittelt durch nervale Verbindungen Impulse zu anderen Regionen, die die Stimmung beeinflussen oder die Stressreaktion modulieren. Der Hippocampus scheint in der Regulation der Stressreaktion auch einen mehrheitlich hemmenden Effekt auf die Stressantwort der HPA-Achse auszuüben durch einen inhibitorischen Input auf die hypothalamischen Neurone, die CRF ausschütten (Herman & Cullinan, 1997; Jacobson & Sapolsky, 1991, zitiert nach McEwen, 1998). Der Hippocampus ist beteiligt am episoidischen und deklarativen Gedächtnis und speziell an der Erinnerung „im Kontext“, d.h. von Zeit und Ort, wo Ereignisse mit einer starken emotionalen Färbung stattfinden. Daher verringert eine Dysfunktion des Hippocampus die Genauigkeit und Zuverlässigkeit solcher Erinnerungen, was dazu beitragen könnte, dass Ereignisse in diesem Zustand als stressbelastend wahrgenommen werden, die unter anderen Umständen und bei unbeeinträchtigter Erinnerungsfunktion kaum als belastend eingeschätzt würden (McEwen, 1998).

Nach Pittenger und Duman (2008) fördert kurzer milder Stress die Lern- und Erinnerungsfähigkeit. Bei chronischem oder hohem Stress allerdings wiesen Versuchstiere eine Beeinträchtigung des hippocampusabhängigen Lernens auf. Die Verabreichung von hohen Dosen von Kortisol führt beim Menschen ebenfalls zu Gedächtnisschwierigkeiten.

Ein relevanter Mechanismus in der vom Hippocampus: gesteuerten Gedächtnisbildung ist die synaptische Plastizität der Neurone, die durch die LTP (longterm potentiation) moduliert wird. Hoher Stress kann bei Nagern die LPT beeinträchtigen, während milder Stress die Unterdrückung von LPT hemmt. Diese beiden Prozesse sind wohl durch ähnliche Mechanismen bedingt, weil sie durch eine Blockade der NMDA-Rezeptoren (ein hauptsächlich im zentralen Nervensystem vorhandener Rezeptor) verhindert werden. Niedrige Serumspiegel von Glukokortikoiden erhöhen die LPT, möglicherweise durch eine Aktivierung von Mineralokortikoid-Rezeptoren (MR), während hohe Serumspiegel diese Aktivierung bremsen, möglicherweise weil die MR saturiert sind und hauptsächlich die Glukokortikoid-Rezeptoren (GR) aktiviert werden. Lange andauernder Stress oder chronisch verabreichte Glukokortikoide schädigen die morphologische Plastizität des Hippocampus. Übermäßige Glukokortikoid-Serumspiegel oder Stress führen zu einer Verkürzung oder zur Atrophie von apikalen Dendriten der Pyramidenzellen im Hippocampus. Dadurch entsteht eine Reduktion der neuronalen Masse, allerdings ohne Zellverlust. Bei übermäßiger Verabreichung von Glukokortikoiden können hippocampale Pyramidenzellen sogar absterben. Zudem kann hoher akuter oder chronischer Stress, ebenso wie erhöhte Glukokortikoide, die Neurogenese im Hippocampus reduzieren.

Präfrontaler Kortex. Der präfrontale Kortex (PFC) ist eine wichtige Hirnregion für die Aufmerksamkeitslenkung, insbesondere für die Lenkung der Aufmerksamkeit bei sich verändernden Stimuli. Im präfrontalen Kortex lässt sich auf chronischen Stress ebenfalls eine Reduktion von dendritischen Ausstülpungen sowie der Länge und Komplexität kortikaler Dendriten beobachten. Zudem kann chronischer Stress im PFC die Neuroneogenese (Neubildung von Neuronen) beeinträchtigen. Im Tierversuch wird durch Stresserzeugung oder die Gabe hoher Dosen von Kortikosteroiden die Neuroplastizität im medialen präfrontalen Kortex beeinträchtigt und damit die Fähigkeit der Aufmerksamkeitslenkung reduziert. Zudem führt im Tierversuch chronischer unvorhersehbarer Stress zu einer Reduktion der Glia- und Endothelzellen. Gliazellen spielen eine wichtige Rolle in der Synthese und Inaktivierung von Glutamat, einem der Hauptneurotransmitter des zentralen Nervensystems. Sie ermöglichen auch viele metabolische Prozesse der Neuronen. Die Reduktion von Glia- und Endothelzellen kann die Funktion der Neuronen damit drastisch beeinträchtigen. Akuter Stress verringert auch die synaptische Plastizität der neuralen Projektionsbahnen vom PFC zur Amygdala (s. nächsten Abschnitt).

Amygdala. Die Amygdala ist Teil des limbischen Systems, das für Triebe, Emotionen und Lernen relevant ist. In der Depression ist die Amygdala vergrößert und hyperaktiv. Chronischer Stress fördert das amgydalaabhängige Lernen. Im Tierversuch erhöht chronischer Stress das amygdalaabhängige Lernen von Angst und verstärkt angstbezogenes Verhalten. Entsprechend fördert Stress die synaptische Plastizität und die Funktionsfähigkeit der Nervenzellen der Amygdala. Das könnte sowohl die Folge sein als auch dazu beitragen, dass die neuronalen Schaltkreise, die Furcht und Angst und weitere Emotionen kontrollieren, überaktiv sind. Stress, der bei Ratten im Hippocampus atrophische Veränderungen in den Pyramidenzellen verursacht, führt in der Amygdala zu einer Verlängerung der Dendriten und einer Verästelung der Hauptneuronen sowie im Nucleus der Stria terminalis, einem wichtigen Projektionsbereich der Amygdala. Diese Veränderungen scheinen sich nicht zurückzuentwickeln, auch wenn der Stress schon mehrere Wochen nicht mehr vorhanden ist. In der Tat scheint es, dass diese Veränderung der Amygdala sehr lange andauern. Bei Ratten kann pränataler Stress zu einer vergrößerten Amygdala im Erwachsenenalter führen.

Ventrales Striatum. Das ventrale Striatum und insbesondere der Nucleus accumbens spielen eine wichtige Rolle im Belohnungssystem. Es wird angenommen, dass eine Dysfunktion des Nucleus accumbens relevant ist für die Anhedonie (Niedergeschlagenheit). Stress kann die dopaminerge Projektion vom ventralen tegmentalen Areal (VTA) zum Nucleus acumbens aktivieren, was eine homöostatische Stressreaktion oder ein adaptives stressbezogenes Lernen zur Folge haben kann. Andererseits kann chronischer Stress zu einer Dysfunktion in diesem Regelkreis führen, wobei hier noch wenige Studien zur Neuroplastizität vorliegen.

Veränderungen im autonomen Nervensystem

Im normalen Zustand befinden sich die Endorgane der autonomen Nerveninnervation, wie die Blutgefäße oder das Herz, in einer Balance der sympathischen und parasympathischen

Einflüsse. Die Herzrate wird durch das autonome Nervensystem beeinflusst. Die Herzratenvariabilität (HRV), d.h. die Veränderungen der Zeitintervalle zwischen einem Herzschlag und dem nächsten Herzschlag, ist bedingt durch Fluktuationen in der sympathischen und parasympathischen Aktivität. Damit lassen sich von der Beobachtung der HRV Rückschlüsse auf die Funktionsweise des autonomen Nervensystems ziehen. HRV, gemessen als die Zeitintervalle der R-Spitzen der einzelnen QRS-Komplexe eines kontinuierlich gemessenen EKGs, wird mit verschiedenen Messparametern definiert. Einerseits als Zeitmaß zwischen den R-R-Spitzen, wobei ein Parameter, die SDNN, durch die die Standarddeviation aller normaler Zeitintervalle gemessen wird, und ein anderer Parameter, die RRSSD, der als die Quadratwurzel aufeinanderfolgender RR-Intervalle gemessen wird. Es gibt auch Messparameter, die aufgrund einer Spektralanalyse der Häufigkeit der R-R-Spitzen definiert werden. Dabei werden die HF (High-Frequency-Komponente) und die LF (Low-Frequency-Komponente) erfasst. Es hat sich gezeigt, dass alle Parameter, außer die LF, die parasympathische Aktivität reflektieren. Inwiefern die LF die sympathische Aktivität oder die Kombination von sympathischer und parasympathischer Aktivität darstellt, ist zurzeit noch Gegenstand wissenschaftlicher Debatte (Lennartsson, Jonsdottir & Sjörs, 2016).

Frauen weisen eine signifikant geringere HRV, gemessen als SDNN, als Männer auf. Obschon sie eine höhere Herzfrequenz haben, zeigen sie doch einen höheren Vagotonus als Männer, gemessen mit der HRV, und einem niedrigen LF-HF-Quotienten. Weitere Faktoren, die die HRV beeinflussen, sind Alter und Messmethodik (Koenig & Thayer, 2016).

Verschiedene Studien zeigten auf, dass akuter psychischer Stress (Delaney & Brodie, 2000; Hamer & Steptoe, 2007; Sgoifo et al., 2003) und chronischer psychosozialer Stress (Chandola, Heraclides & Kumari, 2010; Zanstra, Schellekens, Schaap & Kooistra, 2006) mit einer Reduktion der HRV einhergeht. Vrijkotte, Van Doornen und De Geus (2000) fanden heraus, dass chronische Stressbelastung am Arbeitsplatz, gemessen als Effort-Reward Imbalance (Siegrist et al., 2004), mit einer erhöhten Herzfrequenz während der Arbeit und gerade danach, höherem systolischem Blutdruck während der Arbeit und der Freizeit sowie einem erniedrigten Vagotonus im 24-Stunden-EKG verknüpft ist. Zudem waren eine erhöhte Herzfrequenz und ein niedriger Vagotonus mit einer leichten weitergehenden Hypertension verknüpft, wobei die Werte, die während des Schlafs gemessen wurden, prädiktiver waren als diejenigen, die während der Arbeit gemessen wurden.

Bei akutem Stress bei gesunden Probanden scheint sich die HRV in der Erholungsphase nach Sistieren des Stressstimulus vorübergehend zu erhöhen (vagaler Rebound-Effekt) (Mezzacappa, Kelsey, Katkin & Solan, 2001). Bei chronischem Stress kann die HRV-Reduktion sehr lange andauern, auch nach Sistieren des Stressstimulus und auch während Phasen der Erholung, wie im Schlaf.

Eine niedrige HRV (niedrige Parasympathikusaktivität, hohe Sympathikusaktivität) wurde auch bei verschiedenen somatischen und psychischen Störungen gefunden. So fanden Koenig, Williams, Kemp und Thayer (2016) in einer Metaanalyse mit mittleren Effektstärken, dass Patienten mit regelmäßigen Kopfschmerzen im Vergleich zu gesunden Probanden eine signifikant erniedrigte HRV aufwiesen. Mehrere Autoren konnten aufzeigen, dass ein erniedrigter Vagotonus bzw. eine erniedrigte HRV mit einem erhöhten Risiko für kardiovaskuläre Erkrankungen verbunden ist (Thayer & Lane, 2007; Wulsin, Horn, Perry, Massaro & D'Agostino, 2015). Thayer, Yamamoto und Brosschot (2010) argumentieren, dass autonome Dysfunktion, d.h. erniedrigte HRV, als ein gemeinsamer pathogener Mechanismus für verschiedene Erkrankungen, wie Hypertonie, Diabetes, Übergewicht und kardiovaskuläre Erkrankungen, betrachtet werden kann. Zudem scheint eine reduzierte HRV mit weiteren somatischen Erkrankungen assoziiert zu sein, so auch mit Diabetes und neurologischen Erkrankungen wie multiple Sklerose (MS), Muskelschwund, Parkison und Epilepsie (Cygankiewicz & Zareba, 2013)

Ebenfalls zeigen mehrere Studien auf, dass eine erniedrigte HRV mit psychischen Störungen assoziiert ist. So weisen Chalmers, Heathers, Abbott und Quintana (2016) eine erniedrigte HRV im Ruhezustand bei Probanden mit einer Angststörung, insbesondere bei gleichzeitigem Vorliegen von sorgenvollem Grübeln auf. Auch bei Depressionen findet sich eine reduzierte HRV im Ruhezustand bei nichtmedizierten Patienten (Kemp & Quintana, 2013), wobei Antidepressiva die HRV ihrerseits zu reduzieren scheinen (Kemp et al., 2014).

Studien zur HRV beim Burnout sind noch spärlich, doch einige Studien zeigten eine erniedrigte HRV bei Burnout auf. So wiesen Personen mit Burnout im Vergleich zu Gesunden, die einem kognitiven Belastungstest unterzogen wurden, keine Reduktion von Blutdruck und HRV nach dem Test wie die Gesunden auf, ermüdeten stärker und mussten mehr Aufwand erbringen (Zanstra et al., 2006). De Vente, Van Amsterdam, Olff, Kamphuis und Emmelkamp (2015) fanden bei Personen mit Burnout im Vergleich mit Gesunden eine reduzierte HRV sowie einen Trend zu einem erhöhten kardialen Output während eines kognitiven Belastungstests.

Eine neuerliche Studie (Lennartsson et al., 2016) fand bei Patienten einer spezialisierten Ambulanz des Institute of Stress Medicine, Gothenburg, Schweden, die ein klinisches Burnout aufwiesen (diagnostiziert als Exhaustion Disorder), im Vergleich mit gesunden Probanden und mit Patienten mit einem nichtklinischen Burnout eine signifikant reduzierte HRV, bei allen HRV-Messparametern außer der LF (low frequency power). Die Differenz der HRV zwischen den klinisch erkrankten Burnout-Betroffenen und den gesunden Probanden war wesentlich größer als zwischen den klinisch Erkrankten und den nicht klinisch erkrankten Burnout-Betroffenen. Die HRV der Gesunden unterschied sich nicht signifikant von der HRV der nicht klinischen erkrankten Burnout-Betroffenen.

4.1.6 Quellen individueller Unterschiede in der Stressreaktion

Menschen reagieren anders und unterschiedlich intensiv auf belastende Ereignisse, ihre Stressreaktionen sind durch individuelle Faktoren geprägt. Dazu tragen verschiedene biologische und psychische Faktoren bei.

Genetische Faktoren

Verschiedene genetische Faktoren tragen zu einer erhöhten Stresssensibilität bei, die zunehmend entschlüsselt werden. Dazu sollen hier beispielhaft zwei wichtige Befunde dargelegt werden. Caspi et al. (2003) publizierten 2003 einen viel beachteten Befund zur Rolle von genetischen Faktoren in der Vermittlung der Vulnerabilität, eine Depression zu entwickeln. Die Synthese des Serotonintransporters, der essenziell ist in der Regulation des Nervenbotenstoffs Serotonin, wird durch ein bestimmtes Gen kodiert. Damit dieses Gen aktiv wird, braucht es einen Anstoß durch ein sogenanntes Serotonin-Transporter-*Promotor*-Gen. Es schaltet das Gen quasi an. Dieses existiert beim Menschen in verschiedenen Varianten; man nennt dieses Phänomen Polymorphismus. Die Variante kann kurz oder lang sein bzw. in der DNA kurz-kurz (also von Vater und Mutter kurz), lang-lang (also von Vater und Mutter lang) oder kurz-lang (also von einem Elternteil kurz und vom anderen Elternteil lang). Caspi et al. (2003) konnten nun nachweisen, dass Menschen mit *zwei kurzen Varianten* des Serotonin-Transporter-Promotor-Gens bei Exposition mit Stress eine größere Wahrscheinlichkeit haben, an einer Depression zu erkranken, als solche mit einem kurzen oder einem langen oder zwei langen Varianten. Sie waren also vulnerabler für Stress.

Eine weitere Studie (Shalev et al., 2009) wies ebenfalls Effekte eines sogenannten Polymorphismus (Val66Met-Polymorphimus) nach beim BDNF (brain derived neurotrophic factor), einem sehr zentralen Protein für die neuronale Integrität, das Wachstum und Regeneration von Nervenzellen im Gehirn fördert. Dieser Polymorphismus bezieht sich auf eine Stelle der DNA, die entweder zweimal die Aminosäure Valin (val/val) oder die Aminosäuren Methionin und Valin (val/met) enthalten kann. In einem Versuch, in dem Männer und Frauen einem Stresstest unterzogen wurden, wiesen Männer mit einer Variante val/val eine höhere Ausschüttung des Stresshormons Kortisol auf als Männer mit der Variante val/met. Bei Frauen schien es sich umgekehrt zu verhalten. Frauen mit der val/val-Variante hatten den niedrigsten Anstieg von Kortisol. Es zeigte sich ein ähnliches Muster für Blutdruck und Puls. Relevant ist, dass auch Östrogene die Synthese von BNDF in verschiedenen Hirnregionen fördern und der Val66Met-Poylmorphismus von BDNF mit Angststörungen und Depression verbunden zu sein scheint.

Interaktion von Gen- und Umgebungsfaktoren und epigenetische Mechanismen

Dass Stressbelastung früh im Leben die Wahrscheinlichkeit erhöht, eine psychische Erkrankung zu entwickeln, ist durch die Forschung gut belegt. Besonders bedeutsam ist Stressbelastung in der frühen Entwicklung, wenn der Organismus sehr plastisch ist. Stressbelastete Situationen in der frühen Kindheit, wie Verlust eines Elternteils, Missbrauch oder Vernachlässigung, führen zu nachhaltigen neurobiologischen Veränderungen in der Stressachse, anderen neuroendokrinen Achsen, neurochemischen Veränderungen (Kortisol, Neurotransmittern), psychophysiologischen Funktionen (autonomes Nervensystem, Schreckreaktion, elektrische Aktivität des Gehirns) und strukturellen und funktionellen Veränderungen im Gehirn (Heim & Nemeroff, 2002). Die Mechanismen, die diesen Veränderungen zugrunde liegen, sind heute Gegenstand einer breiten Forschung (Murgatroyd & Spengler, 2011). Ein besonderes Augenmerk liegt dabei auf den sogenannten epigenetischen Mechanismen. Darunter werden Mechanismen verstanden, die die Expression eines Gens biochemisch beeinflussen, d.h., ob das Gen in einer bestimmten Region aktiv wird oder nicht. Diese Mechanismen werden durch Umgebungsfaktoren, also Einflüsse und Erfahrungen von außen, mitbestimmt. Epigenetische Mechanismen können so die Vulnerabilität, eine bestimmte Krankheit zu entwickeln, erhöhen. Bildhaft gesprochen, bildet die DNA die „Hardware" des Organismus, und die epigenetischen Mechanismen die „Software", die es braucht, um diese Hardware in Aktion und Produktion umzusetzen (für eine vereinfachte, allgemeinverständliche Darstellung epigenetischer Mechanismen siehe Spork, 2010).

Wie Murgatroyd und Spengler (2011) ausführen, wickelt sich die DNA, die den genetischen Code enthält, um Proteinmoleküle, sogenannte Histone, und bildet mit ihnen einen Komplex, der Chromatin genannt wird. Der genetische Code ist in allen Zellen des Organismus der gleiche, jedoch wird er je nach Gewebe unterschiedlich aktiviert (epigenetische Mechanismen). Dabei spielen die Histone eine wichtige Rolle. Diese Histonproteine werden an ihren Enden in Abhängigkeit der notwendigen Adaptation biochemisch stark modifiziert durch verschiedene Enzyme, was zu Methylierung (enthält am Ende eine Methylgruppe), Acetylierung (enthält am Ende eine Acetylgruppe) oder Phosphorylierung (enthält am Ende eine Phosphorgruppe) führen kann. Acetylierung ist das hauptsächliche Signal für eine Aktivierung von Genen, Methylierung bedeutet entweder Stilllegung von Genen oder eine Feineinstellung des genetischen Potenzials. Diese Methylierung geschieht gewöhnlich an bestimmten Dinukleotidsequenzen (CpG), die in bestimmten Regionen der DNA gehäuft auftreten.

Beim Menschen ist nach Bowlby (1982, zitiert nach Murgatroyd & Spengler, 2011) die Bindung an die Mutter (oder eine andere Bezugsperson) ein zentrales Element im Verständnis der Entstehung von Angst. Bowlby beschrieb unter anderem deutliche Ängstlichkeit bei Kindern ab dem 6. Lebensmonat, wenn sich die Mutter vom Kind entfernt. Wie Murgatroyd und Spengler (2011) ausführen, ist es wahrscheinlich, dass die durch die Mutter bedingte externe Regulation des kindlichen Emotionssystems während kritischer Entwicklungsphasen einen ausschlaggebenden Faktor darstellt. Sie beeinflusst das erfahrungsabhängige Wachstum von Hirnbereichen und -strukturen, die Emotionen und Verhalten regulieren. Bindungsverhalten könnte daher als ein biologisches System verstanden werden, das verknüpft mit dem Angst- und Stresssystem entstanden ist, um die Nähe von Kind und Eltern zu erhöhen und damit das Überleben des Kindes zu sichern. In Zeiten von Stress wird das Bindungssystem aktiviert, und die Verfügbarkeit einer Bezugsperson, wie die Mutter, reduziert die Ängstlichkeit des Kindes. Auf der anderen Seite kann häufiges oder langes Verlassensein zu Stress führen, was das Kind und die spätere erwachsene Persönlichkeit prägt. Dies kann als kurzfristige Folge zu Wut, Verzweiflung, Abschottung und vorübergehenden Verzögerung der intellektuellen Entwicklung führen und als Langzeitfolgen zu psychosomatischen Störungen und einem erhöhten Risiko für Depression und Angststörungen.

In Analogie dazu bezieht sich ein oft benutztes Tiermodell von frühem Umgebungsstress auf die Interaktion zwischen dem Muttertier und ihren Jungen. Wie Murgatroyd und Spengler (2011) ausführen, zeigte sich bei kleinen Ratten, die viel mütterliche Zuwendung bekamen (putzen und lecken), eine hohe Anzahl von GR-Rezeptoren (Glukokortikoidrezeptoren für Kortisol) im Hippocampus und eine reduzierte hippocampale Sensitivität für Kortisol. Zudem hatten diese Ratten reduzierte Mengen von CRH und eine reduzierte Aktivierung der HPA-Achse auf Stress im Vergleich zu Ratten, die wenig mütterliche Zuwendung bekommen hatten. Sie waren stressresistenter und weniger ängstlich. Es zeigte sich, dass die Ratten mit viel mütterlicher Zuwendung eine geringe Methylierung der DNA bei spezifischen CpG-Dinukleotiden aufwiesen. In einer Studie zu frühem Stress bei kleinen Mäusen, die während 10 Tagen jeweils 3 Stunden am Tag vom Muttertier weggenommen wurden, wurden eine nachhaltige erhöhte Expression von Argini-Vasopressin in einer spezifischen Zellregion (PVN) des Hypothalamus mit einer erhöhten Kortisolausschüttung gefunden, sowie eine erhöhte Ausschüttung von anderen Hormonen bei späteren Stresssituationen, und eine veränderte Feedbackhemmung der HPA-Achse. Sie waren also nachhaltig stresssensibler. Gleichzeitig wiesen diese Mäuse nach den 10 Tagen der 3-stündigen Trennung und für ein ganzes Jahr danach eine reduzierte Methylierung bei CpG-Dinukleotiden in der PVN-Region auf (Murgatroyd et al., 2009). Diese beiden Studien demonstrieren, wie epigenetische Prozesse die Stressreaktion modifizieren können.

Es gibt Hinweise auf ähnliche epigenetische Veränderungen beim Menschen aufgrund von Postmortemstudien von Menschen, die schwerwiegende frühkindliche Erfahrungen gemacht hatten (McGowan et al., 2009, zitiert nach Murgatroyd & Spengler, 2011).

Den Prozess der epigenetischen Beeinflussung der Genexpression fassen Murgatryod und Spengler (2011) in der Abbildung **4-6a** zusammen.

Wie Murgatroyd und Spengler (2011) ausführen, können epigenetische Veränderungen auch intrauterin entstehen: Wenn das Muttertier während der Schwangerschaft erhöhtem Stress ausgesetzt ist und damit einen erhöhten Kortisolspiegel hat, tritt Kortisol über die Nabelschnur in den Fötus ein. Das kann beim Fötus eine langfristige Stresssensibilität vermitteln. Epigenetische Mechanismen spielen auch im Erwachsenenleben eine Rolle, können reversibel sein, scheinen mit dem Alter jedoch zuzunehmen.

Epigenetische Mechanismen scheinen also allgemein relevante Prozesse in der Adaptation des Organismus darzustellen, besonders in der Reaktion auf Stress.

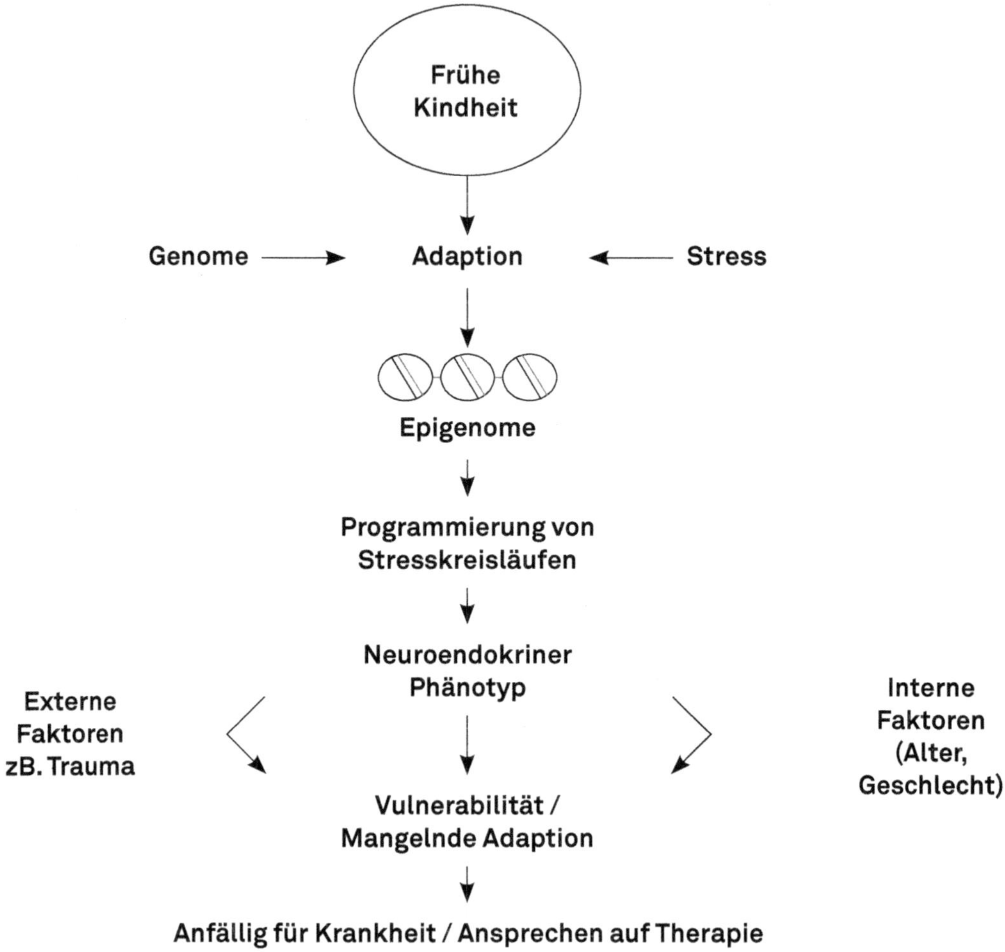

Abbildung 4-6a: Frühe Erfahrungen und epigenetische Mechanismen mit nachhaltigen Veränderungen in der Stressreaktion, der neuroendokrinen Reaktion und dem Verhalten (nach Murgatroyd, C. & Spengler, D. (2011). Epigenetics of early development. *Frontiers in Psychiatry*, 2 (16), 1–15. doi: 10.3389/fpsyt.2011.00016; Übersetzung: die Autorin)

Frühe Stressexposition, die zwar herausfordernd, aber nicht überwältigend ist, kann jedoch, wie Studien an Affen nachweisen, die Entwicklung von emotionaler und kognitiver Kontrolle, erhöhte Neugierde und eine reduzierte Aktivierung der HPA-Achse bei späterer Stressexposition bewirken und so die Resilienz fördern. So untersuchten Lyons und Parker (2007) bei Affen, die im Alter von 17 Wochen über 10 Wochen je einmal für eine Stunde von ihrer Mutter weggenommen wurden, im Vergleich zu solchen, die keine solche Stressexposition hatten, die Reaktion auf verschiedene Verhaltenstests im Alter von 9 Monaten, 1.5 Jahren, 2.5 Jahren und 8 Jahren. Dabei erwiesen sich die Affen mit der Stressexposition im Vergleich zu solchen ohne Stressexposition als weniger ängstlich, neugieriger und erfolgreicher in der Lösung verschiedener kognitiver Aufgaben und hatten eine geringere Aktivierung der HPA-Achse bei einem späteren Stresstest im Alter von 8 Jahren. Damit scheint eine kurze, nicht überwältigende Stressexposition im frühen Leben die Resilienz und Adaptation auf Stress im späteren Leben zu erhöhen.

Psychische Faktoren
Neben biologischen Faktoren wie Genetik und Epigenetik bestimmen auch psychische Faktoren die individuelle Stressantwort. Lazarus beschrieb in seiner Darstellung von Stress als Transaktion ausführlich die psychischen und kognitiven Prozesse, die bei der Einschätzung einer Herausforderung ausschlaggebend dafür sind, ob diese Herausforderung als Stress oder als eine positive Adaptationsaufforderung erlebt wird. Dabei spielen für ein erhöhtes Stresserleben negative kognitive Konstrukte, mangelnder Selbstwert, mangelnde Selbstwirksamkeit und dysfunktionale Bewältigungsstrategien eine große Rolle. Relevante individuelle Risikofaktoren für ein erhöhtes Stresserleben und Burnout werden im Kapitel 5.3 dargestellt.

Weitere stressmodulierende Faktoren
Zusätzliche Lebensbereiche, in denen eine aktuelle Stressbelastung vorliegt, können die individuelle Stressantwort auf eine akute Herausforderung erhöhen. Dies sind gleichzeitig bestehende körperliche Erkrankungen, zusätzliche Stressoren in verschiedenen Lebensbereichen wie Familie, Nachbarschaft, Freizeit, akute Stressbelastung, wie z. B. ein Unfall oder der Tod einer wichtigen Bezugsperson, und anderes mehr. Die kumulative Stressbelastung, die gerade vorliegt, beeinflusst also die je individuelle Stressantwort auf eine erneute Herausforderung (s. **Abb. 4-6b**).

4.2 Arbeitspsychologische Verursachungsmodelle

Arbeit ist ein zentraler Lebensbereich, der nicht nur dem Erwerbsgewinn und der materiellen Existenzsicherung dient, sondern wichtige psychische und soziale Funktionen erfüllt. Sie gibt dem Individuum die Möglichkeit, sein Potenzial zu entwickeln und zu entfalten, eine Sinngebung tätig zu verfolgen, Kompetenzen zu erwerben, sich als wirksam zu erleben, und trägt damit wesentlich zur Identitätsentwicklung und Lebensgestaltung bei. Sie vermittelt Zugehörigkeit, Anerkennung, Unterstützung, Austausch und Inspiration und die Möglichkeit, sich durch die eigene Tätigkeit und Wahrnehmung einer Arbeitsrolle zu bewähren und sozial zu etablieren. Dies beeinflusst Selbstwahrnehmung, Selbstwert und Selbstwirksamkeit als wichtige psychische Ressourcen. Allerdings kann der Arbeitskontext psychisch belastend und gesundheitsschädlich sein, den Selbstwert unterminieren und soziale Schwierigkeiten beinhalten. Die arbeitspsychologischen Verursa-

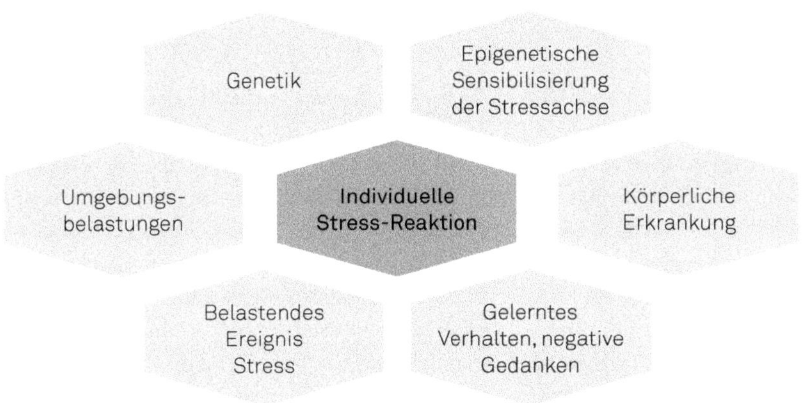

Abbildung 4-6b: Quellen individueller Unterschiede in der Stressreaktion

chungsmodelle widmen sich der Frage, welche psychosozialen Faktoren bei der Arbeit zu Stress, psychischer Belastung, gesundheitsschädlichen Einwirkungen und psychischen Störungen wie Burnout und Depression führen.

4.2.1 Grundlegende sozialpsychologische Modelle

Einleitend werden hier einige sozialpsychologische Modelle kurz dargestellt, auf die mehrere arbeitspsychologische Verursachungsmodelle grundlegend Bezug nehmen.

Selbstbestimmungstheorie (Self-determination Theory)

Die Selbstbestimmungstheorie nach Ryan und Deci (2000) ist ein Ansatz zur Untersuchung der menschlichen Motivation und Persönlichkeit auf der Basis von empirischen Methoden und einer „organismischen" Metatheorie, die die Bedeutung der entwickelten inneren Ressourcen für die Persönlichkeitsentwicklung und verhaltensbezogene Selbstregulation betont. Ryan und Deci gingen aus von der Beobachtung, dass Menschen entweder proaktiv und engagiert oder passiv und entfremdet sind. Sie postulierten, dass dies eher ein Ausdruck der sozialen Bedingungen, in denen sie aufwuchsen und funktionieren, als von genetischen Gegebenheiten sei. Ihr Forschungsfokus richtete sich auf die inhärenten Wachstumstendenzen und angeborenen psychischen menschlichen Bedürfnisse, die die Basis für Selbstmotivation und die Entwicklung einer integrierten Persönlichkeit darstellen, und die Bedingungen, die diese positiven Prozesse fördern oder stören. Aufgrund empirischer Untersuchungen identifizierten sie drei solcher Basisbedürfnisse, die essenziell scheinen für den optimalen Ausdruck der natürlichen Neigung nach Wachstum und Integration sowie für eine konstruktive psychische Entwicklung und das persönliche Wohlbefinden:

- Kompetenz, d.h. die Erfahrung, effektiv zu sein und etwas positiv bewirken zu können
- Bezogenheit, d.h., in einem sozialen Kontext eingebettet zu sein
- Autonomie, d.h., einen freien Aktionsradius zu haben

Sie beforschten auch Umgebungsfaktoren und Bedingungen, die die Selbstmotivation, die soziale Funktionsfähigkeit und das Wohlbefinden unterminieren, und kamen zum Schluss, dass, obschon viele Konditionen sich negativ auswirken können, diese sich herunterbrechen lassen auf die Formulierung: Eine Beeinträchtigung dieser drei oben genannten Grundbedürfnisse stellt die Grundlage der negativen Entwicklung dar. Ihre Forschung zu Selbstmotivation (natürliche Neigung zu Aktivität und Neugierde) ergab, dass soziale Bedingungen, die Autonomie und Kompetenzerleben unterstützen, den vitalen Ausdruck der menschlichen Wachstumstendenz fördern, während soziale Bedingungen, die das Verhalten kontrollieren und die Selbstwirksamkeit unterminieren, diesen Ausdruck beeinträchtigen. Sie untersuchten auch, wie extern bedingte Motivation verarbeitet und integriert wird, und fanden erneut, dass soziale Bedingungen, die Autonomie, Kompetenz und Bezogenheit unterstützen, zu einer größeren Internalisierung und Integration führen als Bedingungen, die Bedürfnisse nach Autonomie, Bezogenheit und Kompetenz nicht oder weniger befriedigen. Zudem betonen die Autoren, dass ein sozialer Kontext im privaten oder beruflichen Umfeld, der die grundlegenden psychischen Bedürfnisse nach Bezogenheit, Autonomie und Kompetenz positiv beantwortet, nicht nur für die psychische Entwicklung oder Selbstmotivation, sondern auch für die Gesundheit ausschlaggebend ist. Übermäßige Kontrolle, nicht angemessene Herausforderungen und Mangel an Bezogenheit zeigten eine Verknüpfung mit einem Mangel an Initiative und Verantwortungsübernahme sowie mit psychischer Belastung und einer erhöhten somatischen oder psychischen Erkrankungshäufigkeit.

Einfach ausgedrückt lässt sich die Selbstbestimmungstheorie (nach Ryan & Deci, 2000) folgendermaßen darstellen.

Selbstbestimmungstheorie (nach Ryan & Deci, 2000)

Um selbstmotiviert und aktiv zu sein, sein Potenzial ausschöpfen zu können und gesund zu bleiben, bedarf der Mensch der Befriedigung der folgenden grundlegenden psychischen Bedürfnisse beziehungsweise der Realisierung der folgenden Werte:

Autonomie: Ich habe Handlungsspielraum und kann über mich selbst bestimmen (Freiheit).

Zugehörigkeit: Ich bin eingebunden in ein soziales Netz und fühle mich mit anderen Menschen verbunden.

Kompetenz: Ich erlebe mich als wirksam und erfolgreich in der Bewältigung von Herausforderungen.

Equity Theory (Austausch- oder Gerechtigkeitstheorie)

Walster, Berscheid und Walster (1973) formulierten vier Thesen, die die theoretische Grundlage für die Entwicklung der Equity Theory bilden. Die erste These (IA) besagt, dass jedes Individuum versucht, seinen Gewinn oder Output zu maximieren. Dabei steht Output für den Gewinn minus die Kosten, also den Aufwand, den das Individuum betreiben muss, um den Gewinn zu erzielen. Würde aber jeder ungehindert zu erreichen suchen, was er will, so würde das in der menschlichen Gemeinschaft für alle Konflikte und Leiden bedeuten. Daher besagt die zweite These (IIA), dass Gruppen von Menschen den kollektiven Gewinn maximieren können, wenn sie ein von allen akzeptiertes System entwickeln können, das eine gerechte Verteilung von Gewinn und Kosten gewährleistet. Damit Gruppen wirksam ihre Mitglieder zu motivieren vermögen, gerecht zu handeln, muss es für die Mitglieder profitabler sein, gerecht zu sein als ungerecht. Daher folgt die These (IIB), dass Gruppen, die Mitglieder, die sich gegenüber anderen gerecht verhalten, belohnen, und solche, die sich ungerecht verhalten, bestrafen (durch höhere Kosten).

Was als gerecht oder ungerecht empfunden wird, ist kulturell sehr unterschiedlich. Waltser et al. (1973) schlugen daher vor, eine Beziehung dann als gerecht zu bezeichnen, wenn ein kritischer Beobachter (dies kann eine außenstehende Person oder einer der Beteiligten, Person A oder Person B, sein) zu dem Schluss kommt, dass alle Beteiligten gleiche relative Outcomes aus der Interaktion erhalten. Als Formel ausgedrückt ergibt dies:

$$\frac{\text{Outcomes A}}{\text{Inputs A}} = \frac{\text{Outcomes B}}{\text{Inputs B}}$$

Unter Outcome werden die positiven und negativen Konsequenzen verstanden, die die Beobachterin als die Folgen ihrer Interaktion mit dem anderen Menschen wahrnimmt. Positive Outcomes werden als Gewinne und negative Outcomes als Kosten bezeichnet.

Als Inputs werden von Walster et al. die Beiträge zu der Interaktion gesehen, die den an der Beziehung Teilnehmenden berechtigt, Gewinne oder Kosten zu generieren. Diese Beiträge können sowohl Aktivposten sein, was den Interaktionspartner berechtigt, einen Gewinn zu erzielen, oder Verpflichtungen, was ihm Kosten verursacht.

Als Formel drücken dies Walster et al. wie folgt aus:

$$\frac{\text{Outcomes A} - \text{Inputs A}}{\text{Inputs absolut A}} = \frac{\text{Outcomes B} - \text{Inputs B}}{\text{Inputs absolut B}}$$

„Input absolut" wird als der Input von A oder B unabhängig von Vorzeichen (negativ oder positiv) verstanden. Der „relative Outcome" ist null, wenn der Input gleich groß ist wie der Outcome, er wird positiv, wenn der Input kleiner ist als der Outcome, und negativ, wenn der Input größer ist als der Outcome.

Walster et al. argumentierten, dass Gesellschaften Normen zu Tauschgerechtigkeit entwickeln und diese Normen ihren Mitgliedern vermitteln. Das heißt, in jeder Gesellschaft gibt es einen allgemeinen Konsens darüber, was eine gerechte Beziehung ausmacht. Jedoch ist es offensichtlich, dass die Einschätzung, ob eine Tauschgerechtigkeit besteht, stets auch eine individuelle Beurteilung darstellt. Damit können sehr unterschiedliche Einschätzungen zwischen den Interaktionspartnern entstehen. Daher formulierten Walster et al. die dritte These (III), dass Personen, die sich in einer ungerechten Interaktion erleben, sich belastet fühlen. Je ungerechter sie die Situation erleben, desto belasteter werden sie. Mehrere empirische Studien bestätigten diese These. These IV besagt dann, dass Personen, die sich in einer ungerechten Beziehung befinden, sich bemühen, Gerechtigkeit wieder herzustellen. Sie können dies tun, indem sie effektiv eine gerechte Beziehung herstellen, z. B., indem sie weniger Aufwand betreiben. Oder sie können dies tun, indem sie ihre Sichtweise bezüglich der Inputs und Outcomes des Interaktionspartners oder ihre eigenen Outcomes psychisch verändern (psychische Tauschgerechtigkeit).

Zusammenfassend ausgedrückt, haben Menschen das Bedürfnis, dass die Ergebnisse (Output) einer sozialen Interaktion und ihr eigener Aufwand (Input) dafür in einem gerechten Verhältnis zu den Aufwendungen (Input) und Ergebnissen (Outcome) der anderen Person der Interaktion stehen. Als eigene Aufwendungen sind hier z. B. Zeitaufwand, Einsatz, allenfalls finanzielle Entschädigung und Ähnliches zu nennen, als Ergebnis Belohnungen, ein materieller Gewinn, eine positive Zuwendung, eine Hilfestellung oder Ähnliches. Gerechtigkeit wird dann empfunden, wenn sich im Rahmen der Interaktion für keinen der Interaktionspartner Vor- oder Nachteile im Vergleich zum anderen ergeben. Ausschlaggebend ist dabei nicht eine, wenn überhaupt messbare Ausgewogenheit der jeweiligen Aufwendungen, sondern die persönliche Wahrnehmung der beiden Interaktionspartnerinnen. Besteht jedoch ein Ungleichgewicht in der Wahrnehmung von eigenen Aufwendungen und erzieltem Ergebnis im Vergleich zu den Aufwendungen und Ergebnissen des Interaktionspartners, führt dies bei beiden Interaktionspartnern zu Dissonanz und einer psychischen Spannung, die zu Bemühungen führt, ein Gleichgewicht (wieder) herzustellen.

Die Equity-Theorie hat viele vertiefte Untersuchungen zu unterschiedlichen menschlichen Beziehungen und Interaktionen und zu den Reaktionen auf eine als ungerecht empfundene Beziehung beflügelt, so z. B. in Geschäftsbeziehungen, persönlichen und intimen Beziehungen oder potenziell ausbeuterischen Beziehung innerhalb der Industrie. Van Dierendock, Schaufeli und Buunk (2001) fanden in einer longitudinalen Studie ein erhöhtes Risiko für emotionale Erschöpfung bei Personen mit einer Tätigkeit im Dienstleistungssektor, die ungerechte Interaktionen am Arbeitsplatz erlebten. Für eine weitere Darstellung dieser Forschung sei hier auf die entsprechenden Publikationen hingewiesen (Walster et al., 1973; Walster, Berscheid & Walster, 1978).

Emotionsarbeit (Emotional Labor)

Unter Emotionsarbeit (emotional labor) im Arbeitskontext wird der Prozess verstanden, bei der eine Steuerung und Kontrolle der Gefühle erforderlich ist, die während einer Arbeitstätigkeit erwünscht sind. Der Begriff Emotionsarbeit wurde von Arlie Russel Hochschild (1983) geprägt.

Sie definierte „Emotions-Management als die Art Arbeit, die es braucht, um mit Gefühlsregeln umzugehen" (Hochschild, 1979, S. 522, Übersetzung: Autorin) und „Emotions-Arbeit als die Aktion, um zu versuchen, eine Emotion oder ein Gefühl hinsichtlich Intensität oder Qualität zu verändern" (Hochschild, 1979, S. 561, Übersetzung: Autorin). Dabei geht sie davon aus, dass es im sozialen Kontext je nach Situation angemessene (und nicht angemessene) Gefühle gibt und diese in der sozialen Interaktion wichtig sind. Sie betont, dass es dabei darum geht, die erwünschten Gefühle tatsächlich zu fühlen, und bezog sich primär auf den persönlichen sozialen Kontext.

Der Begriff Emotionsarbeit fand jedoch auch eine hohe Resonanz in der Arbeitspsychologie. In vielen Berufen, vor allem solchen im Dienstleistungssektor, erwartet die Arbeitgeberin von ihren Mitarbeitenden, dass sie Kunden und Kolleginnen freundlich, entgegenkommend und unterstützend begegnen. Dies soll bei den Kunden ein positives Gefühl vermitteln und damit das Resultat der interpersonellen Begegnung in eine positive Richtung, z.B. zu besseren Verkaufszahlen, steuern. Zum Beispiel wird erwartet, dass eine Person, die in einem Restaurant serviert, stets freundlich, diensteifrig und gut gelaunt ist.

Der Begriff „emotional labor" bedeutet Regulation der Gefühle, um erwünschte Emotionen in Arbeitskontext auszudrücken. Wir beziehen uns auf diesen Begriff als Emotionsarbeit im engeren Sinne. Allerdings steuern wir unseren Emotionsausdruck zum Teil auch in unserem persönlichen sozialen Umfeld, z.B. um eine Person, die uns nahesteht, uns günstig zu stimmen oder bei einer Auseinandersetzung zu beschwichtigen. Diese Form der Steuerung von Emotionen und Emotionsausdruck wird „emotion work" genannt, ist also Emotionsarbeit im allgemeinen Sinn.

Nach Hochschild (1979) lassen sich drei Strategien zur Emotionsregulation unterscheiden: kognitive, körperliche und ausdrucksbezogene Strategien. Kognitive Strategien umfassen Vorstellungen, Gedanken oder Bilder, um die gewünschten Gefühle zu wecken. Zum Beispiel verknüpft man eine schöne Ferienerinnerung mit dem Gefühl des Glücklichseins und aktiviert diese Erinnerung, wenn man sich glücklich fühlen will. Körperliche Strategien bestehen in der Beeinflussung von Körpersymptomen, um die gewünschten Gefühle zu entwickeln. Das kann z.B. darin bestehen, sich zu zentrieren und tief zu atmen, um Ärger oder Angst zu reduzieren und dann Freundlichkeit und Sicherheit auszudrücken. Ausdrucksbezogene Strategien beinhalten die Veränderung von Gesten, Körperhaltung oder Gesichtsmimik, um ein bestimmtes Gefühl zu empfinden, z.B. zu lächeln, um sich innerlich glücklich oder zufrieden zu fühlen. Hochschild benennt zwei Komponenten der Emotionsarbeit: oberflächliche und tiefe Steuerung der Emotionen. Bei der oberflächlichen Steuerung drücken die Menschen die gewünschten Emotionen aus, ohne zu ändern, was sie wirklich fühlen. Die tiefe Steuerung besteht in einer bewussten Bemühung, die eigenen Gefühle so zu ändern, dass sie den im Arbeitskontext gewünschten Gefühlen entsprechen und so einen natürlichen Gefühlsausdruck gestatten (was der Emotionsarbeit nach Hochschild entspricht). Zum Beispiel wird von einem Arzt oder einer Pflegefachperson Empathie für die Patientin erwartet: Eine tiefe Steuerung entspricht hier der Bemühung, echte Empathie zu empfinden und diese dann authentisch auszudrücken. Bestimmende Faktoren für den Gefühlsausdruck bei der Arbeit sind einerseits soziale, arbeitsspezifische und organisationale Normen sowie die Regeln, die Vorgesetzte diesbezüglich vorgeben, und andererseits die Disposition und inneren Konzepte der Arbeitnehmenden, wie die natürliche emotionale Ausdrucksstärke (Gesichtsmimik, Gesten und Körperhaltung), und das Ausmaß, in dem sie mit der Arbeitsrolle identifiziert sind.

Arbeitstätigkeiten, die Emotionsarbeit im engeren Sinne (emotional labor) verlangen, sind

- solche, die einen direkten Kontakt mit anderen Menschen, entweder durch Gesichtskontakt oder Hörkontakt (z.B. Telefon), beinhalten;
- solche, die das Ziel verfolgen, eine besondere Emotion bei anderen Menschen zu erwirken, und
- solche, die der Arbeitgeberin durch Training und Supervision eine gewisse Kontrolle über den Emotionsausdruck der Mitarbeiter gestatten.

Emotionsarbeit im engeren Sinn bedeutet also, dass Emotionen am Arbeitsplatz reguliert und gesteuert werden, um die Emotionen auszudrücken, die den Ausdrucksregeln der Organisation entsprechen. Dadurch können sich sowohl für das Individuum als auch für die Organisation bestimmte Konsequenzen ergeben. Es wurden verschiedene Berufsgruppen bezüglich emotional labor untersucht, unter anderem Arbeitnehmende in der Hotellerie und in Restaurants, in öffentlichen Ämtern, in Kinderkrippen, Polizistinnen, Ärzte, Pflegefachpersonen und Betreibungsbeamtinnen und weitere.

Morris und Feldmann (1996) bezeichnen Emotionsarbeit wie folgt: „Emotionsarbeit umfasst den Aufwand, die Planung und die Kontrolle, die nötig sind, um die von der Organisation erwünschten Gefühle in interpersonelle Begegnungen zum Ausdruck zu bringen" (S. 987; Übersetzung: die Autorin). Nach Wichroski (1994, zitiert nach Morris & Feldmann, 1996) ist der Ausdruck von Emotionen bei einer Dienstleistungsarbeit ein integraler Bestandteil der Dienstleistung: In Organisationen gibt es Ausdrucksregeln dafür, welche Emotionen wie ausgedrückt werden sollen. So sind Flugbegleiter angehalten, freundlich und fröhlich, und Mitarbeiterinnen eines Bestattungsdienstes ernst und zurückhaltend zu sein. Morris und Feldmann konzeptualisieren Emotionsarbeit in vier Dimensionen: die Frequenz, mit der gewünschte Emotionen ausgedrückt werden; die Aufmerksamkeit, die nötig ist, um die Ausdrucksregeln umzusetzen; die Verschiedenartigkeit des erwünschten Emotionsausdrucks; die emotionale Dissonanz (Diskrepanz zwischen wirklich gefühlten und ausgedrückten Gefühlen). Das Ausmaß, wie häufig und intensiv jede dieser Dimension bei der Emotionsarbeit berücksichtigt werden muss, bestimmt die psychische Energie, die dafür aufgebracht werden muss, und kann für die Mitarbeiterin negative Auswirkungen haben.

Hochschild (1983) postuliert, dass Emotionsarbeit die Arbeitnehmenden von ihren eigenen Emotionen entfremdet. Es können jedoch sowohl positive als auch negative Konsequenzen von Emotionsarbeit beobachtet werden. Wie Ashforth und Humphrey (1993) ausführen, kann Emotionsarbeit die Wirksamkeit in der Erfüllung einer Aufgabe erhöhen (z. B. hohe Verkaufszahlen, Trinkgeld), was Selbstwirksamkeit und Erfolg erhöht und den Selbstausdruck durch eine persönliche Gestaltung der Arbeitsrolle fördert. Sie postulieren, dass eine hohe Identifikation mit der Arbeitsrolle zu geringeren negativen Effekten und größeren positiven Effekten der Emotionsarbeit für den Arbeitnehmenden führen. Brotheridge und Grandey (2002) fanden, dass eine oberflächliche Steuerung der erwünschten Emotionen (vorschwindeln) zu Depersonalisierung führte, während eine tiefe Steuerung von positiven Emotionen ein erhöhtes Gefühl der eigenen Leistungsfähigkeit zur Folge hatte.

Andererseits fanden verschiedene Studien, dass emotional labor als Stress und erschöpfend empfunden wird und zu psychischen Belastungen und Depression führen kann (Pugliesi & Shook, 1997; Wharton, 1993, 1996). Morris und Feldmann (1996) nehmen Bezug auf mehrere Studien zu Emotionsarbeit und kommen zum Schluss, dass eine hohe Häufigkeit und Dauer des Emotionsausdrucks, eine hohe Aufmerksamkeit zur genauen Umsetzung der Ausdruckregeln, eine große Verschiedenartigkeit der auszudrückenden Emotionen und ein hohes Ausmaß der emotionalen Dissonanz die Entwicklung einer emotionalen Erschöpfung begünstigen, während nur emotionale Dissonanz eine reduzierte Arbeitszufriedenheit zur Folge haben kann. Zapf (2002) beobachtete auch negative Konsequenzen wie Arbeitsunzufriedenheit, Arbeitsstress, Depersonalisierung, emotionale Erschöpfung, Gedächtnisstörungen, hoher Blutdruck, koronare Herzkrankheit und Burnout besonders bei Vorliegen von emotionaler Dissonanz und organisationaler Probleme. Jeung, Kim und Chang (2018) und Jeung et al. (2017) fanden, dass Emotionsarbeit mit Burnout assoziiert ist, besonders bei Vorliegen von Konflikten, Spannungen und emotionaler Dissonanz. Ein weiteres Ergebnis ist, dass Personen mit einer Typ-A-Persönlichkeit und geringer Selbstwirksamkeit besonders gefährdet sind.

Zusammenfassend lässt sich sagen, dass Emotionsarbeit, d.h. die Regulation und der Ausdruck von erwünschten Emotionen im Arbeitskontext, ein integraler Bestandteil einer Arbeitstätigkeit im Dienstleistungssektor ist. Für Mitarbeitende kann Emotionsarbeit positive oder negative Konsequenzen haben. Nach Wharton (1993) wird der Effekt von Emotionsarbeit beeinflusst durch den Grad von Autonomie und Arbeitsengagement sowie die Fähigkeit zur Selbstregulation der Person. Eine entscheidende Rolle spielen zudem, ob eine oberflächliche oder tiefe Steuerung der Emotionen oder eine hohe emotionale Dissonanz vorliegt, des Weiteren die Identifikation mit der Arbeitsrolle sowie Persönlichkeits- und organisationale Faktoren.

4.2.2 Thesen und Befunde der ersten Phase der Burnout-Forschung

Schon in den ersten Beschreibungen von Burnout wurden verschiedene Thesen zu verursachenden Faktoren formuliert. Freudenberger (1974) betrachtete übertriebenes Engagement und Idealismus des Betroffenen als relevante Risikofaktoren, Maslach und Jackson (1981) und Maslach und Schaufeli (1993) sahen vorerst vor allem die Belastungen durch intensiven zwischenmenschlichen Kontakt, wie sie den helfenden Berufen eigen sind, als ausschlaggebend (Emotionsarbeit). Cherniss (1980) identifizierte verschiedene organisationsbezogene Faktoren als relevante Reibungspunkte, die zu Burnout führen können: Bürokratie, Schwierigkeiten mit Klienten, Routine, Langeweile, Mangel an Unterstützung, außerdem die Kompetenzkrise von jungen Professionellen, die enttäuscht sind über die Arbeitsrealität, die sie sich anders vorstellten.

Mit der Untersuchung von anderen als den helfenden Berufsgruppen wurden auch andere ätiologisch wirkende Prinzipien postuliert. Systematische Untersuchungen zu möglichen Risikofaktoren zeigten auf, dass sowohl individuelle Charakteristika als auch Faktoren aus der Umwelt, vor allem aus der Arbeitsumgebung, als Risikofaktoren für die Entwicklung eines Burnouts wirken. In einer ersten Phase handelte es sich bei diesen Studien ausschließlich um Querschnittsuntersuchungen, was nur korrelative Zusammenhänge aufzeigen kann.

Viele der Arbeitscharakteristika, die mit einer Burnout-Entwicklung in Verbindung gebracht wurden, bezogen sich auf den Kontakt mit anderen Menschen, seien dies nun Klienten oder Kolleginnen. Burnout zeigte positive Korrelationen mit der absoluten Zeit in direktem Klientenkontakt (Maslach & Jackson, 1982), der Anzahl der Fälle (Maslach & Jackson, 1984), dem Ausmaß, wie schwierig Klienten sind (Pines & Maslach, 1978), und dem Mangel an kollegialer Unterstützung (Burke, Shearer & Deszca, 1984). Diese Befunde zeigen eine Analogie zum Konzept von emotional labor. Auch Interaktionen mit Kollegen wurden als Quelle von Stress und Burnout identifiziert, können aber, wenn sie positiv wahrgenommen werden, auch eine Ressource darstellen.

Eine Studie von Leiter und Maslach (1988) mit Pflegenden in einem Akutspital wies nach, dass hoher Rollenkonflikt (d.h., die Arbeitsrolle beinhaltet für Mitarbeitende konfliktbehaftete Inhalte), aber auch schwierige Kontakte mit dem Vorgesetzten mit emotionaler Erschöpfung ausgeprägt korrelierten. Depersonalisierung war negativ korreliert mit angenehmen Kontakten zu Kollegen, die demnach protektiv wirkten, und positiv korreliert mit schwierigen Vorgesetztenkontakten (in der multiplen Regression ergab sich kein signifikanter Effekt für den schwierigen Vorgesetztenkontakt). Angenehme Kontakte zu Kolleginnen korrelierten ebenfalls positiv mit der subjektiven Leistungseinschätzung und beruflichen Wirksamkeit.

In einer Metaanalyse von 61 Studien (alle benutzten das Maslach Burnout Inventory) zu Faktoren, die Burnout in Abhängigkeit möglicher erklärender Variablen untersuchten, zeigten Lee und Ashforth (1996) auf, dass verschiedene Belastungsfaktoren und der Mangel an gewissen Ressourcen aus der Arbeitswelt zu Burnout führen können. Sie fanden eine differenzierte Assoziation, insbesondere der Belastungsfaktoren, mit der Dimension „emotionaler Erschöpfung“: Die folgenden Belastungsfaktoren waren signifikant und mit einem Koeffizienten von 0.50 oder größer mit emotionaler Erschöpfung korreliert:

- Rollenkonflikt
- Rollenstress
- Belastende Ereignisse
- Arbeitsbelastung
- Arbeitsdruck

Gleichzeitig wies „emotionale Erschöpfung“ wesentlich geringere Korrelationen mit den als Ressourcen bezeichneten Faktoren auf, außer mit „unerfüllte Erwartungen“, wo sich ein Korrelationskoeffizient von 0.53 zeigte.

Die folgenden Ressourcen waren signifikant und mit einem Koeffizienten von minus 0.30 oder größer mit emotionaler Erschöpfung korreliert, d.h., bei Vorliegen dieser Ressourcen wurde weniger emotionale Erschöpfung (Burnout) beobachtet:

- Soziale Unterstützung
- Unterstützung durch den Vorgesetzten
- Einbindung in die Gemeinschaft
- Innovation
- Partizipation

Unerfüllte Erwartungen und Bestrafung waren mit einem Korrelationskoeffizienten von 0.30 oder größer mit emotionaler Erschöpfung assoziiert, d.h., sie fördern emotionale Erschöpfung (Burnout).

Die Korrelationen der Dimension „Depersonalisierung“ mit Belastungsfaktoren waren deutlich kleiner. Folgende Belastungsfaktoren waren signifikant und mit einem Koeffizienten von 0.34 oder größer mit Depersonalisierung assoziiert:

- Rollenzwiespalt
- Rollenkonflikt
- Rollenstress
- Belastende Ereignisse
- Arbeitsbelastung

Die Autoren argumentieren, dass die Belastungsfaktoren direkt auf die Dimension „emotionale Erschöpfung“ wirken, aber nur indirekt auf die Dimensionen „Depersonalisierung“ und „subjektiv eingeschätzte Leistungseinbußen“, da diese eine Reaktion auf emotionale Erschöpfung darstellen. Somit scheint es ihnen logisch, dass sich hier kleinere Korrelationen finden.

Depersonalisierung wies vergleichbare Korrelationen auf mit Faktoren, die als Ressourcen gelten, wie mit Belastungsfaktoren. Die signifikant assoziierten Ressourcen mit einem Koeffizienten von minus 0.34 oder größer waren:

- Einbindung in die Gemeinschaft
- Teamkohäsion
- Möglichkeit, seine Fähigkeiten einzusetzen

Diese drei Ressourcen scheinen es den Menschen offenbar zu ermöglichen, auch bei starken Belastungen eine weniger defensive Haltung einzunehmen.

Die Dimension „subjektiv eingeschätzte Leistungsfähigkeit“ wies sehr kleine Korrelationen mit Belastungsfaktoren auf, die größte fand sich mit Rollenkonflikt mit einem Koeffizienten von minus 0.22. Einige Ressourcen korrelierten aber signifikant mit „subjektiv eingeschätzter Leistungsfähigkeit“ mit einem Koeffizienten von 0.30 oder größer:

- Freude an der Arbeit
- Partizipation
- Teamorientierung

Für Lee und Ashforth stellten diese Resultate eine Unterstützung des von Hobfoll formulierten Conservation-of-Resource-Modells (Hobfoll, 1989; Hobfoll & Shirom, 1993) dar. Dieses Modell besagt, dass Menschen am meisten belastet sind, wenn sie persönliche Ressourcen verlieren, ihnen ein Verlust persönlicher Ressourcen droht, ihre persönlichen Ressourcen ungenügend sind, um Anforderungen zu begegnen, oder ihr Einsatz nicht das erwünschte Resultat zeigt. Hohe Anforderungen verlangen Energieeinsatz, was zu persönlichem Ressourcenverlust führen kann. Dies kann zu einer Überkompensation führen, um den Ressourcenverlust abzuwenden, was einen weiteren Belastungsfaktor darstellt. Auf das Fehlen von möglichen weiteren Ressourcen aus der Umgebung schienen Menschen weniger sensibel zu reagieren als auf den Verlust der eigenen Ressourcen.

Unabhängig von dieser theoretischen Interpretation ließen sich nicht nur interpersonelle, sondern auch andere strukturelle Faktoren aus der Arbeitsumgebung als relevante Risikofaktoren oder als protektive Faktoren identifizieren. Damit wurde die These, dass Burnout als eine überdauernde Reaktion auf die belastende Exposition mit anderen Menschen zu verstehen ist, relativiert.

Als Risikofaktoren erwiesen sich:

- Arbeitsbelastungen wie Arbeits- und Zeitdruck
- Schwierigkeiten mit der Arbeitsrolle
- Belastende Ereignisse

Als protektive Faktoren erwiesen sich:

- Soziale Unterstützung
- Teamatmosphäre
- Möglichkeit, an Entscheidungen zu partizipieren
- Möglichkeit, seine Fähigkeiten einzubringen
- Freude an der Arbeit

Allerdings lässt sich auch sagen, dass die Abwesenheit dieser protektiven Faktoren durchaus auch als Risikofaktor gewertet werden kann.

4.2.3 „Six Areas of Worklife" nach Maslach und Leiter

Leiter und Maslach (1999) formulierten auf der Basis der verschiedenen Untersuchungen zu arbeitsbezogenen Faktoren, die mit Burnout assoziiert sind, das „Six areas of worklife"-Modell. Dieses besagt, dass bei Vorliegen einer chronisch fehlenden Übereinstimmung zwischen Menschen und ihrem Arbeitsumfeld in einem oder mehreren von sechs ausschlaggebenden Bereichen ein erhöhtes Burnout-Risiko besteht. Die sechs Bereiche, die weiter unten in diesem Abschnitt erläutert werden, sind Arbeitslast, Kontrolle, Wertschätzung, Gemeinschaft, Fairness und Werte.

Idealerweise erreichen Arbeitgeberinnen und Arbeitnehmende ein gegenseitig befriedigendes Gleichgewicht bezüglich dieser sechs Bereiche auf der Basis einer expliziten und impliziten Verhandlung, die zu einem psychologischen Kontrakt hinsichtlich der Arbeit führt (Arbeitskontrakt). Dieser Kontrakt regelt einerseits die Aufgaben des Arbeitnehmers und andererseits die finanzielle Abgeltung und Sozialleistungen des Arbeitgebers. Er beinhaltet zudem, meist auf der Basis nicht schriftlich formulierter und oftmals implizierter Vereinbarungen, die zu erwartende Art und Weise des gegenseitigen Umgangs und die immateriellen Güter, die die Arbeitnehmenden gewinnen können, wie Anerkennung, Selbstentfaltung, Weiterentwicklung und soziale Vernetzung (Rousseau, 1995). Mangelnde Übereinstimmung (mismatch) entsteht dann, wenn während der Verhandlungsphase kritische Themen nicht abschließend gelöst wurden oder wenn sich die Arbeitsbeziehung in eine für den Arbeitnehmenden inakzeptable Richtung verändert. Aus dieser Perspektive her gesehen ist nicht das absolute Ausmaß eines vorliegenden organisationalen Problems ausschlaggebend, sondern in welchem Umfang die Arbeitsanforderungen den Erwartungen des Arbeitnehmenden entsprechen. Gleichermaßen kann eine mangelnde Übereinstimmung bezüglich Kontrolle entstehen, wenn sich die Arbeitnehmenden *überkontrolliert fühl*en durch Mikromanagement oder durch hohe Ambiguität oder Chaos bezüglich der Strategien der Unternehmung. Der kritische Punkt ist die Frage, inwiefern das organisationale Kontrollsystem mit den Erwartungen des Arbeitnehmenden übereinstimmt.

Der Fokus der mangelnden Übereinstimmung liegt in diesem Modell vielmehr auf der Ebene der Beziehung zwischen Arbeitgeberin und Arbeitnehmer als auf der Ebene der Ziele und Bedürfnisse der Organisation oder des Individuums. Ebenso liegt der Fokus nicht bei der Produktivität des Unternehmens oder Karriereentwicklung des Mitarbeiters, sondern bei der Fähigkeit, wie Menschen und Organisationen es schaffen, lebendige und dauerhafte Arbeitsbeziehungen zu entwickeln. Es geht nicht um ein unerfülltes Bedürfnis nach Kontrolle eines Mitarbeiters, sondern um die Nichtübereinstimmung bezüglich Kontrolle zwischen dem Mitarbeiter und der Organisation, die zu Burnout führt. Es geht um eine Klärung der Kontrollaspekte, was einer dynamischen Verhandlung im Rahmen eines ständigen Dialogs bedarf.

Wie Leiter und Maslach (1999) ausführen, entspricht der Fokus auf Missverhältnisse dem Austausch- oder Gerechtigkeitsmodell (Equity-Theorie) (Walster et al., 1973), das besagt, dass Menschen innerhalb einer Interaktion mit anderen Menschen das Ziel verfolgen, eine ausgewogene und damit gerechte Beziehung zwischen dem in der Interaktion gemachten Aufwendungen (Aufwand, Input) und den dabei erzielten Ergebnissen (Ertrag, Output) zu stellen. Das Gefühl, dass es ein Ungleichgewicht gibt hinsichtlich des Aufwands und Ertrags, führt zu Unzufriedenheit und Stress sowie zu Bemühungen, ein Gleichgewicht wieder herzustellen. Zudem beurteilen Menschen dieses Gleichgewicht auch mit Hinblick auf andere Menschen in ihrer Referenzgruppe. Wenn sie glauben, dass sie weniger Ertrag bekommen als andere, fühlen sie sich als zu kurz gekommen; wenn sie glauben, dass sie mehr Ertrag bekommen, als privilegiert.

Arbeitslast

Mit steigender Arbeitslast steigt das Risiko für Burnout, insbesondere für emotionale Erschöpfung. Menschen, die zu wenig Zeit oder Unterstützung erhalten, sich vollständig von anspruchsvoller Arbeit zu erholen, sind gefährdet, eine chronische Erschöpfung zu entwickeln. Größere Anforderungen führen zu mehr Belastung und Stress, und es gibt eine Begrenzung, was ein Mensch zu leisten vermag. Eine regelmäßige Überschreitung dieser Grenze kann zu ausgeprägter Erschöpfung führen.

Diese Beziehung zwischen Arbeitslast und Erschöpfung ist allerdings komplex. Es hängt von der Art der Arbeit ab und davon, wie der Arbeitnehmende seine Arbeit sieht. Zudem scheint es eine Rolle zu spielen, inwiefern die Arbeitnehmenden Unterstützung erhalten und ob zusätzliche Belastungsfaktoren vorliegen. Viele Burnout-Forscher beschäftigten sich besonders mit der Belastung durch emotionsorientierte Arbeit in helfenden Berufen. Die emotionale Arbeit löst im Helfer eigene Gefühle und Reaktionen aus, die nach der Arbeit weiterwirken und so den Erholungsprozess hindern können. Obschon die Helfenden diesen Beruf wählten, sind oftmals die Arbeitsstrukturen so, dass es ihnen nicht möglich ist, dies langfristig zu tun. Dabei scheint vor allem die Inkongruenz zwischen emotionalen Anforderungen an die Mitarbeitenden und dem durch die Organisation gegebenem Unterstützungssystem ein durchdringendes Ungleichgewicht in den meisten sozialen Berufen darzustellen und als Risikofaktor für eine Burnout-Entwicklung zu wirken. Emotionale Arbeit ist besonders belastend, wenn die Arbeit danach verlangt, Gefühle darzustellen, die den eigenen Gefühlen nicht entsprechen (s. unter emotionale Dissonanz in Kap. 4.2.1). Unklar ist dabei, ob dies von dem zusätzlichen Aufwand herrührt, der erbracht werden muss, um die erwünschten Gefühle zu zeigen, oder von einer spezifischen negativen Wirkung, die dieser „künstliche" Gefühlsausdruck auf das emotionale Wohlbefinden der Arbeitnehmenden hat. Unabhängig davon bedeutet eine Inkongruenz zwischen dargestellten und reell empfundenen Gefühlen eine mangelnde Übereinstimmung und kann die Beziehung des Arbeitnehmenden zu seiner Arbeit beeinträchtigen. Es bedeutet auch eine Inkongruenz, wenn der Arbeitnehmende nicht willens ist, emotionale Arbeit zu leisten, so z. B. ein administrativer Mitarbeiter, der kaum Kundenkontakt erwartet. Das Thema der mangelnden Übereinstimmung wird weiter verschärft, wenn Arbeitslast und Rollenkonflikte (s. unten) zusammenspielen.

Kontrolle

Kontrolle bezieht sich auf das Ausmaß der Autonomie und Selbstbestimmung, die eine Mitarbeiterin in der Arbeit hat, Prioritäten zu setzen, die richtige Herangehensweise für Arbeitsanläufe zu wählen oder Entscheidungen zu treffen, wie Ressourcen eingesetzt werden. Richtlinien, die diese Fähigkeit einengen, verringern die individuelle Autonomie und können das Engagement bei der Arbeit beeinträchtigen. Kontrolle wird wesentlich beeinflusst durch die Rollen, die ein Arbeitnehmer einnehmen kann. Oftmals entsteht eine mangelnde Kontrolle bei Rollenkonflikten.

In der Burnout-Forschung zeigte sich wiederholt, dass der Rollenkonflikt eine starke Beziehung zu emotionaler Erschöpfung, aber auch zu Depersonalisierung hat. Je größer der Rollenkonflikt, desto ausgeprägter die emotionale Erschöpfung. Diese Beziehung ist analog, aber noch zusätzlich zur Beziehung zwischen Arbeitslast und Erschöpfung zu beobachten. Der Rollenkonflikt entspricht nicht einer zusätzlichen Arbeitsbelastung, sondern stellt für sich selbst eine hohe emotional erschöpfende Problematik dar. Leiter und Maslach (1999) betonen, dass dies immer einem Missverhältnis entspricht, nämlich zwischen der durch den Mitarbeiter favorisierten Arbeitsrolle und den Erwartungen der Vorgesetzten, Klientinnen oder des Unternehmens. Gleichzeitig behindert ein Rollenkonflikt, etwa bei mehreren Autoritäten mit unterschiedlichen Vorgaben, den Mitarbeiter daran, die eigene Kontrolle über seine Arbeit wahrzunehmen, Prioritäten zu setzen oder sich ganz einer Aufgabe zu widmen. Dies verursacht einen faktischen und einen emotionalen Druck. Extreme Kontrolle durch die Vorgesetzte, etwa beim Mikromanagement, behindert den Mitarbeiter gleichermaßen. Rollenzwiespalt wurde ebenfalls im Rahmen der Forschung zum Rollenkonflikt untersucht und war mit erhöhten Burnout-Werten assoziiert. Rollenzwiespalt zeigte aber eine weniger konsistente Beziehung zu Erschöpfung. Nach Leiter und Maslach ist dies der Ausdruck dafür, dass der Rollenkonflikt eine stärkere Inkongruenz darstellt als der Zwiespalt, da beim Rollenzwiespalt einige Arbeitsbereiche sogar betont werden können und so dem Arbeitnehmer die Möglichkeit einräumen, persönliche Werte zu verfolgen.

Autonomie, auf der anderen Seite, scheint ein protektiver Faktor zu sein und zeigte sich mit einem Gefühl der persönlichen Leistungsfähigkeit verknüpft.

Missmatch bezüglich Kontrolle kann Burnout durch zwei Mechanismen fördern: einerseits durch die ungenügende Kontrolle über die Arbeit selbst und andererseits durch Inkongruenzen in anderen Arbeitsbereichen, die durch die Unfähigkeit, die Arbeit im Einklang mit eigenen Werten zu gestalten, entstehen.

Belohnung

Ein Mangel an Belohnung für den Einsatz in Beruf ist das dritte Missverhältnis zwischen einem Arbeitnehmer und seinem Arbeitgeber. Bei Ermangelung von Anerkennung, sei sie finanziell, sozial im Sinne einer verbalen oder anderen Geste der Wertschätzung oder institutionell, z.B. mit einer Beförderung, empfindet die Arbeitnehmerin sowohl eine Abwertung ihrer Arbeit als auch ihrer Person. Zahlreiche Studien haben aufgezeigt, dass ein Mangel an Belohnung das Risiko für Burnout erhöht.

Leiter und Maslach (1999) besprechen ebenfalls auf der Basis der Equity-Theorie (Walster et al., 1978) die Frage, ob auch übermäßige Belohnung Burnout verursachen kann. Aus dieser Perspektive könnten Arbeitnehmende, die wahrnehmen, dass sie weniger beitragen als andere, eine Stressbelastung durch dieses Ungleichgewicht empfinden. Zudem könnten Bemühungen, ein Gleichgewicht herzustellen, Inkongruenzen in anderen Arbeitsbereichen zur Folge haben. Es gibt viele Studien, die eine Assoziation zwischen einem Mangel an Belohnung und Burnout nachweisen. Wissenschaftlich ließen sich jedoch nur indirekte Verbindungen zwischen übermäßiger Belohnung und Burnout finden. Leiter und Maslach spekulieren, dass sich Personen, die bevorzugt werden, möglicherweise ihre Arbeitslast als belastender reinterpretieren oder auf andere Aspekte der Arbeit fokussieren, wie etwa Wertekonflikte, was ihnen dann das Gefühl vermittelt, dass die Inputs und Outputs im Gleichgewicht sind.

Wie Leiter und Maslach ausführen, beachten Menschen vorwiegend die Arbeitsbelastung, d. h. die Zeit, den Einsatz und die Expertise, die sie in die Arbeit einbringen, als das Maß ihres Inputs. Die enge Beziehung zwischen Arbeitslast und emotionaler Erschöpfung legt nahe, dass Erschöpfung das Signal für einen übermäßigen Input darstellt. Der andere Teil der Gleichung, die Outputs, umfasst finanzielle, soziale und institutionelle Belohnung. Anerkennung von Kunden, Kolleginnen, Vorgesetzten und externen Stakeholdern sind eng verknüpft mit einem Gefühl der positiven Leistungsfähigkeit und professioneller Effektivität.

Gemeinschaft

Ein Mangel an Gemeinschaft entsteht bei Verlust von positiven Kontakten im Arbeitsumfeld. Der Mensch als soziales Wesen fühlt sich wohl und funktioniert am besten, wenn er Lob, Ermutigung, Verständnis, Unterstützung, Wertschätzung und Anerkennung von anderen erfährt und sich mit anderen, die ihm nahestehen, austauschen und Humor, Zufriedenheit, Freude, aber auch Sorgen teilen kann. In der Arbeit können wir aber auch isoliert sein, z. B. bei vorwiegendem Arbeiten am Computer, aber auch bei Zeitmangel, der informelle Gespräche verunmöglicht, oder durch Regeln, die bestimmte Kontakte unterbinden, oder durch ständig wechselnde Teamkollegen und Vorgesetzte, die eine Beziehungsbildung erschweren. Gemeinschaftssinn wird jedoch am meisten beeinträchtigt durch Konflikte oder hohen Wettbewerb zwischen Teammitgliedern.

Wie Leiter und Maslach (1999) betonen, wurde bezüglich des Bereichs Gemeinschaft vorwiegend das Thema der sozialen Unterstützung untersucht, sei dies durch Vorgesetzte, Mitarbeiter, Kolleginnen oder Familie und Freundinnen. Dabei wurde postuliert, dass soziale Unterstützung als Puffer zwischen der Arbeitsbelastung und der Entwicklung von emotionaler Erschöpfung wirkt. Die Pufferhypothese besagt, dass Menschen, die keine oder ungenügende soziale Unterstützung erhalten, eher in eine Erschöpfung geraten als solche, die unterstützt werden. Die soziale Unterstützung führe dazu, dass zusätzliche Anforderungen weniger belastend wirken und damit auch bei steigender Arbeitslast weniger Erschöpfung entsteht. Es fanden sich jedoch bezüglich der Pufferhypothese unterschiedliche Forschungsbefunde. Nach dem JD-R-Modell (s. Kap. 4.2.6) ist soziale Unterstützung eher eine Ressource, die Energie gibt. Die Forschung zum JD-R-Modell hat gezeigt, dass ein Verlust von Ressourcen und eine Zunahme der Belastung zu Burnout führen.

Ein Teil der Forschung zur Gemeinschaft hat sich auch mit einem umfassenderen Begriff der Gemeinschaft im Organisationskontext befasst. Beide Ansätze beschäftigen sich mit der Frage, wie sich die allgemeine Qualität der interpersonellen Interaktionen auf die Beziehung, die Arbeitnehmende zu ihrer Arbeit entwickeln, auswirkt. Dabei zeigte sich, dass eine lebendige, aufmerksame und auf die Mitarbeiter reagierende Arbeitsgemeinschaft mit Burnout inkompatibel ist. Den direktesten Einfluss auf die mögliche Entwicklung von Burnout hat die Frage, wie der Arbeitnehmer sein soziales Arbeitskontext wahrnimmt, d. h. sein Gefühl, eingebunden in einer Gemeinschaft mit den Kollegen und Kunden zu sein, und inwiefern diese organisationale Gemeinschaft seinen Erwartungen entspricht.

Der komplexe soziale Kontext einer Organisation kann Mitarbeitende gleichzeitig unterschiedlich beeinflussen. Verschiedene Muster wurden für informelle Unterstützung durch Kolleginnen einerseits und formaler Unterstützung durch Vorgesetzte andererseits gefunden bzw.

Mangel an Unterstützung durch Vorgesetzte war recht konsistent mit Erschöpfung assoziiert, was auf die Bedeutung der Vorgesetzten hinsichtlich der Arbeitsbelastung hinweist. Unterstützung durch Kollegen ist stärker verknüpft mit dem Gefühl einer guten persönlichen Leistung, was darauf hinweist, wie wichtig für Mitarbeitende die Expertenmeinung von Peers ist.

Fairness

Eine Arbeitsstelle wird als fair empfunden, wenn Vertrauen, Offenheit und Respekt in der Gemeinschaft vorherrschen. In dem Ausmaß, wie ein Gemeinschaftssinn hergestellt werden kann, vertrauen die Menschen darauf, dass jeder seine Rolle in gemeinsamen Projekten erfüllt, offen über seine Ansichten spricht und dem anderen respektvoll begegnet (Maslach & Leiter, 2001). Fairness ist eine kritische Führungsqualität, da Führungspersönlichkeiten Entscheide fällen, die die Mitarbeiterinnen direkt betreffen, wie Ressourcenzuteilung, Gelegenheiten, interessante oder besonders prominente Aufgaben wahrzunehmen, und die Gestaltung der Arbeitszeiten. Nach Leiter und Maslach (1999) sind Entscheide einer Führungspersönlichkeit dann fair, wenn Mitarbeitende die Möglichkeit haben, ihre Argumente vorzubringen, und sich mit Respekt und Anstand behandelt fühlen. Faire Entscheide sind solche, die für die organisationalen Ziele, und nicht für die persönlichen Vorteile privilegierter Personen gefällt werden.

Mitarbeitende beurteilen die Fairness einer Entscheidung hinsichtlich der Art und Weise, wie Entscheide gefällt werden (prozedurale Fairness), und der Qualität der Beziehung, die die Person, die Entscheide fällt, mit denjenigen Personen hat, die von den Entscheiden betroffen sind. Es geht also nicht nur um die inhaltlichen Komponenten eines Entscheids und wie günstig dieser für die Betroffenen ist (inhaltliche Fairness).

Eine unfaire, oberflächliche und respektlose Art, Entscheidungen zu treffen, entfremdet die Menschen von ihrer Arbeitsgemeinschaft.

Studien zur Fairness sind selten in der Burnout-Forschung. Jedoch wurde Fairness als Messwert in Studien zur Qualität der Unterstützung von Vorgesetzten untersucht. Studien von Leiter und Harvie (1977, 1988) bestätigten, dass Arbeitnehmende, die ihre Vorgesetzten als fair und unterstützend wahrnehmen, größere Organisationsveränderungen besser akzeptieren und weniger burnoutgefährdet sind als solche, die keine so positive Wahrnehmung ihrer Vorgesetzten haben. Mitarbeitende schätzen Fairness als einen unabhängigen Wert und sehen darin den Ausdruck eines echten Anliegens des Vorgesetzten für das nachhaltige Wohlergehen der Mitarbeitenden auch in schwierigen Zeiten.

Werte

Wie Leiter und Maslach (1999) ausführen, liegt der Bereich der Werte im Zentrum der Beziehung eines Arbeitnehmers zu seiner Arbeit und umfasst Ideale und Motive, die ihn ursprünglich motivierten, sich bei diesem Arbeitgeber anstellen zu lassen. Es ist die Verbindung zwischen einer Person und ihrer Arbeit, die über den beiderseits nützlichen Austausch von Zeit und Einsatz für Geld und berufliche Weiterentwicklung hinausgeht. Manche Arten von Arbeit verlangen ein volles Engagement. Um eine solche Verpflichtung einzugehen, bedarf es einer gründlichen Auseinandersetzung mit der Frage, inwiefern die eigenen Werte mit den Werten der Institution übereinstimmen. Im Falle eines günstigen Gleichgewichts kann dieser Prozess zu einem produktiven psychologischen Kontrakt zwischen Arbeitnehmende und Arbeitgeber führen, der die Basis legt für eine nachhaltige Arbeitsbeziehung.

Eine zentrale Dimension dieses psychologischen Kontraktes ist die Entwicklung von neuen Fähigkeiten aufgrund von Training und Erfahrung. Arbeitnehmende bevorzugen im heutigen dynamischen Arbeitskontext, in der jeder seine berufliche Entwicklung vorantreiben will, Institutionen, die eine ständige Weiterentwicklung der professionellen Fähigkeiten und Meriten ermöglichen. Dies fördert zudem den Wunsch nach lebenslangem Lernen und Erweiterung der beruflichen Möglichkeiten. In einer Organisation, die den Erwerb von neuen Fähigkeiten und beruflichen Auszeichnungen fördert, entwickeln Mitarbeitende die Identifikation mit der Organisation und Leistungsfähigkeit, um mit ihrer Arbeit einen Unterschied zu machen. Diese Fähigkeit, einen Unterschied zu machen, ist ein zentraler Wert. Wenn die Werte von Mitarbeitenden und Unternehmen überlappen, ist die Arbeit für beide Seiten förderlich. Je geringer die Übereinstimmung der Werte, umso häufiger müssen sich die Arbeitnehmenden entscheiden, die Arbeit zu tun, die sie gern tun, oder diejenige, die sie tun müssen. Werteübereinstimmung auf der anderen Seite gestattet dem Mitarbeiter während der Arbeit das zu tun, was ihm wichtig ist, sowie dabei auf Ressourcen der Organisation und ihre institutionelle Reputation zurückgreifen zu können. Auf einer solchen Grundlage können einzelne Personen große Projekte entwickeln und durch Einbindung anderer Personen in der Organisation mit ihren unterschiedlichen spezifischen Fähigkeiten umsetzen. Dies als private Einzelperson zu tun, ist weit seltener möglich. Dies ist jedoch nur möglich bei Werteübereinstimmung.

Sind die persönlichen Werte jedoch unabhängig von derjenigen der Organisation, hat die Arbeit dort keinen persönlichen Wert. Die Verpflichtung bezieht sich nur auf den Austausch von Einsatz und Zeit für Belohnung in Form von Geld oder Entwicklungsmöglichkeiten. In größeren Projekten engagiert zu sein, ist für diese Person nicht persönlich befriedigend. Fehlt eine Übereinstimmung der Werte der Arbeitnehmerin mit den Werten der Organisation, kann dies das Engagement der Arbeitnehmerin untergraben. Die Belastung einer solchen fehlenden Übereinstimmung laugt die Energie der Arbeitnehmenden aus, reduziert den Einsatz und die Motivation und unterminiert die persönliche Leistungsfähigkeit.

Der Wertefrage wurde in der Burnout-Forschung viel Bedeutung zugemessen. Wie Cherniss (1980) ausführte, prädisponieren idealistische Erwartungen eines Menschen ihn für die Entwicklung von Burnout, besonders zu Beginn des professionellen Lebens. Fehlende Übereinstimmung zwischen diesen Erwartungen und der Erfahrung am Arbeitsplatz führt zu Burnout. Eine Lösung aus diesem Dilemma ist entweder, die eigenen Erwartungen an diejenigen der Organisation anzupassen oder diese Arbeit zu verlassen, um einen befriedigenderen Arbeitsplatz zu finden. Wie Leiter und Maslach (1999) ausführen, weisen die Stressbelastung durch eine solche Werteinkongruenz und das Ausmaß der Bemühungen der Betroffenen, die damit verknüpften Spannungen zu vermindern, auf die zentrale Bedeutung von Wertekonflikten in der Entstehung von Burnout oder von Engagement bei Werteübereinstimmung hin.

Weitere Forschung beschäftigte sich mit der Frage, inwiefern Wertekongruenz die Akzeptanz von Organisationsänderung und die allenfalls damit verknüpfte Entwicklung von Burnout beeinflusst (Leiter & Harvie, 1977, 1988), Dabei wurde Wertekongruenz gemessen anhand der Wahrnehmung der Arbeitnehmenden, ob ihre Arbeit sinnhaft sei. Es zeigte sich, dass das Gefühl von Sinnlosigkeit direkt verknüpft war mit Zynismus und Demotivierung. Zudem war das Gefühl von Sinnlosigkeit direkt verknüpft mit Erschöpfung. Erschöpfung selbst zeigte ebenfalls eine Verknüpfung mit Zynismus und Demotivierung. Damit wirkte das Gefühl von Sinnlosigkeit direkt sowie indirekt durch die Verknüpfung mit Erschöpfung auf Zynismus und Demotivierung. Das Gefühl von Sinnlosigkeit war zudem direkt verknüpft mit reduzierter persönlicher Leistungsfähigkeit. Ebenso zeigte sich eine Verknüpfung von Erschöpfung sowie von Zynismus mit reduzierter persönlicher Leitungsfähigkeit. Da nun das Gefühl von Sinnlosigkeit auch mit Erschöpfung und Zynismus verknüpft war, wirkte das Gefühl von Sinnlosigkeit direkt und indirekt durch die Verknüpfung mit Erschöpfung und Zynismus auf die reduzierte persönliche Leistungsfähigkeit.

Zusammenfassend diskutieren Leiter und Maslach die Resultate zu Wertekonflikten folgendermaßen: Werteinkongruenz raubt Energie. Die Belastung des Wertekonflikts ist erschöpfend. Eine ungenügende Möglichkeit, seine eigenen Werte durch die Arbeit zu verfolgen, zwingt eine Person, sich in anderen Lebensbereichen zu engagieren, und riskiert damit, sich zu überfordern. Je idealistischer eine Person ist, umso eher ist sie geneigt, sich in vielen Bereichen einzusetzen. Eine Werteinkongruenz reduziert den Einsatz bei der Arbeit, denn sie beeinträchtig das Vertrauen des Mitarbeiters, dass er einen sinnvollen Beitrag leisten kann. Sinnlose Arbeit führt zu Gleichgültigkeit, Zynismus und Depersonalisierung. Zudem könnte sinnlose Arbeit auch die persönliche Leistungsfähigkeit reduzieren, weil sich die betroffene Person auf den irrelevanten oder gar schädlichen Einfluss seiner Bemühungen auf die Gemeinschaft fokussiert.

Auf der anderen Seite hat eine kompetente Leistung bei einer bedeutungsvollen Arbeit (Übereinstimmung der Werte) eine tiefe und nachhaltige Wirkung auf das Gefühl der persönlichen Leitungsfähigkeit und Kompetenz.

4.2.4 Faktoren, die zu persönlichem, arbeitsbezogenem und klientenbezogenem Burnout führen

Die prospektive Untersuchung zum Burnout von Borritz et al. (2005, 2006a) identifizierte eine ganze Reihe von mit Burnout assoziierten psychosozialen, arbeitsrelevanten Parametern. Dabei unterschieden sie zwischen einem persönlichen, einem arbeitsbezogenen und einem klientenbezogenen Burnout. Da es sich hier um eine prospektive Untersuchung handelt, ist eine kausale Verknüpfung zwischen den zur Zeit der Erstuntersuchung erfassten Belastungsfaktoren und den bei der Zweituntersuchung erhobenen Burnout-Werten eher wahrscheinlich. In der multiplen Regressionsanalyse mit Kontrolle der Interkorrelationen zwischen diesen Parametern schälten sich die folgenden, bei Beginn der Untersuchung erhobenen Faktoren heraus, die ein Burnout 3 Jahre später voraussagten:

- Persönliches Burnout
  - Hohe emotionale und quantitative Anforderungen bei der Arbeit
  - Geringe Entwicklungsmöglichkeiten
  - Mangel an Vorhersehbarkeit von Ereignissen
  - Hohe Rollenkonflikte
- Arbeitsbezogenes Burnout
  - Hohe emotionale und quantitative Anforderungen bei der Arbeit
  - Hohes Arbeitstempo
  - Geringe Entwicklungsmöglichkeiten
  - Mangel an Vorhersehbarkeit von Ereignissen
  - Hohe Rollenkonflikte
- Klientenbezogenes Burnout
  - Hohe emotionale Anforderungen
  - Geringe Bedeutsamkeit der Arbeit
  - Mangel an Rollenklarheit

Bei weiterer Kontrolle der Analyse unter Berücksichtigung des Ausmaßes des Burnouts bei der Basisuntersuchung ergaben sich deutlich weniger signifikante Prädiktoren, wobei sich die Autoren selbst nicht schlüssig sind, ob diese Maßnahme zu sinnvolleren Aussagen führe oder nicht. Die unter diesen Vorkehrungen signifikanten Parameter waren:

- Persönlicher Burnout
  - Geringe Entwicklungsmöglichkeiten
  - Mangel an Rollenklarheit
  - Hohe Rollenkonflikte
  - Hohe Bedeutsamkeit der Arbeit
  - Hohe Führungsqualitäten im Unternehmen
- Arbeitsbezogenes Burnout:
  - Mangel an Vorhersagbarkeit
- Klientenbezogenes Burnout:
  - Mangel an Rollenklarheit

Die zwei Faktoren „hohe Bedeutsamkeit der Arbeit“ und „hohe Führungsqualitäten im Unternehmen“ unter persönlichem Burnout erscheinen paradox. Die Autoren interpretieren sie dahingehend, dass Menschen, die ihre Arbeit als bedeutsam und sinnvoll erachten und in einem guten Führungsklima tätig sind, trotz Burnout an der Arbeit bleiben.

Auffallend ist, dass bei dieser prospektiven Untersuchung die zwei in den bisherigen Untersuchungen als relevant betrachteten protektiven Faktoren, Kontrolle über die Arbeitsgestaltung und soziale Unterstützung, nicht erscheinen.

4.2.5 Cherniss' Modell der inadäquaten Bewältigungsstragie

Das Modell der inadäquaten Bewältigungsstrategie von Cherniss (1980, 1999) besagt Folgendes: Burnout entsteht, wenn Mitarbeitende die Erfahrung machen, dass ihre Vorstellungen darüber, was sie alles bei der Arbeit erwirken können, nicht der beruflichen Situation entspricht. Sie fühlen sich dann inkompetent, was zur Beeinträchtigung von Selbstwert und Selbstwirksamkeit führt. Dieses Modell ist in Kapitel 1.1.4 ausführlich beschrieben.

4.2.6 Job-Strain-Modell – Anforderung und Kontrolle

Das Job-Demand-Job-Decision-Latitude-Modell (Karasek Jr., 1979; Karasek Jr. & Theorell, 1990) besagt, dass nicht einzelne Aspekte der Arbeitssituation eine psychische Belastung (Strain) auslösen können, sondern dass die Stressbelastung durch eine Interaktion zwischen der Arbeitsbelastung (Job-Demand) und der Kontrolle (decision latitude) entsteht. Dabei versteht Karasek unter „Job-Demand" die psychischen Stressoren, die bei der Erledigung der Arbeitsmenge entstehen, sowie Stressoren, die durch unerwartete Aufgaben oder durch arbeitsbezogene interpersonelle Konflikte entstehen können. „Decision latitude" nennt er die eigene Autorität, Entscheidungen treffen und seine Fähigkeiten einsetzen zu können (Verfügungsfreiheit).

Wie Karasek ausführt, zeigen viele Fallstudien in unterschiedlichen Arbeitsbereichen auf, dass bei Vorliegen hoher Arbeitsanforderungen (hohe Kundenerwartung, hoher Leistungsdruck) und geringer Kontrolle (bei starren Regeln, hoher Kontrolle durch Supervisor) die höchsten Symptome einer Stressbelastung gefunden werden. Er entwickelte daher das Job-Strain-Modell (Modell der psychischen Arbeitsbelastung), das in **Abbildung 4-7** dargestellt ist.

Das Diagramm stellt die verschiedenen Typen von Arbeitstätigkeiten dar, die sich aufgrund verschiedener Kombinationen von Arbeitsanforderung (Job-Demand) und Ar-

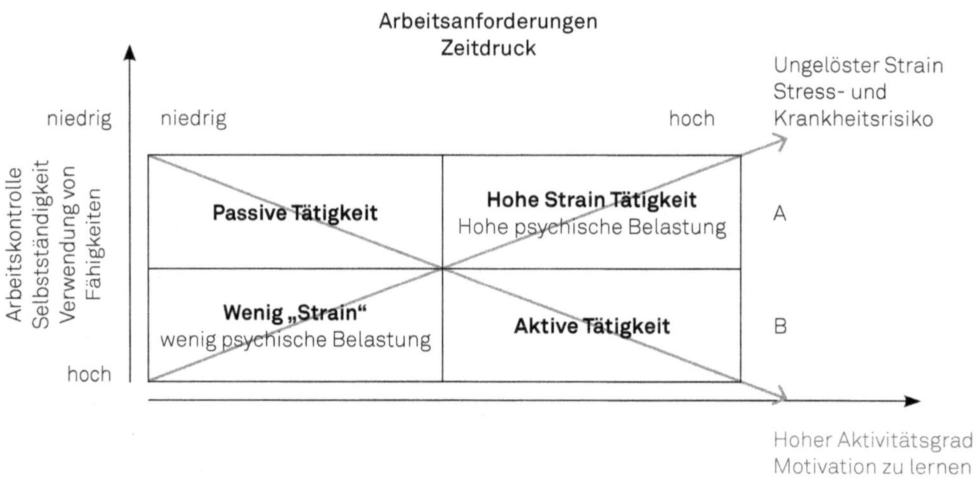

Abbildung 4-7: Das Job-Strain-Modell (nach Karasek & Theorell, 1990)

beitskontrolle (decision latitude) ergeben. Die beiden Diagonalen entsprechen zwei verschiedenen Interaktionen: A stellt die Interaktion dar, wenn Job-Demands und Decision-Latitude nicht übereinstimmen, B stellt die Interaktion dar, wenn Job-Demands und Decision-Latitude übereinstimmen.

Das Modell beinhaltet zwei Voraussagen. Im Fall A, wenn die Anforderungen größer sind als die Kontrolle, steigt die psychische Belastung (Strain). Dabei wird postuliert, dass ein Übermaß an Anforderungen relativ zu der möglichen eigenen Kontrolle über die Arbeitsausführung eine psychische Belastung auslöst. Im Fall B, wenn sowohl Anforderungen (Job-Demands) und Kontrolle (decision latitude) hoch sind, wird dies als eine aktive Tätigkeit bezeichnet und die Hypothese formuliert, dass dies zur Entwicklung von neuen Fähigkeiten, Kompetenzen und Verhaltensweisen im Arbeits- und privaten Kontext führt. Auf der anderen Seite, wenn wenig Kontrolle und wenig Anforderungen vorliegen (passive Tätigkeit), werden die allgemeine Aktivität des Arbeitnehmers und seine Problemlösungsfähigkeiten abnehmen. Das Modell gründet auf der Trennung der beiden Aspekte Job-Demand (Arbeitsanforderungen) und Decision-Latitude (Kontrolle). Im Idealfall müssten diese beiden Aspekte hoch positiv miteinander korreliert sein, d.h., bei hoher Verantwortung und Anforderung müsste auch die entsprechende Verfügungsfreiheit und Autorität vorhanden sein. Nach Karasek zeigt sich jedoch, dass diese Korrelationen in vielen Arbeitssituationen eher gering sind.

Karasek untersuchte mit diesem Modell zwei große Stichproben von nationalen Befragungen männlicher Arbeitnehmender in den USA (Michigan Quality of Employment Survey 1972, Querschnittuntersuchung) und in Schweden (Swedish Survey, Zufallsstichprobe der erwachsenen Bevölkerung, 1968, 1974). Als Messgrößen für „decision latitude“ wurden die zwei Parameter Entscheidungsautorität und Verfügungsfreiheit, (intellektuelle) Fähigkeiten einzusetzen, gewählt. Sie wurden aus in den Studien vorliegenden Messwerten gebildet. Die Messwerte zu Job-Demand umfassten in der amerikanischen Stichprobe Fragen zum Zeit- und Leistungsdruck, in der schwedischen Stichprobe Fragen zu psychischen Herausforderungen und Hektik bei der Arbeit. Die Messgrößen für psychische Belastung wurden aufgrund der in den Studien vorliegenden Messwerten gebildet, wobei sie faktoranalytisch evaluiert wurden. Dabei ergaben sich zwei Faktoren: Erschöpfung und Depression. Die Messgröße Erschöpfung wurde aufgrund der Antworten zu den Fragen nach Müdigkeit am Morgen und nach kompletter Erschöpfung am Abend gebildet, die Messgröße Depression aufgrund der Antworten zu Fragen nach Nervosität, Angst, Schlafproblemen, Sorgen und Depressivität. Die Untersuchungen ergaben, dass Arbeitnehmende mit einer niedrigen Decision-Latitude (Kontrolle) bei gleichzeitig bestehenden hohen Job-Demands (Anforderungen) über Erschöpfung nach der Arbeit, Schwierigkeiten, am Morgen aufzuwachen, gestörten Schlaf oder Schlaflosigkeit, Depressivität und Nervosität klagten. Dies wurde sowohl in der amerikanischen als auch der schwedischen Stichprobe gefunden. In Abhängigkeit der Intensität der Diskrepanz von Job-Demands und Job-Decision-Latitude reichte der Prozentsatz von Depression in der USA-Stichprobe von 17 % bis 43 % (bei der höchsten Belastung) und in der schwedischen Stichprobe von 11 % bis 30 %. Für Erschöpfung waren die Werte in der USA-Stichprobe 11 % bis 34 %, für die schwedische Stichprobe 20 % bis 49 %. Die longitudinalen Daten der schwedischen Stichprobe bestätigen eine positive Assoziation der Arbeitsbelastung (Diskrepanz zwischen Job-Demand und Job-Decision-Latitude) mit psychischer Belastung (Depression und Erschöpfung), wobei sich hier zusätzliche Variablen wie Alter oder persönliche Charakteristika als relevant erweisen. Grundsätzlich konnte Karasek das Job-Strain-Modell anhand dieser Studie jedoch bestätigen.

4.2.7 Job-Demands-Resources-Modell (JD-R)

Das Job-Demands-Resources-Modell (JD-R) (Demerouti et al., 2001) ist eine Weiterentwicklung des Job-Strain-Modells von Karasek. Darin postuliert die Autorin, dass gesundheitsbeeinträchtigende Arbeitsbelastung (Burnout) einerseits und Arbeitsengagement (Ausdruck einer positiv wirkenden Arbeitssituation) andererseits durch zwei Kategorien von Arbeitsbedingungen ausgelöst werden, die in jedem Unternehmeng anzutreffen sind. Es sind dies Arbeitsanforderungen (Job-Demands) und Arbeitsressourcen (Job-Resources).

Unter Job-Demands verstehen die Autoren physikalische, soziale und organisationale Aspekte der Arbeit, die einen andauernden physischen und psychischen (emotionalen und kognitiven) Einsatz erfordern und damit mit physiologischen und psychischen Kosten verbunden sind. Job-Demands sind nicht notgedrungen negativ, können sich jedoch zu Stressoren entwickeln, wenn sie einen sehr hohen Aufwand bedeuten, von dem sich die Arbeitnehmenden nicht angemessen erholen kann. Beispiele für Job-Demands sind Folgende:

- Arbeitsüberlastung
- Emotionale Anforderungen
- Mangel an Vereinbarkeit von Anforderungen in Beruf und Privatleben

Unter Job-Resources verstehen Demerouti et al. (2001) physische, soziale und organisationale Aspekte der Arbeit, die erstens die Job-Demands und die mit ihnen verknüpften physiologischen und psychologischen Kosten reduzieren, zweitens der Erreichung der Arbeitsziele dienen und drittens das persönliche Wachstum, Lernen und Entwicklung fördern. Beispiele für Job-Resources sind Folgende:

- Autonomie
- Soziale Unterstützung
- Feedback bezüglich der Arbeitsleistung
- Chancen, Neues zu lernen

Zur Messung von Job-Demands und Job-Resources in entsprechenden Studien wurde ein spezifischer Fragebogen, der QEEW-Fragebogen (Questionnaire Experience and Evaluation of Work; Van Veldhoven & Meijman, 1994) oder seine verkürzten Versionen eingesetzt. Dieser Fragebogen enthält z. B. die folgenden Fragen zu Job-Demands:

- Müssen Sie in hohem Tempo arbeiten? (Arbeitsüberlastung)
- Enthält Ihre Arbeit emotional belastende Situationen? (Emotionale Anforderungen)

Fragen zu Job-Resources sind z. B.:

- Können Sie, falls nötig, Ihre Kollegen um Hilfe anfragen? (Soziale Unterstützung)
- Sind Sie frei in der Gestaltung Ihrer Arbeitsaktivitäten? (Autonomie)
- Lernen Sie neue Dinge in Ihrer Arbeit? (Möglichkeit, Neues zu lernen)
- Bekommen Sie direkte Rückmeldungen über Ihre Arbeitsleistung? (Feedback)

Die hauptsächliche These des JD-R-Modells ist, dass, unabhängig von der Arbeitstätigkeit oder Profession, Job-Demands einen Stressbelastungsprozess oder gesundheitliche Beeinträchtigungen auslösen können. Nach Schaufeli, Bakker und Van Rhenen (2009) ist der Belastungsprozess (Strain) gut dargestellt im Regulatorischem Kontrollmodell von Hockey (1997). Nach diesem Modell sind Arbeitnehmende unter Stress konfrontiert mit der Herausforderung, einerseits ihre Leistungsziele zu schützen (Gewinn, benefit), und andererseits damit, den mentalen Aufwand (Kosten, cost), um diese Ziele zu erreichen, in Schach zu halten (Schaufeli et al., 2009). Wenn Arbeitsanforderungen steigen, entstehen Kompensationsmechanismen, um mit den erhöhten Anforderungen umzugehen und die Leistungsfähigkeit zu erhalten. Diese zusätzlichen kompensatorischen Bemühungen sind mit physiologischen und psychischen Kosten verbunden, wie eine erhöhte Aktivität des sympathischen Nervensystems, Müdigkeit und Irritabilität. Eine fortwährende

Mobilisierung der kompensatorischen Bemühungen laugt die Energie der Arbeitnehmenden aus und kann zu Burnout, gesundheitlichen Störungen und Krankheitsausfällen führen.

Die zweite These des JD-R-Modells postuliert einen Motivationsprozess, der durch die Verfügbarkeit von motivierenden Ressourcen (Job-Resources) getrieben ist, weil sie Wachstum, Lernen und Entwicklung fördern. Diese ihrerseits sind entscheidend, um Arbeitsziele zu erreichen. In einer solchen Situation erfüllen Job-Resources die grundlegenden menschlichen Bedürfnisse nach Autonomie, Verbundenheit (Beziehung) und Kompetenzerfahrung nach Ryan und Deci (2000).

Gemäß Schaufeli et al. (2009) fördert im JD-R-Modell z. B. eine angemessene Rückmeldung das Lernen und erhöht damit die (Arbeits-) Kompetenzen, während eine hohe Entscheidungsspanne das Bedürfnis nach Autonomie und soziale Unterstützung das Bedürfnis nach Verbundenheit befriedigt. Arbeitsumgebungen, die viele Ressourcen (Job-Resources) anbieten, fördern die Bereitschaft der Arbeitnehmenden, sich bei der Arbeit einzusetzen und ihre Fähigkeiten und Energien der Arbeitsaufgabe zu widmen. Unterstützende Kolleginnen und Rückmeldungen erhöhen dementsprechend die Chancen, die eigenen Arbeitsziele zu erreichen. Somit fördern Job-Resources das Arbeitsengagement durch einen motivationalen Prozess, der die grundlegenden Bedürfnisse nach Autonomie, Verbundenheit und Kompetenzerleben befriedigt und die Wahrscheinlichkeit, das eigene Arbeitsziel zu erreichen, erhöht.

Die im JD-R-Modell meist untersuchten Konsequenzen sind Burnout (negative Konsequenz) und Arbeitsengagement (positive Konsequenz). Arbeitsengagement (work engagement) wurde von Schaufeli und Salanova (2007) als eine positive arbeitsbezogene Einstellung definiert, die durch Energie (vigor), Hingabe (dedication) und Vertiefung (absorption) charakterisiert ist. Wie Schaufeli et al. (2009) ausführen, zeigte sich jedoch in verschiedenen Studien, dass die zentralen Dimensionen von Arbeitsengagement vor allem Energie und Hingabe darstellen, während die Dimension Vertiefung eher dem Konzept des Flows von Csikszentmihalyi zugehört.

Csikszentmihalyi (2008) beschrieb Flow als „jenen Zustand, bei dem man in eine Tätigkeit so vertieft ist, dass nichts anderes eine Rolle zu spielen scheint; die Erfahrung an sich ist so erfreulich, dass man es selbst um einen hohen Preis tut, einfach um im Flow zu sein“ (S. 16). Er führt weiter aus, dass Menschen Flow beschreiben als „ihren seelischen Zustand in Augenblicken, wenn das Bewusstsein harmonisch geordnet ist und sie etwas um der Sache selbst Willen tun“ (S. 200). Der Zustand ist charakterisiert durch eine zielgerichtete Konzentration ohne Anstrengung, einen klaren Geist, eine komplette Kontrolle, Zeitlosigkeit, Einheit von Körper und Geist und inneres Glück (Csikszentmihalyi, 2008). Dieser Zustand kann in jeder Lebenssituation, also nicht nur bei der Arbeit entstehen.

Im JD-R-Modell stellen Burnout und Arbeitsengagement zwei verschiedene, aber negativ miteinander korrelierte Konzepte dar: Burnout zeichnet sich durch geringe Energie (Erschöpfung) und geringe Identifikation mit der Arbeit (Zynismus) aus, während Arbeitsengagement gerade gegensätzliche Charakteristika hat, nämlich hohe Energie (vigor) und hohe Identifikation mit der Arbeit. Somit lässt sich sagen, dass Arbeitsengagement und Burnout eine Funktion zweier grundlegender psychischer Dimensionen, nämlich Energie und Identifikation mit der Arbeit darstellen.

Mittels des JD-R-Konzepts konnten Demerouti et al. (2001) nachweisen, dass hohe Job-Demands vor allem mit der Erschöpfungsdimension von Burnout korrelieren, ein Mangel an Job-Resources jedoch primär mit der Demotivierungsdimension von Burnout verknüpft ist. Dies ließ sich in drei unterschiedlichen Organisationen, einem Industrie-, einem Transport- und einem Sozialunternehmen ($N = 374$) beobachten.

Schaufeli et al. (2009) untersuchten in einer 1-jährigen longitudinalen Studie 201 niederländische Manager eines Telecom-Unternehmens, die zu der Zeit große Veränderungen zu meistern hatten. Die Ziele dieser Studie waren dreifach: 1) eine longitudinale Evidenz für das Job-Demand-Resource Modells zu etablieren, 2) die Dynamik des Modells bezüglich Verlust- und Gewinnzyklen (von Ressourcen) zu untersuchen, 3) die vom untersuchten Unternehmen prospektive erfassten Krankheitsabwesenheiten in das JD-R-Modell zu integrieren. Dazu wurden fünf Hypothesen formuliert:

- Hypothese 1: Nach Kontrolle von Burnout-Werten bei Studienbeginn sagen eine Zunahme der Job-Demands und eine Abnahme der Job-Resources ein zukünftiges Burnout voraus.
- Hypothese 2: Nach Kontrolle der Work-Engagement-Werte bei Studienbeginn sagt eine Zunahme der Job-Resources zukünftiges Work-Engagement voraus.
- Hypothese 3: Burnout bei Studienbeginn sagt eine zukünftige Zunahme der Dauer von Arbeitsabwesenheiten voraus. Dabei wurde die gesamte Dauer der Arbeitsabwesenheiten gewertet als Ausdruck von Krankheit bzw. der Unfähigkeit, aufgrund der Stressbelastung die erwartete Leistung zu erbringen (unfreiwillige Arbeitsabwesenheit).
- Hypothese 4: Work-Engagement sagt eine Abnahme der Anzahl der Arbeitsabsenzen voraus. Je höher das Engagement, desto geringer die Anzahl der Arbeitsabsenzen. Dabei wurde die Anzahl der Arbeitsabsenzen gewertet als Ausdruck der Bemühung, sich von belastenden Arbeitssituationen zu schützen (freiwillige Arbeitsabwesenheit).
- Hypothese 5: Burnout bei Studienbeginn sagt ein zukünftiges Burnout voraus via eine Zunahme der Job-Demands und eine Abnahme der Job-Resources (Verlustspirale bei einer reziproken Beziehung von Burnout und Job-Demands).
- Hypothese 6: Work-Engagement bei Studienbeginn sagt zukünftiges Engagement voraus via eine Zunahme der Job-Resources (Gewinnspirale bei einer reziproken Beziehung von Work-Engagement und Job-Resources).

Die Probanden wurden mittels verschiedener schriftlicher Fragebogen zu den erwähnten Konzepten zweimal befragt (Baseline und 1 Jahr später). Daten zu den Arbeitsabsenzen konnten von Abwesenheitsstatistiken der Unternehmen gewonnen werden. Die Studie bestätigte die Hypothesen mehrheitlich:

- Eine Zunahme von Job-Demands (Arbeitsüberlastung, emotionale Herausforderungen, Unvereinbarkeit von Beruf und Familie) sowie eine Abnahme von Ressourcen (soziale Unterstützung, Autonomie, Feedback, Möglichkeiten, Neues zu lernen) sagten Burnout voraus (Hypothese 1).
- Eine Zunahme von Job-Resources sagte Work-Engagement voraus (Hypothese 2).
- Burnout (positiv) und Work-Engagement (negativ) führten zu erhöhten Krankheitsausfällen (Burnout: Abwesenheitsdauer erhöht, Engagement: Anzahl Abwesenheiten verringert) (Hypothesen 3 und 4).
- Es konnte keine Verlustspirale für Burnout via Zunahme der Job-Demands und Abnahme der Job-Resources bestätigt werden (Hypothese 5). Dies erstaunte die Autoren, und sie spekulierten, dass allenfalls die relevant erkrankten Probanden beim Follow-up nicht mehr in der Studienpopulation waren oder sich methodische Aspekte darin abzeichnen
- Es konnte eine positive Gewinnspirale für Work-Engagement via Zunahme der Job-Resources bestätigt werden (Hypothese 6).

Diese Studie konnte longitudinal bestätigen, dass Veränderungen in Job-Demands und Job-Resources ein späteres Burnout oder eine Erhöhung von Arbeitsengagement vorhersagen können. Im speziellen erhöhten eine Zunahme von Job-Demands und eine Erniedrigung von Job-Resources spätere Burnout-Werte, auch bei Kontrolle von Burnout beim Ausgangszeitpunkt. Gleichzeitig zeigte sich eine Erhöhung des späteren Arbeitsengagements bei Erhöhung der Job-Resources, jedoch hatte eine Veränderung von Job-Demands keinen Einfluss auf das spätere Arbeitsengagement.

Hinsichtlich der Krankheitsabwesenheiten weisen die Befunde der Studie darauf hin, dass Burnout beim Ausgangzeitpunkt die zukünftige Dauer von Krankheitstagen erhöht, wohingegen das Ausmaß des Arbeitsengagements beim Ausgangszeitpunkt die zukünftige Frequenz von (kurzen) Arbeitsabwesenheiten voraussagt. Die Autoren schließen daraus, dass die längeren unfreiwilligen Arbeitsabwesenheiten bei initialem Burnout Ausdruck einer Stressbelastung sind, und die häufigen kurzen und freiwilligen Arbeitsabwesenheiten bei initial hohem Engagement einen Mangel an Motivation ausdrücken.

Die Studie belegte zudem, dass Arbeitsengagement beim Ausgangszeitpunkt nicht nur eine Zunahme der Ressourcen, sondern auch eine Zunahme von Arbeitsengagement voraussagte. Dies entspricht einem Gewinnzyklus, der aufzeigt, dass sich Ressourcen und Engagement reziprok verstärken.

Das Job-Demands-Resources-Modell inspirierte Hunderte von Studien und wurde in zahllosen Unternehmen angewandt. So wurde es auch in vielen Organisationen vorwiegend in Europa, England und Kanada zum betrieblichen Gesundheitsmanagement herangezogen, um psychosoziale Präventionsinterventionen oder Risikoabschätzungen zu planen. Bakker und Demerouti (2017) stellten in einer Übersichtsarbeit die hauptsächlichen Resultate und die Entwicklung der JD-R-Modells dar, das ursprünglich als Erklärungsansatz für Burnout diente, und jetzt vor allem benutzt wird, Wohlbefinden und Engagement von Arbeitnehmenden zu erklären. Es hat sich zudem von einem Modell zu einer Theorie entwickelt.

Das JD-R-Modell wurde ursprünglich entwickelt nach einer gründlichen Analyse von Arbeitsbelastungen und Arbeitsressourcen und deren Beziehung mit Burnout und Erschöpfung. Zwischen 2001 und 2010 wurden zahlreiche Studien publiziert, die bestätigten, dass Job-Demands und Job-Resources zwei unterschiedliche Cluster von Arbeitsbedingungen darstellen, mit einer unterschiedlichen Beziehung zu Burnout. Job-Demands waren am stärksten korreliert mit Erschöpfung und Job-Ressources am stärksten (negativ) korreliert mit Zynismus (im Oldenburg Burnout-Inventar „Disengagement" genannt; Demerouti et al., 2001). Diese Resultate wurden nicht nur bei Selbstevaluation, sondern auch bei externer Evaluation der Arbeitsbedingungen beobachtet.

These 1. Die Autoren formulierten daher eine erste These: *Alle Arbeitsbedingungen können in zwei Kategorien eingeteilt werden: Job-Demands und Job-Resources.* Job-Demands wurden definiert als die physischen, psychischen, sozialen und organisationalen Aspekte der Arbeit, die einen längeren psychischen oder physischen Einsatz erfordern und daher psychische oder physische Kosten nach sich ziehen (z.B.: hoher Arbeitsdruck, emotional anspruchsvolle Interaktionen mit Klientinnen oder Kunden). Job-Resources wurden definiert als die physischen, psychischen, sozialen und organisationalen Aspekte der Arbeit, die das Erreichen von Zielen begünstigen, Job-Demands reduzieren oder persönliches Wachstum, Lernen und Entwicklung fördern (z.B. Autonomie, Feedback bezüglich der Leistung).

These 2. Sie formulierten eine zweite These: *Job-Demands und Job-Resources lösen zwei sehr unterschiedliche Prozesse aus, nämlich einen Prozess der Gesundheitsbeeinträchtigung (Job-Demands) und einen Motivationsprozess (Job-Resources).* Dies konnte in vielen Studien bestätigt werden (s. dazu die oben in diesem Unterkapitel dargestellte Studie von Schaufeli et al., 2009). Eine weitere Bestätigung ergab sich in einer 3-jährigen longitudinalen Studie von 2555 finnischen Zahnärzten, die fanden, dass Job-Resources zukünftiges Arbeitsengagement beeinflussten, das seinerseits die Verpflichtung gegenüber der Organisation voraussagte, während Job-Demands die Entwicklung von Burnout voraussagten, das seinerseits die Entwicklung einer zukünftigen Depression voraussagte (Hakanen, Schaufeli & Ahola, 2008, zitiert nach Bakker & Demerouti, 2017).

These 3. Aufgrund weiterer Befunde formulierten die Autoren eine dritte These: *Job-Resources* können den Effekt von *Job-Demands in der Verursachung von Strain (Belastung, Erschöpfung) abfedern.* Diese These wurde ebenfalls in verschiedenen Studien bestätigt, so in einer Untersuchung von Spitex-Mitarbeitenden, die fanden, dass verschiedene Job-Resources (Autonomie, soziale Unterstützung, Feedback bezüglich Arbeitsleistung, Möglichkeiten für persönliches Wachstum) die Beziehung von Job-Demands (emotionale Anforderungen, ungehaltene Patienten, Arbeitslast und physische Anforderungen) zu Burnout abfederte (Xanthopoulou et al., 2007, zitiert nach Bakker & Demerouti, 2017). Die Spitex-Mitarbeitenden wiesen keine hohen Werte in Erschöpfung und Zynismus auf nach Konfrontation mit fordernden Klienten, wenn sie auf genügend Ressourcen zurückgreifen konnten. Mit anderen Worten können Mitarbeitende, wenn sie Zugang zu vielen Job-Resources haben, besser mit den Arbeitsbelastungen umgehen.

Die von Schaufeli und Bakker (2003, 2010) neu entwickelte Utrecht Work Engagement Scale (UWES) beflügelte detailliertere Studien zum Job-Demands-Reources-Modell.

These 4. Eine vierte These besagt: *Job-Resources beeinflussen die Motivation besonders dann, wenn die Arbeitsanforderungen hoch sind.* Diese These wurde durch zwei Studien, eine bei finnischen Lehrern und eine bei finnischen Zahnärzten bestätigt: Ressourcen wie Wertschätzung, Innovation und Diversität der erforderten Fähigkeiten sagten Arbeitsengagement dann am meisten vorher, wenn die Arbeitsanforderungen (ungezogene Schüler, ungünstige Arbeitsumgebung) hoch waren (Bakker, Hakanen, Demerouti & Xanthopoulou, 2007; Hakanen, Bakker & Demerouti, 2005; beide zitiert nach Bakker & Demerouti, 2017). Das heißt, Job-Resources sind dann besonders hilfreich, wenn sie benötigt werden.

These 5. *Persönliche Ressourcen wie Optimismus und Selbstwirksamkeit können eine ähnliche Rolle spielen wie Job-Resources.* Unter persönlichen Ressourcen verstehen die Autoren persönliche Überzeugungen bezüglich des Ausmaßes der Kontrolle, die sie über ihre Umgebung haben. Menschen, die über einen hohen Optimismus und eine hohe Selbstwirksamkeit verfügen, glauben, dass ihnen gute Dinge widerfahren werden. Bakker und Demerouti postulieren, dass persönliche Ressourcen einen direkten Effekt auf Arbeitsengagement haben und zudem unerwünschte Effekte von Job-Demands auf Strain (Erschöpfung) abfedern sowie den erwünschten Effekt von (herausforderenden) Aufgaben (Job-Demands) auf Motivation erhöhen können. Diese These wurde nur beschränkt bestätigt. So wurde eine positive Assoziation von Selbstwirksamkeit, aber nicht von Optimismus mit Arbeitsengagement nachgewiesen, besonders wenn die emotionalen Anforderungen und die emotionale Dissonanz hoch waren. Ebenso zeigte sich eine negative Assoziation zwischen hohen emotionalen Anforderungen und hoher emotionaler Dissonanz mit Arbeitsengagement, wenn die Selbstwirksamkeit niedrig war (Xanthopoulou, Bakker & Fischbach, 2013, zitiert nach Bakker & Demerouti, 2017).

These 6. Eine sechste These postuliert: *Motivation hat einen positiven Einfluss auf die Arbeitsleistung, während Job-Strain einen negativen Einfluss auf die Arbeitsleistung ausübt.* Wie die Autoren argumentieren, hilft Motivation dabei, zielorientiert und fokussiert bei der Arbeit zu sein. Zudem haben engagierte Arbeitnehmende alle Energie und allen Enthusiasmus, um eine gute Arbeitsleistung zu erbringen. Auf der anderen Seite verfügen Arbeitnehmende, die eine hohe Erschöpfung oder andere gesundheitliche Beschwerden aufweisen, über keine Energieressourcen, um ihre Arbeitsziele zu erreichen. Verschiedene Studien bestätigten diese These. So wurde in einer Metaanalyse nachgewiesen, dass Burnout negativ mit Arbeitsleistung assoziiert ist (Taris, 2006, zitiert nach Bakker & Demerouti, 2017). Ebenso konnte gezeigt werden, dass Erschöpfung objektiv erfasste Arbeitsleistung negativ voraussagte (Bakker, Van Emmerik & Van Riet, 2008, zitiert nach Bakker & Demerouti, 2017). Bezüglich Arbeitsengagement wiesen experimentelle Studien nach, dass engagierte Individuen eine bessere Arbeitsleistung erbringen bei herausfordernden Aufgaben, da sie ihre ganze Aufmerksamkeit auf die Aufgabe fokussieren (Hopstaken, Van der Linden, Bakker & Kompier, 2015; Hopstaken, Van der Linden, Bakker, Kompier & Leung, 2016).

Die Forschung zur Job-Demands-Resources-Theorie zwischen 2001 und 2010 ergab in zahllosen Studien einen überzeugenden Nachweis für die erwähnten sechs Thesen. In der weiteren Forschung zwischen 2010 und 2016 wurden in longitudinalen Untersuchungen sowohl kausale als auch umgekehrt-kausale Bezüge zwischen Job-Demands, Ressourcen und Wohlbefinden gefunden. Diese führten zu neuen Thesen und Beobachtungen.

These 7. So ergab sich aufgrund der weiteren Auseinandersetzungen mit der JD-R-Theorie eine siebte These: *Arbeitnehmende, die durch ihre Arbeit motiviert sind, verwenden wahrscheinlich Job-Crafting-Verhaltensweisen (d. h., sie ändern proaktiv ihre Arbeitsaufgaben, um ihre Arbeit für sich sinnvoller zu machen), was zu einem höheren Maß an Job-Resources und persönlichen Ressourcen sowie einer gesteigerten Motivation führt.* Mehrere Studien bestätigten diese These. So zeigte sich, dass Job-Crafting in Form einer Suche nach Herausforderungen und entsprechenden Ressourcen positive Veränderungen in der Arbeitsumgebung hervorsagte, was indirekt zu einer Zunahme von Arbeitsengagement und Arbeitszufriedenheit sowie einer Abnahme von Burnout führte (Tims, Bakker & Derks, 2013, zitiert nach Bakker & Demerouti, 2017). Ebenso fand eine longitudinale Untersuchung, dass Arbeitnehmende, die proaktiv eine ressourcenreiche und herausfordernde Arbeitsumgebung für sich selbst gestalteten, ihr eigenes psychisches Kapital (Hoffnung, Resilienz, Selbstwirksamkeit, Optimismus) und ihr Arbeitsengagement erhöhten (Vogt, Hakanen, Brauchli, Jenny & Bauer, 2016, zitiert nach Bakker & Demerouti, 2017). Motivierte Arbeitnehmende können also ihre eigene Gewinnspirale bezüglich Ressourcen und Arbeitsengagement durch Job-Crafting kreieren.

Im Weiteren konnten reversive kausale Beziehungen auch für gesundheitsbeeinträchtigende Prozesse gefunden werden. Zapf, Dormann und Frese (1996, zitiert nach Bakker & Demerouti, 2017) postulierten, dass Job-Demands nicht nur zu Job-Strain führen können, sondern dass Arbeitnehmende, die Job-Strain erleben, mit der Zeit mehr Job-Demands wahrnehmen und sich selber schaffen. So zeigte eine longitudinale Studie bei 335 Arbeitnehmenden, dass Arbeitsdruck und Erschöpfung eine kausale und mit der Zeit auch reversivkausale Beziehung aufwiesen. Arbeitsdruck sagte Erschöpfung voraus. Erschöpfung führte zu nachfolgendem erhöhtem Arbeitsdruck in einer reziproken Beziehung (Demerouti, Bakker & Bulters, 2004, zitiert nach Bakker & Demerouti, 2017). Ebenso fand eine Untersuchung bei Allgemeinärzten, dass diejenigen, die zynischer waren gegenüber ihren Patienten, sich 5 Jahre später höheren Patientenerwartungen gegenübersahen (Bakker, Schaufeli, Sixma, Bosveld & Van Dierendonck, 2000, zitiert nach Bakker & Demerouti, 2017). Eine longitudinale Studie von Pflegefachpersonen im Spital belegte, dass diejenigen, die hohe Job-Demands (Arbeitslast, Patientenerwartungen, physische Anforderungen) hatten, 1.5 Jahre später höhere Burnout-Werte (Erschöpfung und Depersonalisierung) aufwiesen. Zudem waren diejenigen Pflegefachleute mit höheren Burnout-Werten mit der Zeit mit höheren Job-Demands konfrontiert (Demerouti, Le Blanc, Bakker, Schaufeli & Hox, 2009, zitiert nach Bakker & Demerouti, 2017).

Diese Studien legen nahe, dass Arbeitnehmende unter Stress mehr Arbeitsbelastung wahrnehmen und sich mit der Zeit mehr Belastungen schaffen. Wie Bakker und Demerouti ausführen, postulieren Bakker und Costa (2014), dass dieser Prozess das Resultat eines selbstunterminierenden Verhaltens ist. Selbstunterminierung definieren Bakker und Costa (2014) als „Verhaltensweisen, die Hindernisse schaffen, die die Arbeitsleistung untergraben" (S. 115). Bakker und Demerouti (2017) argumentieren, dass Arbeitnehmende, die ein selbstunterminierendes Verhalten aufweisen, sehr wahrscheinlich ein hohes Ausmaß an Job-Strain (chronische Erschöpfung, Gesundheitsprobleme) erleben. Daher kommunizieren sie schlecht, machen mehr Fehler und verursachen mehr Konflikte, was zu den schon hohen Job-Demands dazukommt. Arbeitnehmende mit hohem Job-Strain sind wahrscheinlich auch weniger in der Lage, mit ihren Emotionen umzugehen, und erleben möglicherweise mehr Arbeitskonflikte. Selbstunterminierung ist das Resultat von hohem Job-Strain und heizt einen Teufelskreis von hohen Arbeitsbelastungen und hohem Arbeits-Strain an. In einer Serie von Studien belegten Bakker und Wang (2020), dass Selbstunterminierung mit Arbeitslast und emotionalen Anforderungen positiv assoziiert waren, was nahelegt, dass Arbeitnehmende, die Stress, Verwirrung und Konflikte verursachen, mehr Arbeitsanforderungen kreieren. Selbstunterminierung war auch positiv assoziiert mit Erschöpfung und sagte negativ die Einschätzung der Arbeitsleistung durch die Vorgesetzten voraus.

These 8. Aufgrund dieser Befunde formulierten die Autoren eine achte These: *Arbeitnehmende, die an Stressbelastung (Strain) bei der Arbeit leiden, zeigen wahrscheinlich selbtsunterminierendes Verhalten, was zu höheren Arbeitsanforderungen (Job-Demands) führt und zudem zu einem höheren Ausmaß an Job-Strain.*

In **Abbildung 4-8** wird das Job-Demands-Resources-Modell in seiner aktuellen theoretischen Ausformulierung unter Berücksichtigung der oben beschriebenen Thesen und Befunde dargestellt.

Das Job-Demands-Resources-Modell besagt, dass Job-Resources und persönliche Ressourcen sich gegenseitig verstärken. Beide beeinflussen bei der Arbeit Motivation, Engagement und Commitment positiv. Eine hohe Motivation führt zu einer guten Arbeitsleistung. Motivation kann zudem zu einer positiven Gewinnspirale führen, indem motivierte Arbeitnehmende ihre Arbeitsumgebung durch Job-Crafting so ändern, dass sie für sie sinnvoll und konstruktiv ist, und sie somit ihre Job-Resources und persönlichen Ressourcen verstärken. Hohe Job-Demands führen zu Strain, Erschöpfung, Burnout, Angst oder andere Gesundheitsprobleme. Dies beeinträchtigt die Arbeitsleistung. Zudem kann Strain zu einer negativen Verlustspirale führen, indem Arbeitnehmende unter Strain sich selbst unterminieren und so ihre Job-Demands erhöhen.

Hohe Job-Demands können jedoch bei Zugang zu vielen Ressourcen die Motivation steigern. Ebenso können hohe Ressourcen die Effekte von Job-Demands auf Strain puffern.

4.2.8 Conversation of Resources (COR) – Burnout als Verlust intrinsischer Energien

Die Conservation-of-Resources-Theorie (COR-Theorie; Hobfoll, 1989) besagt, dass Menschen grundsätzlich darauf bedacht sind, Dinge, die für sie wichtig sind, zu erwerben, zu erhalten und zu beschützen. Diese Dinge werden in der COR-Theorie als Ressourcen definiert und es werden vier Typen unterschieden: Gegenstände und Dinge; Lebensbedingungen; persönliche Eigenschaften; Energien. Die Energie wird unterteilt in intrinsische Energien (wie körperliche, geistige und emotionale Energie) und extrinsische Energien (wie Unterstützung durch andere Menschen, finanzielle Mittel).

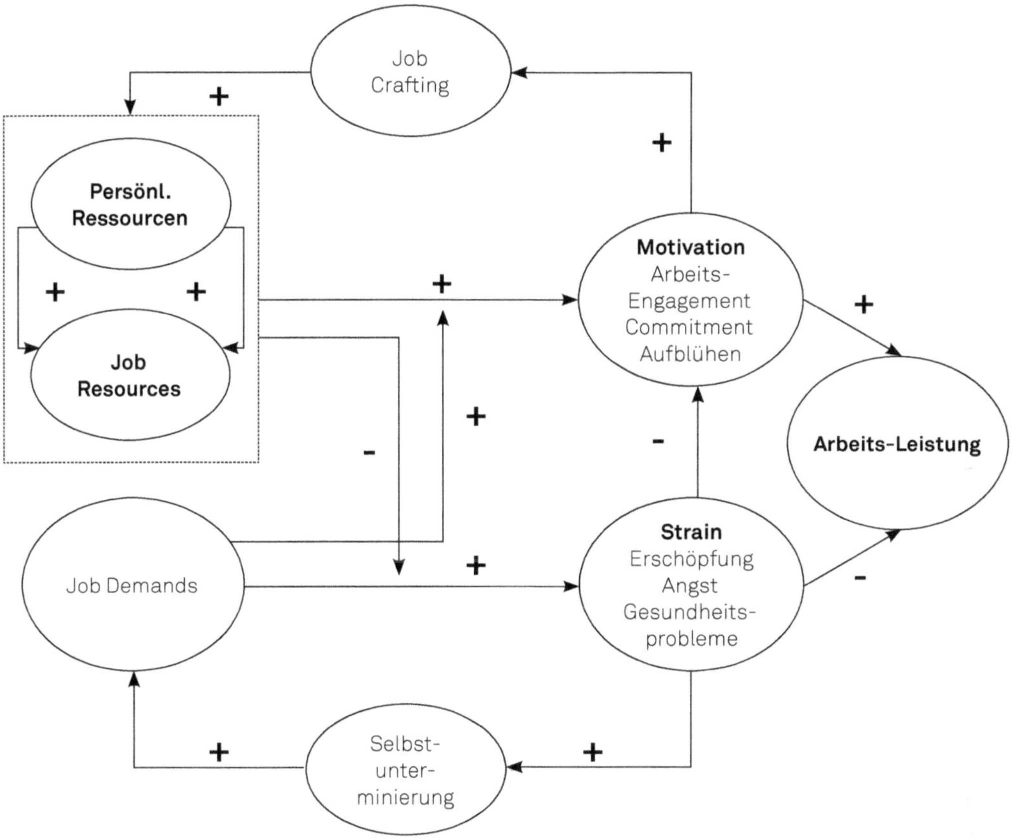

Abbildung 4-8: Das Job-Demands-Resources-Modell (nach Bakker & Demerouti, 2007, S. 313; 2017)

Gemäß der COR-Theorie entsteht psychischer Stress dann, wenn ein Verlust von Ressourcen droht. Dies kann sich aus den folgenden Situationen ergeben: wenn die direkte Gefahr besteht, Ressourcen zu verlieren, wenn die Ressourcen tatsächlich verloren gehen und wenn eine Unfähigkeit besteht, Ressourcen zu gewinnen trotz hohem Einsatz.

Eine ausführliche Darstellung der COR-Theorie findet sich in Kapitel 1.1.5.

4.2.9 Berufliche Gratifikationskrise (Effort-Reward-Imbalance) nach Siegrist

Dem Modell der beruflichen Gratifikationskrise von Siegrist (1995, 2013) liegt die Idee zugrunde, dass die Arbeit im Erwachsenenleben ein zentrales Bindeglied darstellt zwischen den psychischen Selbstregulationsmechanismen, wie Selbstwert und Selbsteffizienz, und den durch soziale Strukturen vermittelten Chancen und Belohnungen. Im Sozialisationsprozess eines Menschen sind arbeitsbezogene Erfolge von primärer Bedeutung, und der soziale Status ist eng mit der beruflichen Position verknüpft. Dadurch bekommt die Verknüpfung von Arbeit mit Selbstwert und Selbsteffizienz eine große Bedeutung.

Arbeit stellt im Wesentlichen einen Tauschprozess dar zwischen der Leistung der Arbeitnehmenden und der Gegenleistung der Arbeitgebenden. Es wird postuliert, dass zwischen Arbeitgeberin und Arbeitnehmer ein impliziter Kontrakt besteht, der eine Tauschgerechtigkeit zwischen dem bei der Arbeit zu leistenden Einsatz und der zu erwartenden Belohnung annimmt. Der Einsatz des Arbeitnehmers besteht in den Anforderungen, Verantwortlichkeiten und der zeitlichen Belastung bei der Arbeit. Als Belohnung durch den Arbeitgeber gelten Lohn und weitere finanzielle Entschädigungen, sozialer Status, Anerkennung und Karriereentwicklung einschließlich Arbeitssicherheit (s. **Abb. 4-9**). Im Modell wird zudem angenommen, dass die meisten expliziten Arbeitsverträge nicht vollständig ausformuliert sind (zumindest, was die weniger fassbaren Belohnungen betrifft) und oft keinen symmetrischen Austausch mit kompletter Gleichwertigkeit zwischen erwartetem Einsatz und erstatteter Belohnung gewähren.

Bei einer Verletzung der Tauschgerechtigkeit, d.h. bei hoher Verausgabung (hohe Kosten) ohne angemessene Belohnung (geringer Ertrag) erleben die Beschäftigten eine Gratifikationskrise. Die erwarteten, legitimen Belohnungen fallen aus. Sie entwickeln negative Gefühle, die einer dauerhaften Belastungsreaktion mit Aktivierung des autonomen Stresssystems entsprechen. Denn die wiederholte Erfahrung von mangelnder Belohnung bezüglich der zentralen sozialen Arbeitsrolle behindert eine erfolgreiche Selbstregulation (Siegrist, 2000). Ein lang andauerndes Ungleichgewicht zwischen Einsatz und Ertrag kann zu einer lang andauernden Belastungs- und Stressreaktion führen, die eine erhöhte Krankheitsanfälligkeit nach sich zieht.

Allerdings postuliert das Modell nicht nur von außen gestellte Anforderungen als verursachende Faktoren (extrinsische Faktoren), sondern sieht auch in individuellen psychischen Bewältigungsmustern von Leistungsanforderungen eine Mitverursachung der Gratifikationskrise (intrinsische Faktoren). Menschen mit einem exzessiven Arbeitsengagement (Verausgabungsneigung) und einem hohen Bedürfnis nach Anerkennung sind besonders gefährdet, ein solches Ungleichgewicht zu erleben. Sie setzen sich oftmals hohen Anforderungen aus oder bemühen sich, über das benötigte Maß hinaus um die Erfüllung ihrer Aufgaben. Damit sind sie für eine Frustration ihrer Belohnungserwartun-

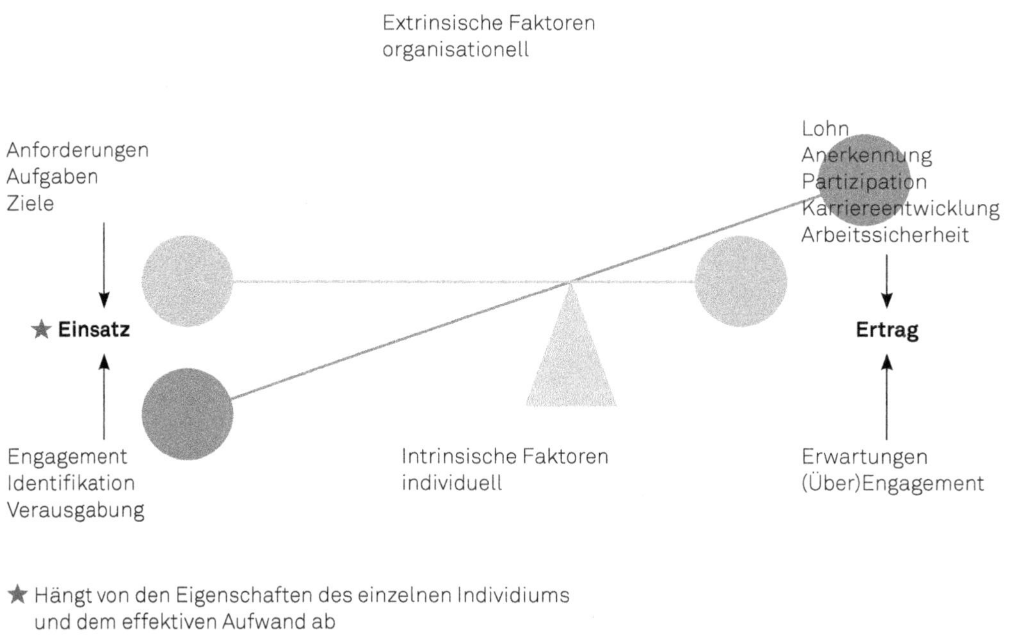

Abbildung 4-9: Ungleichgewicht von Einsatz und Ertrag (Gratifikationskrise)

gen besonders anfällig. Ein solches Motivationsmuster kann demnach als ein unabhängiger psychischer Risikofaktor betrachtet werden, der auch ohne entsprechende strukturelle Arbeitsbedingungen eine Gratifikationskrise verursacht. Allerdings sind bei Vorliegen sowohl struktureller als auch persönlicher Risikofaktoren die negativen gesundheitlichen Folgen besonders ausgeprägt, da die Verausgabungsneigung die gesundheitsbezogenen Effekte eines Ungleichgewichts zwischen Aufwand und Ertrag verstärkt.

Der zur Messung einer Gratifikationskrise entwickelte Fragebogen Effort-Reward Imbalance Questionnaire ist ein Selbstbeurteilungsinstrument, bestehend aus Fragen zum Einsatz, zur Belohnung und zur Verausgabungsneigung (overcommitment), und gestattet, eine Relation zwischen Einsatz und Ertrag herzustellen. Er wurde in mehrere Sprachen übersetzt und erwies sich psychometrisch als valide und reliabel (Siegrist et al., 2004).

Studien zur Effort-Reward Imbalance (ERI) zeigten, dass die ERI verbunden ist mit einer erhöhten Prävalenz von kardiovaskulären Risikofaktoren wie hoher Blutdruck und erhöhte Blutfette sowie prospektiv mit einem erhöhten Risiko für neu oder wiederholt auftretende kardiovaskuläre Ereignisse wie Herzinfarkt (Aboa-Éboulé et al., 2011; Siegrist, 1996; Siegrist, Peter & Junge, 1990). Ebenfalls zeigten sieben prospektive Untersuchungen zusammenfassend, dass die ERI bei Exponierten im Vergleich zu Nichtexponierten zu einer Verdoppelung des relativen Risikos führt, an einer klinisch relevanten depressiven Symptomatik bei einer mittleren Beobachtungszeit von 2.7 Jahren zu erkranken (Siegrist, 2013). Zudem weisen experimentelle und quasiexperimentelle Studien Zusammenhänge zwischen der ERI und den entzündungsfördernden Zytokinen sowie Markern einer reduzierten Immunantwort nach, was ein Hinweis für einen psychobiologischen Mechanismus in der Depressionsentstehung darstellen könnte (Siegrist, 2013).

4.2.10 Stress as Offence to Self (SOS) – Stress als Angriff auf das Selbst

Allgemeines

Das Modell „Stress als Angriff auf das Selbst“ (SOS) bezieht sich nicht spezifisch auf Burnout, sondern allgemein auf Stress im Arbeitskontext. Es wurden jedoch Zusammenhänge zwischen Aspekten dieses Modells (illegitime Aufgaben) und Burnout gefunden.

Laut Semmer et al. (2019) und Semmer, Jacobshagen, Meier und Elfering (2007) entsteht Stress dann, wenn die Erfüllung wichtiger Bedürfnisse oder Ziele behindert wird oder deren Erreichung gefährdet ist. Diese These, so die Autoren, ist einer der häufigsten gemeinsamen Nenner von Stressdefinitionen. Sie zitieren dazu Lazarus (1999): „ohne dass es um ein Ziel geht, besteht kein Potenzial für Stress oder Gefühle“ (S. 70) und Carver und Connor-Smith (2010): „Es ist wahrscheinlich, dass Stress nichts anderes (und nichts weniger) ist als die Erfahrung, bei den eigenen Bemühungen, seine Ziele zu erreichen, auf Hindernisse zu stoßen oder solche zu befürchten“ (S. 683 f.).

Semmer et al. (2007, 2019) führen weiter an: Viele Modelle von arbeitsbezogenem Stress stützen sich auf Theorien zur Einschätzung von Situationen, die die Erfüllung von Bedürfnissen und Zielen begünstigen (appraisal theories) (Ellsworth & Scherer, 2003; Spector & Goh, 2001). Zudem besteht eine große wissenschaftliche Evidenz, dass das Erreichen von Zielen oder die Erwartung, diese zu erreichen, positive emotionale Konsequenzen hat, sowie das Verfehlen von Zielen oder von der Zielerreichung wegzurücken, negative emotionale Konsequenzen hat (Plemmons & Weiss, 2013). Der Frage, welche Ziele relevant sind, besonders im Bereich von arbeitsbezogenem Stress, ist jedoch relativ wenig Aufmerksamkeit gewidmet worden Carver und Conner-Smith haben zwischen Annäherungs- und Vermeidungszielen unterschieden und verschiedene Formen von Stresserfahrung, Gefühlen und Bewältigungsstrategien bezüglich dieser Form von Zielen untersucht (Carver & Conner-Smith, 2010). Die Selbstbestimmungstheorie fokussiert auf spezifische Inhalte und postuliert, dass Autonomie, Kompetenzerleben und Bezogenheit die grundsätzlichen psychischen Bedürfnisse darstellen (Ryan & Deci, 2000). Dieses Modell der grundsätzlichen psychischen Bedürfnisse beschreibt eine autonome Motivation der Menschen, die als eine der positiven Konsequenzen ein persönliches Wohlbefinden fördert. Auf der anderen Seite ist eine andauernde Entbehrung bezüglich der Erfüllung dieser Bedürfnisse ein kumulativer Risikofaktor für die Entstehung von Stress und einer schlechten Stressbewältigung. Einige Autoren, so Semmer et al. weiter, betonen die Bedeutung von Kontrolle als relevantes Bedürfnis besonders im arbeitspsychologischen Kontext (Karasek Jr., 1979).

Aus Sicht der SOS-Theorie ist jedoch die Aufrechterhaltung des Selbstwerts von zentraler Bedeutung für die Arbeitspsychologie. Es besteht nach Semmer et al. an sich ein großer Konsens in der Literatur, dass Menschen motiviert sind, sich selbst positiv zu sehen, jedoch nicht alle Theorien betrachten dies als ein grundsätzliches Bedürfnis, sondern zum Teil als ein Warnsignal bezüglich des Bedürfnisses der Bezogenheit oder gar als Schutz gegen Todesangst. Trotzdem besteht Konsens darüber, dass Menschen konstant besorgt sind bezüglich ihres Selbstwerts, dass eine Bedrohung des Selbstwerts eine Stressbelastung darstellt und zu Bemühungen führt, den Selbstwert zu schützen.

Es müssen, besonders in der Arbeitspsychologie, verschiedene Formen des Selbstwerts unterschieden werden:

- *Globaler Selbstwert versus Selbstwert in Bezug zur professionellen Identität:* Wie Semmer et al. (2019) darlegen, erfüllen Menschen soziale Rollen und identifizieren sich in hohem Ausmaß damit. Im Arbeitskontext lässt sich beobachten, dass professionelle Rollen häufig Teil der Identität eines Menschen und damit Teil seines Selbst werden. Menschen haben oft eine hohe Wertschätzung für ihre professionelle Rolle und verteidigen sie gegen Bedrohungen. Als Konsequenz davon reagieren sie positiv auf Erfahrungen, die ihre professionelle Rolle bestätigen. Sie empfinden jedoch Stress, wenn ihre Rolle bedroht wird. Im Rahmen der SOS-Theorie werden Aspekte, die die Arbeitsrolle betreffen, stets mit Blick auf den Selbstwert betrachtet. Dasselbe gilt bezüglich des Selbstwerts, der sich aus den Erfahrungen speist, ein respektiertes Mitglied einer Organisation zu sein.
- *Persönlicher Selbstwert versus sozialer Selbstwert:* Persönlicher Selbstwert bezieht sich auf die eigene Selbstevaluation hinsichtlich angestrebter Qualitäten (z. B. Kompetenzen, Attraktivität, Ehrlichkeit), aber auch intrinsische Qualitäten wie menschliche Würde. Dabei bedeutet „persönlich" nicht, dass nicht auch soziale Aspekte in diese Evaluation einfließen. Denn interne, persönliche Standards, die als private Standards erlebt werden, sind wahrscheinlich internalisierte soziale Standards, die aber ziemlich unabhängig werden vom sozialen Urteil anderer. Sozialer Selbstwert ist das Ausmaß der Wertschätzung, Anerkennung und Wahrnehmung durch wichtige Bezugspersonen. Sie hängt also stark von der eigenen sozialen Umgebung ab. Die beiden Formen von Selbstwert sind jedoch nicht unabhängig voneinander. Die Unterscheidung von persönlichem und sozialem Selbstwert ist in der SOS-Theorie reflektiert durch die zwei Teilaspekte „Stress bedingt durch Selbstbeurteilung" und „Stress bedingt durch die Beurteilung von anderen".

Stress bezogen auf persönlichen und bezogen auf sozialen Selbstwert

In Anbetracht der Bedeutung des Selbstwerts im Leben der Menschen gehen Semmer et al. (2007, 2019) davon aus, dass Bedrohungen oder Verstärkungen des Selbstwerts bei vielen Stressbelastungen oder ressourcenfördernden Erfahrungen und Bedingungen beteiligt sind. Besonders sehen sie nicht nur in offensichtlicher mangelnder Achtung, wie bei Aggression oder Beziehungskonflikten, Bedrohungen des Selbstwerts, sondern dass diese überall im täglichen (Arbeits-)Leben zu finden sind. Sie beachten also nicht nur offensichtliche soziale Kommunikation, sondern auch die Implikationen bezüglich des Selbstwerts von Phänomenen wie Arbeitsgestaltung und allgemeinen Stressoren. Auf der positiven Seite gehen sie davon aus, dass Verstärkungen des Selbstwerts wie Anerkennung wichtige Ressourcen darstellen. Zudem gehen sie aufgrund der Wichtigkeit, eine positive Selbstsicht aufrechtzuerhalten, davon aus, dass Menschen besonders aufmerksam sind für Signale, die den Selbstwert betreffen, und nicht nur auf deutliche, sondern auch subtile Hinweise achten. Semmer et al. unterscheiden Bedrohungen und Verstärkungen des persönlichen Selbstwerts einerseits und des sozialen Selbstwerts andererseits. Diese zwei Formen des Selbstwerts sind jedoch stark miteinander verknüpft: Oft sind Aspekte, die für den persönlichen Selbstwert wichtig sind, auch für den sozialen Selbstwert relevant.

„Stress bezogen auf den persönlichen Selbstwert" ist nach Semmer et al. (2019) das Ausmaß der Erfüllung eigener persönlicher Standards bezüglich Verhalten und Leistung, sodass man sich selbst als ein fähiges, verlässliches, leistungsfähiges und ehrvolles Individuum sehen kann. Im Rahmen der Arbeitspsychologie sind zwei Themen speziell relevant für den persönlichen Selbstwert: Leistung im Sinne von Erfolg oder Versagen und arbeitsbezogene moralische Aspekte, z. B. sich als ehrlich, verlässlich und nicht ausbeuterisch zu sehen. Falls die eigenen Kriterien für eine gute Leistung und ein moralisch angemessenes Verhalten nicht erfüllt sind, fühlt man sich ungenügend. Damit entsteht Stress durch Ungenügen (stress through insufficiency, SIN). Eine ungenügende Leistung reicht aber noch nicht, um diesen Stress auszulösen. Er entsteht dann, wenn die Person die Verursachung bei sich selbst sieht. Dieses Ungenügen löst wichtige selbstbezogene Emotionen aus wie Scham oder Schuld. Bei einer als gut wahrgenommen Leistung löst es auf der anderen Seite Stolz aus.

„Stress bezogen auf den sozialen Selbstwert" nennen Semmer et al. (2019) „Stress aufgrund von mangelndem Respekt" (stress as disrespect, SAD). Der SAD ist das Ausmaß, zu dem man sich geschätzt, akzeptiert und als wertvoll erachtet fühlt, versus das Ausmaß, zu dem man sich klein gemacht, unfair behandelt, ignoriert, angegriffen oder ausgeschlossen fühlt. Solche negativen Erfahrungen führen zu Verletzung, Trauer und Wut; positive Erfahrungen führen zu Zufriedenheit und Stolz. Wie schon ausgeführt, kann das Gefühl, nicht wertgeschätzt zu werden, durch interpersonelles Verhalten, aber auch durch bestimmte Arbeitsbedingungen, wie Arbeitsdesign oder Stressoren, ausgelöst werden. **Tabelle 4-4** fasst dieses Modell zusammen:

Tabelle 4-4: Stress as Offence to Self (SOS): Arbeitsaspekte, die für das Selbst relevante Emotionen und den Selbstwert beeinflussen (nach Semmer et al., 2019. Übersetzung: die Autorin)

Selbstbeurteilung: Stress durch Ungenügen (SIN)	**Beurteilung durch andere: Stress durch mangelnden Respekt (SAD)**
(In)adäquate Leistung + interne Attribution (In)adäquates moralisches Verhalten	Äußerung von mangelndem Respekt durch • Interpersonelles Verhalten • Arbeitsdesign • Rollenzuordnung, z. B. illegitime Aufgaben • Stressige Bedingungen und Ereignisse, z. B. illegitime Stressoren

Illegitime Aufgaben als unabhängiger Stressor

Negative Folgen für den Selbstwert scheinen gut nachvollziehbar zu sein bei problematischem interpersonellem Verhalten, wie unzivilisiertes Verhalten oder Aggression. Jedoch kann auch die Art, wie die Arbeit konzipiert ist, Informationen beinhalten, die relevant für den Selbstwert sind. Pierce und Gardner (2004) sowie Pierce, Gardner, Cummings und Dunham (1989; beide zitiert nach Semmer, 2019) legen den Fokus auf organisationsbedingten Selbstwert und beschreiben, dass Formen der Arbeitsgestaltung wie Komplexität und Autonomie oder andere organisationale Variablen wie Vertrauen oder eine Arbeitsumgebung, die eine gute Aufgabenerfüllung ermöglicht, den organisationsbedingten Selbstwert beeinflussen. Keller, Meier, Gross und Semmer (2015) haben nachgewiesen, dass hoch qualifizierte Jobs, die sich durch eine hohe Autonomie und Verschiedenartigkeit der notwendigen Fähigkeiten auszeichnen, einen guten Selbstwert voraussagten, allerdings nur bei Männern. Bei Frauen sagte ein guter Selbstwert einen hoch qualifizierten Job voraus, da sie einen hohen Selbstwert benötigten, um einen solchen Job überhaupt zu bekommen.

Die Autoren des SOS-Konzepts betrachten nicht nur die Arbeitsgestaltung und das Job-Design. Sie gehen auch von der Beobachtung aus, dass Menschen ihre professionelle Identität wertschätzen, was impliziert, dass Bedingungen und Ereignisse, die diese professionelle Identität bestätigen, den Selbstwert erhöhen, und Bedrohungen dieser professionellen Identität zur Stressbelastung führen. Dabei fragten sie sich, welche Elemente diese professionelle Identität ausmachen. Dies führte sie zur Thematik von Kernaufgaben oder Kernverantwortlichkeiten. Ein Lehrer lehrt, eine Ärztin heilt, ein Schreiner schreinert, eine Polizistin hat verschiedene Verantwortungen, um das Gesetz zu schützen. Das heißt, es kann erwartet werden, dass Menschen mit einem bestimmten Job gewisse Tätigkeiten ausüben oder sich mit bestimmten Problemen beschäftigen. Dies entspricht der zentralen Vorstellung einer Kernrolle. In dem Ausmaß, in dem sich Menschen mit ihrer professionellen Rolle identifizieren, ist anzunehmen, dass sie bei der Ausübung ihrer Tätigkeiten ihre professionelle Identität bestätigen. Das legt nahe, dass bestimmte Tätigkeiten nicht legitim von ihnen erwartet werden können, nämlich diejenigen, die nicht ihrer professionellen Rolle entsprechen. Diese Tätigkeiten oder Aufgaben bezeichnen Semmer et al. (2019) als „illegitim". In einer Interview-Studie befragten sie die Studienteilnehmenden, was ihre täglichen Aufgaben waren und von welchen sie glaubten, sie sollten sie nicht tun müssen. Es wurden zwei Typen von Aufgaben als illegitim beurteilt: unnötige Aufgaben und unverhältnismäßige Aufgaben.

Unnötige Aufgaben sind Aufgaben, die es an sich nicht geben sollte. Sie sind möglicherweise entstanden, weil andere Leute in der Organisation ihre Arbeit nicht korrekt ausgeübt haben. Zum Beispiel ist es eine unnötige Aufgabe, Daten aus einem Computersystem zu einem anderen Computersystem manuell zu übertragen, weil die Computersysteme nicht miteinander kompatibel sind, was bei ihrer Anschaffung nicht überprüft wurde. Unnötige Aufgaben sind solche, die hätten erst gar nicht entstehen dürfen. Im Falle der Computersysteme gibt es keinen legitimen Grund für ein solches Problem, es entstand durch Unachtsamkeit. Die manuelle Übertragung muss nun trotzdem erfolgen, sie wäre aber unnötig und ist damit illegitim. Unnötige Aufgaben sind für jede Person unnötig.

Unverhältnismäßige Aufgaben sind Aufgaben, von denen einen Person ausgeht, dass sie nicht durch sie erledigt werden sollten. Diese Beurteilung kann unterschiedliche Gründe haben. Primär sind Aufgaben unverhältnismäßig und illegitim, wenn sie außerhalb der Arbeitsrolle liegen. Zum Beispiel kann eine Pflegefachperson es als illegitim betrachten, für einen Patienten, der vollends geh- und bewegungsfähig ist, das Fenster zu öffnen (Dienstleistung), anstatt eine pflegerische Tätigkeit wie Verbandwechsel auszuüben. Oder ein Chauffeur kann es als illegitim erachten, den Sohn seines Vorgesetzten zur Schule zu fahren. Aufgaben können auch unverhältnismäßig sein, wenn sie bestimmten Aspekten der Arbeitsrolle, der Erfahrung oder der Autorität nicht entsprechen, z.B., wenn ein junger Manager einen sehr anspruchsvollen Kunden betreuen soll.

Es ist der Aspekt der Illegitimität und der damit verbundenen sozialen Nachricht von mangelndem Respekt, was diese Form der Belastung zu einem besonderen Arbeitsstressor macht. Das Wesen der Aufgabe ist dabei nicht relevant, und es muss sich nicht um „schmutzige" Arbeit handeln, um sie illegitim zu machen, sondern es geht um den Kontext, in dem sie gestellt wird. In einem anderen Kontext könnte dieselbe Aufgabe als legitim betrachtet werden. Nach Semmer et al. (2015) signalisiert eine Aufgabenstellung, die als unverhältnismäßig oder unnötig erscheint, einen Mangel an Respekt gegenüber der Person, die die Aufgabe erfüllen soll.

Organisationale Rollen beinhalten Erwartungen bezüglich des Verhaltens und definieren, was legitim von einer Person, die eine bestimmte Rolle innehat, erwartet werden kann. Sie implizieren aber auch, welches Verhalten nicht erwartet werden kann. Sich widersprechende Erwartungen lösen einen Rollenkonflikt aus, was ein bekannter Stressfaktor darstellt. Illegitime Aufgaben sind eine besondere Form von Rollenkonflikt, denn es entsteht ein innerer Person-Rollen-Konflikt zwischen den inneren Werten und Standards der Person und einem bestimmten Rollenverhalten.

Semmer et al. (2015) nimmt auch Bezug auf die Fairnesstheorie, die unterschiedliche Formen von Fairness in Organisationen beschreibt. Illegitime Aufgaben können als eine Verletzung der Verteilfairness erfahren werden, was auch als ein Ausdruck des sozialen Standings einer Person wahrgenommen wird. Die Zuordnung der illegitimen Aufgabe kann auch als unfair wahrgenommen werden und damit als Ausdruck von mangelndem Respekt. Mangelnde Fairness ist ein Stressor, denn die Mitarbeiterin fühlt sich nicht respektiert und in ihrem Selbstwert bedroht.

Um illegitime Aufgaben zur erfassen, wurde die Bern Illegitimate Task Scale (BITS) entwickelt (Jacobshagen, 2006; Semmer, Tschan, Meier, Facchin und Jacobshagen, 2010). Die erste Studie zu illegitimen Aufgaben wurde 2010 von Semmer et al. (2015) publiziert. Sie untersuchten mithilfe der BITS in drei Studien den Zusammenhang von illegitimen Aufgaben mit Stressbelastung und Burnout. In zwei Untersuchungen waren illegitime Aufgaben signifikant assoziiert mit niedrigem Selbstwert, Groll gegenüber der Organisation und Burnout (in der einen Studie wurden Rollenkonflikt, soziale Stressoren und mangelnde Verteilfairness statistisch kontrolliert, in der anderen prozedurale Fairness und soziale Stressoren). Die dritte Studie fand eine signifikante Assoziation zwischen illegitimen Aufgaben und Messwerten für Stressbelastung, wie Groll gegenüber der Organisation und Irritierbarkeit, unter statistischer Kontrolle der Stressbelastung bei Beginn der Untersuchung. Die Autoren folgern, dass illegitime Aufgaben unabhängige Stressoren im Arbeitskontext darstellen, die zu Stressbelastung und Burnout führen kann.

Wie Semmer et al. (2019) in einer Übersichtsarbeit ausführen, haben eine Reihe von Untersuchungen bestätigt, dass illegitime Aufgaben mit verschiedenen Strains (Stresserfahrungen) assoziiert sind. Diese Strains umfassen Selbstwert, Arbeitsidentität, Verhaltensweisen wie kontraproduktives Arbeitsverhalten und Krankheitsausfällen. Zudem waren illegitime Aufgaben verknüpft mit innerer Kündigung, mit affektivem Strain wie Burnout, Irritation und Groll gegenüber der Institution sowie mit Auslenkung von physiologischen Parametern (Kortisol) und erholungsbezogenen Variablen wie Schlafqualität (gemessen mit Aktigraf) und Abschottung. Studien, die unverhältnismäßige und unnötige Aufgaben getrennt analysierten, wiesen stärkere Effekte für unverhältnismäßige Aufgaben als unnötige Aufgaben auf, was theoretisch zu erwarten war, weil sich unverhältnismäßige Aufgaben speziell auf die zentrale professionelle Rolle der Person beziehen, unnötige Aufgaben jedoch für alle unnötig sind. Gesamthaft bestätigen diese Untersuchungen, dass illegitime Aufgaben einen eigenständigen Stressor darstellen, der mit verschiedenen Stresssymptomen (Strains) verknüpft ist. Diese beinhalten auch den Selbstwert, sowohl auf einer inter- als auch einer intraindividuellen Ebene, was mit der SOS-Theorie übereinstimmt, die besagt, dass illegitime Aufgaben die Arbeitsidentität beeinflussen. Es konnte gezeigt werden, dass illegitime Aufgaben geringere wahrgenommene Erfolgsraten 6 und 12 Monate später voraussagten, in Übereinstimmung mit der Annahme, dass illegitime Aufgaben die professionelle Identität wenig bestätigen und Erfolgserlebnisse daher unwahrscheinlicher sind.

Die Einschätzung einer Aufgabe als illegitim geschieht auf einer individuellen Ebene. Wie Semmer et al. (2019) ausführen, belegte eine Studie von Meier und Semmer (2018), dass Vorgesetzte die Menge an illegitimen Aufgaben ihrer Mitarbeitenden als geringer einschätzen als die Mitarbeitenden selbst, da sie einen anderen Blickwinkel haben. Zudem betonen die Autoren, dass auch kulturelle Aspekte mitwirken in der Wahrnehmung einer Aufgabe als illegitim, im Sinne einer gemeinsamen Bedeutung von Ereignissen innerhalb einer Organisation oder Berufsgruppe. So sprechen Pflegefachpersonen auch von nichtpflegerischen Aktivitäten und für Ärzte sind die administrativen Aufgaben nicht Teil des Kerngeschäfts. Die Definition einer illegitimen Aufgabe ist also auch von sozialen Normen beeinflusst.

Wertschätzung als unabhängige Ressource

Der direkteste Weg, den Selbstwert eines Menschen zu erhöhen, ist, ihn wertzuschätzen. Da Wertschätzung eine klare und direkte Nachricht an das Selbst sendet, wird ihr in der SOS-Theorie eine zentrale Rolle als eine Ressource zugeordnet. Im Gegensatz zu anderen Ansätzen in der Arbeitspsychologie, bei denen Wertschätzung als Teil eines übergeordneten Konstrukts wie z. B. als Teil von „guter Führung“ gesehen wird, ist Wertschätzung in der SOS-Theorie eine eigenständige Ressource. Semmer (2019) zitiert eine Studie von Wang, Zhu, Dormann, Song und Bakker (2018) zu „Anerkennungsereignissen“, die aufzeigte, dass Wertschätzung am Morgen Effekte auf das Arbeitsengagement am Nachmittag hatte, die über positive Gefühle und Befriedigung der Kompetenz- und Bezogenheitsbedürfnisse (nach der Selbstbestimmungstheorie) vermittelt wurden.

Es besteht eine beträchtliche Überlappung zwischen Wertschätzung und sozialer Unterstützung, jedoch sehen Semmer et al. (2019) Wertschätzung nicht als eines von vielen Elementen von sozialer Unterstützung, sondern als ein Kernelement, das ausschlaggebend ist dafür, dass die positiven Effekte von sozialer Unterstützung überhaupt entstehen. So konnten sie in einer Querschnittuntersuchung (Stocker, Jacobshagen, Semmer & Annen, 2010) zeigen, dass Wertschätzung assoziiert war mit einer höheren Arbeitszufriedenheit und weniger Groll. Diese Effekte waren unabhängig von Arbeitskontrolle, sozialer Unterstützung und interaktioneller Gerechtigkeit, was unterstreicht, dass Wertschätzung nicht Teil eines anderen Konstrukts, sondern eine eigenständige Ressource darstellt. In einer weiteren mehrschichtigen Analyse konnten Stocker, Jacobshagen, Krings, Pfister und Semmer (2014) zudem zeigen, dass Ereignisse, die Wertschätzung von verschiedenen Seiten beinhalteten, Heiterkeit am Abend voraussagte, was die Erholung von belastenden Herausforderungen fördert und negative Langzeitfolgen präveniert (Geurts & Sonnentag, 2006). Eine Inhaltsanalyse dieser Daten ergab, dass Wertschätzung am häufigsten in Form von Lob und Dankbarkeit (52 %) ausgedrückt wurde. Andere Formen umfassten Vertrauen (der Mitarbeiter wird um seine Meinung gebeten), Übergabe von Verantwortung (Zuordnung einer herausfordernden Aufgabe), Zeigen von Unterstützung und Respekt, Ausdrücken, dass gerne mit dem Mitarbeiter gearbeitet wird oder materielle Belohnungen oder Beförderung. In einer Zwei-Wellen-Untersuchung (Stocker et al., 2018) wiesen sie zudem nach, dass Wertschätzung von Vorgesetzten die (negativen) Effekte von Arbeitsunterbrechungen auf die Arbeitszufriedenheit, Selbstwirksamkeit und arbeitsbezogene depressive Verstimmung und Schlafprobleme abfederte. Diese Resultate blieben bei Kontrolle von Zeitdruck, Arbeitskontrolle und sozialer Unterstützung bestehen.

Wertschätzung und soziale Unterstützung weisen eine hohe Überlappung auf. Wie die oben dargestellten Studien, die mit sozialer Unterstützung kontrollierten, belegen, ist Wertschätzung jedoch eine unabhängige Ressource. Im SOS-Konzept ist Wertschätzung ein Kernelement von sozialer Unterstützung, nicht nur bezüglich der emotionalen Unterstützung, sondern auch der instrumentellen Unterstützung (Unterstützung bei der Arbeit). In diesem Zusammenhang untersuchten Semmer et al. (2018b) die Frage, ob sich soziale Unterstützung, die keine Wertschätzung enthält, nicht negativ auswirken kann. Dazu entwickelten sie einen Fragebogen für *dysfunktionale soziale Unterstützung*, d.h. einer Unterstützung, die keine Wertschätzung ausdrückt. Die Analysen wiesen nach, dass soziale Unterstützung mit weniger Stresserleben verknüpft war, jedoch dysfunktionale soziale Unterstützung mit mehr Stresserleben.

Diese Untersuchungsergebnisse unterstreichen die Bedeutung von Wertschätzung als eine wichtige Ressource für den Selbstwert und die psychische Gesundheit am Arbeitsplatz.

Erfolg und Versagen

Auf der positiven Seite ist das Erreichen von Zielen oder Fortschritten eine erfreuliche Erfahrung. In der Studie von Wang et al. (2018) zeigte sich, dass das Erreichen von Zielen, die sich im Verlauf des Arbeitsprozesses ergaben, mit einem positiven Engagement assoziiert war, vermittelt durch einen positiven Affekt und dem Gefühl der Befriedigung der Kompetenz- und Bezogenheitsbedürfnisse. In Studien zum täglichen Erreichen von Zielen ergab sich, dass Zielerreichung mit einem positiven Gefühl zur Bettzeit verbunden war, die eine gute Arbeitszufriedenheit am nächsten Morgen vermittelte (Mühlethaler & Semmer, 2017). Ebenso war eine tägliche Zielerreichung mit einer besseren Schlafqualität verknüpft, vermittelt durch ein Gefühl der Heiterkeit am Abend.

Auf der negativen Seite untersuchten Semmer et al. (2018a) tägliches Versagen. Dabei gingen sie davon aus, dass Versagen nicht ein Stressor ist wie andere auch (z.B. hohe Arbeitslast), da es den persönlichen Selbstwert beeinträchtigen kann. Die Autoren befragten in einer Tagebuchuntersuchung die Probanden nach täglichen negativen Ereignissen und inwiefern sie sich diese selbst zuschrieben. Persönliche Versagenserfahrungen waren mit dem Gefühl von Inkompetenz, Schuld und Scham assoziiert, sowie der Tendenz, weniger soziale Unterstützung zu suchen, verknüpft mit Selbstanschuldigung. Es zeigt sich also, dass Erfolg und Versagen besondere Stressoren darstellen, da sie in Bezug stehen zum Selbstwert.

4.3 Rolle von sozialer Unterstützung

Lazarus und Folkman (1984) (s. Kap. 4.1.2) sahen in sozialer Unterstützung eine zentrale Ressource für die Bewältigung der Herausforderungen des Alltags.

Der Begriff soziale Unterstützung ist nach Temam et al. (2019) ein mehrdimensionales Konzept, in dem es um hilfreiche soziale Interaktionen geht, die Personen als erreichbar oder tatsächlich erfolgt wahrnehmen. Soziale Unterstützung bezeichnet demnach tatsächlich erfolgte Aufmerksamkeit, Unterstützung und Hilfestellungen durch andere Menschen oder die Wahrnehmung, dass diese verfügbar sind. Soziale Unterstützung kann sich als emotionale Unterstützung, als instrumentelle Unterstützung, d.h. als konkrete Hilfestellung bei der Erledigung von Aufgaben, als finanzielle

Unterstützung und als informative Unterstützung äußern. Es gibt eine Reihe von Quellen, aus denen diese Unterstützung kommen kann: im persönlichen Bereich von einem Partner, der Familie, Freundinnen, Nachbarn oder anderen, allenfalls auch professionellen Instanzen. Im Arbeitskontext kann die soziale Unterstützung ebenfalls aus unterschiedlichen Quellen herrühren: einer Vorgesetzten, den Arbeitskollegen, einer Peer-Gruppe, dem aktuellen Arbeitsteam oder Freunden, die sich im Arbeitsumfeld befinden, sowie allenfalls durch die Human Services der Organisation.

Soziale Unterstützung hat sich als relevanter Faktor für die körperliche und psychische Gesundheit erweisen. So wiesen Holt-Lunstad Smith und Layton (2010) in einer Metaanalyse von 148 Studien (*N* = 308 849) nach, dass Probanden mit starken sozialen Beziehungen mit einer *OR* = 1.50 (95 % *CI*: 1.42–1.29) eine höhere Überlebenschance (bzw. eine geringere Mortalität) hatten als solche Probanden, die weniger solide soziale Beziehungen aufweisen. Das entspricht einer um 50 % höheren Überlebenschance. Dieser Effekt blieb stabil unabhängig von Alter, Geschlecht, Gesundheitszustand zu Beginn der Studie, Todesursache und Länge des Follow-ups. Am stärksten wirkten komplexe Messwerte der sozialen Integration (*OR* = 1.91; 95% *CI*: 1.63–2.23), die schwächsten Effekte fanden sich für den Status des Mit-Anderen-Leben versus Alleine-Leben (*OR* = 1,19; 95% *CI*: 0.99–1.44).

Ebenso untersuchten Werner-Seidler, Afzali, Chapman, Sunderland und Slade (2017) im Rahmen des „Australian National Survey of Mental Health and Well-being" 8841 Probanden im Alter zwischen 16 und 85 Jahren bezüglich der sogenannten „social connectivity factors" (Häufigkeit und Qualität von sozialen Beziehungen) und ihrer Beziehung zur 12-Monate-Prävalenz von Major Depression mittels logistischer Regressionsanalysen. Die Analyse wurde für die Gesamtstichprobe sowie für die Altersgruppen der jungen Erwachsenen (16 bis 34 Jahre), die Erwachsenen im mittleren Lebensalter (35 bis 55 Jahre) und die älteren Erwachsenen (+ 55 Jahre) durchgeführt. Die Teilnehmenden gaben an, wie häufig sie mit Familienmitgliedern und Freunden in Kontakt waren (Kontakthäufigkeit) und wie viele Freundinnen oder Familienmitglieder sie aufzählen konnten. Depression wurde dabei anhand des World Mental Health Organization Composite International Diagnostic Interview (WHO-WMH CIDI) (Essau & Wittchen, 1993; Wittchen, 1994) eingeschätzt. Es zeigte sich, dass eine höhere Qualität der sozialen Verbindungen konsistent mit einem niedrigeren Risiko, an einer Depression zu erkranken, verbunden war. Anders verhielt es sich in der Gruppe der älteren Erwachsenen: Diejenigen, die weniger als eine freundschaftliche Interaktion pro Monat angaben, wiesen eine doppelt so hohe Wahrscheinlichkeit auf, im vergangenen Jahr an einer Depression gelitten zu haben (*OR* = 2.19, 95% CI: 1.44–4.25). Freundschaften erwiesen sich als wichtig im Laufe des ganzen Lebens, jedoch im mittleren Lebensalter war auch Unterstützung innerhalb der Familie äußerst relevant: Diejenigen, die keine Unterstützung innerhalb der Familie erfuhren, hatten ein dreifach erhöhtes Risiko, im vergangenen Jahr an einer Depression zu erkranken (*OR* = 3.47, 95% *CI*: 2.07–5.85).

Nach Temam et al. (2019) werden primär zwei Thesen diskutiert, die positive Effekte von sozialer Unterstützung auf die Gesundheit vermitteln. Die eine These, das Main-Effect-Modell, besagt, dass sich soziale Unterstützung positiv auf das Wohlbefinden auswirkt, unabhängig von Stressbelastungen, denen das Individuum ausgesetzt ist, z. B. dadurch, dass soziale Unterstützung ein gesundheitsförderliches Verhalten fördert, oder Zugang zu materiellen Gütern vermittelt. Die andere These, das Stress-Buffer-Modell, besagt, dass soziale Unterstützung Ressourcen aktiviert, die schädliche Auswirkungen von Stress abfedern können. Diese beiden Thesen sind weiterhin in Diskussion (Uchino, Bowen, Carlisle & Birmingham, 2012).

Forschung zur sozialen Unterstützung im Arbeitskontext legen nahe, dass soziale Unterstützung den Umgang mit stressbelastenden Situationen erleichtern kann (Uchino et al., 2012). Temam et al. (2019) kritisieren jedoch, dass die meisten Studien soziale Unterstützung aus Quellen außerhalb der Arbeit nicht berücksichtigen. Sie argumentieren, dass soziale Unterstützung außerhalb des Arbeitskontexts ebenfalls eine relevante Rolle spielen könnte bezüglich der Art und Weise, mit der Arbeitnehmende mit arbeitsbezogenem Stress umgehen. Eine Untersuchung ohne Berücksichtigung der Zusammenhänge von arbeitsbezogener und nicht arbeitsbezogener sozialer Unterstützung könnte zu einer Überschätzung der Rolle von arbeitsbezogenen Faktoren führen.

Die Rolle von sozialer Unterstützung im Arbeitskontext als protektiver Faktor, der die Entwicklung eines Burnouts prävenieren kann, wurde in vielen Studien nachgewiesen. So zeigten sich in der oben dargestellten Metaanalyse von Lee und Ashfort (1996) signifikante, mehrheitlich negative Korrelationen von sozialer Unterstützung und einzelner Subdimensionen sozialer Unterstützung mit den einzelnen Burnout-Dimensionen des MBI. Diese sind in **Tabelle 4-5** dargestellt.

Tabelle 4-5: Soziale Unterstützung und ihre metaanalytisch festgestellte Beziehung mit den drei Burnout-Dimensionen (nach Lee & Ashfort, 1996; nur signifikante Werte dargestellt. Übersetzung: die Autorin)

Burnout-Dimension	Form der sozialen Unterstützung	Korrigierter Korrelationskoeffizient	Q-Statistik	*p*-Wert
Emotionale Erschöpfung	Soziale Unterstützung gesamt	−.32	19.72	$p = <0.001$
	Unterstützung durch Vorgesetzen	−.39	75.02	$p = <0.001$
	Unterstützung durch Kollegen	−.22	69.58	$p = <0.001$
	Freunde an der Arbeit	−.05	6.92	$p = > 0.01$
	Kohäsion mit Peers	−.10	90.77	$p = <0.001$
Depersonalisierung	Soziale Unterstützung gesamt	−.21	57.43	$p = <0.001$
	Unterstützung durch Vorgesetzen	−.24	20.52	$p = <0.001$
	Unterstützung durch Kollegen	−.22	47.19	$p = <0.001$
	Kohäsion mit Peers	−.20	70.45	$p = <0.001$
Persönliche Leistungseinschätzung	Soziale Unterstützung gesamt	.20	90.11	$p = <0.001$
	Unterstützung durch Vorgesetzen	.11	187.79	$p = <0.001$
	Unterstützung durch Kollegen	.13	219.22	$p = <0.001$
	Kohäsion mit Peers	−.22	37.15	$p = <0.001$
	Team-Kohäsion	.12	35.92	$p = <0.001$

Emotionale Erschöpfung ist am deutlichsten mit sozialer Unterstützung signifikant negativ korreliert, d.h., dass soziale Unterstützung die Entstehung von emotionaler Erschöpfung prävenieren kann. Am ausgeprägtesten scheint dies Unterstützung durch den Vorgesetzten zu bewirken, jedoch auch soziale Unterstützung als Gesamtwert, und in einem etwas geringeren Ausmaß Unterstützung durch Kollegen. Auch die Kohäsion mit Peers ist in kleinem Ausmaß protektiv.

Soziale Unterstützung kann auch, jedoch in geringerem Ausmaß, protektiv gegen Depersonalisierung wirken, als Gesamtwert mit $Rc = -.21$. Auch hier hat die Unterstützung durch den Vorgesetzten eine etwas stärkere negative (protektive) Assoziation. Unterstützung durch Kollegen zeigt für Depersonalisierung eine analoge negative (protektive) Assoziation, wie für emotionale Erschöpfung. Die Kohäsion mit Peers scheint bezüglich Depersonalisierung etwas ausgeprägter protektiv zu wirken als bezüglich der emotionalen Erschöpfung.

Geringere, jedoch signifikante Assoziationen finden sich für soziale Unterstützung und Leistungseinschätzung. Hier sind die Korrelationen positiv, da höhere Werte der Leistungsseinschätzung eine geringere Strainbelastung darstellen. Die stärkste Assoziation findet sich mit $Rc = .20$ zwischen sozialer Unterstützung als Gesamtwert und Leistungseinschätzung. Die Assoziation zwischen Peer-Kohäsion und Leistungseinschätzung ist negativ, was möglicherweise ausdrückt, dass die persönliche Leistungseinschätzung auch im Hinblick auf die Leistung der Peers erfolgt und im Vergleich zur Strain eher negativ beurteilt wird.

Auch die Studie von Temam et al. (2019) bei Lehrern in Frankreich fand eine signifikant geringere Burnout-Rate bei hoher sozialer Unterstützung. Sie wiesen nach, dass hohe Korrelationen bestanden zwischen den verschiedenen Typen und Quellen von sozialer Unterstützung ($R = > 0.7$), außer zwischen sozialer Unterstützung durch Vorgesetze und sozialer Unterstützung durch Kollegen. Sie fanden eine positive Korrelation zwischen sozialer Unterstützung in der Arbeit und dem persönlichen sozialen und Umgebungskontext. Die Lehrkräfte, die eine höhere soziale Unterstützung in der Arbeit angaben, waren auch zufriedener mit ihrem privaten sozialen Umfeld und ihrer Lebensumgebung. Die Korrelationen waren jedoch relativ gering ($R < 0.3$). Zudem waren die Werte für soziale Unterstützung in der Arbeit und für den privaten sozialen und Umgebungskontext negativ assoziiert mit emotionaler Erschöpfung und Depersonalisierung und positiv mit persönlicher Leistungseinschätzung. Nach Kontrolle der Faktoren aus dem privaten Kontext wiesen Lehrer mit hoher sozialer Unterstützung am Arbeitsplatz ein signifikant geringeres Burnout-Risiko auf (hoch versus tief $OR = 0.62$, 95 % CI: 0.40–0.98). Die Differenzierung nach Quellen der sozialen Unterstützung im Arbeitskontext ergab, dass nur für die Unterstützung durch den Vorgesetzten eine signifikante Reduktion des Burnout-Risikos bestehen blieb ($OR = 0.43$, 95 % *CI*: 0.27–0.71).

Viele Studien zum Job-Demand-Resources-Modell wiesen den protektiven Effekt von sozialer Unterstützung nach, was im Job-Demand-Resources-Modell als eine von mehreren Job-Resources betrachtet wird. So fanden Xanthopuolo et al. (2007) in ihrer Studie von Spitex-Mitarbeitenden explizit, dass soziale Unterstützung (sowie Autonomie, Feedback und Möglichkeiten, sich persönlich weiterzuentwickeln) das Risiko für Burnout bei hohen Job-Demands signifikant reduzierten.

Semmer et al. (2019) (s. SOS-Theorie in Kap. 4.2.10) betrachten *Wertschätzung* als ein zentrales Element von sozialer Unterstützung, sowohl hinsichtlich emotionaler als auch hinsichtlich instrumenteller Unterstützung (Unterstützung bei der Ausführung von Aufgaben). Jedoch beurteilen sie Wertschätzung als eine unabhängige Ressource, die ausschlaggebend ist dafür, dass sich die positiven Effekte von sozialer Unterstützung überhaupt entfalten können. So konnten sie nachweisen, dass Wertschätzung mit einer höheren Arbeitszufriedenheit und weniger Groll verbunden war, unabhängig von sozialer Unterstützung und anderer Ressourcen (Stocker et al., 2018). Zudem wiesen Semmer et al. (2018b) nach, dass soziale Unterstützung nur dann mit einer weniger arbeitsbezogenen Strain verknüpft ist, wenn die soziale Unterstützung mit Wertschätzung gekoppelt ist. Wird die soziale Unterstützung ohne Wertschätzung (= dysfunktionale soziale Unterstützung) vermittelt, erlebten die Arbeitnehmenden mehr arbeitsbezogene Strain.

4.4 Individuelle Risikofaktoren

Freudenberger (1974) ordnete den individuellen Faktoren eine zentrale Rolle in der Entstehung von Burnout zu. So sah er eine hohe Einsatzfreudigkeit und einen hohen Idealismus, insbesondere bei einem übertriebenen Engagement verknüpft mit dem Bedürfnis nach Anerkennung und Wertschätzung, aber auch bei Langeweile und Monotonie durch Routine, als Risikofaktoren für Burnout.

Die arbeitspsychologischen Modelle fokussieren sich vorwiegend auf die Arbeitsbedingungen als verursachende Faktoren, messen jedoch den individuellen Einstellungen und Erwartungen eine wichtige Rolle zu. Viele Modelle nehmen Bezug auf die Equity-Theorie (s. Kap. 4.2.3), die besagt, dass ein Gefühl von Unausgewogenheit in einer Beziehung zu Unzufriedenheit und einer Stressbelastung führt und die Person bemüht ist, ein Gleichgewicht wiederherzustellen. Jedes Individuum hat dabei individuelle Erwartungen, allenfalls besondere Bedürfnisse und Empfindsamkeiten bezüglich einer Interaktion mit Menschen. Jede Person hat eine Reihe von Ressourcen, aber auch besondere Risikofaktoren bezüglich interpersoneller Interaktionen oder ihrem individuellen Einsatz im Arbeitskontext. So beschrieb Siegrist (1996) z.B. in der Darstellung der Gratifikationskrise den intrinsischen (individuellen) Faktoren eine relevante Bedeutung in der Entstehung eines Ungleichgewichts zwischen Einsatz und Ertrag zu. Er betonte, dass Menschen mit einem exzessiven Arbeitsengagement (Verausgabungsneigung) und einem hohen Bedürfnis nach Anerkennung besonders gefährdet seien, ein solches Ungleichgewicht als belastend zu erleben.

Nachdem initial vornehmlich arbeitsbedingte Risikofaktoren und arbeitspsychologische Modelle erforscht wurden, mehren sich aktuell die Untersuchungen zu individuellen Risikofaktoren, die die Entwicklung einer Stressbelastungsstörung begünstigen können.

In einer Übersichtsarbeit zum Burnout fassten Kaschka, Korzak und Broich (2011) die „inneren Faktoren“, die eine Burnout-Entwicklung begünstigen, auf eine einfache Weise zusammen:

- Hohe (idealistische) Erwartungen an sich selbst, hoher Ehrgeiz, Perfektionismus
- Starkes Bedürfnis nach Anerkennung
- Es anderen immer recht machen wollen, dabei eigene Bedürfnisse unterdrücken
- Gefühl, unersetzbar zu sein, nicht delegieren können/wollen
- Einsatz und Engagement bis hin zur Selbstüberschätzung und Überforderung
- Arbeit als einzig sinngebende Beschäftigung, Arbeit als Ersatz für soziales Leben

Menschen mit diesen Einstellungen weisen meist einen Mangel an Selbstwert auf mit einem kompensatorischen Perfektions- und Leistungsstreben und hohen Anerkennungsbedürfnis und eine geringe Selbstwirksamkeit bei äußerer Kontrollüberzeugung. Nach Schramm und Berger (2013) weisen zudem Menschen mit einer interpersonellen Sensibilität oder interpersonellen Problemen, die sich in einer hohen Kränkbarkeit, einer aufopfernden Haltung, einer mangelnden Konfliktfähigkeit und einem ambivalenten, ängstlich-unsicheren Bindungsstil ausdrücken, ein erhöhtes Risiko für die Entwicklung einer arbeitsbedingten Depression auf.

4.4.1 Persönlichkeitsmerkmale als Risikofaktoren für Burnout (Big Five)

Mit dem Fünf-Faktoren-Modell wurde eine empirisch gut belegte Kategorisierung von menschlichen Eigenschaften faktorenanalytisch vorgelegt (Borkenau & Ostenford, 1993). Der entsprechende Fragebogen zur Erfassung dieser fünf Faktoren wurde von Costa und McCrae ursprünglich mit drei (Costa & McCrae, 1985, 1980), später mit fünf Faktoren entwickelt (Costa & McCrae, 1992b, 1992a) und hat seither in der psychologischen Forschung eine breite Anwendung gefunden. Borkenau und Ostendorf (1993) beschreiben die fünf Persönlichkeitsdimensionen wie folgt:

- *Neurotizismus:* Menschen mit hohen Werten in dieser Dimension neigen zu Nervosität, Ängstlichkeit, Traurigkeit, Verlegenheit und häufigen Sorgen um ihre Gesundheit. Sie haben eine Tendenz zu unrealistischen Ideen, können ihre Bedürfnisse weniger kontrollieren und auf Stresssituation weniger gut angemessen reagieren.
- *Extraversion:* Menschen mit hohen Werten in dieser Dimension sind charakterisiert durch Geselligkeit, Aktivität, Gesprächigkeit, Heiterkeit, Optimismus, Herzlichkeit, Gesprächigkeit, Interesse an Neuem und Suche nach Anregungen und Aufregungen.
- *Offenheit für Erfahrung:* Menschen mit hohen Werten in dieser Dimension begrüßen neue Erfahrungen und Abwechslung. Sie zeichnen sich aus durch Wissbegierde, Kreativität, Fantasie, viele kulturelle Interessen und Unabhängigkeit in ihrem Urteil.
- *Verträglichkeit:* Menschen mit hohen Werten in dieser Dimension weisen einen hohen Altruismus, Mitgefühl, Verständnis für andere, Wohlwollen, zwischenmenschliches Vertrauen, Kooperativität, Nachgiebigkeit und ein hohes Harmoniebedürfnis auf.
- *Gewissenhaftigkeit*: Menschen mit hohen Werten in dieser Dimension sind zuverlässig, diszipliniert, pünktlich, penibel, ehrgeizig, systematisch und arbeiten hart. Sie unterscheiden sich deutlich von nachlässigen und gleichgültigen Menschen.

Mehrere Studien zum Burnout und zu Persönlichkeitsmerkmalen fanden signifikante Assoziationen mit einigen der fünf Faktoren. So belegten Geuens, Van Bogaert und Franck (2017) in einer Studie mit 587 belgischen Pflegefachkräften, die sie in einer Querschnittuntersuchung mittels des Maslach Burnout Inventory, des NEO-FFI und einer Skala zu interpersonellem Verhalten evaluierten, dass die Dimension „emotionale Erschöpfung" signifikant mit Neurotizismus, einem freundlich-unterwürfigen sowie einem dominant-freundlichen Verhalten und dem Geschlecht verknüpft war. Frauen hatten zu 31.1 % weniger emotionale Erschöpfung. Die Dimension Depersonalisierung war signifikant mit Neurotizismus, Gewissenhaftigkeit, einem freundlichen, einem freundlich-unterwürfigen und einem dominant-feindseligen Verhalten und dem Geschlecht assoziiert. Frauen hatten zu 36.2 % weniger häufig Depersonalisierung. Die Dimension der reduzierten persönlichen Leistungseinschätzung war signifikant mit Neurotizismus, Offenheit, Gewissenhaftigkeit und feindlichem Verhalten verknüpft. Die Autorengruppe folgert, dass einerseits gewisse Persönlichkeitsfaktoren und andererseits interpersonelle Verhaltensweisen eine erhöhte Vulnerabilität für Burnout reflektieren und allenfalls in Stressreduktionsprogrammen berücksichtigt werden müssten.

Van der Wal, Bucx, Hendriks, Scheffer und Prins (2016) sandten zwischen Juli und Dezember 2012 einen elektronischen Fragebogen an alle 1955 niederländischen Anästhesisten, bestehend aus der niederländischen Version des MBI, des NEO-FFI und des „General Health Questionnaire" (GHQ), um die Frage der Bedeutung von Persönlichkeitsfaktoren bezüglich eines Burnout-Risikos zu untersuchen. Es nahmen 655 (33.5 %) der angeschriebenen Anästhesisten teil. 39.4 % wiesen eine psychische Stressbelastung auf (GHQ = > 2 Punkten) und 18 % erfüllten die Kriterien für Burnout. Assistenzärzte hatten mit

19.8 % deutlich häufiger ein Burnout als Fachärzte mit 11.3 %, ($X = 5.4$, $p < 0.02$). Der häufigste mit Burnout und psychischer Stressbelastung assoziierte Persönlichkeitsfaktor war Neurotizismus mit einer $OR = 6.4$ (95 % CI: 3.98–10.3) für psychische Stressbelastung und einer $OR = 6.22$ (95 % CI: 4.35–8.90) für Burnout.

Prins et al. (2019) untersuchten 1231 niederländische Assistenzärzte in einer Online-Befragung unter Verwendung einer niederländischen Version des MBI und des NEO-FFI und analysierten die Daten mittels logistischer Regression. 15 % bzw. 185 der Probanden erfüllten die Kriterien für ein Burnout. Neurotizismus war signifikant verknüpft mit Burnout bei Assistenzärzten aller medizinischen Bereiche, jedoch ausgeprägter bei Assistenzärzten in unterstützenden medizinischen Disziplinen ($OR = 6.19$, 95 % CI: 2.12–18.2) oder in der Chirurgie ($OR = 4.37$, 95 % CI: 1.76–10.86) als bei denen in der inneren Medizin ($OR = 1.99$ 95 % CI: 1.22–3.24). Extraversion war signifikant mit weniger Burnout bei Assistenzärzten in der Chirurgie assoziiert ($OR = 0.26$, 95 % CI: 012–0.58). Diese Befunde blieben signifikant auch bei statistischer Kontrolle von Geschlecht, Überstunden, Autonomie bei der Arbeit, Zufriedenheit mit der Balance von Arbeit und Privatleben und wahrgenommener Qualität der Lernmöglichkeiten. Auch eine Studie mit französischen Feuerwehrleuten fand eine positive Korrelation zwischen Neurotizismus und Burnout (Vaulerin, Colson, Emile, Scoffier-Mériaux & d'Arripe-Longueville, 2016).

Neurotizismus erscheint konsistent als der hauptsächliche Persönlichkeitsfaktor, der ein erhöhtes Risiko für Burnout darstellt, gefolgt von Gewissenhaftigkeit. Wie Borkenau und Ostendorf (1993) ausführen, liegt der Kern der Dimension Neurotizismus in der Art und Weise, wie Emotionen, vor allem negative Emotionen erlebt werden. Menschen mit einer hohen Ausprägung in Neurotizismus sind leichter aus dem seelischen Gleichgewicht zu bringen, erleben häufiger negative Gefühlszustände als emotional stabile Menschen und beschreiben häufiger intensive Gefühle wie Scham, Unsicherheit, Verlegenheit, Nervosität, Trauer, Betroffenheit oder Erschütterung. Dass diese Menschen häufiger Stress empfinden und/oder bei Stressbelastung intensiver reagieren, liegt auf der Hand, was das erhöhte Burnout-Risiko erklären kann.

Gewissenhaftigkeit widerspiegelt die Fähigkeit der Selbstkontrolle bei der Planung, Organisation und Durchführung von Aufgaben. Nach Borkenau und Ostendorf (1993) beschreiben sich Menschen mit hohen Werten bei Gewissenhaftigkeit als zielstrebig, ehrgeizig, fleißig, ausdauernd, willensstark, diszipliniert, pünktlich, ordentlich, genau, systematisch und penibel. Als sozial positiv gewertetes Resultat dieser Tendenzen neigen diese Menschen zu hohen beruflichen oder akademischen Leistungen. Negativ können sich diese Tendenzen in einem übertrieben hohen Anspruchsniveau, zwanghafter Ordentlichkeit oder Arbeitssucht auswirken. Ebenfalls können diese Tendenzen zu einer erhöhten Stressbelastung führen, was das erhöhte Risiko für Burnout erklären kann.

Rössler, Hengartner, Ajdacic-Gross und Angst (2013) untersuchten den Zusammenhang zwischen Burnout und Persönlichkeitsmerkmalen sowie Bewältigungsressourcen in einer epidemiologischen Kohorte von 19- bis 20-jährigen schweizerischen Personen und beobachteten diese bis ins Alter von 49 bis 50. Persönlichkeitsmerkmale wurden bei der Untersuchung 1988 mittels des Freiburger Persönlichkeitsinventars (FPI; Fahrenberg et al., 1984) evaluiert. Das FPI misst neun Persönlichkeitseigenschaften: Nervosität, Aggressivität, Depressivität, Gereiztheit, Gelassenheit, Geselligkeit, Dominanzstreben, Gehemmtheit und Offenheit. Zur Erfassung von Bewältigungsressourcen wurden in der Untersuchung von 2008 die beiden Skalen Meisterung (Mastery) und Selbstvertrauen von Pearlin und Schooler (1978) eingesetzt. Unter Mastery wird das Ausmaß der Kontrollüberzeugung bezüglich der persönlichen Lebensbereiche verstanden, unter dem Begriff Selbstvertrauen das Ausmaß des Vertrauens in sich selbst und der positiven Grundhaltung zu sich selbst. Ebenfalls 2008, beim letzten Interview der Kohorte, wurde erstmals Burnout und seine Subdimensionen mittels des MBI-GS erfasst. Zur Analyse der Daten wurde ein rekursiv gesättigtes Pfadmodell benutzt, was einem unidirektionalen multiplen Regressionsmodell entspricht, das eine perfekte Datenanpassung aufweist, da es alle Varianzen und Kovarianzen der im Modell enthaltenen Variablen berücksichtigt. Die Pfadkoeffizienten wurden als standardisierte Regressionskoeffizienten (Beta) dargestellt. Es ergaben sich die in **Tabelle 4-6** dargestellten Beziehungen.

Nervosität war mit einem Pfadkoeffizienten von *B* = 0.294 positiv mit emotionaler Erschöpfung (EE) verknüpf, erhöhte also das Risiko für EE. Selbstvertrauen dagegen zeigte mit einem Pfadkoeffizienten von *B* = −0.181 einen negativen Effekt auf EE, verringerte also das Risiko für EE. Gehemmtheit (*B* = 0.195) und Offenheit (*B* = 0.139) erwiesen sich als Risikofaktoren für eine reduzierte Leistungseinschätzung. Mastery (*Beta* = −0.280) und Gereiztheit (*Beta* = −0.173) wiesen direkte negative Effekte auf eine reduzieret Leistungseinschätzung auf, verringerten also die negative persönliche Leistungseinschätzung. Selbstvertrauen (*Beta* = −0.234) und Mastery (*Beta* = −0.151) verringerten das Risiko für Zynismus. Dominanzstreben erhöhte das Risiko für

Tabelle 4-6: Direkte statistisch signifikante Effekte auf Burnout durch Persönlichkeitseigenschaften, Mastery und Selbstvertrauen (nach Rössler et al., 2013)

Persönlichkeitseigenschaften (FPI)	Beta-Koeffizient in Beziehung zu Persönlichkeitseigenschaften (PS)	Persönlichkeitseigenschaften nach Pearlin und Schooler (PS)	Beta-Koeffizient in Beziehung zu Burnout-Dimension	Beta-Koeffizient in Beziehung zu Burnout-Dimension emotionale Erschöpfung (EE)	Beta-Koeffizient in Beziehung zu Burnout-Dimension Zynismus (Z)	Beta-Koeffizient in Beziehung zu Burnout-Dimension reduzierte Leistungseinschätzung (L)
Nervosität				0.294		
Aggressivität						
Depressivität (D)					0.234	
	−0.336 (D)	Mastery	−0.280 (L) −0.252 (Z)			
	−0.409 (D)	Selbstvertrauen	0.181 (EE) −0.234 (Z)			
Gereiztheit						0.195
Geselligkeit						
Gehemmtheit						
Dominanzstreben						0.157
Offenheit						0.139

Zynismus (*Beta* = 0.157). Depressivität war negativ assoziiert mit Mastery (*Beta* = -0.336), verringerte also Mastery, und ebenfalls negativ verknüpft mit Selbstvertrauen (*Beta* = -0.409).

Die Totaleffekte der einzelnen Persönlichkeitseigenschaften und Bewältigungsressourcen wurden ermittelt aus den direkten und indirekten Effekten. Namentlich Depressivität zeigte keinen direkten Effekt auf emotionale Erschöpfung, jedoch einen indirekten Totaleffekt auf EE durch ihre negativen Effekte auf Mastery und Selbstvertrauen. Gesamthaft ergab dies einen positiven, also das Risiko für EE erhöhenden Effekt von *Beta* = 0.178. Signifikante Totaleffekte ergaben sich für die reduzierte Leistungseinschätzung durch Gereiztheit (*Beta* = -0.179), Offenheit (*Beta* = 0.125), Gehemmtheit (*Beta* = 0.208) und Depressivität (*Beta* = 0.183). Der Effekt von Depressivität ergab sich indirekt durch ihren negativen Effekt auf Mastery. Depressivität hatte ebenfalls einen signifikant positiven Totaleffekt auf Zynismus/Demotivierung (*Beta* = 0.237), mehrheitlich moderiert durch ihren negativen Effekt auf Selbstvertrauen.

Mastery und Selbstvertrauen zeigten eine negative Assoziation mit Burnout und erweisen sich damit als protektive Faktoren. Depressivität, indirekt durch ihren negativen Effekt auf Mastery und Selbstvertrauen, erwies sich dagegen als Risikofaktor für Burnout. Unterschiedliche Persönlichkeitseigenschaften hatten unterschiedliche Effekte auf einzelnen Burnout-Dimensionen. Die Autorengruppe folgert, dass es mutmaßlich eine große Überlappung von dysfunktionaler, maladaptiver Persönlichkeit und Arbeitsplatzproblemen gibt, und weist darauf hin, dass Faktoren wie mangelndes Selbstvertrauen und Neurotizismus dabei eine wesentliche Rolle spielen.

4.4.2 Burnout – Folge einer narzisstischen Selbstregulation

Der Begriff Narzissmus ist vielschichtig und wird mit unterschiedlichen Akzentuierungen diskutiert. In einer Übersichtsarbeit zum Narzissmusbegriff dokumentierten Cain, Pincus und Ansell (2008), dass sich in der phänotypischen Beschreibung von pathologischem Narzissmus zwei Themen in der klinischen Psychologie, Sozialpsychologie, Persönlichkeitspsychologie und psychiatrischen Diagnostik der letzten 35 Jahre herauskristallisieren: entweder grandiose oder vulnerable affektive Zustände. Gemäß dieser Forschungsgruppe findet die sozial- und persönlichkeitspsychologische Forschung zur Struktur der narzisstischen Persönlichkeit konsistent zwei breite Faktoren, zum einen Grandiosität und Exhibitionismus und zum anderen Verletzlichkeit, Empfindsamkeit und Entleerung. Die Gruppe kritisiert, dass im Gegensatz zu diesen Beobachtungen das DSM-IV und die ICD-10 die Grandiosität betonen. Dadurch hätten die diagnostischen Kriterien für eine narzisstische Persönlichkeitsstörung eine schlechte diskriminante Validität, eine bescheidene zeitliche Stabilität und die niedrigste Prävalenz aller Persönlichkeitsstörungen. Es müsse eine differenziertere Konzeptualisierung und Erfassung der narzisstischen Persönlichkeit und der narzisstischen Pathologie angewandt werden.

Conrad (2014) diskutiert in ihrer Bachelorarbeit, die sie im Rahmen der Studie von Schwarzkopf et al. (2016b) zur Beziehung von Burnout und Narzissmus verfasst hat, eingehend den Narzissmusbegriff. Sie bezieht sich dabei auf die Definition von Pincus et al. (2009), die eine disziplinübergreifende Integration und Synthese der unterschiedlichen phänomenologischen Betrachtungsweisen darstellt. Diese zeigt auf, dass unter dem Begriff Narzissmus Persönlichkeitsstrukturen, Regulationsprozesse und psychische Bedürfnisse subsumiert werden:

> Narzissmus kann konzeptualisiert werden als die persönliche Fähigkeit, ein relativ positives Selbstbild durch eine Reihe von selbst-, emotions- und umgebungsregulierenden Prozessen aufrechtzuerhalten, und unterliegt dem Bedürfnis des Individuums nach Validierung und Bestätigung sowie dem Antrieb, offen oder

> versteckt das Selbst aufbauende Erfahrungen zu suchen. (Pincus et al., 2009, S. 345; Übersetzung: die Autorin)

Wie Conrad ausführt, umfasst dieser Narzissmusbegriff sowohl Aspekte psychisch gesunder als auch persönlichkeitsgestörter Menschen. Die Psychiatrie bezieht sich vorwiegend auf Narzissmus als Persönlichkeitsstörung (s. Kap. 5.8), die Psychologie betrachtet Narzissmus als eine dimensionale Persönlichkeitseigenschaft, die von erhöhter Ausprägung narzisstischer Persönlichkeitszüge bei gesunden, erfolgreichen Menschen über narzisstische Persönlichkeitsakzentuierung bis zu einer klinisch diagnostizierbaren Persönlichkeitsstörung reicht.

Nach Ronnigstam (2005, zitiert nach Conrad, 2014) lassen sich aufgrund von Gemeinsamkeiten und Unterschieden in der dysfunktionalen Selbstwertregulation, der dysfunktionalen Affektregulation und in zwischenmenschlichen Beziehungen zwei Subtypen unterscheiden:

- *Grandiose Narzissten* entwickeln, um mit der beeinträchtigten Regulation ihres Selbstwerts umzugehen, ein übertriebenes Bild ihrer eigenen Überlegenheit und Einzigartigkeit und leben in großartigen Fantasien. Sie zeichnen sich aus durch Extraversion, Exhibitionismus und Aggression und manifestieren ein hohes Selbstbewusstsein.
- *Vulnerable Narzissten* entwickeln im Versuch, ihren Selbstwert zu regulieren, ebenfalls grandiose Fantasien, schämen sich dabei jedoch sehr für ihre Bedürfnisse und Strebungen. Sie zeichnen sich aus durch Hilflosigkeit, Gefühl der Leere, einen fragilen Selbstwert, Scham, Angst, erhöhte Sensibilität gegenüber wahrgenommener Bedrohung ihres Egos, Schwierigkeiten in zwischenmenschlichen Beziehungen, Depressivität und Suizidalität.

Diese Subtypen haben in der Fachdiskussion der klinischen, Sozial- und Persönlichkeitspsychologie mehrheitlich Zustimmung erhalten. Trotzdem werden in den psychiatrischen Kriterien für eine narzisstische Persönlichkeitsstörung der DSM-5 vorwiegend die Grandiosität erwähnt und der Vulnerabilität kaum Rechnung getragen.

Ebenfalls unterscheiden verschiedene Autoren, wie Conrad ausführt, zwischen offenem und verstecktem Narzissmus. Offener Narzissmus entspreche inhaltlich den Dimensionen Grandiosität und Exhibitionismus, versteckter Narzissmus den Dimensionen Vulnerabilität und Sensibilität. Im klinischen Bereich werden vorwiegend die Begriffe „vulnerabler und grandioser Narzissmus“, in der Sozial- und Persönlichkeitspsychologie eher die Begriffe „offener und versteckter Narzissmus“ verwendet. Die Gleichsetzung von offenem mit grandiosem Narzissmus und verdecktem mit vulnerablem Narzissmus wird zwar kontrovers diskutiert, doch gibt es etliche Hinweise für diese beiden Narzissmusvarianten.

Nach Conrad (2014) fanden verschiedene Untersuchungen zum Zusammenhang zwischen Narzissmus und den Big-Five-Persönlichkeitsmerkmalen positive Korrelationen zwischen grandiosem/offenem Narzissmus und den Persönlichkeitsmerkmalen Extraversion und Offenheit, negative Korrelationen zwischen vulnerablem/verdecktem Narzissmus und Extraversion und Offenheit, jedoch positive mit Neurotizismus. Ebenfalls zeigen sich Beziehungen der beiden Narzissmus-Varianten mit dem Selbstwertgefühl: grandioser/offener Narzissmus korreliert positiv, vulnerabler/verdeckter Narzissmus negativ mit Selbstwert. Narzissmus zeigt ebenfalls in verschiedenen Untersuchungen eine positive Korrelation mit Perfektionismus. Wie Conrad ausführt, verdeutlichen diese Befunde das starke narzisstische Bedürfnis nach Bestätigung und Bewunderung durch andere, was ein dysfunktionales narzisstisches Regulationsmuster darstellt.

Schwarzkopf et al. (2016b) untersuchten 723 Patienten in einer stationären Einrichtung für stressbezogene Störungen hinsichtlich des

Zusammenhangs zwischen Burnout und (vulnerablem) Narzissmus unter Verwendung des Maslach Burnout Inventory (MBI-22; Bakker, Demerouti & Schaufeli, 2002; Schwarzer & Jerusalem, 1999), des Beck-Depressions-Inventars (Hautzinger, Bailer, Worall & Keller, 1995), der Perceived Stress Questionnaire (PSQ; Cohen et al., 1983), der Pittsburgh Sleep Quality Scale und einer Kurzversion des Narzissmusinventar 90 (NI-90; Schoeneich et al., 2000), das Narcissism Inventory (NI-20; Daig et al., 2010).

Das Narzissmusinventar 90 operationalisiert die narzisstischen Selbstregulationsmechanismen, die der Kontrolle der Erfahrung des Selbst dienen. Dieser Narzissmusfragebogen misst vorwiegend den vulnerablen (verdeckten) Narzissmus. Wie Schwarzkopf et al. (2016b) ausführen, lassen sich nach Deneke und Hilgenstock (1989) mit dem Narzissmusinventar vier Dimensionen der narzisstischen Selbstregulation beobachten:

- *Die Dimension des bedrohten Selbst (BS),* die die Instabilität des Selbst, Zweifel am Wert der eigenen Person und eine tiefe Selbstunsicherheit erfasst. Die Selbstregulation bewegt sich hier auf einem Kontinuum von einer strukturierten Kohärenz bis zu Zuständen der narzisstischen Dekompensation. Eine Frage, die in der NI-20 diese Dimension abfragt, ist z. B.: „Ich wünsche manchmal nichts so sehr, als in einen langen tiefen Schlaf zu versinken."
- *Die Dimension des klassischen narzisstischen Selbst (KnS),* die die traditionellen Aspekte der narzisstischen Persönlichkeit abbilden, wie Egozentrismus und Überschätzung der eigenen Fähigkeiten. Dieses Regulationsmuster dient dem Ausgleich von Kränkungen oder Bedrohungen der Stabilität des Selbstsystems. Dadurch wird das Selbst als weniger ohnmächtig und zielorientierter erlebt. Eine Frage, die in der NI-20 diese Dimension abfragt, ist z. B.: „Ich denke, ich würde es schätzen, einmal das Zentrum der Aufmerksamkeit zu sein."
- *Die Dimension des idealistischen Selbst (IS),* die die unterschwellige oder manifeste Angst abbildet, in einer Beziehung enttäuscht oder emotional verletzt zu werden. Sie drückt den Versuch aus, sich selbst zu stabilisieren, indem man sich mit idealistischen Modi des Verhaltens identifiziert. Eine Frage, die in der NI-20 diese Dimension abfragt, ist z. B.: „Ich sehe jede Aufgabe als eine Herausforderung an, in der ich mich beweisen muss."
- *Die Dimension des hypochondrischen Selbst (HS),* die die Aufmerksamkeit auf den eigenen Körper und das Ausmaß, in dem er als Objekt wahrgenommen und eingesetzt wird, abbildet. Sie drückt eine hypochondrische, angstbindende Form der Selbstregulation aus. Eine Frage, die in der NI-20 diese Dimension abfragt, ist z. B.: „Ich bin manchmal plötzlich erfasst von einer schrecklichen Angst, dass ich schwer krank werden könnte."

Schwarzkopf et al. (2016b) fanden bei statistischer Kontrolle von soziodemografischen Faktoren, depressiver Symptome, Schlafqualität und wahrgenommenem Stress, dass Narzissmus 3.5 % des Gesamtscores für Burnout ($p > .001$) erklärte. Hinsichtlich der einzelnen Dimensionen erklärte Narzissmus 3.7 % der emotionalen Erschöpfung ($p > .001$) und 3.6 % der Depersonalisierung ($p > .001$), zeigte aber keine signifikante Assoziation mit persönlicher Leistungseinschätzung. Im Vergleich dazu erklärten depressive Symptome 3.6 % des Gesamtscores von Burnout ($p > = 0.005$), 2.6 % der emotionalen Erschöpfung ($p > = 0.005$), 2.0 % der Depersonalisierung ($p > = 0.005$) und 1.4 % der persönlichen Leistungseinschätzung ($p > = 0.005$). Die Autoren kommen zu dem Schluss, dass Persönlichkeitsfaktoren, namentlich narzisstische Persönlichkeitsmerkmale, ebenso relevant sind wie depressive Symptome beim Burnout, und daher in der Forschung und Therapie mitberücksichtig werden müssen.

4.4.3 Burnout als Muster arbeitsbezogenen Verhaltens und Erlebens

Nach Schaarschmidt (2012) muss Burnout im Kontext komplexer individueller arbeitsbezogener Bewältigungsmuster erfasst werden. Zu berücksichtigen sind persönlichkeitsspezifische Einstellungen sowie Verarbeitungs- und Reaktionsweisen, die für die Entstehung und Aufrechterhaltung von Burnout relevant sind.

In ihrer Forschung, insbesondere bei Lehrkräften, gingen Schaarschmidt und Fischer (1996, 2008) der Frage nach, welches Verhalten und Erleben Menschen in der Auseinandersetzung mit den Anforderungen ihrer Arbeit aufweisen und in welchem Ausmaß darin Gesundheitsressourcen, aber auch Gesundheitsrisiken zum Ausdruck kommen. Sie beobachteten entsprechende Muster, in denen sich einerseits persönliche Ressourcen für eine erfolgreiche Bewältigung von Belastungen manifestieren, andererseits aber auch persönliche Einstellungen, Verarbeitungsweisen und Reaktionstendenzen, die negative Beanspruchungsfolgen wie Stress und Burnout nach sich ziehen. Für die Identifizierung dieser Muster entwickelten Schaarschmidt und Fischer (1996, 2008) das diagnostische Instrument AVEM (Arbeitsbezogenes Verhaltens- und Erlebnismuster).

Das AVEM erfasst elf faktorenanalytisch gewonnene Merkmale arbeitsbezogenen Verhaltens und Erlebens in ihrem Zusammenwirken:

1. Bedeutsamkeit der Arbeit
2. Beruflicher Ehrgeiz
3. Verausgabungsbereitschaft
4. Perfektionsstreben
5. Distanzierungsfähigkeit (abschalten können)
6. Resignationstendenz bei Misserfolg
7. Offensive Problembewältigung
8. Innere Ruhe und Ausgeglichenheit
9. Erfolgserleben im Beruf
10. Lebenszufriedenheit
11. Erleben sozialer Unterstützung

Nach Schaarschmidt und Fischer schlagen sich in diesen Merkmalen sowohl in die Arbeit eingebrachte persönliche Voraussetzungen als auch Wirkungen der Auseinandersetzung mit den beruflichen Anforderungen nieder. Damit lassen sich aus den AVEM-Merkmalen Schlussfolgerungen ziehen, die in einem konkreten Fall sowohl persönlichkeits- und verhaltensorientierte Maßnahmen als auch solche, die den Arbeitskontext betreffen, mitbestimmen können.

Die Merkmale 1 bis 4 werden dem Bereich Arbeitsengagement zugeordnet, die Merkmale 5 sowie 6 bis 8 werden dem Bereich Widerstandskraft gegenüber Belastungen und die Merkmale 9 bis 11 dem Bereich Emotionen, mit denen die Person den Arbeits- und Berufsanforderungen begegnet. Diese drei Merkmale sagen auch etwas aus über die Lebenszufriedenheit.

Ein *stärkeres Arbeitsengagement* wird durch höhere Werte in den Merkmalen Bedeutsamkeit der Arbeit, beruflicher Ehrgeiz, Verausgabungsbereitschaft und Perfektionsstreben sowie durch geringere Werte in Distanzierungsfähigkeit reflektiert. Eine *höhere Widerstandskraft* wird durch eine zumindest durchschnittlich ausgeprägte Distanzierungsfähigkeit (abschalten können), geringe Resignationstendenz und höhere Werte bei offensiver Problembewältigung und innere Ruhe ausgedrückt. *Positive Emotionen* sind durch höhere Werte in Erfolgserleben im Beruf, Lebenszufriedenheit und Erleben sozialer Unterstützung angezeigt.

Schaarschmidt und Fischer (1996) entwickelten aufgrund von Clusteranalysen vier Referenzprofile, die im folgenden Kasten beschrieben sind.

Vier Referenzprofile

- Muster G = Gesundheit
- Muster S = Schonung
- Muster A und B = zwei unterschiedliche kritische Verhaltensweisen

Muster G: Ausdruck von Gesundheit und Hinweis auf ein gesundheitsförderliches Verhältnis gegenüber der Arbeit

Hier findet sich eine deutliche, aber nicht exzessive Ausprägung des Arbeitsengagements mit relativ hohen Werten bei beruflichem Ehrgeiz, mittleren bis leicht erhöhten Werten bei subjektiver Bedeutsamkeit der Arbeit, Verausgabungsbereitschaft und Perfektionsstreben bei erhaltener Distanzierungsfähigkeit. Zudem zeigt sich eine hohe Widerstandskraft mit geringen Werten für Resignationstendenz und höheren Werten für offensive Problembewältigung und innere Ruhe und Ausgeglichenheit. Hohe Werte finden sich zudem im Bereich der Emotionen mit höheren Werten für Erfolgserleben im Beruf, Lebenszufriedenheit und Erleben sozialer Unterstützung.

Muster S: Ausdruck von Schonung im Verhältnis zur Arbeit
Hier findet sich ein geringes Arbeitsengagement mit niedrigen Werten bei den Aspekten Bedeutsamkeit der Arbeit, beruflicher Ehrgeiz, Verausgabungsbereitschaft und Perfektionsstreben und hohe Distanzierungsfähigkeit. Daneben zeigt sich eine hohe Widerstandskraft mit geringer Resignationstendenz, relativ hohen Werten in innerer Ruhe und Ausgeglichenheit und offensiver Problembewältigung. Die Lebenszufriedenheit ist eher hoch, das Erfolgserleben im Beruf im mittleren Bereich, ebenso wie das Erleben von sozialer Unterstützung. Schaarschmidt und Fischer führen aus, dass dieses Profil wohl weniger hinsichtlich Gesundheitsrisiken, sondern vielmehr hinsichtlich Motivationsaspekten relevant ist.

Muster A: Überhöhtes Engagement
Das Arbeitsengagement ist sehr hoch mit den höchsten Werten bei den Aspekten Bedeutsamkeit der Arbeit, Verausgabungsbereitschaft und Perfektionismus. Die Distanzierungsfähigkeit zeigt die niedrigsten Werte, d.h., diese Person kann kaum Abstand von den Arbeitsproblemen gewinnen. Parallel dazu zeigt dieses Muster eine eher geringe Widerstandskraft mit niedrigen Werten bei innerer Ruhe und Ausgeglichenheit und relativ hohen Werten bei Resignationstendenz. Die offensive Problembewältigung ist allerdings erhalten. Im Bereich der Emotionen imponieren trotz relativ hohem Erfolgserleben im Beruf eine niedrige Lebenszufriedenheit und geringes Erleben von sozialer Unterstützung. Menschen mit diesem Profil sind äußerst einsatzfreudig, erleben aber wenige positive Emotionen. Sie haben ein deutliches Gesundheitsrisiko und können gefährdet sein, ein Burnout zu entwickeln.

Muster B: Ausdruck von Resignation, herabgesetzter Widerstandskraft, Motivationsverlust und negativer Emotionen
Das Arbeitsengagement weist relativ niedrige Werte auf bezüglich subjektiver Bedeutsamkeit der Arbeit und beruflichem Ehrgeiz, Perfektionsstreben und Verausgabungstendenz. Die Distanzierungsfähigkeit ist im Gegensatz zum Schontyp aber sehr gering. Sehr deutlich ist der Verlust der Widerstandskraft mit sehr hohen Werten bei Resignationstendenz und mit geringen Werten bei innerer Ruhe und Ausgeglichenheit und offensiver Problembewältigung. Dazu kommen negative Emotionen; Erfolgserleben im Beruf und Lebenszufriedenheit sind sehr gering. Nach Schaarschmidt und Fischer sind Menschen mit einer starken Ausprägung von Muster B kaum mehr in der Lage, den beruflichen und weiteren Lebensaufgaben vollständig gerecht zu werden. Die verbleibende Kraft wird dazu gebraucht, „irgendwie über die Runden zu kommen".

Im Einzelfall können mittels des AVEM durch das statistische Verfahren der Diskriminanzanalyse der Grad der Passung zwischen dem Individualprofil der Person und dem Referenztyp eruiert werden. Wie Schaarschmidt (2012) ausführt, gibt es in der Mehrzahl der Fälle keine reinen Musterzugehörigkeiten, sondern eher Musterkombinationen. Jedoch gerade durch das Aufzeigen von Tendenzen in Richtung des einen oder anderen Musters sei diese Analyse für eine entsprechende Frühintervention sehr hilfreich.

In ihrer Forschung konnten die Autoren wiederholt zeigen, dass sich die Vertreter der Muster (bestimmt nach der höchsten Wahrscheinlichkeit der Musterzugehörigkeit) bezüglich ihres körperlichen und psychischen Befindens, der Erholungsfähigkeit, Krankheitstagen und anderen Gesundheitsindikatoren deutlich unterscheiden. Es haben sich durchweg das Muster G als das günstigste und Muster A und B als die ungünstigsten erwiesen.

Nach Schaarschmidt (2012) stehen sowohl das Muster A und das Muster B in einem Zusammenhang mit Burnout. Muster A ist dadurch gekennzeichnet, dass eine hohe Anstrengung keine emotionale Entsprechung findet. Dies entspricht einer beruflichen Gratifikationskrise (s. Kap. 4.2.9) und stellt ein Burnout-Risiko dar. Das heißt, hier beginnt der Burnout-Prozess. Ein ausgeprägtes Muster B entspricht in seiner Symptomatik den letzten Stadien des Burnout-Prozesses. Der Übergang von Muster A zu Muster B ist nicht abrupt, sondern eher fließend.

Nach Schaarschmidt lassen sich vier Phasen der Burnout-Entwicklung mittels des AVEM unterscheiden:

- Stufe 1 (reines Muster A): Diese Stufe ist gekennzeichnet durch übermäßige Verausgabung und eingeschränkte Distanzierungsfähigkeit. Dem erhöhten Engagement stehen beeinträchtigte Widerstandsressourcen gegenüber.
- Stufe 2 (A > B): Es überwiegen die Muster-A-Merkmale, jedoch zeigt sich ein weiter eingeschränktes emotionales Wohlbefinden und psychosomatische Symptome.
- Stufe 3 (B > A): Es überwiegen nun die B-Charakteristika. Die Widerstandskraft ist weiter eingeschränkt, negative Emotionen überwiegen und es steigt die Resignationstendenz. Allerdings ist das Engagement noch erhalten mit erhöhter Verausgabungsbereitschaft.
- Stufe 4 (reines Muster B): Es herrschen tiefe Erschöpfung und Resignation vor und psychosomatische Beschwerden sind die Regel.

Dieses Modell ist recht bestechend, eignet sich aber aus unserer Sicht eher dazu, persönliche Risikofaktoren zu identifizieren, als Burnout als klinisches Syndrom zu beschreiben. Dass die Muster gesundheitsrelevant sind, konnte gezeigt werden. Dass sie jedoch ein Korrelat von Burnout darstellen, ist nicht hinlänglich aufgezeigt worden. Die Muster können sich auch aus persönlichkeitsrelevanten Charakteristika ergeben, ohne dass sie Ausdruck eines Burnout-Prozesses sind. Es ist jedoch wertvoll, unabhängig von einer Musterzuordnung oder einer Phasenbeschreibung von Burnout die einzelnen Merkmale als Risikofaktoren zu beachten und im Therapieprozess beizuziehen.

4.5 Zusammenfassende Grafik der Burnout-Ursachen

Zusammenfassend scheint die Verursachung von Burnout aus einer komplexen Interaktion individueller biologischer und psychologischer Faktoren und arbeitsbezogenen Gegebenheiten zu bestehen, wobei soziale Unterstützung auf unterschiedlichen Ebenen modifizierend wirkt. Dies ist in **Abbildung 4-10** dargestellt mit Bezug auf die Six Areas of Worklife (Leiter & Maslach, 1999), die Thesen von Schaarschmidt und weiteren Befunden zu individuellen Risikofaktoren.

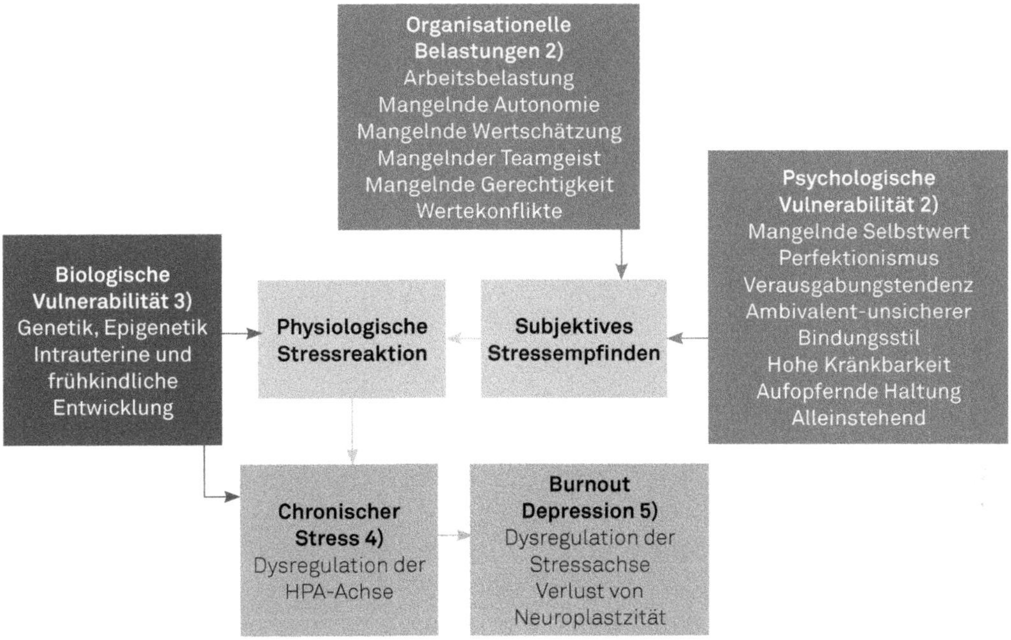

Abbildung 4-10: Verursachung von Burnout – eine komplexe Interaktion unterschiedlicher Mechanismen (nach Caspi et al., 2003 (3); Griebel & Holsboer, 2012 (4); Holsboer & Ising, 2010 (4); Krishan & Nesteer, 2008 (5); Leiter & Maslach, 1999 (2); Oberlander et al. 2008 (3); Rössler et al. 2013 (1); Schramm & Berger, 2013 (1))

5 Psychiatrische Differenzialdiagnosen

In ihrer Übersicht zum Burnout und die dabei beschriebenen Symptome zeigte Kahill (1988) auf, dass Burnout, wenn mit dem Maslach Burnout Inventory oder der Burnout Measure erfasst, eine starke Assoziation mit negativer Emotionalität wie Reizbarkeit, Ängstlichkeit, Schuldgefühle, Hilflosigkeit und Ärger aufweist. Besonders gilt daher, Burnout gegenüber anderen Störungen, deren Hauptmerkmal ebenfalls Erschöpfung ist, abzugrenzen.

5.1 Depression

Burnout zeigt eine hohe Überlappung mit verschiedenen Formen der Depression. So fanden Martin et al. (1997) in einer Zufallsstichprobe von 2 100 Spitalangestellten in einer Querschnittuntersuchung in Frankreich bei Frauen eine Prävalenz von Burnout (gemessen mit dem MBI) von 15.7% und von Depression (gemessen mit der Center of Epidemiologic Studies Depression Scale, CES-D; Radlofff, 1977) von 17.1%. Bei den Männern wiesen 19,4% ein Burnout und 22% eine Depression auf. 6,5% der Frauen und 9,4% der Männer waren gleichzeitig depressiv und hatten ausgeprägte Burnout-Symptome. Es zeigte sich vor allem eine Assoziation zwischen der Dimension emotionale Erschöpfung (relatives Risiko für Depression: *OR*: 3.38; 95% CI: 2.05–5.57) und der Dimension Depersonalisierung/Demotivierung (relatives Risiko für Depression: *OR*: 2.30; 95% CI: 1.42–3.71).

Glass, McKnight und Valdimarsdottir (1993) untersuchten eine Stichprobe von 163 Pflegefachpersonen hinsichtlich des Auftretens von Burnout (MBI) und Depression sowie ihrem Empfinden, wie groß ihr Handlungsspielraum bei der Arbeit war. 19% der Varianz von emotionaler Erschöpfung konnte auf Depression zurückgeführt werden, 6% auf ein mangelndes Kontrollempfinden. Dies weist auf eine klare Korrelation von emotionaler Erschöpfung und Depression hin. In der Nachuntersuchung derselben Stichprobe nach 2 Jahren fand die Forschungsgruppe eine Zunahme von sowohl Burnout als auch Depression. Sie konnte keine klare zeitliche Abfolge im Auftreten der beiden Störungen finden, kam jedoch aufgrund von Varianzanalysen zu dem Schluss, dass eine gemeinsame Entwicklung von Burnout und Depression vorlag (McKnight & Glass, 1995).

Ahola et al. (2005) untersuchten im Rahmen der Finnish Health Study eine repräsentative Stichprobe der arbeitenden Bevölkerung zwischen 18 und 65 Jahren mittels des CIDI (Wittchen, 1994), einem gut für epidemiologische Studien zur Erfassung psychischer Störungen nach DSM validierten Instrument. Sie fanden eine zunehmende Korrelation zwischen Depression und Burnout mit Zunahme des Schweregrads der Burnout-Symptomatik. Nicht von Burnout betroffene Probanden zeigten eine Prävalenz der Depression von 7.4%, während Probanden mit einer leichten Burnout-Symptomatik eine gleichzeitige Prävalenz von 20.3%

und Probanden mit einer schweren Ausprägung der Burnout-Symptomatik von 52.9 % auf (s. **Abb. 5-1**). Offensichtlich steigt die Prävalenz von Depression mit steigendem Schweregrad des Burnouts. Da dies eine Querschnittsuntersuchung ist, lässt sich damit nur das gleichzeitige Auftreten von Burnout und Depression beobachten. Inwiefern Depression eine Folge von Burnout darstellt oder sich Burnout als Folge einer Depression oder einer depressiven Veranlagung entwickelt, kann damit nicht beurteilt werden.

Das relative Risiko, gleichzeitig an einer Form der Depression erkrankt zu sein, war für ein mildes Burnout 2.8 (95 % CI: 2.3–3.4), für ein schweres Burnout 7.2 (95 % CI: 5.7–9.1) jeweils gegenüber Probanden ohne Burnout berechnet. Bezüglich der Major Depression fand sich ein relatives Risiko für Depression bei mildem Burnout von 3.3 (95 % CI: 2.5–4.5) und bei Vorliegen eines schweren Burnouts von 15.0 (95 % CI: 10.8–20.8). (s. **Tab. 5-1**). Weitere Formen der Depression wie Dysthymie und Minor-Depression waren ebenfalls, aber weniger hoch mit Burnout korreliert. Die Daten zur Dysthymie sind vorsichtig zu interpretieren, da das *N* klein und die Konfidenzintervalle groß sind.

Die Prävalenz der Major-Depression war bei Frauen zweimal höher als bei Männern, wobei Männer mit einem schweren Burnout ein höheres Risiko für eine Major-Depression als Frauen aufweisen. Dass die Prävalenz von Depression bei Frauen allgemein doppelt so hoch ist als bei Männern, ist ein durch unzählige Untersuchungen belegter Befund. Die Prävalenz von Burnout in der Finnish Health Study war jedoch für Männer und Frauen gleich.

Der Zusammenhang zwischen Depression und Burnout wurde in mehreren Studien untersucht, und es fand sich konsistent eine hohe Überlappung. So untersuchten Bianchi, Boffy, Hingray, Truchot und Laurent (2013) depressive Symptome bei 453 Probanden mit Burnout, 46 Patienten einer Ambulanz mit einer Major-Depression und Probanden ohne Burnout, um zu eruieren, inwiefern sich Burnout von Depression unterscheidet. Es zeigte sich eine hohe Symptomüberlappung, auch hinsichtlich acht

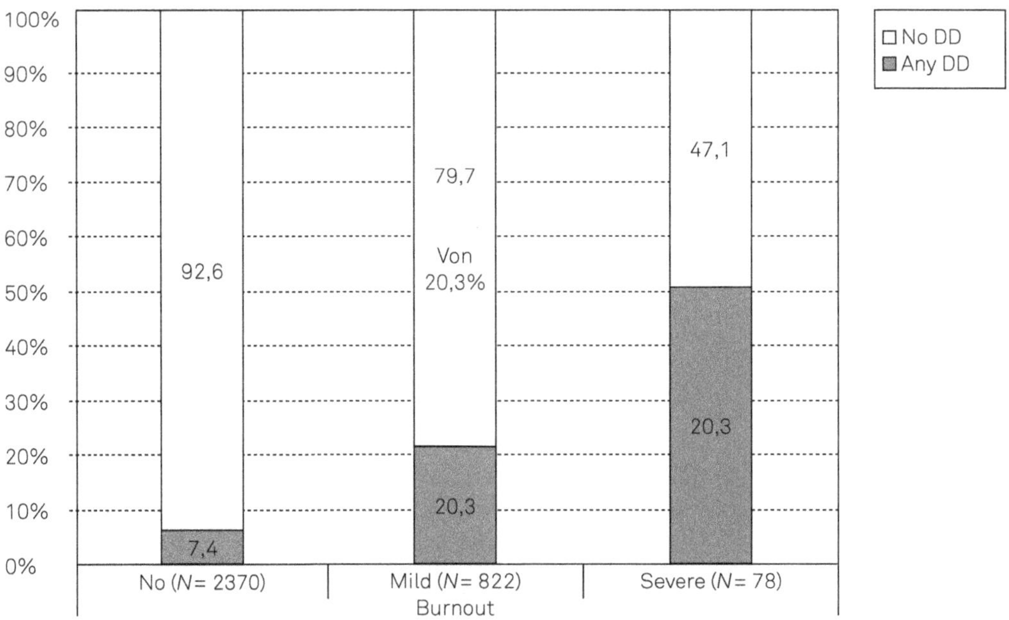

Abbildung 5-1: Prävalenz von Depression bei Burnout in der Finnish Health Study (nach Ahola et al., 2005)

Tabelle 5-1: Relatives Risiko für depressive Störungen bei Burnout (nach Ahola et al., 2005)

Alle	Alle depressiven Störungen (*N* = 391) *OR* (95 % *CI*)	Majore Depression (*N* = 173) *OR* (95 % *CI*)	Dysthymie (*N* = 40) *OR* (95 % *CI*)	Minore Depression (*N* = 187) *OR* (95 % *CI*)
Mildes Burnout/ Kein Burnout	2.8 (2.3–3.4)	3.3 (2.5–4.5)	3.2 (1.7–6.3)	2.3 (1.7–3.0)
Schweres Burnout/ Kein Burnout	7.2 (5.7–9.1)	15.0 (10.8–20.8)	14.0 (5.8–33.5)	1.8 (0.8–3.9)

von neun diagnostischen Kriterien für Depression nach DSM-IV. Die Autoren kamen zu dem Schluss, dass Burnout und Depression keine unterschiedlichen Entitäten sind.

Chiu, Stewart, Woo, Yatham und Lam untersuchten 2015 den Zusammenhang zwischen Depression und Burnout in einer Studie mit ambulanten depressiven Patienten; zur Feststellung von Burnout wurde das Copenhagen Burnout Inventory (CBI; Kristensen et al., 2005) und zur Feststellung von depressiven Symptomen das Quick Inventory for Depressive Symptomatology (QIDS; Rush et al., 2006) eingesetzt. Die depressiven Personen zeigten hohe Raten von gleichzeitig vorhandenem Burnout, und es fand sich eine hohe Korrelation zwischen der Höhe der Burnout-Scores und der Höhe der Depressionsskala. Personen mit Burnout wiesen deutlich mehr depressive Symptome auf als solche ohne Burnout. Die depressiven Symptome korrelierten signifikant mit dem Burnout-Score mit Ausnahme der Symptome Schuld und Wertlosigkeit. In der multiplen Regressionsanalyse waren Schlaf und Erschöpfung signifikante Prädiktoren für Burnout. Die Autoren folgerten, dass eine deutliche Beziehung zwischen Burnout-Symptomen und Schweregrad der Depression besteht, die vertieft zu untersuchen sei.

In einer neuerlichen, gut fundierten Übersicht von 92 Studien (Bianchi, Schonfeld & Laurent, 2015), die sich mit der Frage des Zusammenhangs zwischen Depression und Burnout auseinandersetzen, kam die Forschungsgruppe zu dem Schluss, dass Burnout und Depression äußerst verwandte Konzepte sind und aus verschiedenen Perspektiven kaum eine Unterscheidung zwischen Depression und schwerem Burnout möglich ist. Sie argumentierte, dass bei einer *dimensionalen* Konzeptionierung von Burnout, wo sich Phasen beschreiben lassen, nicht ausmachen lässt, wie sich der Burnout-Prozess vom Prozess der Depression unterscheidet. Denn Stress wird ebenso als ein sehr relevanter auslösender Faktor für die Entstehung von Depression erachtet (Thase, 2009), und ebenso kann sich der Stress im Arbeitsumfeld befinden. Bei einer *kategorialen* Konzeptionalisierung, die Burnout als Zustand definiert, weisen die Autoren auf die große Symptomüberlappung zwischen Burnout und Depression hin. Sie argumentieren ebenfalls, dass die These, dass Burnout durch arbeitsbedingten Stress entsteht, keinen nosologischen Unterschied zwischen Burnout und Depression garantiert.

Andererseits untersuchten sie die empirische Evidenz für eine valide Unterscheidung zwischen Burnout und Depression mithilfe der evaluierten 92 Studien. Diese zeigten auf, dass Burnout, zumindest in seiner klinischen Form, depressive Symptome aufweist, was auf die große Überlappung von Burnout und Depression hinweist. Faktoranalytische Untersuchungen der Symptome beim Burnout und bei der Depression belegten jedoch einen Unterschied zwischen Burnout und Depression.

Die erwähnten Befunde lassen sich so interpretieren, dass bei einem schweren Burnout in der Regel depressive Symptome in dem Ausmaß vorliegen, dass die Diagnose einer Depression gerechtfertigt ist. Zudem scheint eine Depression, die mit Burnout einhergeht, eine besondere Form der Depression darzustellen. Kielholz (1957) und Staehelin (1955) benutzten den Begriff „Erschöpfungsdepression“, um eine Depression zu bezeichnen, die sich durch ausgeprägte Erschöpfung sowie Erschöpfbarkeit in der Folge von geringen geistigen oder körperlichen Anstrengungen auszeichnet.

Der Begriff der Erschöpfungsdepression hat keinen Eingang in die ICD-10 gefunden. Heute wird jedoch davon ausgegangen, dass es unterschiedliche Formen der Depression gibt, die eine individualisierte Herangehensweise nahelegen.

Die DGPPN (Deutsche Gesellschaft für Psychiatrie, Psychotherapie, Psychotherapie, Psychosomatik und Nervenheilkunde) bezeichnete in ihrem Positionspapier von 2012 Burnout als einen Risikozustand, der bei chronischem Weiterbestehen der Stressbelastung zu psychiatrischen und möglicherweise auch somatischen Folgeerkrankungen führen kann (Berger et al., 2012). Die hauptsächliche Folgeerkrankung, die klinisch beobachtet wird, ist eine Depression, im Allgemeinen in Form einer Major-Depression. Depression stellt also eine Art Endzustand eines Burnout-Prozesses dar.

Das Prozessmodell in **Tabelle 5-2** soll dies beleuchten und dabei auch die unterschiedlichen Merkmale von Burnout und Depression in den drei abgebildeten Prozessstadien aufzeigen.

Zur klinischen Diagnosestellung einer depressiven Episode werden eine gute Anamnese, ein vollumfänglicher Status der psychischen Gesundheit und eine angemessene Differenzialdiagnose vorausgesetzt. Sie kann unterstützt werden durch die Verwendung von diagnostischen Skalen. Hier empfehlen sich vor allem das Beck-Depressions-Inventar (BDI; Hautzinger et al., 1995) als Selbstevaluationsinstrument sowie die Hamilton Depressionsskala (HAMD-17 oder HAMD-21; Hamilton, 1960, 1986) oder die Montgomery-Asberg-Depressions-Rating-Skala (MADRS; Montgomery & Asberg, 1979). Parallel zur Evaluation mittels der oben genannten Depressionsskalen sollten entsprechende Skalen zur Erfassung des Burnout-Syndroms angewendet werden, vorzugsweise das Maslach Burnout Inventory oder die Shirom-Melamed Burnout Measure (SMBM).

In der Tat ist bei Vorliegen einer klinischen depressiven Episode eine Unterscheidung von Burnout und Depression kaum möglich. Unseres Erachtens ist hier immer von einer Depression im Sinne einer Erschöpfungsdepression auszugehen. Diese zeichnet sich durch eine lang andauernde Erschöpfung sowie durch eine lang andauernde reduzierte Belastbarkeit mit verminderter Erholungsfähigkeit und lange Zeit vorliegenden kognitiven Störungen aus, die sich alle wesentlich später als der depressive Affekt zurückbilden.

Bei der Differenzialdiagnose muss ebenfalls eine klare anamnestische Abklärung erfolgen hinsichtlich allfälliger früherer depressiver Episoden (ICD-10: F33.x, rezidivierende depressive Störung) oder manischer Episoden (ICD-10: F31.3, bipolare affektive Störung), gegenwärtig leichte oder mittelgradige depressive Episode, oder bipolare affektive Störung, gegenwärtig schwere depressive Episode ohne psychotische Symptome (ICD-10: F 31.4), oder bipolare affektive Störung, gegenwärtig schwere depressive Episode mit psychotischen Symptomen (ICD-10: F31.5). Für die Diagnostik der bipolaren Störung eignet sich die HCL-32 – Hypomania Checklist (Selbsteinschätzung) von Angst et al. (2005).

5.2 Angststörungen

Angststörungen werden hier differenzialdiagnostisch diskutiert, weil sich beim Burnout nicht selten auch Angstsymptome finden. Viele Burnout-Betroffene beklagen Ängste und teilweise auch Panikattacken. Ängstlichkeit und Ängste sind auch wissenschaftlich gut belegt. Da es sich bei der Forschung meist um Querschnittuntersuchungen handelt, lässt sich die zeitliche Abfolge der Beziehung von Ängsten und Burnout nicht festlegen.

Tabelle 5-2: Symptomatik nach Stadium der Burnout-Entwicklung (nach Hochstrasser, 2014)

Phase	Symptome	Relevante Aspekte
Stress	• Nervosität, Reizbarkeit • Leichte Ängstlichkeit • Leichte Konzentrationsstörungen • Unregelmäßige Schlafstörungen, vegetative Symptome	• Symptomatik verknüpft mit aktueller Stressbelastung • Symptomatik in einer Erholungsphase komplett reversibel
Burnout	• Erschöpfung, reduzierte Erholungsfähigkeit • Reduzierte Belastbarkeit • Regelmäßige Ein- oder Durchschlafstörungen • Sozialer Rückzug • Emotionale Labilität, Überdruss, Demotivierung • Niedergeschlagenheit • Dauerhafte vegetative Symptome • Kognitive Symptome	• Erschöpfung und reduzierte Erholungsfähigkeit ist zentrales Symptom • Zunehmende Belastungsunfähigkeit • Persistenz der Symptome auch in der Erholungsphase • Interesse und Freudfähigkeit erhalten
Depression	• Freud- und Interesselosigkeit • Energie- und Antriebsminderung • Reduzierte Erholungsfähigkeit • Reduzierte Belastbarkeit • Schlafstörungen, Früherwachen • Reduktion von Appetit und Libido • Ausgeprägte kognitive Symptome • Dauerhafte vegetative Symptome • Unter Umständen Hoffnungslosigkeit und Suizidalität	• Klassische depressive Symptomatik gemäß ICD-10 (depressive Episode F32.x, F33.x) • Freudfähigkeit und Interesse deutlich reduziert/abwesend • Depressivität bis hin zu Suizidalität • Früherwachen • Prominente kognitive Symptome

So fanden Creedy, Sidebotham, Gamble, Pallant und Fenwick (2017) in einer Online-Untersuchung von australischen Hebammen unter Verwendung des CBI (Copenhagen Burnout Inventory) und der DASS (Depression, Anxiety and Stress Scale) ein persönliches Burnout bei 64.9 %, ein arbeitsbezogenes Burnout bei 43.8 % und ein klientenbezogenes Burnout bei 10.4 % der Probanden. Alle Burnout-Dimensionen waren signifikant mit Depression, Angst und Stress assoziiert, besonders mit persönlichem und arbeitsbezogenem Burnout. 20 % der Hebammen wiesen eine deutliche Depression auf, 17.4 % Angst und 22.1 % Stresssymptome. Hebammen mit einer deutlichen Depression im Vergleich zu solchen ohne oder mit milder Depression sowie Hebammen mit einer deutlichen Angstausprägung oder hoher Stressbelastung im Vergleich zu solchen ohne Angst oder Stress wiesen wesentlich höhere Burnout-Werte auf (Depression R = .43, Angst R = .41, Stress R = .48)

Zhou et al. (2018) fanden in einer großen Stichprobe von chinesischen Ärzten bei 31 % Angstsymptome (gemessen mit der Zung Self-Rating-Depression-Scale; Zung, 1965). Burnout war deutlich mit Angst korreliert. Diese Assoziation wurde durch einen positiven Bewältigungsstil vermindert, durch einen negativen Bewältigungsstil erhöht.

Da Ängste häufig beim Burnout vorkommen, muss also eine allfällige Angststörung, falls sie mit Burnout einhergeht, korrekt diagnostiziert werden, um sie einer angemessenen Therapie zuzuführen.

Die Ängste sind beim Burnout oft diffus, mit einer allgemeinen Grundängstlichkeit, die leicht verstärkt wird bei kleineren Reizen, oder sie beziehen sich auf ganz alltägliche Dinge, die vor der Erkrankung nicht angstbesetzt waren.

Diese Ängste imponieren am ehesten wie bei einer generalisierten Angststörung. Daher ist in erster Linie eine entsprechende Differenzialdiagnose zu erfolgen.

Liegen Symptome einer generalisierten Angststörung beim Burnout vor, sind diese rückläufig, wenn die klinische Phase des Burnouts geheilt ist. Zudem sind die beschriebenen Befürchtungen, die bei der generalisierten Angststörung meist vorliegen, nicht so ausgeprägt. Vielmehr macht sich eine von einem Burnout betroffene Person eher Sorgen um ihre weitere berufliche und finanzielle Zukunft, da sie sich durch ihre Erkrankung als Versagerin sieht, die ihre Fähigkeiten und Kompetenzen langfristig verloren hat. Zudem liegen beim Burnout vorwiegend eine vegetative Übererregbarkeit und ständige Anspannung vor, sowie Ängste vor alltäglichen Herausforderungen, die als eine Überforderung erlebt werden, des Weiteren vor Reizen, z. B. Lärm, ein Einkaufszentrum oder eine Menschenansammlung, die als äußerst belastend erlebt werden und die vegetative Symptomatik verstärken.

Bleibt die Symptomatik einer generalisierten Angststörung weiter prominent vorhanden, nachdem die Burnout-Problematik sowie die häufig damit einhergehende Depression angemessen erkannt und behandelt wurden, dann muss eine generalisierte Angststörung erwogen werden. Ansonsten kann davon ausgegangen werden, dass die beobachtete Angstsymptomatik ein Korrelat der Stressbelastung darstellt. Zur Erfassung der Ängstlichkeit oder allgemeinen Angstneigung eignet sich die Hamilton Anxiety Rating Scale (HAMA) als Fremdeinschätzung (Hamilton, 1959) und das State-Trait-Anxiety Inventory (STAI) als Selbsteinschätzung (Spielberger, Gorsuch & Lushene, 1970; Spielberger, 1983).

Patienten mit Burnout beklagen gelegentlich auch Paniksymptome. Diese treten nicht selten bei einer sozialen Herausforderung, der sich eine Burnout-Betroffene nicht gewachsen fühlt, ein erstes Mal auf, und können sich in ähnlichen Situationen wiederholen. Sie sind jedoch nicht sehr häufig und scheinen sich kaum zu verselbstständigen. Die diagnostischen Kriterien für eine Panikstörung sind im Allgemeinen bei einer Burnout-Problematik nicht erfüllt. Trotzdem oder gerade deswegen ist es wichtig, eine allfällige Panikstörung differenzialdiagnostisch abzuklären.

Die Panikstörung muss außerdem unterschieden werden von einer bekannten Phobie mit Panikattacken. Zudem treten Panikattacken bei Männern gelegentlich bei depressiven Störungen auf und sollten bei einer eindeutigen Depression nicht als Hauptdiagnose diagnostiziert werden.

Liegen bei einer Burnout-Symptomatik Panikattacken vor, die dem unter den diagnostischen Leitlinien erwähnten Schweregrad entsprechen, so muss zusätzlich zum Burnout-Syndrom eine Panikstörung als Erkrankung in Betracht gezogen werden. Wie oben erwähnt, sind die Panikattacken beim Burnout jedoch häufig auf einen Auslöser bezogen, treten nicht oder selten in Situationen auf, in denen keine Auslöser zu erkennen sind.

Da Burnout in den meisten Fällen im klinischen Stadium mit einer Erschöpfungsdepression einhergeht, muss auch die Differenzialdiagnose einer „Angst und depressive Störung, gemischt" (für Symptome siehe ICD-10: F41.2) in Betracht gezogen werden.

Beim Burnout wird im klinischen Stadium meist eine depressive Störung mit einer ausgeprägten und nachhaltigen Erschöpfung sowie mit einer minimalen Belastbarkeit im Sinne einer Erschöpfungsdepression gefunden. Sie erfüllt damit die Kriterien einer Depression, was dann auch bei Vorliegen von Angstsymptomen keine Diagnose einer „Angst und Depression, gemischt" gestattet. Zudem sind die Symptome der Stressbelastung, wie ausgeprägte vegetative Labilität, Angetriebensein, erhöhte Sensibilität auf Reize, Infektanfälligkeit, kognitive Störungen, deutlich vorhanden, mit oder ohne Angstsymptome.

5.3 Anpassungsstörung

Eine Anpassungsstörung (ICD-10: F43.2) zeichnet sich durch subjektives Leiden und emotionale Belastungen aus, die soziale Funktionen und Aufgabenerfüllung beeinträchtigen und in Folge einer wichtigen Veränderung des Lebens, nach einem belastenden Lebensereignis oder einer schweren Krankheit im Laufe des Anpassungsprozesses auftreten. Es kann sich dabei um ein Verlusterlebnis handeln, z. B. der Tod eines wichtigen Menschen oder Trennung von sozialen Strukturen und Unterstützung, wie bei Wohnortwechsel oder Migration. Es kann eine Einzelperson betreffen oder auch eine Gruppe. Auch wenn eine individuelle Disposition häufig eine Rolle spielt, ist davon auszugehen, dass die Störung ohne belastende Veränderung nicht aufgetreten wäre.

Die Symptome einer Anpassungsstörung sind variabel, beinhalten jedoch depressive Verstimmung, Ängste, übermäßige Besorgnis, Überforderungsgefühle und eine Beeinträchtigung des Funktionierens im Alltag. Die Anpassungsstörung beginnt nach ICD-10 in der Regel innerhalb eines Monats nach der belastenden Erfahrung oder Lebensveränderung. Im Allgemeinen dauern die Symptome nicht länger als 6 Monate an, außer bei der längeren depressiven Reaktion (F43.21).

Die Unterscheidung einer Anpassungsstörung von einem Burnout ist recht offensichtlich. Burnout ist meist mitbedingt durch eine belastende Arbeitssituation, allenfalls auch bei mangelnder sozialer Unterstützung im persönlichen oder beruflichen Umfeld, doch lässt sich nicht ein Beginn der Störungen nach einem Monat feststellen, sondern die Störung entwickelt sich langsam über eine längere Dauer der Stressbelastung. Die Belastungsfaktoren sind auch in der Regel eher chronischer Natur, treten nicht abrupt auf im Sinne einer klaren Veränderung der Lebenssituation, sondern bestehen aus einem komplexen Zusammenspiel von einem Ungleichgewicht zwischen den Bedürfnissen der Arbeitnehmerin und den Gegebenheiten am Arbeitsplatz. Die Dauer des Burnout-Syndroms bzw. einer Erschöpfungsdepression ist meist wesentlich länger, wenn unbehandelt, als 6 Monate. Die Symptomatik ist auch deutlich komplexer. Neben Symptomen von Angst und Depressivität finden sich viele vegetative Symptome, kognitive Symptome und Symptome der Stressbelastung wie erhöhte Reizsensibilität, Schlafstörungen, oder psychovegetative Symptome wie Kopfschmerzen oder gastrointestinale Beschwerden. Im Gegensatz zur Anpassungsstörung ist die Person mit Burnout noch häufig sehr lange funktionstüchtig in ihrem persönlichen und beruflichen Umfeld, allerdings können nach längerer Zeit nicht nur die subjektiv wahrgenommene, sondern tatsächliche Leistung beeinträchtigt sein. Zudem mündet ein Burnout meist in einer depressiven Störung, die als solche die vollen Kriterien einer Depression erfüllt.

5.4 Zwangsstörung

Klinisch lässt sich bei einigen Patienten mit Burnout eine gewisse Zwanghaftigkeit beobachten. Es ist unschwer zu folgern, dass Zwanghaftigkeit zu einer erhöhten Stressbelastung führt und dies damit ein begünstigender Faktor bei der Burnout-Entwicklung im Sinne eines persönlichen Risikofaktors sein kann. Allerdings ist es eher die anankastische (zwanghafte) Persönlichkeitsstörung (ICD 10: F60.5), die mit Burnout assoziiert beobachtet wird (s. Kap. 5.8) als eine Zwangsstörung (ICD-10: F42). Trotzdem ist es relevant, hier die Differenzialdiagnose zu Zwangsstörungen zu diskutieren, da es schwierig sein kann, zwischen einer Zwangsstörung und einer Depression zu unterscheiden, da beide Störungen nicht selten gleichzeitig auftreten.

Nach ICD-10 sind die wesentlichen Kennzeichen einer Zwangsstörung das Vorliegen von wiederkehrenden Zwangsgedanken und Zwangshandlungen. Zwangsgedanken können sich als Ideen, Impulse oder Vorstellungen manifestieren, die die Person stereotyp beschäftigen. Sie sind meist quälend, können obszön, gewalttätig oder sinnlos sein und lassen sich von der Person nur schwer abwehren. Sie werden als eigene Gedanken erlebt, auch wenn sie sich unwillkürlich aufdrängen. Zwangshandlungen sind sich wiederholende Handlungen oder Rituale, die von der Person meist als unangenehm oder wenig nützlich empfunden, dennoch als Maßnahmen gegen mögliche schädliche Ereignisse vollzogen werden. Meist sind die Zwangshandlungen mit vegetativen Angstsymptomen oder innerer Anspannung verbunden. Es besteht eine starke Verbindung zwischen Depression und einer Zwangsstörung, besonders Zwangsgedanken, die sich während einer depressiven Phase präsentieren, oder Patienten mit einer Zwangsstörung entwickeln depressive Symptome.

Die meisten von einer Zwangsstörung Betroffenen weisen sowohl Zwangsgedanken als auch Zwangshandlungen auf. Zwangsstörungen können recht gut von einem Burnout unterschieden werden, obschon sie eine Burnout-Entwicklung fördern und auch mit Erschöpfung einhergehen können. Beide Störungen können jedoch gleichzeitig vorliegen.

Schwieriger ist die Unterscheidung von Zwangsstörung und Depression, wobei auch hier beide Störungen gleichzeitig vorliegen können. Es geht hier darum, die depressive Symptomatik und den Charakter der Zwangssymptomatik gut zu evaluieren. Hierzu ist es empfehlenswert, die Depression nicht nur klinisch, sondern auch mittels strukturierter Fragebogen zu evaluieren. Dazu sind als Fremdbeurteilungsskalen die Hamilton Depressionsskala (HAMD) oder die Montgomery-Asberg-Depressions-Rating-Skala (MADRS) und als Selbstevaluationsskala das Beck-Depressions-Inventar (BDI) geeignet.

Die Evaluation einer Zwangsstörung bedingt eine gründliche Befragung, ob entsprechende Zwangssymptome vorliegen, die die Kriterien zu einer Diagnose erfüllen, sowie eine Beurteilung des klinischen Eindrucks. Eine Zwangsstörung führt im Allgemeinen zu einer deutlichen Beeinträchtigung der betroffenen Person und beginnt oft in der Kindheit oder im frühen Erwachsenenalter. Eine Evaluation mittels Fragebogen ist auch hier sehr empfehlenswert. Dazu gibt es mehrere Instrumente (Rapp, Bergman, Piacentini & McGuire, 2016). Als Goldstandard gilt die Yale-Brown Obsessive Compulsive Scale (Y-BOC), die es in zwei Versionen gibt: die ursprüngliche Skala, der Y-BOC (Goodman et al., 1989a, 1989b), und eine revidierte Form, der YBOC-II-SC (Storch et al., 2010a, 2010b). Eine deutsche Version des YBOC (Yale Brown Zwangsstörungsskala) wurde von Hand und Büttner-Westphal (1991) vorgelegt.

Als Selbstevaluationsinstrument eignet sich das Zwangsinventar OCI-R (Obsessive-Compulsive Inventory-Revised, dt. Adaptation; Gönner, Leonhart & Ecker, 2007, 2008), das die Hauptsymptome einer Zwangsstörung in sechs Dimensionen abfragt, oder der Obsessive-Beliefs Questionnaire (OBQ), dessen deutsche Version Ertle et al. (2008) validierten. Der OBQ evaluiert zwangstypische kognitive Verzerrungen. Diese beiden Skalen geben einen validen Hinweis auf das Vorliegen einer Zwangsstörung.

Liegen sowohl eine Depression als auch eine Zwangsstörung vor, muss geklärt werden, in welcher zeitlichen Abfolge sie auftraten. Bestand die Zwangsstörung vor der Depression, ist es gut möglich, dass die Depression eine Folge der Zwangsstörung ist. Stellte sich die Zwangssymptomatik im Laufe der Depressionsentwicklung ein, ist es eher wahrscheinlich, dass sie Bestandteil der depressiven Störung ist. Meist liegt dann mehrheitlich ein Grübelzwang vor.

5.5 Posttraumatische Belastungsstörung (PTBS)

Die posttraumatische Belastungsstörung (PTBS) wird hier nicht als eine Differenzialdiagnose im engeren Sinn diskutiert, sondern als eine Störung, die mit Burnout assoziiert oder komorbid auftreten kann. Studien zur PTBS und Burnout finden sich vorwiegend für Berufsgruppen, die bei Notfällen, Krisen oder Katastrophen zum Einsatz kommen. Dabei geht es auch um die Frage, inwiefern diese Personen durch die Arbeit mit traumatisierten Menschen eine sekundäre Traumatisierung erfahren.

Mehrere Studien belegen eine erhöhte Prävalenz von Burnout und von PTBS bei Pflegefachkräften, insbesondere in Intensivbehandlungsabteilungen (Czaja, Moss & Mealer, 2012; Mealer, Jones & Moss, 2012). So untersuchten Mealer, Burnham, Goode, Rothbaum und Moss (2009) Pflegefachleute in verschiedenen amerikanischen Universitätsspitälern zum Vorliegen von PTBS und Burnout und inwiefern deren gleichzeitiges Vorkommen mit unterschiedlicher Wahrnehmung arbeitsbezogener oder privater Situationen verknüpft ist. Von den 332 Pflegefachkräften wiesen 22 % Symptome einer PTBS auf, 18 % erfüllten die diagnostischen Kriterien für eine PTBS und 86 % erfüllten die Burnout-Kriterien. 98 % der Pflegefachkräfte, die die diagnostischen Kriterien der PTBS erfüllten, litten ebenfalls an einem Burnout.

Die Forschungsgruppe unterteilte die Probanden in drei Gruppen: Probanden, die sowohl Burnout als auch PTBS aufwiesen ($N = 59$); Probanden, die an Burnout litten, aber keine PTBS aufwiesen ($N = 217$), und Probanden, die weder PTBS noch Burnout hatten ($N = 46$). Die Gruppen unterschieden sich signifikant bezüglich der Berufserfahrung ($p < 0.0001$), der Wahrnehmung einer guten Kooperation unter den Pflegefachkräften ($p = 0.006$), dem Vertrauen in die Ärzte ($p = 0.01$) und der Einschätzung, dass der eigene Einsatz einen Einfluss auf den Verlauf der Erkrankung der Patienten hatte. Diejenigen Pflegefachkräfte, die sowohl Burnout als auch PTBS aufwiesen, hatten signifikant häufiger Schwierigkeiten in ihrem Privatleben im Vergleich zu solchen, die nur Burnout aufwiesen. Die Forschungsgruppe folgert, dass Burnout und PTBS bei Pflegefachkräften häufig auftreten. Diejenigen, die an einer PTBS leiden, weisen fast alle ein Burnout auf und zeigen dramatische Folgen in ihren arbeitsbezogenen oder privaten Erfahrungen und Aktivitäten.

Eine Übersichtsarbeit (Rapid Review) von Stuijfzand et al. (2020) mit 50 Publikationen über die psychischen Folgen von Epidemien/Pandemien für das Gesundheitspersonal, die in den Jahren 2003 bis 2020 (einschließlich der Sars-Cov-2-Pandemie) publiziert wurden, wies ein erhöhtes Risiko für Alkohol-/Substanzmissbrauch, Symptome von PTBS, Depression, Burnout, Verärgerung, Angst und erhöhtes Stressempfinden nach.

Die Anzahl der Studien zu den psychischen Folgen für das Gesundheitspersonal der Covid-19-Pandemie (Sars-Cov2) zeigte im Zeitraum von Ende 2019 bis Ende 2020 ein exponentielles Wachstum. Eine Rapid-Review von 117 dieser Studien bis August 2020 (Serrano-Ripolla et al., 2020) ergab eine gepoolte Prävalenz für die akute Stressstörung von 40 % (95 % CI: 39–41 %), für eine Angststörung von 30 % (95 % CI: 30–21 %), für Burnout von 28 % (95 % CI: 26–31 %), für Depression von 24 % (95 % CI: 24–25 %) und für PTBS von 13 % (95 % CI: 13–14 %). Faktoren, die die Entwicklung einer psychischen Störung begünstigten, waren weibliches Geschlecht, jüngeres Alter, wenig soziale Unterstützung, Stigmatisierung und arbeitsbezogene Faktoren wie Tätigkeit in einer Umgebung mit hohem Risiko, geringe spezifische Ausbildung, wenige Arbeitserfahrung oder die Ausübung einer speziellen Arbeitsrolle. Auch wenn die gegenseitigen Beziehungen zwischen den einzelnen Störungen nicht detailliert dargestellt werden, ist anzunehmen, dass verschiedene Komorbiditäten vorlagen.

Eine Untersuchung von Kawashima et al. (2016) erfasste bei 188 Mitgliedern des medizinischen Notfallteams, die bei einem großen Erbeben in Japan eingesetzt worden waren, einen Monat nach dem Ereignis Daten zur allgemeinen Gesundheit und zur Erfahrung mit Katastropheneinsätzen mit der Peritraumatic Stress Inventory (PDI, eine Skala zur Messung traumatischer Erlebnisse) sowie 4 Jahre später dem

Maslach Burnout Inventory und der „Impact of Event Scale - Revised“ zur Erfassung der aktuellen psychischen Befindlichkeit. Es zeigte sich eine positive Korrelation zwischen dem PDI und PTBS (*Beta* = 0.35, $p < 0.01$) sowie zwischen dem PDI und Burnout (Beta = 0.21, $p < 0.01$). Das Vorliegen einer Stressbelastung vor dem Beginn des Katastropheneinsatzes war ein Prädiktor für Burnout im Follow-up nach 4 Jahren (*Beta* = 2.61, $p < 0.04$).

Passmore, Hemming, Chancellor McIntosh und Hellman (2020) untersuchten 151 amerikanische Kinderärzte, die missbrauchte Kinder behandelten, mittels des Oldenburg Burnoutinventars (Demerouti & Bakker, 2008), der Secondary Traumatic Stress Scale (STSS; Bride, Robinson, Yegidis & Figley, 2004), der Dispositional Hope Scale (DHS; Snyder et al., 1991) und dem Work as Meaning Inventory (WAMI; Steger, Dik & Duffy, 2012). Die beiden letzten Skalen messen Hoffnung und das Erleben, dass die Arbeit sinnhaft und bedeutungsvoll (WAMI) ist, die also wichtige Ressourcen zum Umgang mit Belastungen darstellen. Sekundärer traumatischer Stress (STS) äußert sich durch Symptome wie Intrusionen, Vermeidung und Erregung. Menschen mit STS erfahren häufig ein plötzliches Wiedererleben des traumatisierenden Ereignisses, Affektverflachung oder Vermeidung und Schwierigkeiten, sich zu konzentrieren. Nur wenn diese Symptome auch noch einen Monat nach dem Ereignis vorliegen, wird das Leiden als sekundäre Traumatisierung bezeichnet. STS entspricht damit im Wesentlichen einer PTBS. Die Studie von Passmore et al. zeigte starke positive Assoziationen zwischen der Dimension Erregung und Burnout (R^2 = 0.61), der Dimension Intrusion und Burnout (R^2 = 0.56) und der Dimension Vermeidung und Burnout (R^2 = 0.66). Eine Regressionsanalyse aller drei Dimensionen des STS auf Burnout mit Berücksichtigung der Kollinearität der unabhängigen Variablen ergab eine starke Assoziation zwischen dem STS und Burnout von (R^2 = 0.47; $p > 0.001$) (F_{3140} = Kollinearität der unabhängigen Variablen). Hoffnung (DHS) und Sinnhaftigkeit der Arbeit (WAMI) waren moderat negativ assoziiert mit Burnout ($R^2 = 0.07$, $p < 0.001$). Es lässt sich zusammenfassend festhalten, dass bei Kinderärzten, die mit missbrauchten Kindern arbeiten, eine starke Verknüpfung von Burnout mit STS aufweisen, jedoch die Ressourcen Hoffnung und Sinnhaftigkeit bei der Arbeit diese Entwicklung mildern.

Kim et al. (2019) untersuchten bei 535 Feuerwehrleuten in Süd-Korea den Zusammenhang zwischen Burnout und PTBS. Es zeigte sich, dass Burnout signifikant mit hohen Job-Demands (s. Kap. 4.2.8) (*Beta* = 0.411, $p < 0.01$) und mit einem hohen Einsatz-Ertrags-Ungleichgewicht (s. Kap. 4.2.9) (*Beta* = 0.290, $p < 0.001$) assoziiert war. Burnout (*Beta* = 0.237, $p < 0.001$) und die Erfahrung von Gewalterfahrung (*Beta* = 0.123, $p = 0.014$) waren signifikant mit einem erhöhten Risiko verbunden, eine PTBS zu entwickeln. Die Erfahrung von Trauma war signifikant mit Burnout verknüpft (*Beta* = 0.131, $p = 0.001$), jedoch nicht mit PTBS (*Beta* = 0.085, $p = 0.081$). Die Autoren folgern, dass Burnout und Gewalterfahrung die Entwicklung von PTSD bei Feuerwehrleuten begünstigen können, Traumaerfahrung jedoch nur indirekt via Entwicklung von Burnout in dieselbe Richtung wirken kann.

Jaegers et al. (2019) evaluierten die Prävalenz von PTBS und Faktoren, die damit im Zusammenhang stehen, bei 32 Gefängniswärtern in den USA. 53.4 % der Gefängniswärter wiesen eine PTBS auf. Die hierarchische Regressionsanalyse zeigte, dass Burnout ein signifikanter Prädiktor für PTBS war ($B = 0.25$, $p < 0.001$). Selbstwirksamkeit war negativ mit PTBS assoziiert ($B = -0.42$, $p < 0.01$). Im letzten Regressionsschritt erweisen sich Emotionsarbeit (s. Kap. 2.2) ($B = 0.20$, $p < 0.01$) und angst- oder depressionsbezogene Diagnosen ($B = 0.92$ $p < 0.001$) als signifikante Prädiktoren von PTBS.

Wie diese Studien darlegen, lässt sich eine deutliche Assoziation von Burnout und PTBS in Berufsgruppen feststellen, die in der ärztlichen, pflegerischen oder Notfallbetreuung von kranken oder sich in akuter Krise befindenden

Menschen eingesetzt werden, und von Berufsgruppen, die sich mit Trauma und Gewalt beschäftigen. Die Beziehung zwischen Burnout und PTBS scheint wechselseitig zu wirken – d. h., Burnout kann PTSD begünstigen, jedoch kann PTBS auch Burnout begünstigen. Es lassen sich jedoch auch modulierende Faktoren beobachten, wie z. B. Berufserfahrung, psychische Faktoren wie Selbstwirksamkeit, die Wahrnehmung von Kooperation oder einem positiven Effekt der eigenen Bemühungen, sowie von Faktoren im persönlichen Umfeld.

In der klinischen Erfahrung lassen sich jedoch auch bei Menschen, die ganz anderen Berufsgruppen angehören, Traumafolgestörungen beim Burnout beobachten. So scheinen sich im Kontext der Erkrankung und Behandlung von Burnout oder einer Erschöpfungsdepression auch verdrängte Traumaerfahrungen zu reaktivieren, und es kann zu klassischen Nachhallerinnerungen, vegetativer Aktivierung und emotionalem Arousal kommen.

Daher ist es bei Vorliegen von Burnout die Abklärung bezüglich einer allfälligen PTBS unabdingbar.

Ein Kurzfragebogen zum Screening der PTBS ist der PTSD-7, der sieben typische Symptome der PTBS abbildet (Breslau, Peterson, Kessler & Schultz, 1999). Sie liegt auch in einer deutschen Version vor (Siegrist & Maercker, 2010). Auf der Homepage „PTSD: National Center for PTSD" finden sich weitere validierte Skalen bzw. strukturierte Interviews zur Erfassung der „Posttraumatic Stress Disorder" nach DSM-5 in Englisch: die Clinician Administered PTSD Scale for DSM-5 (CAPS-5), der Primary Care PTSD Screen for DSM-5 (PC-PTSD-5), das PTSD-Symptom Scale-Interview for DSM-5 (PSS-I-5), der Schedule for Clinical Assessment in Neuropsychiatry – deutsche Fassung (SCAN; Gülick-Bailer, Maurer & Häfner, 1995), das Structured Clinical Interview for the DSM.5 (SCID PTSD Module), das Structured Interview for PTSD (SI-PTSD) und der Trauma Screening Questionnaire (TSQ; Brewin et al., 2002). Diese Instrumente können eine Vermutung, dass eine PTBS vorliegt, unterstützen, jedoch bedarf es zur klaren Diagnose einer klinischen Untersuchung und einer strukturierten Befragung

5.6 Psychische und Verhaltensstörungen durch psychotrope Substanzen

Nicht wenige Personen, die an einer hohen Stressbelastung leiden bzw. ein Burnout entwickeln, greifen zu psychotropen Substanzen, um die Nervosität, Ängstlichkeit oder Schlafstörungen zu lindern, und schlittern damit möglicherweise in einen schädlichen Gebrauch.

Eine Studie von O'Kelly et al. (2016) bei englischen und irischen Urologen belegte unter Verwendung des MBI eine mittelgradige Ausprägung der Burnout-Dimensionen emotionale Erschöpfung (23.5) und Depersonalisierung (8.2) sowie eine hohe Ausprägung der Dimension reduzierte Leistungseinschätzung (17.1). 15 % der Befragten gaben an, sich selbst mit Alkohol oder nicht verschreibungspflichtigen Substanzen zu behandeln, um Burnout-Symptome zu reduzieren.

Daher ist es unabdingbar, beim Burnout differenzialdiagnostisch zu evaluieren, ob eine Störung durch psychotrope Substanzen vorliegt, die schon vor bzw. unabhängig von Burnout vorhanden war oder sich als Folge von Burnout entwickelt hat. Wie die klinische Beobachtung zeigt, sind es mehrheitlich Alkohol, Anxiolytika oder Sedativa, die beim Burnout zum Teil übermäßig eingenommen werden.

Nach ICD-10 wird unter psychischen und Verhaltensstörungen durch psychotrope Substanzen (F1) ein breites Spektrum von Störungen unterschiedlichen Schweregrads verstanden, die von einer unkomplizierten Intoxikation oder schädlichem Gebrauch bis hin zu Delir, Demenz oder psychotische Störungen reichen, aber alle auf die Einnahme von psychotropen Substanzen zurückzuführen sind. Die Kodierung einer Störung durch psychotrope Substanzen ist F1x.xx. F1 klassifiziert die Störung als

Störung durch psychotrope Substanzen. Unter x wird die entsprechende Substanz kodiert. Für Alkohol z. B. ist eine 0 kodiert, also F10, für Sedativa eine 3, also F13. Die beiden xx geben die spezifische Störung und allfällige spezielle Charakteristika wieder. So bedeutet z. B. eine F10.1 einen schädlichen Gebrauch durch Alkohol.

Die Frage, welche Substanz oder Substanzen missbraucht werden, kann aufgrund der Angaben des Patienten,·Laborbefunde (Urinproben, Blutproben), Nachweis des Besitzes der Substanz, klinische Präsentation oder Fremdanamnese beantwortet werden. Es ist ratsam, mehrere Informationsquellen zu benutzen. Die Betreffenden geben häufig die Einnahme von psychotropen Substanzen bei der Anamnese nicht spontan an oder verleugnen dies bei konkreter Befragung, und wenn sie sie angeben, nennen sie häufig eine geringere Einnahme psychotroper Substanzen, als tatsächlich der Fall ist. Daher ist es hier angezeigt, aktiv nachzufragen und bestenfalls objektive Befunde wie Laborwerte einzuholen. Manchmal werden mehrere Substanzen gleichzeitig eingenommen. Dabei ist hinsichtlich der Diagnose die Substanzklasse zu kodieren, die die beobachte Störung hervorgerufen hat bzw. welche am häufigsten missbraucht wird.

Liegt eine akute Intoxikation (F1x.0x) vor, so ist die Störung durch psychotrope Substanzen offensichtlich. Sie äußert sich als vorübergehendes Zustandsbild mit Störungen des Bewusstseins, der kognitiven Funktionen, der Wahrnehmung, des Affektes, des Verhaltens und anderer psychophysiologischer Parameter. Die Intoxikation als solche ist unschwer zu erkennen. Hier muss – nach adäquater Diagnose der Intoxikation und ihrer Behandlung und nach dem Sistieren der Intoxikation – die vorliegende Grunderkrankung, in unserem Falle ein Burnout mit oder ohne Erschöpfungsdepression, eruiert werden.

Am meisten findet sich beim Burnout ein schädlicher Gebrauch (F1x.1), häufig von Alkohol und/oder Benzodiazepinen. Allerdings kann auch ein Kokainkonsum vorliegen. Unter einem schädlichen Gebrauch versteht die ICD-10 ein Konsummuster psychotroper Substanzen, das eine körperliche (z. B. eine Pankreatitis) oder eine psychische Störung (z. B. Schlafstörungen, Depression) zur Folge hat. Es muss eine Schädigung vorliegen, damit der schädliche Gebrauch diagnostiziert werden kann. Der Nachweis einer psychischen Schädigung durch die psychotrope Substanz ist jedoch bei Vorliegen eines Burnouts oder einer Erschöpfungsdepression, die nicht ursächlich auf den schädlichen Gebrauch zurückzuführen ist, nicht einfach, da die zeitliche Abfolge der Substanzeinnahme und des Auftretens der psychischen Störung oft nicht genau festgelegt werden kann. Viele Burnout-Betroffene berichten jedoch, die psychotrope Substanz nach dem Auftreten signifikanter Stresssymptome begonnen zu haben, die ihrerseits zu Schlafstörungen, Burnout und Depression führen können. Das würde dann einer negativen Spirale der Symptomentwicklung entsprechen. Unabhängig dieser Überlegung gilt es aber, einen schädlichen Gebrauch in der Therapie anzusprechen und aktiv anzugehen.

Wichtig ist die Diagnose eines allfälligen Abhängigkeitssyndroms (F1x.2x), das meist vor dem Burnout schon vorlag und sich allenfalls während der zunehmenden Stressbelastung intensivierte oder gar die Stressbelastung und Entwicklung des Burnouts und vor allem einer Depression begünstigte.

Die Abhängigkeit zeichnet sich durch psychische, kognitive, körperliche und Verhaltenssymptome aus, bei denen der Konsum einer psychotropen Substanz höher bewertet wird als andere Verhaltensweisen, die wichtig sind für ein erfolgreiches und befriedigendes Leben. Ein entscheidendes Kennzeichen einer Abhängigkeit stellt der starke, oft übermächtige Wunsch dar, eine oder mehrere psychotrope Substanzen (Alkohol, Anxiolytika, Sedativa, Tabak) einzunehmen.

Menschen mit einem Abhängigkeitssyndrom bagatellisieren oft ihren Konsum oder verleugnen es. Daher ist es bei Vorliegen eines Burnouts oder einer Erschöpfungsdepression unabdingbar, intensiv danach zu fragen, darauf zu achten, ob suchtspezifisches Denken und Verhalten sowie Entzugssymptome vorliegen, und wenn möglich entsprechende Laborbefunde einzuholen.

Ein Abhängigkeitssyndrom muss unbedingt angesprochen, diagnostiziert und angemessen behandelt werden. Ohne dies vorher zu tun, ist jeder Behandlungsversuch eines Burnouts oder einer Erschöpfungsdepression zum Scheitern verurteilt.

Allenfalls weist ein Patient mit einem Burnout oder einer Erschöpfungsdepression ein Entzugssyndrom (F1x.3) auf. Dies weist auf eine Abhängigkeit hin und kann gelegentlich der einzige Hinweis sein, der eine solche vermuten lässt. Ein Entzugssyndrom präsentiert sich als variabel, als substanzabhängige Kombination von Symptomen, die sich einstellt bei einem absoluten oder relativen Entzug von einer über einen längeren Zeitraum oder in hohen Dosen eingenommenen psychotropen Substanz. Beginn und Beendigung des Entzugssyndroms sind zeitlich begrenzt. Bei Alkohol- und Benzodiazepin-Abhängigkeit (Anxiolytika und Sedativa), die beim Burnout und bei der Depression am häufigsten zu beobachtende Störung durch psychotrope Substanzen, zeigt sich der Entzug mit Schwitzen, Zittern, Erhöhung von Blutdruck und Puls, allenfalls Fieber, Unruhe, psychische Symptome wie Ängstlichkeit und Nervosität, und kann bis hin zum Delir, zu Krampfanfällen oder psychotischen Symptomen führen. Es ist sinnvoll, eine sogenannte Entzugsskala zu verwenden, um die Entzugssymptome systematisch zu beobachten und durch die Gabe von Benzodiazepinen, in Abhängigkeit der Entzugssymptome, diese zu mildern und einen schweren Verlauf zu verhindern.

5.7 ADS und ADHS bei Erwachsenen

Die Aufmerksamkeitsstörung (ADS) und Aufmerksamkeits-Hyperaktivitäts-Störung (ADHS) sind im engeren Sinn keine Differenzialdiagnosen zum Burnout oder zur Erschöpfungsdepression, werden aber hier diskutiert, weil nicht selten beim Burnout oder einer Erschöpfungsdepression auch eine vorbestehende ADHS oder ADS im Erwachsenenalter beobachtbar ist. Nicht selten wurden diese jedoch noch nie medizinisch als ADHS bzw. ADS identifiziert, und somit können sie ein Risikofaktor für die Entwicklung einer Stressfolgestörung darstellen.

Zudem zeigen ADS und ADHS, besonders im Erwachsenenalter, eine hohe Komorbidität mit anderen psychiatrischen Erkrankungen, vornehmlich mit Angsterkrankungen, Depression und schädlichem Gebrauch von psychotropen Substanzen. Nach Faraone und Antshel (2008) haben 43 % der Menschen mit ADHS oder ADS im Alter zwischen 18 und 29 Jahren eine psychiatrische Zweiterkrankung erfahren, wohingegen bei denjenigen im Alter zwischen 30 und 44 Jahren es 50 bis 60 % sind, die eine komorbide psychiatrische Erkrankung hatten.

Gleichzeitig bestehende affektive Erkrankungen, wie eine Major-Depression, finden sich bei 16 bis 31 % der Erwachsenen mit AD(H)S. Bei Kindern mit AD(H)S kann auch eine komorbide Depression vorliegen, vor allem bei solchen mit einer Verhaltensstörung. Etwa 25 % der Kinder mit AD(H)S weisen eine Angststörung auf, bei Erwachsenen scheint es gleich häufig zu sein. Zwischen 25 % und 43 % der Erwachsenen mit AD(H)S erfüllen die Kriterien einer generalisierten Angststörung, mit einer Lebzeitprävalenz von 59 %. Eine Panikstörung, soziale Phobie oder Zwangsstörung sind seltener komorbid mit AD(H)S, können aber vorkommen.

In klinischen Untersuchungspopulationen mit AD(H)S weisen etwa 24 bis 35 % der Erwachsenen gleichzeitig eine Verhaltensstörung oder oppositionelles/aufsässiges Verhalten auf, bei Kindern liegt dies bei 50 bis 60 % vor. Störungen durch Alkohol sind bei klinisch betreuten Erwachsenen mit AD(H)S häufig; die Lebzeitprävalenz für Abhängigkeit oder schädlichen Gebrauch von Alkohol liegt zwischen 21 % und

53 %. Ebenso ist eine Störung durch Cannabis oder Kokain relativ häufig. Zudem findet sich bei Erwachsenen mit AD(H)S häufiger eine Nikotinabhängigkeit. Bei denjenigen Patienten mit AD(H)S, die gleichzeitig eine Störung durch eine psychotrope Substanz aufweisen, findet sich ein früherer Beginn des Substanzmissbrauchs als bei Erwachsenen mit einer Störung durch eine psychotrope Substanz ohne AD(H)S sowie ein schwerwiegender Missbrauch oder Abhängigkeit.

Studien zum Burnout und zur AD(H)S gibt es nur wenige. Higuchi et al. (2016) untersuchten bei 360 japanischen Spitalapothekern in einer Querschnittuntersuchung das Vorliegen von psychischer Belastung, Burnout und „Compassion Fatigue" (CS; Erschöpfung in Folge von empathischem Engagement im zwischenmenschlichen Kontakt) und assoziierter sekundärer Traumatisierung (STS) und allfällige beeinflussende Persönlichkeitsvariablen. Dazu verwendeten sie den General Health Questionnaire (GHQ-12; Goldberg et al., 1997), der eine allgemeine Gesundheitsbeeinträchtigung evaluiert, und die Subskalen von Burnout (BO) und die Compassion Fatigue/Secondary Traumatic Stress Scale (CF/STS) des Fragebogens Professional Quality of Life Scale (ProQOL; Stamm, 2009). Als beeinflussende Faktoren untersuchten sie Autismus-Züge mit dem Autismus-Spektrum-Quotienten (AQ; Baron-Cohen, Wheelwright, Skinner, Martin & Clubley, 2001) und AD(H)S mit der Adult Self-Report Scale (ASRS; Kessler et al., 2005).

Es zeigte sich, dass erheblich viele der untersuchten Probanden Werte über dem Grenzwert auf den Skalen für gesundheitliche und psychische Beeinträchtigung aufwiesen: 54.7 % beim GHQ-12, 49.2 % beim BO und 29.2 % bei den CF/STS. Erfahrungsjahre waren mit weniger Beeinträchtigung im GHQ-12 verbunden ($p >$ 0.001), jedoch erhöht bei hohen Werten in Autismus (AQ: $p >= 0.001$) und AD(H)S (ASRS: $p >$ 0.001). Die Burnout-Werte waren ebenfalls erhöht bei Vorliegen von hohen Werten in Autismus (AQ: $p > 0.001$) und in AD(H)S (ASRS: p > 0.001). Auch die Werte bei den CF/STS waren erhöht bei Vorliegen von hohen Werten in Autismus (AQ: $p > 0.001$) und in AD(H)S (ASRS: $p > 0.001$), jedoch niedriger in Anhängigkeit der Berufserfahrung ($p = 0.023$).

Es scheint, dass Menschen mit AD(H)S-Symptomen und autistischen Zügen ein erhöhtes Risiko aufweisen, eine psychische Belastung und Burnout zu entwickeln. In dieser Population von Spitalapothekern korrelierten auch die CF/STS mit AD(H)S und Autismus. Dies könnte unter anderem durch Schwierigkeit in der Kommunikation oder sozialen Interaktion mitbedingt sein. Es scheint zudem naheliegend, dass Menschen mit einer Aufmerksamkeitsstörung sich mehr anstrengen müssen, bei einer Sache zu bleiben, als solche, denen es einfacher fällt, bei einer Tätigkeit konzentriert zu sein. Damit könnten Menschen mit einer AD(H)S eine erhöhte Belastung im Arbeitskontext haben, weil sie sich stärker bemühen müssen, den Fokus zu behalten, und weil sie weitere kompensatorische Verhaltens- und Organisationsweisen zeigen, um ihren Aufgaben gerecht zu werden. Diese verstärkte Belastung könnte zu erhöhtem Stress und der Entwicklung einer Stressfolgestörung führen.

Für eine angemessene Therapie eines Burnouts ist es sehr wichtig, eine AD(H)S zu erkennen und einer angemessenen Therapie zuzuführen. Gemäß unserer klinischen Erfahrung ist der Behandlungserfolg und die nachhaltige Besserung eines Burnouts oder einer Erschöpfungsdepression wesentlich schneller und kompletter zu erreichen, wenn eine vorhandene AD(H)S diagnostiziert und parallel adäquat behandelt wird.

Dieses Störungsbild wurde vornehmlich in den USA breit erforscht und ist in der DSM-V (American Psychiatric Association, 2013) wesentlich detaillierter operationalisiert als die „Einfache Aktivitäts- und Aufmerksamkeitsstörungen" in der ICD-10.

In der ICD-10 ist die ADHS mit der Bezeichnung „einfache Aktivitäts- und Aufmerksamkeitsstörung" (F90.0) aufgeführt unter „Verhaltens- und emotionale Störungen mit Beginn in der Kindheit und Jugend" (F9) und als Untergruppe unter den „hyperkinetischen Störungen". Und die ADS mit der Bezeichnung „Aufmerksamkeitsstörung ohne Hyperaktivität" ist den „sonstigen näher bezeichneten Verhaltens -und emotionalen Störungen mit Beginn in der Kindheit und der Jugend" (F98.8) zugeordnet. Auch das DSM-5 ordnet AD(H)S den Störungen zu, die im Kindesalter oder der Jugend beginnen.

Diese Störungen zeichnen sich aus durch einen frühen Beginn, überaktives Verhalten, Unaufmerksamkeit, Mangel an Ausdauer bei Aufgabenstellung und verschiedenen situationsunabhängigen Verhaltensauffälligkeiten. Sie manifestieren sich früh, meist in den ersten 5 Jahren des Lebens. Die Symptome sind gewöhnlich in der ganzen Schulzeit vorhanden und können auch bis ins Erwachsenenalter persistieren, oder sie zeigen eine graduelle Besserung. Die hauptsächlichen Symptome der hyperkinetischen Störungen sind eine beeinträchtigte Aufmerksamkeit und Überaktivität. Die beeinträchtigte Aufmerksamkeit äußert sich durch häufigen Abbruch von begonnenen Tätigkeiten oder mangelnde Erledigung von Aufgaben. Es zeigt sich ein häufiger Wechsel von einer Aktivität zu einer anderen, bedingt durch hohe Ablenkbarkeit.

Überaktivität zeigt sich durch hohe Ruhelosigkeit, z.B. häufiges Aufstehen, Herumlaufen oder -springen oder durch Sitzenbleiben, wenn aufgefordert wird, aufzustehen. Oder sie imponiert durch eine hohe Redseligkeit, bei Kindern oftmals Lärmen, Wackeln oder Zappeln.

Dazu können andere Symptome hinzukommen, die aber diagnostisch nicht unabdingbar sind. Dies können eine soziale Distanzlosigkeit, eine auffällige Unbekümmertheit in gefährlichen Situationen, Sich-Einmischen in Gespräche anderer, Schwierigkeiten, zu warten, Ungeschicklichkeit und anderes mehr sein. Häufig stellen sich Lernstörungen und bei Kindern auch schulische Schwierigkeiten ein. Störung des Sozialverhaltens ist in der ICD-10 ein Unterscheidungsmerkmal für die Unterteilung in verschiedenen Formen der hyperkinetischen Störung.

Nach Faraone und Antshel (2008) ist die Häufigkeit von AD(H)S bei Erwachsenen in der Allgemeinbevölkerung 2.9 %. Die National Comorbidity Survey Replication (NCS-R; Kessler et al., 2006) in den USA bei Erwachsenen zwischen 18 und 44 Jahren fand eine Prävalenz von 4.4 %. Diese Untersuchung fand auch, dass Erwachsene mit AD(H)S seltener eine Anstellung hatten, häufiger getrennt oder geschieden waren und über eine geringere Ausbildung verfügten als solche ohne AD(H)S. Bei Kindern wird AD(H)S häufiger bei Knaben beschrieben, bei Erwachsenen mit AD(H)S findet sich kein Geschlechtsunterschied. Die meisten Erwachsenen mit AD(H)S werden nicht behandelt. In der NCS-R hatten nur 11 % der Erwachsenen eine aktive Behandlung.

Wie Faraone und Antshel (2008) ausführen, erfordert die Diagnose AD(H)S bei einem Erwachsenen zwei Schritte:

- Festlegen, dass der Erwachsene als Kind die Kriterien einer AD(H)S-Diagnose erfüllte
- Festlegen, dass der Erwachsene aktuell die Kriterien einer AD(H)S erfüllt

Um festzulegen, dass die Kriterien einer AD(H) S im Kindesalter vorlagen, muss die betreffende Person konkret nach den DSM-5-Kriterien befragt werden (A-1 sechs oder mehr der Kriterien a-i; A-2 sechs oder mehr der Kriterien a-i, Kriterien B, C, D und E). Da es aber möglicherweise schwierig ist, sich im Erwachsenenalter so genau zu erinnern, diskutieren Faraone und Antshel, ob es angebracht ist, weniger als sechs Symptome für eine affirmative Diagnose einer AD(H)S in der Kindheit zu verlangen, warnen aber auch vor falsch-positiven Diagnosen. Zudem meinen sie, dass das Alter, vor dem sich die Störung manifestieren muss, gemäß verschiedenen Studien eher in der Adoleszenz, bei 12 oder 13 Jahren festzulegen sei. Diese Argumentation fand schließlich Eingang in die Kriterien der AD(H)S im DSM-5, das unter Kriterium B den Beginn der Störung vor dem Alter von 12 Jahren definiert.

Um festzulegen, ob der Erwachsene die Kriterien einer AD(H)S erfüllt, muss eruiert werden, inwiefern einige der Symptome, die in der Kindheit vorlagen, bis ins Erwachsenenalter persistierten. Wie Faraone, Biederman und Mick (2006) belegten, weisen zwei Drittel der Kinder mit AD(H)S auch als Erwachsene noch einige AD(H)S-Symptome auf. Allerdings scheint es angebracht, wie Faraone und Antshel (2008) aufgrund entsprechender Studien diskutieren, für die Diagnose einer AD(H)S im Erwachsenenalter nicht je sechs oder mehr Symptome für Unaufmerksamkeit und Hyperaktivität/Impulsivität zu verlangen, sondern *drei oder mehr*.

Aufgrund der hohen Komorbidität von AD(H)S, besonders beim Erwachsenen mit AD(H)S, ist oft der schwierigste Teil der Diagnostik, AD(H)S-Symptome von anderen Symptomen zu unterscheiden, die durch die komorbiden psychischen Störung(en) bedingt sind. Faraone und Antshel zitieren hierzu Barkley, Murphy und Fischer (2007), die gefunden haben, dass die folgenden sechs Symptome AD(H)S-Fälle von Erwachsenen mit anderen psychiatrischen Störungen am besten diskriminieren:

- Impulsives Treffen von Entscheidungen
- Schwierigkeiten, eine Aktivität oder ein Verhalten zu stoppen, wenn dies nötig wäre
- Beginn von Projekten oder Aufgaben ohne sorgfältiges Hinhören auf oder Lesen der Anweisungen
- Schwierigkeiten, ein Versprechen zu halten
- Schwierigkeiten, Dinge und Aktivitäten in der richtigen Reihenfolge zu tun
- Fahren von Fahrzeugen mit übermäßiger Geschwindigkeit

Diese sechs Auffälligkeiten diagnostizierten 85 % der AD(H)S-Fälle korrekt. Am besten diskriminierten die ersten beiden Symptome.

Um AD(H)S bei einem Erwachsenen diagnostizieren zu können, muss dieser durch die Störung in seiner Funktionalität und Alltagsaktivität merklich beeinträchtigt sein. Daher ist es unabdingbar, die betreffende Person zu befragen, wie sie ihre Beeinträchtigung in den unten stehenden Bereichen einschätzt:

- Schule, Arbeit
- Kinderbetreuung, Kindererziehung
- Finanzen
- Fahrzeuglenken
- Freizeitgestaltung
- Bereichernde Beziehung

Nach Barkley et al. (2007) sind die am meisten beeinträchtigenden Bereiche in aufsteigender Reihenfolge: Beeinträchtigungen bezüglich der Ausbildung, Beeinträchtigungen bei den familiären und häuslichen Aufgaben, Beeinträchtigungen im Arbeitsbereich.

Bei adultem AD(H)S finden sich sehr häufig neben den Kernsymptomen der Aufmerksamkeitsstörung und Hyperaktivität folgende Auffälligkeiten: affektive Labilität, emotionale Überreagibilität im Sinn einer reduzierten Stresstoleranz, Desorganisation, Impulsivität und erhöhter Temperamentsausdruck.

Es ist ratsam, wenn möglich auch eine Fremdanamnese einzuholen, z.B. bei einem Partner, einer Kollegin, einem Freund oder der Arbeitgeberin.

Um eine AD(H)S im Erwachsenenalter fundiert erfassen zu können, ist es angezeigt, auch Fragebogen einzusetzen. Es gibt es eine ganze Reihe von Fragebogen, die eine gute diagnostische Validität haben (Rösler et al., 2006). Geeignet für Erwachsene sind im klinischen Kontext die CAARS-Skalen (Conners' Adult ADHD Rating Scales; dt. Fassung: Conners Skalen zu Aufmerksamkeit und Verhalten für Erwachsene; Christiansen, Hirsch, Abdel-Hamid & Kis, 2014). Sie eignen sich zur Beurteilung von Personen ab 18 Jahren und erfassen die Kernsymptomatik des AD(H)S (Hyperaktivität, Impulsivität, Unaufmerksamkeit) sowie die im Erwachsenenalter häufig vorliegenden Beeinträchtigungen (emotionale Labilität, Selbstkonzeptprobleme). Es gibt je drei Selbstbeurteilungsfragebogen: je eine Screening-

Version (30 Fragen), eine Langversion (66 Fragen) und eine Kurzversion (26 Fragen). Weitere gut validierte Fragebogen zur Erfassung der adulten AD(H)S sind die Homburger ADHS-Skalen für Erwachsene von Rösler, Rentz-Junginger, Retz und Stieglitz (2021).

Bei einer gut unterstützten Vermutung, dass die betreffende Person an einem AD(H)S im Erwachsenenalter leidet (durch Anamnese, klinischen Befund und allenfalls einer Fragebogenauswertung), kann zur abschließenden Bestätigung eine neuropsychologische Testung durch eine Fachperson eingeholt werden.

5.8 Persönlichkeitsakzentuierung und Persönlichkeitsstörung

Wie schon in Kapitel 4.4 zu individuellen Risikofaktoren diskutiert, zeigen sich bestimmte Persönlichkeitsmerkmale als Risikofaktoren für Burnout. Die Persönlichkeit eines Menschen manifestiert sich in relativ stabilen Einstellungen, Kognitionen, Strebungen, emotionalen Reaktionsmustern auf äußere und innere Reize, Verhaltensweisen und Beziehungsmustern. Diese sind bei entsprechender Motivation jedoch mittels Psychotherapie veränderbar.

Persönlichkeitsakzentuierungen sind ausgeprägte Verhaltens- und Erlebnisweisen verbunden mit Leidensdruck, der Leidensdruck erreicht jedoch nicht den Stellenwert einer Persönlichkeitsstörung.

Spezifische Persönlichkeitsstörungen sind nach ICD-10 tief verwurzelte, anhaltende Verhaltensmuster, die sich durch starre Reaktionen auf unterschiedliche persönliche und soziale Situationen manifestieren. Sie beginnen in der Kindheit oder Adoleszenz und dauern bis ins Erwachsenenalter an. Menschen mit einer Persönlichkeitsstörung zeigen im Vergleich zur Mehrheit der Bevölkerung im Rahmen der jeweiligen Kultur deutliche Abweichungen in der Wahrnehmung, im Denken und Fühlen und in den Beziehungen zu anderen Menschen. Das Verhalten und Erleben sind im Allgemeinen verbunden mit persönlichem Leiden und Störungen in der Leistungsfähigkeit und den sozialen Funktionen.

Nach DSM-5 ist eine Persönlichkeitsstörung charakterisiert durch ein dauerhaftes Muster von inneren Erfahrungen und von Verhaltensweisen, die sich deutlich von den Erwartungen der Kultur der Betroffenen unterscheiden. Dieses Muster manifestiert sich in zwei oder mehr der folgenden Bereiche:

- Kognition (Art und Weise der Wahrnehmung und der Interpretation von sich selbst, anderen Menschen und Ereignissen)
- Affekte (Spannbreite, Intensität, Labilität und Angemessenheit der emotionalen Reaktion)
- Interpersonelles Funktionieren
- Impulskontrolle

Die ICD-10 und das DSM-5 klassifizieren verschiedene spezifische Persönlichkeitsstörungen anhand von Merkmalsgruppen, die den auffälligsten und häufigsten Verhaltensweisen entsprechen.

Mehrere Studien weisen darauf hin, dass bei einigen Menschen mit Burnout eine Persönlichkeitsakzentuierung oder eine Persönlichkeitsstörung vorliegt. So untersuchten Pallich, grosse Holtforth und Hochstrasser (2021) 96 stationäre Patienten mit Burnout hinsichtlich verschiedener Charakteristika und psychiatrischer Diagnostik sowie hinsichtlich des Behandlungserfolgs und ihres Verlaufs nach 3 Monaten in Abhängigkeit dieser Charakteristika. Burnout wurde mit dem MBI-HSS evaluiert, Depressivität mit dem BDI und die allgemeine Befindlichkeit mit dem SCL-9, einer Kurzversion des SCL-90 (Klaghofer & Brähler, 2001). Allfällig vorliegende psychiatrische Störungen wurden mit einem strukturierten diagnostischen Interview, dem Mini-DIPS, und Persönlichkeitsstörungen mit dem „Strukturierten Klinischen Interview für DSM-III-R Achse II (Persönlichkeitsstörungen) (SKID-II; Fydrich, Renneberg, Schmitz & Wittichen, 1997) erfasst.

81.1 % der untersuchten Personen wiesen eine Depression auf (im ICD-10 F32 oder F33), was nicht erstaunt, da es sich bei hospitalisierten Menschen um eine Population in einem fortgeschrittenen und klinisch relevanten Burnout-Stadium handelt. 5.1 % erfüllten die Kriterien für eine bipolare Störung (F31) und 6.2 % wiesen eine Anpassungsstörung auf. Bei 33.3 % fanden sich mehrere psychiatrische Diagnosen. An einer Persönlichkeitsstörung litten 39. 6 %, wobei vorwiegend eine zwanghafte (anankastische) Persönlichkeitsstörung (F60.5) oder eine ängstliche (vermeidende) Persönlichkeitsstörung (F60.6) oder eine Kombination von beiden vorlag.

Berberich et al. (2012) untersuchten ebenfalls stationäre Patienten einer psychosomatischen Klinik hinsichtlich des Zusammenhangs zwischen Burnout und Persönlichkeitsstörungen oder -akzentuierungen. Eine Studienpopulation von 151 Kranken wurde mittels Fragebogen (MBI-GS zur Erfassung von Burnout und ADP-IV zur Erfassung der Persönlichkeit) befragt. Dabei fanden sie eine mittlere Korrelation von Burnout mit verschiedenen Persönlichkeitsstörungen nach DSM-IV-TR (abhängige, paranoide und ängstlich-vermeidende Persönlichkeitsstörung) sowie Persönlichkeitsakzentuierungen (schizoid und borderline).

Bianchi, Roland und Salgado (2018) widmeten sich der Frage der Beziehung zwischen Burnout und Borderline-Persönlichkeitszügen. Dazu untersuchten sie 1 163 Lehrpersonen (80.9 % Frauen, mittleres Alter 42.6 Jahre), die hinsichtlich des Burnouts mittels der Shirom-Melamed Burnout Measure (SMBM), hinsichtlich von depressiven Symptomen mittels des Patient Health Questionnaire-9 (PHQ-9; Kroenke, Spitzer & Williams, 2001) und hinsichtlich von Zügen der Borderline-Persönlichkeitsstörung (BP) mittels des Borderline Personality Questionnaire (BPQ; Poreh et al., 2006) evaluiert wurden. Es zeigte sich unter statistischer Kontrolle von Neurotizismus und depressiver Symptome eine signifikante Assoziation zwischen Burnout und Borderline-Persönlichkeitszügen ($p > 0.01$). Bei Frauen waren die Dimensionen „affektive Unsicherheit" und „Impulsivität" der Borderline-Persönlichkeitsstörungen signifikant mit Burnout verknüpft, bei Männern nur die Dimension „affektive Unsicherheit". Personen mit hohen Werten bei der Borderline-Persönlichkeitsstörung gaben im Vergleich zu solchen mit niedrigen Werten mehr Burnout- und depressive Symptome an, mehr arbeitsbedingten Stress und weniger Arbeitszufriedenheit und wiesen höhere Werte bei Neurotizismus auf. Es zeigte sich eine hohe Korrelation zwischen Burnout und Depression, sodass die Autorengruppe den Schluss zieht, dass die Assoziation von Burnout und Borderline-Persönlichkeitszügen durch die Überlappung von Burnout mit Depression bedingt ist.

Diese Untersuchungen legen nahe, dass beim Burnout und bei der Erschöpfungsdepression Persönlichkeitsakzentuierungen oder -störungen aktiv differenzialdiagnostisch evaluiert werden müssen. Eine umfassende Darstellung der Persönlichkeitsstörungen oder -akzentuierungen würde den Rahmen dieses Kapitel sprengen, doch sollen hier kurz die aus unserer Sicht die häufigsten Störungen kurz beschrieben werden.

Die ICD-10 charakterisiert die anankastische (zwanghafte) Persönlichkeitsstörung (F60.5) wie folgt:

- Übermäßiger Zweifel und Vorsicht
- Ständige Beschäftigung mit Details, Regeln, Listen, Ordnung, Organisation oder Plänen
- Perfektionismus, der die Fertigstellung einer Arbeit behindert
- Übermäßige Gewissenhaftigkeit, Skrupelhaftigkeit und unverhältnismäßige Leistungsbezogenheit unter Vernachlässigung von Vergnügen und zwischenmenschlichen Beziehungen
- Rigidität und Eigensinn
- Unbegründetes Bestehen auf Unterordnung anderer unter die eigenen Gewohnheiten oder unbegründetes Zögern, Aufgaben zu delegieren
- Andrängen von beharrlichen oder unerwünschten Gedanken oder Impulse

Diese Eigenschaften machen offensichtlich, dass sich eine Person mit diesem Leiden selbst ständig eine hohe Stressbelastung auferlegt und im interpersonellen Kontext auf Schwierigkeiten stoßen kann, die eine zusätzliche Stressbelastung bedeuten. Bei erhöhten Anforderungen oder Zeitdruck ist eine anankastische Persönlichkeit in einer äußerst bedrängten Situation, da ihre Verhaltenstendenzen eine effiziente Aufgabenerledigung behindern. Damit hat sie nachvollziehbar eine erhöhte Vulnerabilität für eine Stressbelastungsstörung.

Die ICD-10 charakterisiert die ängstliche (vermeidende) Persönlichkeitsstörung (F60.6) wie folgt:

- Andauernde und umfassende Gefühle von Anspannung und Besorgtheit
- Überzeugung, selbst sozial unbeholfen, unattraktiv und minderwertig im Vergleich zu anderen zu sein
- Ausgeprägte Sorge, in sozialen Situationen kritisiert oder abgelehnt zu werden
- Abneigung, sich auf persönliche Kontakte einzulassen, außer man ist sich sicher, gemocht zu werden
- Eingeschränkter Lebensstil wegen des Bedürfnisses nach körperlicher Sicherheit
- Vermeidung sozialer oder beruflicher Aktivitäten, die zwischenmenschliche Kontakte voraussetzen, aus Angst vor Kritik, Missbilligung oder Ablehnung

Aufgrund dieser ängstlichen Gefühle hat eine Person mit einer ängstlich-vermeidenden (selbstunsicheren) Persönlichkeit in sozialen Situationen eine erhöhte Stressbelastung und durch ihre vermeidenden Verhaltensweisen eine Tendenz zur sozialen Isolation. Dies erhöht ebenfalls offensichtlich die Vulnerabilität, an einer Stressbelastungsstörung zu erkranken.

Die ICD-10 charakterisiert die abhängige Persönlichkeitsstörung (F60.7) wie folgt:

- Hilfesuche bei anderen bei den meisten Lebensentscheidungen oder Überlassen von Entscheidungen an andere
- Unterordnung eigener Bedürfnisse unter die anderer Personen, zu denen eine Abhängigkeit besteht, und unverhältnismäßige Nachgiebigkeit gegenüber den Wünschen anderer
- Mangelnde Bereitschaft zur Äußerung angemessener Ansprüche gegenüber Personen, zu denen eine Abhängigkeit besteht
- Unbehagliches Gefühl beim Alleinsein aus übertriebener Angst, nicht für sich sorgen zu können
- Häufige Angst, von einer Person verlassen zu werden, zu der eine enge Beziehung besteht, und auf sich selbst angewiesen zu sein
- Eingeschränkte Fähigkeit, Alltagsentscheidungen zu treffen ohne ein hohes Maß an Ratschlägen und Bestätigungen von anderen

Eine Person mit diesen Charakterzügen neigt dazu, sich im Dienst anderer maßlos zu überfordern und eine ungenügende Selbstfürsorge wahrzunehmen. Zudem weisen diese Menschen eine hohe Ängstlichkeit auf. Diese Gefühls- und Verhaltensweisen erhöhen ihr Risiko, eine erhöhte Stressbelastung zu erleben und eine Stressbelastungsstörung oder eine Depression zu entwickeln.

Die ICD-10 charakterisiert die narzisstische Persönlichkeitsstörung nicht näher, sondern führt sie nur unter „F60.81 sonstige spezifische Persönlichkeitsstörungen“ auf. Im DSM-5 ist diese Persönlichkeitsstörung mit 301.8 kodiert. Die Charakterisierung der narzisstischen Persönlichkeitsstörung der DSM-5 entspricht dem klassischen Narzissmusbegriff und betont die Grandiosität, widerspiegelt aber nicht andere Dimension der narzisstischen Selbstregulation wie die Vulnerabilität.

Eine Assoziation zwischen einer klassischen narzisstischen Persönlichkeitsstörung dieser Ausprägung und Burnout scheint selten, allenfalls jedoch dann, wenn die betreffende Person an ihrer Störung gescheitert ist und dann die zugrunde liegende Störung des Selbstkonzepts und des Selbstwerts zutage tritt. Es zeigt sich eher eine Assoziation zwischen Burnout und narzisstischen Regulationsmechanismen, die die intrapsychische Dynamik reflektieren, wie die Studie von Schwarzkopf et al. (2016b) nachweist. Bezüglich des Narzissmusbegriffs verweisen wir auf Kapitel 4.2.

Fazit: Die Identifikation einer Persönlichkeitsakzentuierung oder -störung beim Burnout ist für eine angemessene Therapie unabdingbar. Sie erfordert in der Regel eine längere vertiefte psychotherapeutische Behandlung.

5.9 Chronic Fatigue Syndrome

Das Chronic Fatigue Syndrome (CFS), zu Deutsch „chronisches Erschöpfungssyndrom", ist eine Erkrankung, deren hauptsächliches Symptom eine persistierende und beeinträchtigende, oft invalidisierende Erschöpfung darstellt, die mindestens 6 Monate andauert. Typisch ist eine prolongierte verstärkte Erschöpfung nach erhöhter Anstrengung oder Aktivität, die verknüpft ist mit zusätzlichen Symptomen wie Konzentrationsstörungen, Schmerzen in verschiedenen Körperregionen, Schlafstörungen, Gefühl von Fieber und oft auch eine gestörte autonome Funktion wie eine orthostatische Tachykardie. Diese Symptomverstärkung nach Anstrengung wird als „Postexertional Malaise" (PEM) bezeichnet. Das CFS wird auch „myalgische Enzephalomyelitis" (ICD-10: F93.1) oder CFS/ME genannt. Es wurde vorgeschlagen, die Störung „systemische Anstrengungsintoleranz-Erkrankung" zu nennen (Sandler & Lloyd, 2020). Die meisten Menschen mit CFS beklagen Erschöpfung, Energielosigkeit, Schweregefühl in den Gliedern und ein vernebeltes Gefühl im Kopf (brainfog). Longitudinal lässt sich oft eine Phase eines akuten fiebrigen Infektes beobachten, dem eine Phase von Müdigkeit und weitere Symptome ohne Fieber folgt.

Studien zur Pathophysiologie des CFS weisen eine Reihe von akuten Infektionen mit unterschiedlichen Erregern als Trigger nach, konsistent konnten keine weiteren pathogenen Faktoren nachgewiesen werden (Bennett et al., 2014). Die immunologische Hypothese postuliert, dass die postinfektiöse Erschöpfung durch eine abnormale Immunantwort, vermittelt durch eine chronische Zytokinproduktion, bedingt ist (Vollmer-Conna, Lloyd, Hickie & Wakefield, 1998). Diese Hypothese konnte jedoch ebenfalls nicht konsistent bestätigt werden (Vollmer-Conna et al., 2007). Es lassen sich aber kleine objektive Defizite in der Aufrechterhaltung der Muskelspannung in neurophysiologischen Tests (Nijs et al., 2011) und leichte kognitive Beeinträchtigung bei formaler Testung identifizieren (Cvejic, Birch & Vollmer-Conna, 2016; Michiels & Cluydts, 2001). Die Erschöpfung ist vorwiegend subjektiv erfahrbar, wenn auch klar pathologisch. Wissenschaftliche Studien belegen beim CFS/ME eine bioenergetische Muskelschwäche, eine Reduktion der Sauerstoffzufuhr zum Muskel bei Bewegung, eine Azidose im Muskel und eine reduzierte Glukoseaufnahme des Muskels (Wirtha & Scheibenbogen, 2020). Verschiedene Studien weisen auf eine zentralnervöse Genese hin. So lassen sich leichte Störungen wie verlangsamte Informationsverarbeitung, Beeinträchtigung des Arbeitsgedächtnisses und Störungen im Lernen neuer Information beobachten (Cvejic et al., 2016; Michiels & Cluydts, 2001). Zudem finden sich autonome Störungen wie Schwindel oder Herzklopfen. Studien zur Herzratenvariabilität, zum Kipptest und zur galvanischen Hautreaktion zeigen vorwiegend einen erhöhten Sympathikotonus auf (Martínez-Martínez, Mora, Vargas, Fuentes-Iniestra & Martínez-Lavín, 2014; Van Cauwenbergh et al., 2014). Eine neuerliche Übersichtsarbeit diskutiert den Befund von Autoantikörper der betaadrenergen und M3-Acetylcholin-Rezeptoren, die die Funktionen des autonomen Nervensystems beeinträchtigen, und sieht darin den entscheidenden pathogenetischen Mechanismus (Wirtha & Scheibenbogen, 2020). Abschließend ist die Ätiologie und Pathophysiologie des CFS/ME jedoch nicht geklärt und es lässt sich auch kein pathogenetischer Marker identifizieren. Zudem sind im Rahmen dieses Syndroms wohl auch unterschiedliche Störungsbilder subsumiert. Je nach Untersuchung und Konzeptualisierung liegt die Prävalenz bei 0.5% bis 2.5% (Sandler & Lloyd, 2020).

Zur Diagnose eines CFS/ME wurden mehrere Skalen mit diagnostischen Kriterien, mehrheitlich zu wissenschaftlichen Zwecken, entwickelt. Die ursprünglich einflussreichsten Kriterien wurden vom US-Center of Disease Control entwickelt (Fukuda et al., 1994)). Eine weitere oft verwendete Skala stellen die Kanadischen Kriterien dar (Carruthers et al., 2011) (s. **Tab. 5-3**).

Ein Expertenkonsortium (Committee on the Diagnostic Criteria for Myalgic Encephalomyelitis/Chronic Fatigue Syndrome; Board on the Health of Select Populations; Institute of Medicine, 2015), das um eine erneute Konsensbildung zum CFS/ME bemüht war, kam zu dem Schluss, dass die Beeinträchtigung der Funktionsfähigkeit in verschiedenen Lebensbereichen sowie die Postexertional Malaise die Kernsymptome des CFS/ME darstellen und häufig kognitive und autonome Störungen vorliegen. Sie nannten die Störung „Systemic Exertion Intole-

Tabelle 5-3: Die Kanadischen diagnostischen Kriterien der Myalgischen Enzephalomyleitis/Chronic Fatigue (nach Carruthers et al., 2011. Übersetzung: die Autorin)

Symptom	Beschreibung der Symptome
Pathologische Erschöpfung	Es besteht eine ausgeprägte unerklärte physische oder mentale Erschöpfung, die neu auftritt, die Aktivität wesentlich beeinflusst, nicht die Folge einer aktuell weitergeführten Anstrengung darstellt und nicht abnimmt trotz angemessener Erholungsphase.
• Malaise und Symptomverschlechterung nach Anstrengung • Postexertional malaise (PEM)	Milde oder normale Aktivität führt zu ausgeprägtem Unwohlsein, zum Verlust von physischer oder mentaler Widerstandskraft oder zur Verschlechterung anderer Symptome. Typischerweise tritt die Erschöpfung 24 Std. nach Anstrengung auf. Die Erholung benötigt Tage oder Wochen.
Schlafstörungen	Der Schlaf ist nicht erholsam, ist gestört in der Quantität, mit Hypersomnie am Tag oder Insomnie in der Nacht, oder zeigt einen gestörten Rhythmus bzw. eine Tag-Nacht-Umkehr.
Schmerz	Es besteht ein weitverbreiteter Schmerz, wandernd oder lokalisiert: Myalgien, Arthralgien (ohne Zeichen einer Entzündung), Kopfschmerzen mit neuen Symptomen, neuem Symptommuster oder Schweregrad.
Mindestens zwei der folgenden neurokognitiven Symptome (siehe Spalte rechts)	Es bestehen folgende Störungen: Konzentrationsstörung, Beeinträchtigung des Kurzzeitgedächtnisses sowie der Wortfindung oder der Sprechflüssigkeit, Schwierigkeiten bezüglich Informationsverarbeitung, Aufrechterhaltung der Aufmerksamkeit, Hypersensibilität auf Licht, Lärm oder emotionale Belastung, verlangsamtes Denken, Muskelschwäche, Ataxie.
Mindestens ein Symptom in zwei der folgenden Kategorien (siehe Spalte rechts)	• Autonom: orthostatische Hypotension, neuronal vermittelte Hypotension, posturale orthostatische Tachykardie, Schwindel, extreme Blässe, Palpitationen, Anstrengungsdyspnoe, häufiger Harndrang, Reizdarm, Übelkeit • Neuroendokrin: niedrige Körpertemperatur, kalte Extremitäten, reduzierte Stresstoleranz, Schwitzen, Unverträglichkeit von Hitze oder Kälte, Gewichtsverlust, Appetitveränderung, Verschlechterung anderer Symptome bei Stress • Immunsystem: wiederholte grippeartige Symptome, Halsschmerzen, schmerzhafte Lymphknoten, Fieberschübe, neu auftretende Nahrungsmittelunverträglichkeiten oder Allergien

rance Disease“ (SEID) und entwickelten einen neuen Kriterienkatalog. Auch dieser Kriterienkatalog wurde kritisiert, weil er unterschiedliche Syndromgruppen abbilde und zu hohe Prävalenzzahlen suggeriere (Jason, Sunnquist, Brown, McManimen & Furst, 2015). Es wurde auch eine Subtypisierung aufgrund spezifischer Symptome vorgeschlagen (Jason, Zinn & Zinn, 2015). Auch wenn die Heterogenität der diagnostischen Bezeichnungen und ein fehlender Konsens über die diagnostischen Kriterien bestehen, ist dies im klinischen Kontext kein Hindernis, die Diagnose eines CFS/ME stellen zu können. Zusammenfassend lässt sich feststellen, dass trotz des mangelnden Konsenses eine einheitliche Ansicht besteht hinsichtlich der Kernsymptome dieser Störung und ihres Krankheitswerts. Diese sind eine physische und kognitive Erschöpfung mit einer langanhaltenden Verschlechterung nach Anstrengung (der „Malaise nach Anstrengung“, PEM) und das Fehlen einer alternativen Erklärung. Zudem sind die betroffenen Personen kaum in der Lage, zu arbeiten oder zu studieren aufgrund ihrer Störung.

Klinisch kann das CFS/ME plötzlich, verbunden mit grippeähnlichen Symptomen auftreten oder sich langsam entwickeln. Der Schweregrad reicht von mild bis sehr schwer, die Symptome sind teilweise fluktuierend. Normalerweise hat die Störung einen wechselnden Verlauf. Faktoren, die zu einer Verschlechterung führen, umfassen (übermäßige) physische oder mentale Anstrengung, Schlafentzug, emotionale Belastungen, medizinische Erkrankungen und Impfungen. Das CFS tritt oft komorbid mit anderen Störungen wie Depression oder Schmerzstörung auf und muss von diesen abgegrenzt werden (Dansie et al., 2012). Hinsichtlich der Ätiologie unterscheidet die International Association for Chronic Fatigue Syndrome/ Myalgic Encephalomyelitis Friedberg, Bateman & Bested, 2014) prädisponierende und auslösende kausale Faktoren. Als prädisponierende Faktoren nennt sie das weibliche Geschlecht und genetische Faktoren. Zwillingsstudien belegten wiederholt eine genetische Komponente (Albrith, Ligth, Ligth, Bateman & Cannon-Albrith, 2011; Buchwald et al., 2001). Als auslösende Faktoren sehen die Forschenden akute oder chronische Infekte unterschiedlicher Genese, Exposition mit Umgebungstoxinen, etwa organische Phosphate (Pestizide), Impfung und physische oder emotionale Belastungen.

Die klinische Evaluation des Kranken umfasst eine gründliche Anamnese, Untersuchung und Differenzialdiagnose. Es müssen andere Ursachen für die Symptomatik ausgeschlossen werden. Zudem sollten einige wenige klinische Laborparameter (Blutbild, Elektrolyte, Kreatinin, Urea, Leberwerte, Schilddrüsenfunktion, Glukose nüchtern, Erythrozyten-Sedimentationsrate) erhoben werden. Die 2021 veröffentlichten NICE-Guidelines des Royal College of Physicians (2021) geben einen guten Überblick über die klinisch relevanten Symptome, die Diagnostik und die therapeutischen Empfehlungen.

Burnout ist eine andere Störung als Chronic Fatigue, auch wenn eine gewisse Symptomüberlappung besteht (s. **Tab. 5-4**). Burnout ist definiert als eine Stressfolgestörung, bei der infektiöse Prozesse nicht im Vordergrund stehen.

Sowohl Burnout als auch CFS/ME zeichnen sich durch eine ausgeprägte Erschöpfung und kognitive Störungen aus. Beim Burnout zeigt sich jedoch anfänglich vorwiegend eine emotionale Erschöpfung, die zunehmende Unfähigkeit, sich emotional auf Aufgaben oder Menschen einzulassen, gefolgt von abnehmender Motivation und Verlust des Engagements. Emotionale Erschöpfung sowie Verlust von Engagement und Motivation sind Kernsymptome des Burnout-Konzepts. Nachgeordnet können sich eine körperliche Erschöpfung und reduzierte Belastbarkeit einstellen. CFS/ ME hingegen ist initial mit einer tiefen körperlichen Erschöpfung und einer mangelnden Belastbarkeit verbunden. Diese stellen Kernsymptome des CFS/ME dar und sind für die Diagnose unerlässlich.

Tabelle 5-4: Unterscheidungsmerkmale von Burnout und CFS/ME

Symptome	Burnout	CFS/ME
Emotionale Erschöpfung	• Frühes, typisches und anhaltendes Symptom • Notwendiges Diagnosekriterium	• Kann vorliegen oder nicht
Körperliche Erschöpfung	• Zeigt sich im Burnout-Prozess nachgeordnet bei starker Burnout-Ausprägung, kann länger andauernd sein, aber ist nicht chronisch	• Frühes, typisches und chronisches Symptom; sehr ausgeprägt • Ist ein Kernsymptom und ein notwendiges Diagnosekriterium
Kognitive Störungen	• Liegen meist bei ausgeprägtem Burnout vor, oft länger andauernd, aber reversibel	• Ist ein Kernsymptom und ein notwendiges Diagnosekriterium
Malaise nach Anstrengung (PEM)	• Liegt bei schwerem Burnout vor • Selten mit ausgeprägten Zusatzsymptomen (Schmerz) • Erholungsphasen sind deutlich kürzer als beim CFS/ME • PEM ist reversibel	• Ist ein Kernsymptom von CFS/ME und ein diagnostisches Kriterium • Die tiefe, oft sehr lange dauernde Erschöpfung tritt typischerweise 24 Std. nach Anstrengung auf • Zum Begriff PEM gehört, dass auch zusätzliche Symptome des CFS/ME exazerbieren
Infekt als Auslöser	• Nicht als Auslöser, jedoch im Verlauf Infektanfälligkeit beobachtbar	• Häufig
Lymphknotenschwellung	• Nicht vorhanden	• Oft vorhanden
Schmerzen	• Kopfschmerzen, muskuläre Schmerzen, bei Anspannung verstärkt vorhanden, reversibel, keine Arthralgien	• Kopfschmerzen, Muskelschmerzen, vielmals weitverbreitete wandernde Schmerzen, Arthralgien (Gelenkschmerzen)
Orthostatische Intoleranz	• Nicht vorhanden	• Häufig
Magen-Darm-Beschwerden	• Bei Stress, Angst und Anspannung möglich	• Häufig, auch mit Nahrungsmittelunverträglichkeiten verknüpft
Stress als Auslöser	• Folge von lang andauerndem Stress	• Akuter Stress kann zu Symptomverschlechterung führen • Mögliche ätiologische Mitbeteiligung
Neurovegetative Symptome	• Mit akuter Belastung beobachtbar	• Kann chronisch vorliegen
Schlafstörungen	• Meist vorhanden, vorwiegend Einschlaf- und Durchschlafstörungen, reversibel	• Nicht immer vorhanden • Verschiedene Formen, oft nicht erholsamer Schlaf

Ein Beginn nach einem Infekt ist beim CFS/ME häufig. Burnout kann ebenfalls mit einer Infektanfälligkeit einhergehen, doch beginnt die Erschöpfung nicht nach einem Infekt, sondern zeigt sich erst bei zunehmender Burnout-Entwicklung.

Burnout weist wesentlich weniger somatische Symptome als CFS auf; die Symptome können im Allgemeinen einer akuten Belastung zugeordnet werden, sie sind weniger variabel und im Verlauf reversibel. Typische CFS/ME-Symptome wie Lymphknotenschwellung, fibromyalgieähnliche oder wandernde Schmerzen sind beim Burnout nicht vorhanden.

Burnout hat eine relativ lange Heilungsphase, ist aber reversibel und nicht chronisch. CFS/ME ist hingegen ein chronisches Leiden, zwar mit wechselndem Schweregrad, jedoch nicht vollends reversibel.

5.10 Long-/Post-Covid

Die Covid-19-Erkrankung (ICD-10: U07.1), ausgelöst durch das Virus Sars Cov2, ist eine Multiorgan-Krankheit (s. S1-Leitlinie zu Long-/Post-Covid; Koczulla et al., 2021). Mit einer Häufigkeit von bis zu 15 % stellen sich nach der akuten Erkrankung anhaltende Beschwerden ein, die jenseits einer Zeitspanne von 4 Wochen nach Infektion als Long-Covid-Syndrom und bei Persistenz von mehr als 12 Wochen als Post-Covid-Syndrom (ICD-10: U09.9) bezeichnet werden. Mögliche Ursachen sind Folgende: Persistenz des Virus oder der Viruspartikeln, postinfektiöser Gewebeschaden, Endothelschaden, gestörte Mikrovaskulierung, Hyperkoagulabilität, Thrombosen, chronische Immundysregulation, (Hyper-)Inflammation bzw. Autoimmunität oder Dysregulation des Renin-Angiotensin-Aldosteron-Systems (RAAS). Jedoch sind die genauen Ursachen bislang nicht bekannt.

Die Betroffenen klagen häufig über eine Fatigue auf körperlicher, psychischer und kognitiver Ebene oder Muskelschwäche und Belastungsintoleranz, wie sie beim CFS/ME beobachtet werden. Zudem können folgende Störungen vorhanden sein: kardiovaskuläre Störungen wie Thrombose, Schlaganfall, Myokardinfarkt, Lungenembolie, Herzinsuffizienz, Arrhythmie oder autonome Dysfunktion, dermatologische Veränderungen, neurologische Störungen wie kognitive Störungen, des Weiteren Kopf-, Muskel-, Gelenk- oder Nervenschmerzen und persistierende Riechstörungen, Dyspnoe, Husten, Ein- und Durchschlafstörungen sowie psychische Störungen. Die Prävalenz psychischer Störungen bei Long-/Post-Covid liegt bei 15 bis 60 % und umfasst erhöhte Stressparameter wie Hyperkortisolämie, Angst- und depressive Störungen, Symptome einer posttraumatischen Belastungsstörung und somatoforme Schmerzstörung. Liegen Fatigue und Hinweise für eine psychische Störung vor, sind diese klinisch und fragebogengestützt abzuklären.

Zur Diagnostik und zu Behandlungsempfehlungen siehe die S1-Leitlinie (Koczulla et al., 2021) sowie https://www.awmf.org/leitlinien und das Standford Consensus Statement (Barker-Davies et al., 2020). Bei Vorliegen einer psychischen Störung müssen diese störungsspezifisch behandelt werden, zum Management der Fatigue empfiehlt sich das Pacing wie beim CFS/ME.

Differenzialdiagnostisch muss das Long-/Post-Covid in Anbetracht der Fatigue und allfälliger psychischer und kognitiver Symptome auch vom Burnout abgegrenzt werden. Ausschlaggebend sind dabei die anamnestisch vorgeordnete akute Covid-19-Infektion und die allenfalls ausgeprägten somatischen Symptome.

5.11 Neurasthenie

Neurasthenie ist eine Krankheitsentität, die nach Macmillan (1976) als klinisches Syndrom erstmals von George Miller Beard (1869) beschrieben wurde. Er beschrieb die Störung wie folgt:

Allgemeines Unwohlsein, Schwäche aller Funktionen, schlechter Appetit, andauernde Schwäche des Rückens und der Wirbelsäule, flüchtige neuralgische Schmerzen, Lysterie, Insomnie, Hypochondrie, Abneigung, länger andauernde geistige Tätigkeiten zu verfolgen, schwere und schwächende Attacken von krankhaften Kopfschmerzen und andere analoge Symptome.

Als ätiologische Faktoren dieses Zustandes habe Beard (1869) aufgrund einer „logischen" Ableitung vermutet, dass eine Reduktion von Phosphor im Nervensystem oder der Verlust von anderen festen Bestandteilen des Nervensystems diesen krankhaften Zustand verursachen könnten. Er habe zwei Klassen von Faktoren unterschieden, die durch die Erschöpfung des Nervensystems die Entstehung von Neurasthenie begünstigen können: vererbbare Faktoren (familiäre Tendenz), die eine Prädisposition vermitteln können, und verschiedene auslösende Faktoren. Als auslösende Faktoren habe Beard „die Belastung durch Trauer, Sorgen bezüglich der Familie oder dem Geschäft, Geburt und Abort, den Missbrauch von stimulierenden Substanzen, Hunger und Fasten oder plötzlicher Rückzug aus dem Geschäft" beschrieben (Macmillan, 1976, S. 378, Übersetzung: Autorin). Später postulierte Beard, dass das Leiden soziale Ursache hat. Wie Macmillan (1976) ausführt, wurden diese Thesen nicht empirisch belegt. Als Therapie wurden Tonics, Sonne und frische Luft, Ablenkung und Muskeltraining eingesetzt, sowie die innere Anwendung von Substanzen wie Phosphor, Strychnin, Arsen und anderen, um das Nervensystem direkt positiv zu beeinflussen. Zum Teil wurde auch ein leichter elektrischer Strom an Kopf und der Wirbelsäule appliziert, um das Nervensystem zu kräftigen.

Nach Macmillan bezeichnete Freud 1887 Neurasthenie als die „häufigste Krankheit unserer Gesellschaft" (Freud 1887; Macmillan, 1976, S. 380, Übersetzung: Autorin). Er beschrieb die typischen Symptome der Neurasthenie als Müdigkeit, Schwäche, Traurigkeit, Parästhesien, Druckgefühl im Kopf, Gefühl von Druck auf die Muskeln, Appetit- und Gewichtsverlust, Schwächeanfälle, Schwindel, Verdauungsbeschwerden, Verstopfung, Neuralgien, Verlust der männlichen Potenz und später auch sexuelle Schwäche. Dabei betonte er anfänglich, dass intrakranieller Druck, Irritationen im Spinalkanal und Verdauungsbeschwerden die typischen Symptome seien. Später sah er vorwiegend eine sexuelle Ätiologie (z. B. Coitus interruptus) für Neurasthenie, und er assoziierte die Störung auch mit der „Angstneurose", die er ebenfalls als Folge sexueller Störungen sah. Zur Angstneurose nach Freud gehörten Angstattacken, chronische Angst, Phobien bezüglich des Körpers, Hypochondrie und periodische depressive Symptome. Auch diese Konzeptualisierung der Neurasthenie basierte auf einer eher unspezifischen Symptomatik.

Die heutige Konzeptualisierung der Neurasthenie beschränkt sich vornehmlich auf die Symptome der Erschöpfung und der Schwäche. Es werden nach ICD-10 zwei Hauptformen beobachtet: Eine Form zeichnet sich durch Klagen über erhöhte Müdigkeit nach Anstrengung, oft mit abnehmender Leistungsfähigkeit bei täglichen oder Arbeitsaufgaben, geistige Ermüdbarkeit mit Eindringen von Assoziationen oder Erinnerungen, Konzentrationsschwäche und ineffektives Denken aus. Die andere Form besteht mehrheitlich im Gefühl der körperlichen Schwäche nach nur geringer Anstrengung, verknüpft mit muskulären oder anderen Schmerzen und der Unfähigkeit, sich zu entspannen. Beide Formen weisen eine Reihe weiterer unangenehmer Sensationen wie Schwindel, Spannungskopfschmerzen, Gefühl der Unsicherheit, Reizbarkeit, Freudlosigkeit, leichte depressive oder ängstliche Symptome, Hypersomnie oder Durchschlafstörungen und Sorgen bezüglich eines abnehmenden körperlichen und geistigen Wohlbefindens. Die Präsentation dieser Störung ist durch kulturelle Faktoren beeinflusst.

Die ICD-10-Kriterien für Neurasthenie (F48.0) sind wie folgt:

- Kriterium 1: Entweder persistierende Klagen über erhöhte Müdigkeit nach mentaler Anstrengung oder konstante Klagen über körperliche Schwäche und Erschöpfung nach kleinsten Belastungen

- Kriterium 2: Wenigstens zwei der folgenden Symptome: Muskelschmerzen, Schwindel, Spannungskopfschmerzen, Schlafstörungen, Unfähigkeit, sich zu entspannen, Reizbarkeit, Dyspepsie (Magen-Darm-Beschwerden wie Übelkeit, Sodbrennen)
- Kriterium 3: Die autonomen oder depressiven Symptome sind nicht konstant oder schwer genug, um die Kriterien für eine der spezifischen Diagnosen zu erfüllen
- Kriterium 4: Unfähigkeit, sich durch Ruhe, Entspannung oder Ablenkung zu erholen
- Kriterium 5: Dauer für mindestens 3 Monate

In vielen Ländern wird Neurasthenie nicht mehr als eine eigene diagnostische Kategorie verwendet. So listete das DSM-4 Neurasthenie als einen Subtyp einer undifferenzierten somatoformen Störung (American Psychiatric Association, 1994), während die ICD-10 die Neurasthenie (Dilling et al., 2010) unter „sonstige neurotische Störungen" als eigenständige Diagnose aufführt und eine Prävalenz der reinen Neurasthenie von 1.7% angibt (Shi-Fu, Yan, Linden, Korten & Sartorius, 1989). Die Autoren der ICD-10 argumentieren, dass es eine kleine Anzahl vom Fällen gibt, die der Beschreibung der Neurasthenie mehr entsprechen als jedem anderen neurotischen Syndrom. Das entscheidende Kennzeichen der Neurasthenie ist gemäß ICD-10 der Akzent, den der Patient auf Ermüdbarkeit und Schwäche und seine Sorge über die verminderte körperliche und geistige Leistungsfähigkeit legt. Differenzialdiagnostisch müssen Depression- und Angststörungen sowie somatoforme Störungen ausgeschlossen werden. Nach ICD-10 ist Burnout explizit ein Ausschluss für Neurasthenie.

Wie Molina, Chen, Alegría und Li (2012) ausführen, besteht heute kein Konsens in der epidemiologischen Literatur, ob Neurasthenie eine wichtige diagnostische Kategorie darstellt (Harvey, Wessely, Kuh & Hotopf, 2009; Kleinman, 1982; Rin & Huang, 1989), ihre nosologischen Kriterien sind umstritten (Abbey & Garfinkel, 1991; Bankier, Aigner & Bach, 2001) und es besteht keine Einigkeit bezüglich der klinischen Bedeutung dieser Störung (Merikangas & Angst, 1994; Takeuchi, Chun, Gong & Shen, 2002).

So belegte Kleinmann (1982) in einer Untersuchung von 100 Patienten mit der Diagnose einer Neurasthenie in einer Psychiatrischen Ambulanz des Hunan Medical College in China, dass 85 % der Patienten diagnostische Kriterien für eine Major Depression erfüllten, 44 % an einer chronischen Schmerzstörung litten, viele wiesen auch Angststörungen auf, und einige litten an kulturspezifischen Störungen. Bei drei Vierteln der Betroffenen war die soziale Bedeutung und ihr Krankheitsverhalten arbeitsbezogen. Antidepressiva halfen wesentlich in 70 % der Fälle mit einer Depression und zum Teil bei 87 %. Der Autor folgert, dass Neurasthenie zwar aus unterschiedlicher Perspektive gesehen werden kann, aber dass es aus klinischer Perspektive am sinnvollsten ist, Neurasthenie als eine biokulturell beeinflusste Erkrankung zu sehen (eine spezielle Form der Somatisierung), die verknüpft ist vornehmlich mit Depression, einer anderen Krankheit oder einem kulturell sanktionierten Idiom für psychische Belastung, oder dass Neurasthenie eine Form der psychosozialen Bewältigungsstrategie darstellt.

Merikangas und Angst (1994) untersuchten in einer longitudinalen Kohorte von ursprünglich 19- bis 20-jährigen Schweizer Männern und Frauen im Follow-up nach 10 Jahren die Validität und Prävalenz von Neurasthenie gemäß den ICD-10-Kriterien. Bei einer Dauer der Symptomatik von 3 Monaten ergab sich eine Prävalenz der Neurasthenie über 10 Jahre von 1 % und im Jahre 1988 von 0 bis 9 %, bei einer Dauer der Symptomatik von 1 Monat ergab sich eine Prävalenz der Neurasthenie über 10 Jahre von 8,1 % und 1988 von 12 %. Die Probanden mit Neurasthenie mit einer Symptomdauer von 1 Monat zeigten ausreichende Unterschiede zu Probanden ohne Neurasthenie und Ähnlichkeiten zu Probanden mit depressiven Störungen, um eine

Symptomdauer von 1 Monat als Kriterium zu rechtfertigen. Nach Merikangas und Angst (1994) zeigt das Ausmaß der subjektiven Belastung und der sozialen und arbeitsbezogenen Behinderung die klinische Bedeutung der Neurasthenie. Die prospektive Evaluation des longitudinalen Verlaufs der Neurasthenie ergab, dass etwa bei 50 % der Betroffenen die Störung auch beim Follow-up nach 10 Jahren noch vorlag. Die Autoren postulieren, dass Neurasthenie sowohl eine frühe Manifestation einer affektiven Störung als auch eine Konsequenz einer komorbiden affektiven Störung darstellen kann. Sie folgern, dass das Ausmaß, die Chronizität, die Behinderung, die longitudinale Stabilität und die Unterschiede zu Angst- und depressiven Störungen die Neurasthenie zu einer relevanten diagnostischen Entität machen, jedoch weitere Studie vonnöten sind.

Bankier, Aigner und Bach (2001) untersuchten die klinische Validität der Neurasthenie nach ICD-10 in einer Population von 193 Patienten mit chronischen Schmerzen. 30 % der Probanden, die die Kriterien für Neurasthenie erfüllten, wiesen eine Somatisierungsstörung auf, 14 % eine hypochondrische Störung, 66 % eine somatoforme autonome Funktionsstörung, 85 % eine anhaltende somatoforme Schmerzstörung und 14 % eine sexuelle Funktionsstörung ohne organische Ursache. Aufgrund dieser Befunde kommen die Autoren zu dem Schluss, dass die klinische Validität der ICD-10 Neurasthenie fragwürdig bleibt.

Harvey, Wessely, Kuh und Hotopf (2009) beschäftigten sich mit folgenden Fragen: Stellen Chronic Fatigue und Neurasthenie eine eigene Störung unabhängig von einer anderen psychiatrischen Störung dar? Kann andauernde Müdigkeit unabhängig von einer anderen psychischen Störung vorkommen und inwiefern weist Müdigkeit ohne komorbide psychische Störung einzigartige prämorbide Risikofaktoren auf? Welche psychischen Folgen lassen sich bei Individuen mit chronischer Müdigkeit finden? Sie untersuchten 5 362 Personen von der Geburt an in einer prospektiven Follow-up-Untersuchung. Eine Stichprobe von Individuen ohne Müdigkeit und ohne psychiatrische Diagnose wurde im Alter von 36 Jahren rekrutiert und bis zum Alter von 43 Jahren weiterbeobachtet. Mit 43 Jahren wurde das Vorliegen einer neuen andauernden Müdigkeit und/oder einer neuen psychischen Störung evaluiert. Informationen über mögliche prämorbide Risikofaktoren wurden aus den Daten von 0 bis 36 Jahren erhoben. Diejenigen Probanden mit persistierender Müdigkeit, aber ohne psychische Störung, wurden bis in Alter von 52 weiterbeobachtet. Im Alter von 43 Jahren wiesen 7.4 % ($N = 201$) eine neu aufgetretene andauernde Müdigkeit ohne komorbide psychische Störung auf. Jedoch wiesen diese Individuen einige psychische Symptome auf, ohne für eine psychische Störung zu qualifizieren. Exzessive Energie in der Kindheit und Übergewicht im Alter von 36 Jahren waren Risikofaktoren für persistierende Müdigkeit ohne oder mit einer komorbiden psychischen Störung. Negative Lebensereignisse und eine positive Familienanamnese für psychischen Störungen waren Risikofaktoren für andauernde Müdigkeit nur bei Vorliegen einer komorbiden psychischen Störung. Die Autorengruppe folgert, dass ein relevanter Anteil von Erwachsen an einer andauernden Müdigkeit ohne psychische Störung leidet. Während Müdigkeit und psychische Störungen zum Teil dieselben Risikofaktoren haben, scheinen exzessive Energie in der Kindheit und Übergewicht spezifischen Risikofaktoren für andauernde Müdigkeit zu sein. Sie sehen ihre Resultate als Bestätigung einer bedeutsamen Überlappung zwischen chronischer Müdigkeit und psychischen Störungen, jedoch auch als einen Nachweis für Neurasthenie als eine eigenständige Diagnose.

Molina, Chen und Alegría (2012) untersuchten in einer gepoolten Stichprobe ($N = 10\,118$) von zwei nationalen repräsentativen Haushaltsurveys in den USA die Lebenszeit- und 12-Monate-Prävalenz von Neurasthenie gemäß den ICD-10-Kriterien in allen ethnischen Gruppen

(Asiaten, Afroamerikaner, Latinos und Nicht-Latino weiße Amerikaner). Sie fanden bei Korrektur für Alter und Geschlecht und unter Ausschluss komorbider psychiatrischer Störungen eine Lebenszeitprävalenz von 1.19 % und eine 12-Monate-Prävalenz von 2.22 %. Ohne Ausschluss komorbider Störungen war die Lebenszeitprävalenz 2.80 % und die 12-Monate-Prävalenz 4.89 %. Es zeigte sich eine hohe Assoziation mit Depression, Angststörungen und Substanzmissbrauch. Die Lebenszeitprävalenz von Neurasthenie zeigte eine hohe Verknüpfung mit der Lebenszeitprävalenz depressiver Störungen (58.6 %) und der Lebenszeitprävalenz von Angststörungen (58.0 %). Die Jahresprävalenz war am höchsten verknüpft mit der Jahresprävalenz von Angststörungen (51.1 %), gefolgt von der Jahresprävalenz für depressive Störungen (44.2 %). Probanden mit Lebenszeitneurasthenie wiesen eine signifikant höhere Beeinträchtigung ihrer Funktionalität auf im Vergleich zu solchen ohne Neurasthenie. Nicht-Latino weiße Amerikaner wiesen im Vergleich zu Asiaten die höchste Lebenszeitprävalenz der Neurasthenie auf. Sie unterschieden sich jedoch in der Lebenszeitprävalenz bei Ausschluss von komorbiden Störungen nicht von Latinos oder Afroamerikanern.

Bezüglich der Differenzialdiagnose zu Burnout gilt es zu beachten, dass die Müdigkeits-, Erschöpfungs- und Schwächekompetenten sowie die reduzierte Belastbarkeit, die bei einem schweren Burnout zu beobachten sind, durchaus Ähnlichkeiten mit der Neurasthenie haben. Jedoch weist Burnout in der Regel weitere vegetative Symptome, ausgeprägte Schlafstörungen, kognitive Störungen, häufig Nervosität und Agitation und in klinischen Fällen eine depressive Symptomatik auf. Zudem liegt Demotivierung und Zynismus und eine reduzierte Leistungseinschätzung vor.

Des Weiteren ist die Neurasthenie, wie oben ausgeführt, als klinische Entität umstritten und tritt häufig komorbid mit einer anderen psychischen Störung auf, besonders mit einer affektiven Erkrankung und Somatisierungsstörung, was differenzialdiagnostisch zu berücksichtigen ist.

6 Medizinische Differenzialdiagnose

Die somatisch-medizinische Differenzialdiagnose zum Burnout ist sehr breit, da Erschöpfung bei vielen somatischen Erkrankungen als relevantes Symptom vorliegen kann. **Tabelle 6-1** gibt einen kurzen Überblick über die wichtigsten somatischen Krankheitskategorien und einigen relevanten Erkrankungen, die in Betracht gezogen werden müssen.

Diese Erkrankungen müssen ärztlich gründlich abgeklärt werden. Sie bedürfen der entsprechenden therapeutischen Intervention. Es ist daher ratsam, bei jeder Vermutung, dass ein Burnout oder ein Erschöpfungssyndrom vorliegt, eine somatische Basisuntersuchung zu veranlassen. Diese sollte bei Vorliegen entsprechender Befunde weitere Untersuchungen nach sich ziehen.

Tabelle 6-1: Die wichtigsten medizinisch-somatischen Differenzialdiagnosen (modifiziert nach Hochstrasser et al., 2016b)

Fachbereich	Wichtigste Differenzialdiagnosen
Internistisch	Zum Beispiel kardiovaskuläre Erkrankungen, metabolisches Syndrom, hypophysäre/hypothalamische Erkrankungen, schwere Anämie, pulmonologische Erkrankungen (schweres COPD)
Ernährungsstörungen	Zum Beispiel Vitamin-D3-Mangel, Vitamin-B12-Mangel, Mangel an Zink und Selen, Eisenmangel, Eiweißmangel, Magen-/Darm-Erkrankungen, die eine Mangelernährung nach sich ziehen können (z.B. Status nach bariatrischer Operation, z.B. Magenbypass)
Neurologisch	Zum Beispiel primäre Schlafstörung wie Schlafapnoe, Restless-Legs-Syndrom, chronische Insomnie; Pickwick-Syndrom, Myopathien, Encephalitiden, Krampfanfälle, Störungen nach Schädel-Hirn-Trauma, multiple Sklerose, Myasthenia gravis, Parkinson, ZNS-Borreliose, demenzielle Entwicklung
Endokrin	Zum Beispiel Hypophyseninsuffizienz (auch nach Bagatell-Schädel-Hirn-Trauma), Hypothyreose, Diabetes, Morbus Cushing, Morbus Addison, Testosteronmangel
Infektiös	Zum Beispiel akute und chronische Borreliose, Schlafkrankheit, chronische Tuberkulose, HIV, Epstein Barr, Malaria, Postvirales Syndrom (Long-/Post-Covid-19)
Onkologisch	Zum Beispiel Kraniopharyngeom, Leukämien, Lambert-Eaton-Syndrom, Tumore/Paraneoplasien jeder Art
Medikamente	Zum Beispiel Antihypertensiva, Sedativa, Benzodiazepine, sedierende Antidepressiva, Antipsychotika, Antidiabetika

7 Folgen von Burnout

7.1 Auswirkungen auf die Gesundheit

7.1.1 Psychische Störungen

Depression

Die häufigste psychische Störung, die mit Burnout assoziiert auftritt bzw. sich als Folge eines Burnouts entwickelt, ist eine Depression. In einer repräsentativen Querschnittuntersuchung der arbeitenden Bevölkerung Finnlands wies über 50 % der Probanden mit einem schweren Burnout gleichzeitig eine Depression auf (Ahola et al., 2005). Die häufigste Depressionsform war die Major-Depression, gefolgt von milderen Depressionsformen. Diese Überlappung wurde durch viele Untersuchungen bestätigt. Eine Übersichtsarbeit zu der Überlappung von Burnout und Depression (Bianchi, 2015) kam zu dem Schluss, dass es aufgrund der Studienlage unklar ist, inwiefern sich das klinische Stadium des Burnouts von Depression unterscheidet (s. auch Kap. 5.1)

Die Frage, ob Burnout zu Depression führt, oder Depression zu Burnout, ist nicht eindeutig geklärt. Es könnte sich um eine bidirektionale Beziehung handeln. Vier longitudinale Studien bestätigen die bidirektionale Sichtweise (Ahola & Hakanen, 2007; McKnight & Glass, 1995; Salmela-Aro et al., 2009; Toker & Biron, 2012). So untersuchten z. B. Ahola und Hakanen (2007) mittels einer logistischen Regressionsanalyse 2 555 finnische Zahnärzte, wieweit Burnout Depression vorhersagt und Depression Burnout vorhersagt (mithilfe des MBI und BDI). Von den Probanden mit Burnout ohne depressive Symptome bei der Erstuntersuchung wiesen nach 3 Jahren 23 % depressive Symptome auf. Das relative Risiko, eine Depression zu entwickeln (Odds Ratio, *OR*) war 2.6 (95 % *CI*: 2.0–.3.5). Der Effekt von Arbeitsstress auf die Entwicklung von depressiven Symptomen zeigte eine *OR* von 4.3 (95 % *CI*: 2.0–5.7), was ausdrückt, dass Menschen mit Arbeitsstress ein erhöhtes Risiko haben, depressive Symptome zu entwickeln. Diejenigen Personen, die bei der Erstuntersuchung an depressiven, aber keinen Burnout-Symptomen litten, wiesen 3 Jahre später zu 65 % ein Burnout auf. Das Risiko, bei depressiven Symptomen ein Burnout zu entwickeln, war *OR* 2.2 (95 % *CI*: 1.4–3.4). Das Risiko von ursprünglich gesunden Personen mit Arbeitsstress, 3 Jahre später ein Burnout zu entwickeln, war für Männer *OR* 27.9 (95 % *CI*: 6.5–20.2), für Frauen *OR* 4.9 (95 % *CI*: 2.5–9.6). Die Autoren folgern, dass Burnout und Depression eine reziproke Beziehung haben. Arbeitsstress führe zu Depression via die Entwicklung von Burnout. Jedoch führe Arbeitsstress auch direkt zu Burnout oder via Depression.

Vier Studien kommen zu dem Schluss, dass Burnout zu Depression führt, also einen Risikofaktor oder eine Vorstufe der Depression darstellt (Armon, Melamed, Toker, Berliner & Shapira, 2014; Hakanen & Schaufeli, 2012; Salmela-Aro et al. 2009; Shin, Noh, Jang,

Park & Lee, 2013). So fanden Armon et al. (2014) in einer Studienpopulation von 19- bis 67-jährigen Arbeitstätigen, die im Rahmen einer medizinischen Routineuntersuchung evaluiert und über 18 Monate weiterbeobachtet wurden, dass das Vorliegen von Burnout bei ansonsten gesunden Probanden die Entwicklung von späteren depressiven Symptomen begünstige. Zudem fanden sie, dass Burnout bei Probanden mit einer chronischen somatischen Erkrankung das Risiko für spätere depressive Symptome in einer relativ kurzen Zeitspanne erhöhte.

Eine Studie bei Shin et al. (2013) bei Lehrern, die an drei Zeitpunkten untersucht wurden, fand eine signifikante Assoziation zwischen Burnout und Depression schon bei der Erstuntersuchung sowie im Langzeitverlauf. Dabei zeigte sich ein positiver Vorhersagewert von Burnout für eine spätere Depression, aber nicht umgekehrt.

Einige Studien bestätigen eher, dass Depression die Entwicklung von Burnout begünstigt (Campell, Prochazka, Yamasihta & Gopal, 2010; Salmela-Aro, Aunola & Nurmi, 2008). So fanden z. B. Campell et al. (2010) in einer Untersuchung von Assistenzärzten der inneren Medizin, die sie während ihrer klinischen Ausbildung über 5 Jahre auch hinsichtlich Burnout befragten, dass 67 % während ihres ersten Jahres ein Burnout aufwiesen, 67 % während des zweiten Jahres und 58 % während ihres dritten Jahres. 72 % derjenigen, die im ersten Jahr an einem Burnout litten, wiesen dieses während aller 3 Jahren ihrer Ausbildung auf. Männliches Geschlecht und Vorliegen einer Depression im ersten Jahr der Assistenzarztzeit waren Prädiktoren für die Persistenz des Burnouts.

Obschon sich die unterschiedlichen Befunde auf methodische Unterschiede zurückführen lassen könnten, kann geschlossen werden, dass eine komplexe Beziehung zwischen Burnout und Depression besteht, die sich als zirkuläre kausale Beziehung bezeichnen lässt (Bianchi et al., 2015). So könnte Depression oder eine depressive Vulnerabilität die Entstehung von Burnout begünstigen. Auf der anderen Seite zeigt die klinische Beobachtung, zumindest bei anfänglich gesunden Menschen, eine primäre Entwicklung von Burnout, die mit zunehmendem Schweregrad des Burnouts eine Depression nach sich zieht.

Dabei ist der Übergang vom Burnout zur Depression meist fließend. Es ist jedoch entscheidend für eine angemessene Therapie, die Depression korrekt zu diagnostizieren.

Die Depression, die mit Burnout einhergeht, manifestiert neben den bekannten diagnostischen Symptomen der Depression (wie Niedergeschlagenheit, Freudlosigkeit und Interessenverlustes, gepaart mit Schlafstörungen/Früherwachen, Antriebsstörung, Anergie, Appetitminderung, Reduktion der Libido, kognitiven Störungen) auch eine ausgeprägte und lange andauernde Energielosigkeit und reduzierte Belastbarkeit, die wie die kognitiven Störungen nach der Remission des depressiven Affekts oft monatelang andauern (Gerber, Borjesson, Ljunf, Lindwall & Jonsdottir, 2016).

Residuale Symptome bei der Depression sind häufig. Wie Conradi, Ormel und de Jonge (2011) in einer 3-jährigen prospektiven Studie zeigten, in der sie depressive Personen hinsichtlich ihrer Symptome während einer depressiven Episode und in Remission untersuchten, wiesen beinahe die Hälfte der Untersuchten auch während der Remission die Symptome Schlafstörungen, reduzierte Energie und kognitive Störungen auf (s. **Tab. 7-1**). Diese drei Symptome kamen während der depressiven Episode in 85 bis 94 % der Fälle vor, während der Remission in 39 bis 44 %.

Das Vorliegen von Residualsymptomen ist ein schlechter prognostischer Faktor. Menschen, die Residualsymptome aufweisen bei Remission, haben häufiger Rückfälle und zeigen im Langzeitverlauf mehr depressive Symptome und Beeinträchtigung als Menschen ohne Residualsymptome (Kennedy & Paykel, 2004). Das heißt, diese Personen benötigen eine aktivere Therapie.

Tabelle 7-1: Residualsymptome bei Depressiven (nach Conradi et al., 2011. Übersetzung: die Autorin)

Störungen	Während der Depression	In Remission
Kognitive Störungen	94 %	44 %
Energiemangel	90 %	35 %
Schlafstörungen	85 %	39 %

Zur weiteren Diskussion der Überlappung von Burnout und Depression und ihrer Differenzialdiagnose siehe Kapitel 5.1.

7.1.2 Somatische Störungen

Burnout wirkt als Risikofaktor für die Entwicklung mentaler und körperlicher Störungen. So fanden Toppinen-Tanner, Ojajärvi, Väänänen, Kalimo und Jäppinen (2005) in einer Langzeituntersuchung bei Mitarbeitenden eines Industrieunternehmens, dass das Vorliegen von Burnout, gemessen mit dem MBI-GS, ein Risikofaktor für spätere Krankheitsausfälle darstellt, auch wenn vorherige Erkrankungen, Alter und Geschlecht kontrolliert wurden. Die Gründe für die Krankheitsausfälle waren mentale/psychische Probleme, aber auch Erkrankungen des Herz-Kreislauf-Systems, der Atemwege und des muskuloskelettalen Systems. Wenn die einzelnen Komponenten des MBI-GS betrachtet wurden, zeigte sich bei hoher emotionaler Erschöpfung ein erhöhtes Risiko für Krankheitsausfälle bedingt durch Erkrankungen des Herz-Kreislauf-Systems (RR = 2.58), durch Erkrankungen des Verdauungstraktes (RR = 1.88) und durch andere Störungen (RR = 1.51). Mittlere oder hohe Werte bei der Demotivierung zeigten ein erhöhtes Risiko für Krankheitsausfälle, bedingt durch Erkrankungen des Verdauungssystems. Innerhalb derselben Kohorte konnte nach einem Follow-up von 10 Jahren ein signifikant erhöhtes Risiko festgestellt werden, wegen einer kardiovaskulären Erkrankung hospitalisiert zu werden (Toppinen-Tanner, Ahola, Koskinen & Väänänen, 2009).

Eine methodisch gut fundierte Übersichtsarbeit zu körperlichen, psychischen und arbeitsbezogen Konsequenzen, die ausschließlich prospektive Untersuchungen zum Burnout als Prädiktor einer entsprechenden Konsequenz beinhaltet, stammt von Salvagioni et al. (2017). Die Forschungsgruppe kommt zu dem Schluss, dass Burnout signifikant zu den folgenden körperlichen Störungen führt:

- Koronare Herzkrankheit, Hospitalisierung wegen einer Herz-Kreislauf-Erkrankung
- Diabetes Typ-2
- Muskuloskelettale Schmerzen
- Veränderungen in der Schmerzwahrnehmung (Schmerzen gesamthaft, Nacken/Schulter-Schmerzen, Rückenschmerzen, schmerzbedingte Arbeitsunfähigkeit, Kopfschmerzen)
- Gastrointestinale Probleme
- Lang andauernde Erschöpfung
- Schwere Verletzungen
- Mortalität unter dem 45. Lebensjahr

Konsistent treten kardiovaskuläre Störungen und muskuloskelettale Schmerzen in Erscheinung.

Kardiovaskuläre Störungen. So beobachteten Toker, Melamed, Berliner, Zeltser und Shapira (2012) in einer prospektiven Untersuchung von 8 838 gesunden Personen, die sich in einem Spitalambulatorium einer Routineuntersuchung unterzogen, im Laufe der Untersuchungszeit von 3.4 Jahren 93 neue Fälle von koronarer Herzerkrankung (KHK; Myokardinfarkt, Angina pectoris oder ischämische Herzerkrankung). Bei Vorliegen von Burnout, gemessen mit der SMBM (Shirom-Melamed Burnout Measure), war das Risiko, eine KHK zu entwickeln, signifikant erhöht (HR = 1.41; 95 % CI: 1.08–1.85). Bei einem schweren Burnout (oberste Quintile der SMBM) war das Risiko noch größer ($HR = 1.79$; 94 % CI: 1.05–3.4). Burnout erwies sich als ein unabhängiger Prädiktor für eine spätere KHK, wobei das Risiko bei schwerem Burnout deutlich größer war.

Appels und Schouten (1991) untersuchten in einer prospektiven Studie von 4.2 Jahren die Inzidenz eines Herzinfarkts bei 3 877 Männern (39–65 Jahre alt). Von denjenigen Probanden, die bei Beginn der Studie keine koronare Herzkrankheit aufwiesen, hatten 59 einen Herzinfarkt in Laufe des Untersuchungszeitraums. Die Männer, die die Frage bei Beginn „Hatten Sie je ein Burnout?" mit Ja beantwortet hatten, wiesen ein erhöhtes Risiko von $RR = 2.23$, $p > 0.1$ auf, einen Herzinfarkt zu entwickeln (bei statistischer Kontrolle von Alter, Blutdruck, Rauchen und Cholesterin).

Shirom, Melamed, Toker, Berliner und Shapira (2005) postulierten in einer Übersichtsarbeit zu Burnout und seinen gesundheitlichen Folgen mehrere biopsychische Mechanismen, die den Zusammenhang von Burnout mit kardiovaskulären Erkrankungen (mit)bedingen könnten. Einerseits könnte dies eine ungesunde Lebensweise sein, die sich als Folge eines negativen Gemütszustandes entwickelt, wie z. B. Mangel an körperlicher Bewegung, Rauchen, übermäßige Kalorienzufuhr oder erhöhter Alkoholkonsum. Andererseits könnten es biologische Prozesse sein. Diesbezüglich erörtern sie vorwiegend die bekannten Risikofaktoren für kardiovaskuläre Erkrankungen, wie erhöhte Blutlipide, Störungen im Glukosemetabolismus und entzündliche Prozesse, die sich in Folge von Stress ergeben könnten. In diesem Kontext diskutieren sie auch den Begriff Allostatic Load von McEwen (s. Kap. 4.1.5), ebenso Veränderungen des Kortisol-Stoffwechsels oder der vegetativen Achse, bedingt durch chronischen Stress, und psychoimmunologische Aspekte.

In der Tat fand eine longitudinale Studie über 4 bis 5 Jahre mit japanischen mittleren Managern, dass diejenigen mit Burnout eine signifikant größere Zunahme des Taillenumfangs und des Body-Mass-Indexes bei der Follow-up-Untersuchung hatten und signifikant häufiger eine Hypercholesterinämie aufwiesen mit $OR = 2.80$ (95 % CI: 1.23–6.39) (Kitaoka-Higashiguchi et al., 2009).

Schmerzen. Melamed (2009) untersuchte 650 arbeitende Frauen und Männer über eine Zeitspanne von 3 bis 5 Jahren bezüglich der Entwicklung von neu auftretenden Schmerzen im Schulter-/Nackenbereich oder im unteren Rücken. Personen mit Burnout wiesen ein 1.67-mal (95 % CI: 1.14–1.87) höheres Risiko auf, solche Schmerzen zu entwickeln; bei schwerem Burnout war das Risiko um 2.45 (95 % CI: 1.35–4.45) erhöht. Armon, Melamed, Shirom und Shapira (2010) beobachteten ebenfalls bei gesunden Personen, die regelmäßige Gesundheitskontrollen wahrnahmen, ein erhöhtes Risiko beim Burnout, muskuloskelettale Schmerzen zu entwickeln. Sie untersuchten 1 704 Probanden über 3 Jahre zur folgenden Frage: Inwiefern sagt ein Anstieg der Burnout-Werte zwischen zwei Zeitpunkten das neue Auftreten von muskuloskelettalen Schmerzen zwischen Zeitpunkt 2 und 3 vorher? Es ergab sich ein erhöhtes Risiko von 2.09 (95 % CI: 1.07–4.10) für das neue Auftreten von muskuloskelettalen Beschwerden als Folge der Erhöhung der Burnout-Werte.

Grossi, Thomten, Fandino-Losada, Soares und Sundin (2009) untersuchten in einer longitudinalen Studie von 1 Jahr den Zusammenhang zwischen Burnout und Schmerz bei 2 300 schwedischen Frauen. Sie fanden – unter Kontrolle der Faktoren soziodemografische Situation, Arbeitssituation, Rauchen, Stressniveau, körperliche Gesundheit und Schmerzen bei Beginn der Studie –, dass Burnout (Höhe der Burnout-Werte und/oder ihre Veränderung) der wichtigste Prädiktor für Nacken-/Schulterschmerzen, Rückenschmerzen und damit verbundene Arbeitsunfähigkeit 1 Jahr später war. Die Schmerzintensität war korreliert mit der Zunahme von Lustlosigkeit und Anspannung. Es zeigte sich jedoch kein signifikant erhöhtes

Risiko für Kopfschmerzen. Die Befunde zu Kopfschmerzen als Folge von Burnout sind kontrovers (s. dazu die Untersuchung von Kim und Kao im übernächsten Absatz).

Diabetes. Hinsichtlich Diabetes fanden Melamed, Shirom, Toker und Shapira (2006) bei 677 gesunden Probanden im Verlauf einer Langzeitstudie von 3 bis 5 Jahren bei Vorliegen eines Burnouts (gemessen mit der SMBM) ein um 1.84-mal (95 % *CI*: 1.19–2.85) erhöhtes Risiko, an Diabetes Typ-2 zu erkranken, auch wenn andere Risikofaktoren kontrolliert wurden (Alter, Geschlecht, Body-Mass-Index, Rauchen, Alkoholkonsum, körperliche Aktivität, Job-Kategorie und Dauer des beobachteten Verlaufs). In einer Teilstichprobe von 507 Personen war das relative Risiko bei Kontrolle von hohem Blutdruck deutlich höher mit *OR* = 4.32 (95 % *CI*: 1.75–10.67). Diese Daten legen nahe, dass Burnout ein unabhängiger Risikofaktor für die Entwicklung von Diabetes Typ-2 darstellt.

Lang andauernde Erschöpfung. Leone, Hubers und Kant (2009) untersuchten die zeitliche Abfolge von Burnout und lang andauernder Erschöpfung. Die beiden Zustände sind ähnlich und können sich gegenseitig beeinflussen. Die Forschungsgruppe beobachtete 11 710 Probanden der Maastricht-Kohortenstudie, die über 4 Jahre prospektiv untersucht wurden, unter Verwendung des MBI-GS und einer Checkliste zu individueller Stärke. Unter Kontrolle der Werte von Burnout und Erschöpfung, Alter, Geschlecht, Ausbildung und Krankheitsabwesenheit bei Beginn der Untersuchung zeigte sich ein erhöhtes Risiko beim Burnout von *HR* = 1.33 (95 % *CI*: 1.63–1.53), eine lange andauernde Erschöpfung zu entwickeln. Ebenso war eine lang andauernde Erschöpfung ein Prädiktor für Burnout mit einer *HR* = 1.65 (95 % *CI*: 1.44–1.89). Die Autoren folgern, dass Burnout und lang andauernde Erschöpfung tendenziell gleichzeitig auftreten und sich im Sinne einer Abwärtsspirale beeinflussen. Sie betonen die Wichtigkeit, Erschöpfungssymptome verknüpft mit Burnout sowie auch lang andauernde Erschöpfung per se korrekt zu identifizieren und eine frühe Behandlung einzuleiten, um ein gemeinsames Auftreten von Burnout und lang andauernde Erschöpfung zu verhindern und damit eine Gesamtverschlechterung abzuwenden.

Gastrointestinale- und Atembeschwerden. Kim und Kao (2011) belegten in einer 3-jährigen prospektiven Studie bei Sozialarbeitern in Kalifornien, dass diejenigen Probanden, die initial höhere Burnout-Werte aufwiesen, später erhöhte Gesundheitsbeschwerden hatten und innerhalb 1 Jahres schneller eine Gesundheitsbeeinträchtigung entwickelten. Signifikant zeigte sich dies bei Atembeschwerden, gastrointestinalen Problemen und Kopfschmerzen.

Insomnie. Die Befunde zu Schlafstörungen als Folge von Burnout sind ebenfalls kontrovers. Armon, Shirom, Shapira und Melamed (2008) untersuchten 1326 gesunde Personen mittels eines Fragebogens zweimal innerhalb von 18 Monaten zu der Frage des Zusammenhangs zwischen Burnout (gemessen mittels des SMBM) und Schlafstörungen (gemessen mittels der Athener Insomnia Skala). Dabei wurden depressive Symptome, Neurotizismus, Body-Mass-Index, Alter, Geschlecht, individueller Untersuchungszeitraum und die Messwerte von Insomnie bzw. von Burnout zu Beginn der Messung kontrolliert. Bei Untersuchungsbeginn lag eine moderate gegenseitige Korrelation von Burnout und Insomnie vor. Im Langzeitverlauf erwies sich Burnout als ein Risikofaktor für eine neu auftretende Insomnie mit einer *OR* = 1.93 (95 % *CI*:1.45–2.58). Ebenso erwies sich Insomnie im Langzeitverlauf als ein Risikofaktor für ein neu auftretendes Burnout mit einer *OR* = 1.64 (95 % *CI*:1.30–2.08). Insomnie und Burnout waren gegenseitig prädiktiv bezüglich einer Zunahme der jeweiligen Intensität. Somit sind Insomnie und Burnout mit der Zeit gegenseitig sowohl ein Risikofaktor als auch ein Verstärker hinsichtlich ihres Auftretens und ihrer Intensität. Armon (2009) fand denselben Zusammenhang in einer zweiten Untersuchung bei 3 235 arbeitstätigen gesunden Probanden, die zu zwei Zeitpunkten eine regelmäßige Gesundheitsuntersuchung wahrnahmen. Die Methodik war mehrheitlich analog zur Untersuchung von 2008, schloss jedoch das JDC-S-Model als eine mögliche verändernde Variable ein. Insomnie und Burnout beeinflussten sich gegenseitig negativ, auch bei Arbeitstätigen mit wenig Arbeitsbelastung.

Auf der anderen Seite fanden Jansson-Fröjmark und Lindblom (2010) bei Arbeitstätigen einer Zufallsstichprobe der schwedischen Bevölkerung (N = 1 258), die einen Fragebogen zum Burnout (MBI-GS) und zu Schlafstörungen ausfüllten, dass weder Burnout ein Risikofaktor für eine 1 Jahr später beobachtbare Insomnie war noch umgekehrt. Jedoch zeigte sich, dass Insomnie ein Risikofaktor für die Persistenz der Dimension emotionale Erschöpfung des MBI-GS mit einer OR = 3.02 war. Die Untersuchung war kontrolliert für die Faktoren Depression, Angst, Alter und Geschlecht. Ebenso fanden Kim und Kao (2011) in ihrer Studie zu den gesundheitlichen Beeinträchtigungen als Folge von Burnout bei kalifornischen Sozialarbeitern keinen Zusammenhang mit Schlafstörungen.

Schwere Verletzungen. Ahola, Salminen, Toppinen-Tanner, Koskinen und Väänänen (2013) wiesen nach, dass in einer Kohorte von 10 062 Mitarbeitenden eines waldbezogenen Unternehmens das Risiko, eine schwere Verletzung zu erleiden, bei Burnout erhöht war. Jede Erhöhung um einen Punkt auf der MBI-GSS-Skala war mit einem um 9 % (95 % CI: 1.02–1.17) erhöhten Risiko verbunden, eine schwere Verletzung innerhalb der 8 Jahre der Beobachtung zu haben. Bei Vorliegen von Burnout-Symptomen mindestens einmal monatlich ergab sich ein 1.18-mal erhöhtes Verletzungsrisiko (95 % CI: 1.2–1.36). Die Burnout-Dimensionen emotionale Erschöpfung und Zynismus, aber nicht reduzierte Leistungseinschätzung waren in diesem Sinne prädiktiv.

Erhöhte Mortalität bei unter 45-Jährigen. Ahola, Väänänen, Koskinen und Shirom (2010) fanden in einer analogen Kohorte, dass Burnout ebenfalls ein Prädiktor für eine erhöhte Mortalität darstellt. Sie erfassten die Mortalität vom Nationalen Mortalitätsregister Finnlands und konnten diese mit den beobachteten Probanden verknüpfen. Personen, die vor der Evaluation von Burnout wegen einer schweren Erkrankung hospitalisiert gewesen waren, wurden von der Studie ausgeschlossen. Die statistische Analyse wurde unter Kontrolle soziodemografischer Faktoren und dem Gesundheitszustand bezogen auf kardiovaskuläre Erkrankungen, psychische Erkrankungen und Schmerzstörungen durchgeführt. Unter Verwendung des MBI-GSS wurde ein standardisierter Summenwert für Burnout geschaffen, bei dem Erschöpfung, Zynismus und Mangel an professioneller Leistungsfähigkeit unterschiedlich gewichtet wurden (0.4x Erschöpfung + 0.3x Zynismus + .0.3x Mangel an Professioneller Leistungsfähigkeit). Bei Verwendung dieses Burnout-Summenscores zeigte sich pro Einheit Zunahme des Scores für Probanden unter 45 Jahren ein um 35 % (95 % CI: 1.07–1.71) erhöhtes Mortalitätsrisiko. Bei älteren Teilnehmenden zeigte sich keine Assoziation zwischen Burnout und Mortalität. Für die Dimension emotionale Erschöpfung betrug das erhöhte Mortalitätsrisiko 26 % (95 % CI: 0.99–1.60) für Zynismus 29 % (95 % CI: 1.03–1.62) und für reduzierte Leistungseinschätzung 22 % (95 % CI: 0.96–1.55). Nach Kontrolle von potenziellen Confoundern war nur die Risikoerhöhung durch emotionale Erschöpfung statistisch signifikant.

7.2 Arbeitsbezogene Konsequenzen

Schon Maslach und Jackson beschrieben in ihrer Originalpublikation (1981) zum Maslach Burnout Inventory über eine negative Korrelation zwischen emotionaler Erschöpfung sowie Depersonalisierung und der persönlichen Einschätzung, sich an der Arbeit weiterwickeln zu können. Mitarbeitende mit höheren Burnout-Werten äußerten häufiger die Absicht, zu kündigen, machten häufiger Pausen oder waren häufiger abwesend. In einer Untersuchung von Polizisten gaben jene mit hohen Burnout-Werten an, häufiger reizbar gegenüber ihren Familienangehörigen zu sein und sich von ihnen vermehrt zurückzuziehen.

In einer Metaanalyse von 61 Studien zum Burnout und arbeitsbezogenen Korrelaten bestätigten Lee und Ashforth (1996) die ausgeprägte Korrelation von emotionaler Erschöpfung mit Veränderungswünschen ($r = 0.44$) und einem Verlust an Einsatzfreudigkeit und Identifikation mit dem Unternehmen ($r = -0.43$). Depersonalisierung zeigte ebenfalls eine recht hohe Korrelation mit Verlust an Einsatzfreudigkeit ($r = -0.42$).

In ihrer Übersichtsarbeit zu Folgestörungen von Burnout kommen Salvagioni et al. (2017) zu dem Schluss, dass nach stringent wissenschaftlichen Kriterien durchgeführten longitudinalen Studien die folgenden arbeitsbezogenen Langzeitfolgen von Burnout festzustellen sind:

- Arbeitsunzufriedenheit
- Krankheitsabwesenheiten
- Neuberentung
- Job-Demands, Job-Resources
- Präsentismus

7.2.1 Arbeitsunzufriedenheit

Figueiredo-Ferraz, Grau-Alberola, Gil-Monte und García-Juesas (2012) fanden in einer longitudinalen Studie von 1 Jahr bei spanischen Krankenschwestern, dass hohe Werte in den Dimensionen emotionale Erschöpfung und Depersonalisierung bei der Erstuntersuchung mit einer signifikant höheren Unzufriedenheit mit der Arbeit 1 Jahr später korreliert war. Zudem fanden sie eine signifikante Korrelation zwischen Unzufriedenheit mit der Arbeit bei der Erstuntersuchung und einer hohen Depersonalisierung 1 Jahr später. Sie folgern, dass Burnout und Arbeitsunzufriedenheit einen gegenseitigen bidirektionalen Einfluss aufeinander haben. Ebenfalls fand eine longitudinale Studie von Lizano und Mor Barak (2015) bei Arbeitstätigen im Bereich des Kindsschutzes eine signifikante Assoziation zwischen emotionaler Erschöpfung und Arbeitsunzufriedenheit.

7.2.2 Krankheitsausfälle

Ahola et al. (2008) untersuchten in der Finnish Health Study eine repräsentative Population von 3 151 finnischen Arbeitnehmenden im Alter zwischen 30 und 60 Jahren in den Jahren 2000 bis 2001 mittels einer persönlichen medizinischen Untersuchung zu körperlichen Erkrankungen. Eingesetzt wurden das Composite International Diagnostic Interview (CIDI) zur Feststellung von psychischen Störungen und das MBI-GS zur Feststellung von Burnout. Das Vorliegen einer Krankheitsabwesenheit von länger als 9 Tagen wurde eruiert aus dem Register der Sozialversicherungen von Finnland. Es zeigte sich, dass diejenigen Arbeitnehmenden, die an Burnout litten, häufiger Krankheitsabwesenheiten aufwiesen. Bei Vorliegen eines schweren Burnouts war (nach statistischer Kontrolle von soziodemografischen Faktoren, körperlichen oder psychischen Störungen) das Risiko, eine medizinisch attestierte Krankheitsabwesenheit aufzuweisen, deutlich erhöht: für Männer mit einer $OR = 6.9$ (95 % CI: 2.7–17.8) und für Frauen mit einer $OR = 2.1$ (95 % CI: 1.1–4.1). Männer mit schwerem Burnout hatten innerhalb der 2 Jahre der Untersuchung 52 Krankheitsabwesenheitstage. Bei Arbeitnehmenden, die eine körperliche oder psychische Störung aufwiesen, war das Risiko für Männer 7.7-mal höher, für Frauen 2.6-mal höher. Burnout, auch unabhängig von somatischen oder psychischen Störungen, ist offensichtlich mit erhöhten medizinisch bestätigten Krankheitsabwesenheiten assoziiert. Das Untersuchungsdesign erlaubt jedoch nur eine Aussage der Prävalenz von Krankheitsabwesenheit verknüpft mit Burnout, nicht eine Aussage über die Inzidenz neuer Krankheitsabwesenheiten assoziiert mit Burnout.

In der dänischen PUMA-Studie (Borritz, Rugulies, Christensen, Villadsen & Kristensen, 2006b) war arbeitsbezogenes Burnout mit der Anzahl der im Querschnitt erhobenen Krankheitstagen assoziiert und erwies sich ebenfalls als Prädiktor für die jährliche Anzahl an Krankheitstagen (*RR* = 1.21; 95% *CI*: 1.11–1.32) und Krankheitsepisoden (*RR* = 1.09; 95% *CI*: 1.02–1.17) 3 Jahre später. Die Krankheitstage pro Jahr variierten zwischen 5.4 Tagen bei den Angestellten im untersten Quartile in der arbeitsbezogenen Burnout-Skala und 13.6 Tagen für diejenigen im höchsten Quartile. Eine Erhöhung von einer Standardabweichung in der arbeitsbezogenen Burnout-Skala sagte eine Zunahme von 21% der jährlichen Krankheitstage und von 9% der jährlichen Krankheitsepisoden voraus. Frauen wiesen mehr Krankheitstage und mehr Krankheitsepisoden in Abhängigkeit des arbeitsbezogenen Burnouts auf. Ebenfalls waren ein niedriger Sozialstatus, starkes Rauchen sowie leichte körperliche Bewegung (im Vergleich zu viel körperlicher oder keiner körperlichen Bewegung) verknüpft mit einer Erhöhung der jährlichen Krankheitstage in der Folgeuntersuchung. Analoge Resultate wurden auch für persönliches und klientenbezogenes Burnout gefunden. Bei Betroffenen, die sowohl bei der Erstuntersuchung als auch bei der Folgeuntersuchung einen hohen arbeitsbezogenen Burnout-Wert aufwiesen, waren die Krankheitstage in der Folgeuntersuchung besonders hoch. Verringerte sich der Burnout-Wert im Verlauf der Untersuchung, wurden auch weniger Krankheitstage registriert.

Borritz et al. (2010) fanden in derselben Kohorte ebenfalls einen Zusammenhang mit Krankheitsabwesenheiten von über 2 Wochen in Abhängigkeit von mittleren und hohen Burnout-Werten. Dieser Zusammenhang war zwar weniger ausgeprägt unter Berücksichtigung psychosozialer Charakteristika, jedoch weiterhin signifikant.

Hallsten, Voss, Stark und Josephson (2011) führten eine Studie mit 4 109 Arbeitstätigen in Schweden durch. Arbeitsbezogenes Burnout definierten sie als Werte im obersten Quartile in den Dimensionen Erschöpfung und Zynismus des MBI-GS. Sie stellten fest, dass Job-Burnout ein zweifach erhöhtes Risiko für kontinuierliche Krankheitsabwesenheiten von über 60 Tagen darstellte.

Toppinen-Tanner et al. (2005) untersuchten in einer Kohorte von 3 895 Mitarbeitenden eines Industierunternehmens die Anzahl der krankheitsbedingten Arbeitsabwesenheiten über 3 Tage zwischen 1995 und 1998. Burnout wurde 1996 mittels des MBI-GS ermittelt. Es zeigte sich eine signifikante Assoziation zwischen Burnout und Krankheitsabwesenheiten nach statistischer Kontrolle für Alter, Geschlecht und Krankheitsabwesenheit bei der Erstuntersuchung. Die Forschungsgruppe folgert, dass Burnout nicht nur ein Risiko für psychische und somatische Erkrankungen, sondern auch für entsprechende Krankheitsabwesenheiten am Arbeitsplatz und potenzielle ökonomische Einbußen für die Betroffenen und der Arbeitgeberin darstellen.

Roelen et al. (2015) fanden in einer arbeitsmedizinischen Follow-up-Untersuchung von ursprünglich gesunden 4 921 Arbeitstätigen (unter Verwendung des MBI-GS und der Festlegung von neuen Krankheitsfällen mittels der Daten eines Krankheitsregisters), dass Burnout das Risiko, nach 1 Jahr psychisch bedingter Langzeit-Krankheitsabsenzen (42 Tage oder länger) und kurzer Absenzen (3 Tage oder länger) aufzuweisen, signifikant erhöht. Für muskuloskelettale Beschwerden war Burnout ein Prädiktor für kurze Absenzen, jedoch nicht für längere. Auf der anderen Seite zeigte sich, dass ein gutes Arbeitsengagement, das als Ausdruck einer protektiven Ressource gewertet wurde, negativ mit Burnout assoziiert war.

Schaufeli et al. (2009) belegten in einer Studienpopulation von 201 niederländischen Managern einer Telecom-Firma unter Verwendung des JD-R-Modells, dass Burnout die Gesamtdauer der Krankheitsabwesenheiten im Beobachtungszeitraum von 1 Jahr voraussagte, während Arbeitsengagement die Anzahl der Arbeitsabwesenheiten verringerte.

7.2.3 Neuberentung

Ahola et al. (2009a) untersuchten die Kohorte der 3 125 finnischen Arbeitnehmenden der Finnish Health Study 4 Jahre später hinsichtlich der Frage, ob Burnout eine Neuberentung auf einer Bevölkerungsebene voraussagt. In der Beobachtungsperiode von 4 Jahren erhielten 113 Teilnehmende eine neue krankheitsbedingte Rente: 22% derjenigen mit einem schweren Burnout, 6% derjenigen mit einem leichten Burnout und 2% derjenigen, die bei der Erstuntersuchung kein Burnout aufgewiesen hatten. Nach statistischer Kontrolle von soziodemografischen und anderen Gesundheitsfaktoren ergab sich, dass sich mit jedem Zuwachs des Gesamtwerts auf der Burnout-Skala die Wahrscheinlichkeit, in Zukunft berentet zu werden, um 49% erhöhte. Die meisten Gründe für eine Neuberentung beim Burnout waren psychische oder muskuloskelettale Störungen. Für Männer erwies sich die Dimension emotionale Erschöpfung, für die gemischte Gruppe von Männern und Frauen Zynismus/Demotivierung als Prädiktor. Die Forschungsgruppe folgert, dass Burnout als Risikomarker für chronischen gesundheitsrelevanten Stress im Arbeitskontext betrachtet werden könnte.

Ahola, Toppinen-Tanner, Huuhtanen, Koskinen und Väänänen (2009b) untersuchten die Kohorte der Mitarbeitenden im waldbezogenen Unternehmen hinsichtlich der Frage, ob Burnout eine Neuberentung voraussagt. Sie konnten von 7 810 Teilnehmenden vollständige Daten mittels Regressionsanalysen auswerten. Dabei wurden soziodemografische Faktoren, Gebrauch von Medikamenten (die in einem medizinischen Register aufgeführt waren) und selbstdeklarierte chronische Erkrankung bei der Erstuntersuchung statistisch kontrolliert. Das Risiko (Hazard-Ratio) für eine Neuberentung innerhalb des 8-Jahre-Follow-ups bei Vorliegen eines schweren Burnouts war $HR = 3.8$ (95% CI: 2.7–5.4). Die Assoziation zwischen schwerem Burnout und Neuberentung blieb auch signifikant in der Teilgruppe der Teilnehmenden, die bei der Erstuntersuchung keine Medikamente einnahmen und somit als gesund beurteilt werden konnten. Bei der Teilgruppe, die sich selbst bei der Baseline-Untersuchung als gesund bezeichnete, war die Assoziation jedoch nicht signifikant. Burnout als Gesamtwert war mit allen Kategorien von Krankheiten assoziiert, die zu der Berentung Anlass gaben. Die Burnout-Dimension emotionale Erschöpfung sagte eine Berentung aufgrund von psychischen und unterschiedlichen Störungen voraus. Für die Forschungsgruppe ist vor allem der Befund bemerkenswert, dass Burnout bei ursprünglich gesunden Arbeitnehmenden (definiert als fehlende registrierte Einnahme von Medikamenten) ein Prädiktor für eine spätere Berentung darstellt.

7.2.4 Job-Demands/Job-Resources

Unter Verwendung des Job-Demands-Resources-Modells (s. Kap. 4.2.6) untersuchten Wang, Huang und You (2016) den Zusammenhang zwischen Job-Demands, Job-Resources, persönliche Ressourcen und Burnout in einer Studienpopulation von 263 chinesischen Arbeitnehmenden in einer Studie über 1 Jahr mit drei Untersuchungszeitpunkten. Dabei zeigte sich ebenfalls eine Zunahme von Burnout bei hohen Job-Demands über 6 Monate, wohingegen Job-Resources und persönliche Ressourcen mit einer geringeren Burnout-Rate verknüpft waren. Persönliche Ressourcen beeinflussten den Zusammenhang zwischen Job-Resources und Burnout, aber nicht die Beziehung zwischen Job-Demands und Burnout.

7.2.5 Präsentismus

Unter Präsentismus wird das Phänomen verstanden, dass Arbeitnehmende, obschon sie an sich krank sind und zur Heilung zu Hause bleiben sollten, bei der Arbeit sind. Aus organisatorischer Sicht ist dies problematisch, weil diese Arbeitnehmenden trotz Anwesenheit am Arbeitsplatz weniger produktiv sind. In einer longitudinalen Studie untersuchten Demerouti et al. (2009) ebenfalls unter Verwendung des Job-Demands-Job-Resources-Modell den longitudinalen Zusammenhang zwischen Job-Demands, Burnout (Dimensionen emotionale Erschöpfung und Depersonalisierung) und Präsentismus. Sie beobachteten 258 Pflegefachkräfte, die innerhalb von 1.5 Jahren dreimal Fragebogen zu den genannten Themen ausfüllten. Dabei fanden sie, dass hohe Job-Demands mit erhöhtem Präsentismus verknüpft war, wohingegen sich Depersonalisierung als eine Folge von Präsentismus darstellte. Ebenfalls waren emotionale Erschöpfung und Präsentismus reziprok miteinander verknüpft, was ihres Erachtens darauf hinweist, dass schon erschöpfte Arbeitnehmende zusätzliche Kräfte mobilisieren, um mit den Anforderungen umzugehen, was ihre Erschöpfung noch verstärkt. Damit könnte laut der Forschungsgruppe Präsentismus ein Risikoverhalten im Unternehmen darstellen und im Langzeitverlauf eine deutliche Verknüpfung mit Job-Demands und Burnout zeigen.

8 Stand der Forschung zur Burnout-Therapie

Interventionen beim Burnout beziehen sich nach Schaufeli und Enzmann (1998) entweder auf das betroffene Individuum oder auf die Schnittstelle „Individuum/Organisation – Arbeitsplatz" oder auf die Organisation/Unternehmung als Hauptfokus. Sie können einen primärpräventiven Charakter haben, d.h., sie zielen darauf ab, die Entstehung einer Stressbelastungsstörung oder eines Burnouts zu verhindern. Sie können aber auch einem sekundären präventiven Ziel dienen, d.h., die Folgen schon bestehender Störungen zu mindern, oder sie können einen kurativen therapeutischen Zweck verfolgen, d.h. einen Krankheitszustand zu behandeln bzw. zu heilen. Nach Schaufeli und Enzmann (1998) lassen sich Interventionen (leicht modifiziert) einsetzen, die in den **Tabellen 8-1, 8-2 und 8-3** aufgeführt sind.

Es lässt sich feststellen, dass einige Interventionen, so z.B. das Selbstmonitoring, Entspannung, körperliche Aktivität oder Beratung, primärpräventiv, sekundärpräventiv und kurativ sein können.

8.1 Interventionen mit Fokus auf das Unternehmen

Interventionen mit Fokus auf das Unternehmen haben einen primär- oder sekundärpräventiven Charakter. Sie bedingen ein Bewusstsein der Unternehmensführung, dass organisatorische und interaktionelle Aspekte eine zentrale Relevanz für die Gesundheit, Leistungsfähigkeit und Identifikation der Mitarbeitenden haben. Die im Vorwort erwähnten Bemühungen des SECO (Staatssekretariat für Wirtschaft, Schweiz), die Bestimmungen des Arbeitsgesetzes hinsichtlich der Sicherheit und des Gesundheitsschutzes der Mitarbeitenden auch im Hinblick auf psychosoziale Risiken umzusetzen, dienen genau dieser Zielsetzung. Seit Beginn der öffentlichen Auseinandersetzung mit Burnout in der Schweiz lässt sich erfreulicherweise ein zunehmendes Interesse der Wirtschaft für Themen der Arbeits-, Führungs- und Interaktionsaktionsgestaltung und der Prävention von psychosozialen Risiken feststellen. Neue Führungstheorien und Formen der Zusammenarbeit, wie etwa agile Teams, sind mitarbeiterorientierter, bergen aber auch ihre eigenen Risiken. Mit der Digitalisierung und der neuen Bedrohung durch eine weltweite Covid-19-Pandemie werden sich neue Strukturen entwickeln, die es gut zu beobachten gilt hinsichtlich ihrer Auswirkung auf die Gesundheit, das Engagement, das Wohlbefinden und die Leistungsfähigkeit der Mitarbeitenden. Eine gute Schulung und Unterstützung von Führungskräften, eine Individualisierung der Mitarbeiterführung und ein gutes Monitoring wichtiger personalrelevanter Faktoren, wie etwa ein kontinuierliches Monitoring von Absenzen, sind dabei zentral. Interventionen auf der Ebene der Gesamtunternehmung können von Sensibilisierungskampagnen zum Thema Stress und Burnout, Resili-

Tabelle 8-1: Interventionen beim Burnout: Fokus Individuum (nach Schaufeli & Enzmann, 1998. Übersetzung: die Autorin)

Bestandsaufnahme	Primäre Prävention	Sekundäre Prävention	Therapie
• Selbstbeobachtung • Selbstmonitoring	• Stressmanagement-Techniken • Gesunder Lebensstil • Körperliche Bewegung • Entspannung	• Entspannung • Kognitiv-behaviorale Techniken	• Entlastung • Entspannung • Vegetative Stabilisierung • Körperliche Aktivierung • Psychotherapie • Medizinische Interventionen • Pharmakotherapie

Tabelle 8-2: Interventionen beim Burnout: Fokus Schnittstelle Individuum/Organisation (nach Schaufeli & Enzmann, 1998. Übersetzung: die Autorin)

Bestandsaufnahme	Primäre Prävention	Sekundäre Prävention	Therapie	Rehabilitation
• Persönliches Screening	• Zeitmanagement • Training sozialer Kompetenzen • Analyse der Erwartungen an die Arbeit • Work-Life-Balance	• Coaching und Supervision • Karriereplanung • Peer Support • Gruppen	• Psychotherapie • Persönliche Beratung • Überweisung an Spezialisten	• Persönliche Beratung • Arbeits- oder Stellenwechsel

Tabelle 8-3: Interventionen beim Burnout: Fokus Organisation (Schaufeli & Enzmann, 1998. Übersetzung: die Autorin)

Bestandsaufnahme	Primäre Prävention	Sekundäre Prävention	Therapie	Rehabilitation
• Stress-Audit • Psychosozialer Check-up	• Verbesserung von Arbeitsinhalt und Arbeitsumgebung • Zeitmanagement • Management-Entwicklung • Karriereplanung • Retrainieren • Fitness- und Wellness-Programme in der Institution	• Antizipatorische Sozialisierung	• Institutionalisierung von betrieblichem Gesundheitsmanagement • Konfliktmanagement, Kommunikation, Entscheidungsfindung	• Outplacement

enztrainings, Schulung von Führungskräften bis hin zu großen Screening-Untersuchungen zur Stressbelastung der Mitarbeitenden mit anschließenden spezifischen Interventionen reichen, die durch Forschung begleitet werden. Neben den gesundheitsrelevanten Aspekten interessieren sich Unternehmen nachvollziehbarerweise auch für die Kosten, die durch Gesundheitsbeeinträchtigungen der Mitarbeitenden entstehen.

Beispielhaft soll hier eine solche Intervention auf der Ebene des Gesamtunternehmens erwähnt werden. Die Organisationen Gesundheitsförderung Schweiz (GFCH) und der Schweizerische Versicherungsverband (SVV) (Gesundheitsförderung Schweiz (GFCH) & Schweizerischer Versicherungsverband (SVV), 2011) initiierten das Projekt SWiNG (Stressmanagement, Wirkung und Nutzen betrieblicher Gesundheitsförderung).

Die übergeordneten Ziele von SWiNG waren:

- Aufdecken von Stressursachen und deren negativen Folgen in wirtschaftlichen Organisationen
- Implementierung von geeigneten Interventionen zur Verminderung von Stress und seiner negativen Folgen
- Aufzeigen der Wirkungsweise und des ökonomischen Nutzens von Programmen zur Stressprävention
- Erstellung und Verbreitung eines Programms zur Stressprävention sowie von Argumentarien und Empfehlungen für Betriebe, Fachleute und Entscheidungsträger

Die Ziele in den Projektbetrieben und bei den Mitarbeitenden waren positive Veränderungen auf den Ebenen:

- Organisationale Rahmenbedingungen (Organisation und Struktur)
- Arbeitsbedingungen (Arbeitsgestaltung, Ergonomie und Arbeitsinhalte, soziale Bedingungen)
- Individuelles Stressverhalten mit folgenden Zielen:
  - Arbeitsprozesse sind gesünder und effizienter gestaltet.
  - Die Gesundheit, das Wohlbefinden und die Arbeitszufriedenheit der einzelnen Mitarbeitenden sind gesteigert.
  - Die Leistungsfähigkeit, Leistungsbereitschaft, Motivation und die individuelle Coping-Fähigkeit der Mitarbeitenden ist gesteigert.
  - Die Unternehmenskultur ist verbessert.
  - Das interne und externe Image des Betriebs ist verbessert und leistet einen Beitrag zur höheren Wettbewerbsfähigkeit und zu einem Standortvorteil.

Dabei wurde zwischen den Jahren 2008 bis 2011 in acht großen Pilotbetrieben mit über 5 000 Mitarbeitenden ein Programm zur Stressprävention und betrieblichen Gesundheitsförderung umgesetzt. Die Intervention bezog sich auf die gesamte Belegschaft und war langfristig angelegt. Sie gliederte sich in drei Phasen.

Die erste Phase bezog sich auf die Sensibilisierung und Einbindung der Geschäftsleitungen. In der zweiten Phase, der Analysephase, wurde mittels eines computergestützten Befragungsinstruments, genannt S-Tool, eine Befragung der gesamten Belegschaft zu Belastungen, Ressourcen, Gesundheit und Wohlbefinden durchgeführt. 62 % aller Mitarbeitenden nahm an der Befragung teil.

Das S-Tool umfasst neben den Fragen auch ein automatisch generiertes Rückmeldesystem, das eine Erklärung der Messgrößen, eine Rückmeldung via eine Ampel, ob die individuelle Messgröße kritisch ist, einen Vergleich mit den Werten einer Normstichprobe sowie Tipps zum entsprechenden Thema enthält. Wurde die Befragung wiederholt beantwortet, so waren die Resultate von zwei Befragungswellen gleichzeitig einsehbar und es konnte die Entwicklung von Einzelpersonen und organisationalen Einheiten beobachtet werden.

In der dritten Phase wurden verschiedene Interventionen wie Kurse, Vorträge, Arbeitsgruppen, Schulungen, Steuergruppen und Vernetzung mit deren Organisation durchgeführt. Arbeitseinheiten oder Teams mit 10 oder mehr gelben oder roten Ampeln wurden als Hotspot bezeichnet, da sie ein erhöhtes Risiko für eine Gesundheitsgefährdung auswiesen. Diese Teams oder Einheiten erhielten einen Stressmanagement-Kurs, wobei dieser obligatorisch war. 19% der Mitarbeitenden erhielten einen solchen Kurs. Ein gemeinsamer Lösungsfindungs-Workshop wurde in weiteren Arbeitsteams durchgeführt, die von 34% aller Mitarbeitenden wahrgenommen wurde. An den spezifischen Führungsschulungen nahmen 88% der Führungskräfte teil. Das SWiNG-Projekt entwickelte sich so zu einem dynamischen Prozess unter Mitwirkung von Management, Führungspersonen und Mitarbeitenden. Es bezog sich auf die gesamte Belegschaft, nicht auf potenzielle Risikogruppen. Daher wurden nicht intensive, maßgeschneiderte und individuelle Projektelemente umgesetzt, sondern kürzere, allgemeine, flächendeckende.

Der Evaluationsprozess basierte auf einem allgemeinen Modell zur Analyse gesundheitsorientierter Interventionen (Organizational Health Development Model, PHO UZH/ETH), das psychologische, soziologische und ökonomische Denkansätze verbindet. Dieses Modell sieht Arbeitsprozesse als eine Interaktion zwischen Organisation und Person, wobei sowohl die Struktur, Strategie und Kultur der Organisation als auch die Kompetenz, Motivation und Identität der Mitarbeitenden die Arbeitsprozesse gestalten und lenken. Es lehnt sich an das Job-Demands-Resources-Modell (Demerouti et al., 2001; Bakker & Demerouti, 2017) an, das die Wechselwirkung zwischen Belastungen und Gesundheitsbeschwerden sowie zwischen Ressourcen und Wohlbefinden (und Engagement) aufzeigt (s. Kap. 4.2.8). Damit integriert das Organizational Health Development Model Gesundheitsförderung und Management-Denken, Struktur und Prozesse, Belastungen und Ressourcen, Beschwerden und Wohlbefinden sowie individuelle und organisationale Veränderungen. Zusätzlich zu diesem Modell wurden zur Evaluation folgende Kriterien verwendet: die 12 Erfolgsfaktoren eines Veränderungsprozesses (Gerkhard & Frey, 2006), die RE-AIM-Kriterien zur strukturierten Beurteilung der SWiNG-Module (Glasgow, Davis, Funnel & Beck, 2003), die drei Faktoren Verstehbarkeit, Bewältigbarkeit und Sinnhaftigkeit des Kohärenzgefühls (Antonovsky, 1979), der Ressourcen-Belastungs-Index sowie zur Beurteilung der Implementierung der Module eine Beurteilung der Passung zwischen dem Veränderungsprozess, der Organisation (Struktur, Strategie, Kultur) und der Person (Kompetenzen, Teilnahmebereitschaft) und zur quantitativen Beurteilung der Gesamtwirkung des SWiNG-Projektes das Impact Assessment.

Die Evaluation umfasste einerseits qualitative Informationen aus Gesprächen und Beobachtungen, um die Grundlagen, den Umsetzungsprozess, die Eigenlogik der Organisation und die Konsequenzen für die in ihr arbeitenden Personen sowie für das SWiNG-Projekt zu beurteilen. Andererseits wurden für die quantitative Analyse der Wirksamkeit die vielen Indikatoren des S-Tools zu vier Faktoren verdichtet: Ressourcen, Belastungen und negative und positive Gesundheit. Der Ressourcen-Faktor wurde durch den Belastungsfaktor dividiert, was ein guter Indikator für die Gesundheitsförderlichkeit des Unternehmens darstellt. Je höher dieses Verhältnis ist, desto gesünder und produktiver sind die Mitarbeitenden.

Die Evaluation der Umsetzung des SWiNG-Projekts, die mittels der 12 Erfolgsfaktoren eines Veränderungsprozesses erfolgte, kam zu folgendem Schluss: Eine gute Passung zwischen der Projektarchitektur und der Organisation mit ihren Mitarbeitenden stellt den Schlüsselfaktor für eine erfolgreiche Umsetzung dar. Es gibt keine einfachen Rezepte, die für alle Organisationen passen. Es ergab sich eine Reihe von Faktoren, die eine gelingende Umsetzung begünstigen. Diese umfassten organisationale Strukturelemente, wie z. B. Ressourcenbereitstellung für Kurse, Maßnahmen und Kommunikation, Stellenprozente für Projekt- und Themenverantwortliche und Kontinuität der verantwortlichen Person. Auf der Ebene der organisationalen Strategie waren dies z. B. Commitment und Durchsetzung des Managements, Kongruenz mit den Unternehmenszielen und Transparenz der Projektziele. Hinsichtlich der organisationalen Kultur waren Faktoren wie z. B. Vertrauen und Fairness, Bewusstsein für den Stellenwert psychosozialer Faktoren und eine Kultur des Austausches für die Umsetzung des Projekts förderlich. Ebenso begünstigte im organisationalen Umfeld eine wirtschaftliche und politische Sicherheit die erfolgreiche Umsetzung des Projekts. Ein Faktor musste aber zwingend vorhanden sein: die Veränderungsbereitschaft des Managements und der Führungskräfte. Ohne diese Veränderungsbereitschaft kann es keinen nachhaltigen Erfolg von Maßnahmen im Rahmen einer betrieblichen Gesundheitsförderung geben.

Auf der Ebene des Individuums erwiesen sich folgende Aspekte als förderlich: individuelle Kompetenzen (wie Führungs- oder sprachliche Kompetenzen), individuelle Motivation (wie Teilnahmebereitschaft oder bestehendes gesundheitsorientiertes Verhalten), individuelle Identität (wie Stellenwert von Gesundheit, Haltung gegenüber dem Stressbegriff, Stellenwert der Arbeit und Menschenbilder) und die individuelle Umwelt im Sinne von Balance zwischen Arbeit und Freizeit.

Die Ergebnisse des SWiNG-Projekts umfassen individuelle Ergebnisse (Gesundheit), organisationale Ergebnisse und ökonomische Ergebnisse (nachhaltige Performance). Der Begriff Gesundheit bezieht sich auf das Konzept der Salutogenese und auf die Konzepte der positiven Psychologie, wobei vereinfachend zwei Blöcke gebildet wurden: „positive" und „negative" Gesundheit. Der Begriff „nachhaltige Performance" bedeutet eine vitale Organisation, die überlebensfähig ist und auch ihre Umwelt entsprechend berücksichtigt.

Das SWiNG-Projekt führte in den Betrieben zu einem erhöhten Bewusstsein für das Zusammenwirken von Arbeits- und Beziehungsprozessen sowie für die Bedeutung der Führung für die Gesundheit und das Wohlbefinden der Mitarbeitenden. Es wurden Kompetenzen und eine Sprache zur Auseinandersetzung mit diesen Themen entwickelt, und der Umgang miteinander veränderte sich. Es entstand mehr Austausch und Feedback. „Leadership" wurde als ein wichtiger Gesundheitsfaktor zum Inhalt von Schulungen, Kursen, Foren und Coachings. Strukturelle Veränderungen wurden umgesetzt und etablierten sich im Alltag. Informell entwickelten sich durch SWiNG mehr Transparenz, Offenheit und Dialog, was die emotionale Ebene und die Atmosphäre in den Betrieben beeinflusste. Ein solcher Prozess ermöglicht in einem Betrieb eine nachhaltige Gesundheitserhaltung und -förderung. Einige SWiNG-Betriebe sind auf dem Weg der organisationalen Verankerung der durch SWiNG erfolgten Impulse, haben BGF-Verantwortliche ernannt, führen SWiNG-Gruppen, Gesundheitszirkel und Ähnliches weiter, und in einem Fall erarbeiten sie das Label „Friendly Workspace".

SWiNG zeigte auf, dass eine Kombination von hohen Ressourcen und niedrigen Belastungen zu einer erhöhten positiven Gesundheit und zur mehr Arbeitsleistung führt. Im Durchschnitt aller untersuchten Unternehmen kam es bei 25 % der Belegschaft zu einer Optimierung der Ressourcen-Belastungs-Situation, auch in wirtschaftlich schwierigen Zeiten und sich veränderndem Umfeld. Dadurch konnten diese Personen ihre Gesundheit erhalten oder verbessern. Die Arbeitsleistung erhöhte sich und die Dauer von Absenzen von anfangs belasteten Mitarbeitenden verringerte sich.

Die Autoren erachten dies als Gesamterfolg des Projekts, insbesondere auch weil die Firmen schwierige Zeiten durchliefen, Aufträge verloren, Personal abbauten, Führungswechsel hatten oder sich restrukturierten. Veränderungen in der Ressourcen-Belastungs-Situation sind abhängig von der Ausgangssituation: Wer schon eine gute Ressourcen-Belastungs-Situation hat, kann diese nur erhalten. Wer beim Ausgangszeitpunkt eine ungünstige Ressourcen-Belastungs-Situation aufweist, hat mehr Optimierungspotenzial, jedoch spielt dabei die Verfügbarkeit von Ressourcen eine ausschlaggebende Rolle. Es zeigte sich, dass bei hohen Belastungen kombiniert mit vielen Ressourcen die Teilnahmebereitschaft bezüglich der Projektmaßnahmen am höchsten war. Zudem blieb die Teilnahmebereitschaft bei hoher Projektwirkung erhalten und die arbeitsbezogene Selbstwirksamkeit der Teilnehmenden verbesserte sich.

Die Ergebnisse der ökonomischen Evaluation fassen die Autoren wie folgt zusammen: Die Kosten von SWiNG können vollständig erfasst, jedoch kann nur ein Teil des möglichen Nutzens gemessen werden. Die Projektkosten bestehen aus den direkten Projektkosten und den Produktivitätsverlusten aufgrund des Zeitaufwands der Mitarbeitenden für die Teilnahme an den Kursen, Schulungen und Rückmeldungen und betragen 3.6 Millionen Schweizer Franken. An Nutzen konnten nur die geringeren krankheitsbedingten Absenzen und die höhere Arbeitsleistung am Arbeitsplatz in Folge von SWiNG in Schweizer Franken berechnet werden. Sie betragen im letzten Halbjahr knapp eine halbe Million. Aufgrund einer ungenügenden Datenqualität und zu geringer Antworten auf einzelne Fragen konnten weitere Nutzungsgewinne, wie eine geringere Fluktuationsrate, geringere Gesundheitskosten und eine höhere Lebensqualität der Mitarbeitenden, nicht berechnet werden. Deshalb kann eine Berechnung des „Return on Investment" (ROI) nur mit einer partiellen Gewichtung des Nutzens von SWiNG durchgeführt werden, was bei der Interpretation dieses ROI berücksichtigt werden muss. Sie führen aus, dass bei Annahme einer linearen Zunahme des Nutzens von Swing über den Projektzeitraum sowie einer nachhaltigen Wirkung von SWiNG nach dem Projekt 3 Jahre benötigt werden, um einen ROI von 1 zu erhalten, was einem ausgewogenen Verhältnis der Gesamtkosten und des Gesamtnutzens entspricht. Allerdings vermuten sie, dass der Nutzen von SWiNG so eher unterschätzt wird.

8.2 Interventionen bei stressbelasteten Personen im Arbeitsprozess

Studien, die individuumsbezogene Interventionen untersuchen, evaluieren mehrheitlich Interventionen mit einem primär- oder sekundärpräventiven Ziel bei Menschen im Arbeitsprozess, die möglicherweise besonders stressbelastet sind. Sie sind damit auch an der Schnittstelle Individuum/Arbeitsplatz, haben aber häufig einen vorwiegend individuumsbezogenen Ansatz. Es handelt sich dabei nicht um Therapiemaßnahmen bei schon mit einem Burnout erkrankten Personen.

Murphy (1996) evaluierte in einer Übersichtsarbeit Studien zu Stressmanagement-Interventionen, die bei Mitarbeitenden in verschiedenen Organisationen am Arbeitsplatz durchgeführt wurden. Als Stressmanagement-Interventionen definierte der Autor Maßnahmen, die den Arbeitnehmenden Methoden zur Veränderung in der Wahrnehmung oder dem Umgang mit stressverursachenden Situationen vermitteln. Eine Reihe von Methoden zum Stressmanagement wurde in diesen Studien eingesetzt, die von Muskelentspannungstechniken über Meditation, Biofeedback, Vermittlung von kognitiv-behavioralen Fähigkeiten bis zu einer Kombination dieser Methoden reichten. Am häufigsten wurden Muskelentspannung und kognitiv-behaviorale Techniken oder ihre Kombination eingesetzt. Als Messwerte für die Beurteilung der Wirksamkeit der jeweiligen Interventionen wurden physiologische und psychologische Parameter, somatische Beschwerden und arbeitsbezogene Messwerte evaluiert. Mehr als die Hälfte der Studien waren randomisierte kontrollierte Untersuchungen, jedoch erfassten nur 30 % Resultate im Follow-up nach dem Training. Die Resultate variierten gemäß der Interventionsstrategie. So waren kognitiv-behaviorale Maßnahmen effektiver bezüglich psychologischer Parameter und z. B. Muskelentspannung effektiver bezüglich physiologischer

Parameter. Biofeedback wurde selten eingesetzt und schien am wenigsten effektiv. Meditation, die jedoch nur in 6 Studien eingesetzt wurde, zeigte die konsistentesten Effekte. Generell erwies sich eine Kombination von Techniken, z.B. kognitiv-behaviorale Maßnahmen und Muskelentspannung, effektiver als die Anwendung nur einer Maßnahme.

Der Autor kommt jedoch zum Schluss, dass sich die Studien wegen unterschiedlichen Interventionsstrategien und Outcome-Parametern schlecht vergleichen lassen. Keine der Interventionen zeigte konsistente Effekte in den arbeits- oder organisationsrelevanten Resultaten wie Absenzen oder Arbeitszufriedenheit. Um hier positive Wirkungen zu generieren, müssten gemäß Murphy Interventionen eingesetzt werden, die die Quellen von Stress in der Arbeitsumgebung modifizieren. Es lässt sich jedoch folgern, dass sich Stressmanagement-Techniken eignen, um das physiologische und psychologische Wohlbefinden von Arbeitnehmenden zu verbessern, jedoch muss die Interventionsmethode der angestrebten Wirkungsebene entsprechen.

Van der Klink, Blonk, Schene und Van Dijk (2001) untersuchten in einer Metaanalyse von 48 experimentellen Studien (Gesamt-$N = 3\,736$ Personen) mit vier unterschiedlichen Ansatzpunkten der Intervention ihre Effektivität und für welche Personengruppe sich diese eignen. Die vier Ansatzpunkte umfassten kognitiv-behaviorale Maßnahmen, Entspannungsmethoden, multimodale Programme oder organisationsbezogene Interventionen. Insgesamt fand sich eine signifikante, jedoch eher kleine Effektivität. Eine gute Effektivität wurde für kognitiv-behaviorale Therapien (18 Studien) mit einer Effektstärke von 0.68 gefunden. Sie führten insbesondere zu einer Reduktion der Beschwerden, verbesserten die psychischen Ressourcen und die Arbeitssituation der Betroffenen. Interventionen mit Schwerpunkt auf Entspannungsmethoden (17 Studien) zeigten eine signifikante, aber geringere Effektivität mit einer Effektstärke von 0.35. Sie erwirkten eine Verbesserung von physiologischen Parametern. Multimodale Interventionen (8 Studien) waren ebenfalls mit einer Effektstärke 0.51 signifikant wirksam. Sie führten zu einer Reduktion von Beschwerden und eine Verbesserung der Arbeitssituation. Die organisationsbezogenen Interventionen zeigten keine signifikanten Effekte. Die Autoren kommen zu dem Schluss, dass Stressmanagement-Interventionen bei Arbeitnehmenden am Arbeitsplatz wirksam sind, wobei kognitiv-behaviorale Methoden sich am effektivsten erwiesen.

In einer ähnlichen Untersuchung verglichen Van Rhenen, Blonk, Van der Klink, Van Dijk und Schaufeli (2005) bei Arbeitnehmenden (18–63 Jahre) mit erhöhten Werten auf einer Stressskala ein strukturiertes Fitness- und Entspannungsprogramm mit einem kognitiven Therapieprogramm zu je 4-stündigen Trainingseinheiten pro Wochen über 8 Wochen. Beide Interventionen wurden bei einem Follow-up nach 10 Wochen und 6 Monaten bezüglich ihrer Langzeiteffekte evaluiert. Dabei zeigten beide Interventionsformen, also sowohl das Fitness- und Entspannungsprogramm als auch die kognitiv-behaviorale Intervention, eine gleichwertige Verbesserung von psychischen Beschwerden, Burnout-Symptomen und Erschöpfung auf.

Lange, Van de Ven, Schrieken & Smit (2004) untersuchten ein internetbasiertes psychoedukatives Interventionsprogramm mit sieben Modulen, das als computergestützte Interaktion zwischen Patienten (mit Burnout-Symptomen) und Therapeutin eingesetzt wurde, hinsichtlich Effekte auf psychologische Parameter. Sie fanden eine signifikante und nachhaltige Verbesserung von Burnout-, Depressions- und Angstsymptomen.

Krasner et al. (2009) untersuchten 70 amerikanische Allgemeinärzte im Rahmen einer Ärztefortbildung zwischen 2007 und 2008. Die Fortbildung umfasste folgende Inhalte: Achtsamkeitsübungen, Übungen zur Selbstbeobachtung, Narrative zu sinnvollen klinischen Erfahrungen, didaktische Materialien und gemeinsame Diskussionen für jeweils 2.5 Stunden pro Woche über 8 Wochen sowie einem Retreat für 7 Stunden, gefolgt von einer 10 Monate dauernden Stabilisierungsphase mit einer Kurssequenz von 2.5 Stunden einmal im Monat. Untersucht wurde, inwieweit eine solche Fortbildung bei den Ärzten eine Verbesserung des Wohlbefindens, eine Reduktion von psychischem Stress und Burnout-Symptomen und eine Erhöhung der Beziehungsfähigkeit zu Patienten erwirken kann. Die Messparameter umfassten zwei Subskalen für Achtsamkeit, die drei Subskalen des Maslach Burnout Inventory emotionale Erschöpfung, Depersonalisierung und reduzierte Leistungseinschätzung, drei Subskalen zur Messung von Empathie, eine Skala zur Messung der psychosozialen Orientierung, einen Fragebogen zur Messung der fünf Persönlichkeitsfaktoren und fünf Subskalen zur Messung der Stimmung, die zu Beginn der Untersuchung sowie nach 2, 12 und 15 Monaten den Teilnehmenden gegeben wurden.

Die Intervention führte zu einer signifikanten Zunahme der Achtsamkeit, einer signifikanten Abnahme der Burnout-Werte bei allen drei Dimensionen (emotionale Erschöpfung, Depersonalisierung und reduzierte Leistungseinschätzung). Zudem zeigte sich eine signifikante Zunahme der Empathie, eine signifikante Abnahme der Gesamtbeeinträchtigung der Stimmung, eine signifikante Veränderung der Einstellungen sowie eine Zunahme der Persönlichkeitsfaktoren emotionale Stabilität und Gewissenhaftigkeit. Die Zunahme der Achtsamkeit war signifikant korreliert mit der Verbesserung der Gesamtstimmung ebenso wie mit der Zunahme von Empathie und der Zunahme von emotionaler Stabilität und Gewissenhaftigkeit. Zudem war die Zunahme der Achtsamkeit signifikant korreliert mit der Reduktion der Burnout-Subskalen emotionale Erschöpfung und reduzierte Leistungseinschätzung. Es lässt sich folgern, dass diese intensive Intervention mit Schwerpunkt auf das Achtsamkeitstraining, die Selbstreflexion und Kommunikationsübungen eine nachhaltige Verbesserung des Wohlbefindens und der Einstellungen bezüglich einer patientenorientierten Grundhaltung zur Folge haben.

Beck, Gerber, Brand, Pühse und Holsboer-Trachsler (2013) sowie Gerber et al. (2013) evaluierten ein standardisiertes 12-wöchiges körperliches Trainingsprogramm bei ambulanten Burnout-Patienten hinsichtlich Burnout- und depressiver Symptome, kognitiver Funktionen und Stresserleben. Sie konnten eine signifikante Verbesserung des Stresserlebens, der Burnout-Symptome, der depressiven Symptome sowie der exekutiven kognitiven Funktionen nachweisen.

8.3 Studien zu therapeutischen Maßnahmen bei klinischem Burnout

Zurzeit gibt es relativ wenige wissenschaftliche Untersuchungen zur Wirksamkeit therapeutischer Maßnahmen bei klinischem Burnout.

Schattenburg, Zwerenz, Knickenberg und Beutel (2008) und Zwerenz, Knickenberg, Schattenburg und Beutel (2007) wiesen in einer Katamnese stationärer psychosomatischer Patienten mit arbeitsbezogener Stressbelastung nach, dass Patienten, die eine strukturierte tiefenpsychologische Gruppentherapie für 4 Wochen absolviert hatten, signifikante Unterschiede in Symptomatik und arbeitsbezogenen Einstellungen im Vergleich zu einer Kontrollgruppe 1 und 2 Jahre nach Abschluss der Behandlung verzeichneten.

Näätänen und Salmela-Aro (2006) konnten bei Personen mit einem schweren Burnout nachweisen, dass zwei Formen von Gruppentherapie zur Verbesserung der Fähigkeit, motivationale Ziele zu erreichen, im Vergleich zu einer Kontrollgruppe signifikant bessere Resultate auswiesen. Die eine Gruppentherapie war auf einer psychoanalytischen Basis konzipiert (Pines, 2000), die andere Gruppentherapie auf der Basis des Psychodramas (Moreno, 1965), die Kontrollgruppe hatte keine Intervention oder eine individuelle psychologische Beratung. Bei jeder Form der Gruppentherapie wurde einmal wöchentlich eine Therapieeinheit von 6 Stunden während 4 Monaten durchgeführt. Obschon beide Interventionsgruppen im Vergleich zur Kontrollgruppe nach Abschluss der Therapie sowie bei der Nachkontrolle 6 Monate später signifikant reduzierte Burnout-Werte aufwiesen, erwies sich die Psychodrama-Gruppentherapie als effektiver.

Die Psychodrama-Gruppentherapie wies nach Abschluss der Therapie eine Effektstärke von $d = 0.69$ und beim Follow-up nach 6 Monaten von $d = 0.76$ auf. Die psychoanalytische Gruppentherapie erreichte bei Abschluss der Therapie eine Effektstärke von $d = 0.18$ und beim Follow-up nach 6 Monaten von $d = 0.22$. Beide Formen der Gruppentherapie erhöhten die Fähigkeit der Probanden, eigene Ziele zu erreichen und Emotionen besser zu regulieren, und führten zu einer Reduktion von negativen Affekten wie Ärger oder Trauer.

In unserer eigenen katamnestischen Untersuchung von stationären Patienten mit einem klinischen Burnout durchliefen die Patienten ein multimodales stationäres Behandlungsprogramm, das konzipiert ist als Burnout-spezifische Weiterentwicklung eines kognitiv-verhaltenstherapeutischen Ansatzes (kognitiv-behaviorale Einzeltherapie und psychoedukative Gruppentherapie) verknüpft mit Entspannung, sportlicher Aktivierung und Körperanwendungen (Hochstrasser, von Bardeleben, Ruckstuhl & Soyka, 2008). Nach Teilnahme an diesem Programm zeigten Patienten mit einer Erschöpfungsdepression bei Burnout eine signifikant nachhaltige Verbesserung der depressiven Symptomatik (Effektstärke 1.17), der Burnout-Dimension emotionale Erschöpfung (Effektstärke 1.16) und der Burnout-Dimension reduzierte persönliche Leistungseinschätzung (Effektstärke 0.52) sowie eine Reduktion dysfunktionaler Verhaltensmuster und Einstellungen (Elkuch, Haberthür, Hochstrasser, grosse Holtforth & Soyka, 2010). Die Mehrzahl der Patienten war bei der Nachuntersuchung wieder in der Arbeit integriert. Bei Mehrfachnennungen ergab sich folgendes Bild: 39 % waren an ihre alte Stelle zurückgekehrt, 44 % hatten eine neue Stelle angetreten, 10 % bezogen Leistungen der Invalidenversicherung (meist in Reintegrationsmaßnahmen oder teilprozentig), 21 % gaben an, eine andere Einstellung zur Arbeit zu haben, 25 % sich neu orientiert zu haben, und 16 % hatten ihre angestammte Stelle verloren.

Es ließen sich jedoch aufgrund von motivationalen, psychologischen und interpersonellen Charakteristika sowie von Copingstrategien vier Gruppen unterscheiden. Dabei wurden folgende Aspekte erfasst:

- das Ausmaß der ungenügenden Befriedigung motivationaler Ziele (Ziel- und Vermeidungsinkongruenz) (Inkongruenzfragebogen [K-INK]; grosse Holtforth & Grawe, 2003),
- ein problematisches interpersonelles Verhalten (Inventar interpersoneller Probleme [IIP-SC]; grosse Holtforth, 2005; Soldz, Budman & Demby, 1995),
- das Ausmaß der erhaltenen oder erwartetet sozialen Unterstützung aus dem sozialen Umfeld (Fragebogen zur sozialen Unterstützung [F-SOZU-K-22]; Fydrich, Sommer & Brähler, 2007),
- die Art des Umgangs mit stressbelasteten Situationen (Coping Inventory CISS], deutsche Fassung; Kälin, 1995)
- und die Selbsteinschätzung der emotionalen Kompetenz (als Gesamtwert und mit den Dimensionen Aufmerksamkeit, Wahrnehmung, körperliche Empfindung, Klarheit, Verständnis, Regulation, Akzeptanz, Resilienz, Selbstunterstützung, zielorientierte Bereitschaft zur Konfrontation; Berking & Znoj, 2008).

Die vier Gruppen und ihre Unterscheidungsmerkmale sind in **Tabelle 8-4** zusammengefasst.

Diese vier Gruppen unterscheiden sich zum Teil wesentlich bezüglich residualer Burnout- und depressiver Symptome sowie der allgemei-

Tabelle 8-4: Vier Typen von Burnout-Patienten. *N* = 107, 60 % der stationären Patienten, Katamnese 1 bis 3 Jahre (modifiziert nach Haberthür, Elkuch, grosse Holtforth, Hochstrasser & Soyka, 2009)

	Funktionale	Dysfunktionale	Pragmatiker	Altruisten
Ziel-Inkongruenz	+	++++	++	+++
Vermeidungsinkongruenz	+	++++	++	+++
Interpersonelle Probleme	+	++++ Kalt, introvertiert	+ Zu unterstützend, leicht übergriffig	+++ Zu unterstützend, leicht auszunützen
Soziale Unterstützung	++++	+	++++	+++
Emotionale Kompetenz	++++ Gute Emotionsregulation	+ Defizite im Verständnis der eigenen Emotionen und im Umgang mit negativen Affekten	+++ Leichte Schwierigkeiten im Verständnis der eigenen Emotionen und in der Emotionsregulation	++
Coping emotionsorientiert	++	++++	++	++++
Coping aufgabenorientiert	++++	++	++	++
Coping vermeidungsorientiert	+	++	++	++

nen psychischen Gesundheit bei der Nachuntersuchung. Personen mit hoher Ziel- oder Vermeidungsinkongruenz hinsichtlich ihrer motivationalen Ziele und Personen mit mehrheitlich emotionsorientiertem Coping und interpersonellen Dissonanzen hatten einen wesentlich schlechteren Verlauf (Haberthür et al., 2009).

Eine erneute Untersuchung zu demselben stationären Behandlungsprogramm nach 10 Jahren mit umfassender psychiatrischer Diagnostik wurde prospektiv mittels drei Evaluationszeitpunkten durchgeführt (T1: Beginn der Behandlung nach Eintritt auf die Behandlungsstation, T2: Abschluss der stationären Behandlung bei Austritt, T3: Nachuntersuchung 3 Monate nach Austritt). Das Programm konnte die beschriebenen Typen von Burnout-Betroffenen und die unterschiedlichen Verläufe bestätigen (Pallich et al., 2021). Die funktionalen Patienten (17.7 %) wiesen schon zu Beginn der Behandlung die niedrigsten Werte bezüglich Depressivität, Burnout und allgemeine psychische Gesundheitsbeeinträchtigung und den geringsten Anteil an komorbiden Persönlichkeitsstörungen auf (17.6 %) (s. dazu auch Kap. 5.8). Sie zeichneten sich aus durch eine gute motivationale Zielerreichung, hohe emotionale Kompetenz, gute soziale Unterstützung, vorwiegend aufgabenorientierte, kaum emotionsorientierte und nur teilweise vermeidungsorientierte Bewältigungsstrategien und hatten keine wesentlichen interpersonellen Probleme. Sie hatten den besten Heilungsverlauf mit einer nachhaltigen, auch im Follow-up erhaltenen Reduktion von Depressivität und Burnout-Symptomen sowie Verbesserung der allgemeinen psychischen Gesundheit.

Die dysfunktionalen Patienten (20 %) wiesen schon zu Beginn die höchsten Werte bezüglich Depressivität, Burnout-Symptomen und Beeinträchtigung des allgemeinen psychischen Wohlbefindens sowie den höchsten Anteil an komorbiden Persönlichkeitsstörungen (vorwiegend zwanghaft und ängstlich vermeidend) (57.9 %) auf. Sie zeichneten sich aus durch schlechte motivationale Zielerreichung, Defizite in der emotionalen Kompetenz, geringe soziale Unterstützung, vorwiegend emotionsorientierte, teils aufgaben- oder vermeidungsorientierte Bewältigungsstrategien und viele interpersonelle Probleme. Sie hatten den schlechtesten Heilungsverlauf mit geringerer Reduktion der Depressivität und Burnout-Symptomatik und geringerer Verbesserung des allgemeinen psychischen Wohlbefindens während des stationären Aufenthaltes sowie einen Wiederanstieg der Symptomatik bei der Nachuntersuchung.

Die „Pragmatiker" (24 %) unter den Patienten wiesen zu Beginn der Behandlung bezüglich Depressivität, Burnout und Beeinträchtigung der allgemeinen psychischen Gesundheit Werte zwischen den beiden Extremtypen (funktionaler und dysfunktionaler Typ) und zu 43.5 % eine Persönlichkeitsstörung auf. Sie zeichneten sich aus durch eine relativ geringe motivationale Zielerreichung, hohe soziale Unterstützung, hohe emotionale Kompetenz, in gleichem Ausmaß problemorientierte, emotionsorientierte und vermeidende Bewältigungsstrategien und wenige interpersonelle Probleme. Sie hatten einen ähnlichen, aber weniger günstigen Heilungsverlauf wie die funktionalen Patienten, zeigten aber einen Wiederanstieg der Symptomatik nach Austritt bei der Nachuntersuchung

Die „Altruisten" (39 %) unter den Patienten lagen bezüglich Depressivität, Burnout und Beeinträchtigung der allgemeinen psychischen Gesundheit zwischen den beiden Extremtypen, jedoch etwas näher bei den Werten der dysfunktionalen Patienten, und wiesen zu 37.8 % eine Persönlichkeitsstörung auf. Sie zeichneten sich durch eine geringe Zielerreichung, geringe soziale Unterstützung, relativ geringe emotionale Kompetenz, mehrheitlich emotionsorientierte Bewältigungsstrategien und kaum problemorientierte oder vermeidende Bewältigungsstrategien sowie relativ viele interpersonelle Probleme aus. Sie hatten einen ähnlichen, aber weniger ungünstigen Heilungsverlauf wie die dysfunktionalen Patienten.

Diese Befunde legen nahe, dass besonders diejenigen Personen eine besondere, intensive und allenfalls längere Therapie benötigen, die ein Burnout aufweisen und zusätzlich eine Persönlichkeitsstörung, geringe motivationale Zielerreichung, Defizite in der emotionalen Kompetenz, vorwiegend emotionsorientiertes Coping und dysfunktionales interpersonelles Verhalten.

Eine detaillierte Analyse der Rolle von emotionaler Kompetenz in der gleichen Patientenpopulation konnte nachweisen, dass eine Verbesserung der emotionalen Kompetenz während der Behandlung ein wesentlicher Prädiktor für einen günstigen Gesamtverlauf darstellt (Pallich, Blättler, Gomez Penedod, große Holtforth & Hochstrasser, 2020). Emotionale Kompetenz könnte ein Schlüsselfaktor für die erfolgreiche Therapie von Burnout-Betroffenen, vor allem bei Vorliegen dysfunktionaler Einstellungen und Verhaltensweisen darstellen.

Schwarzkopf, Conrad, Straus, Porschke und von Känel (2016a) evaluierten 723 Personen, die mit einer ICD-10-Diagnose und einem Z73.0-Code (Burnout-Syndrom/Erschöpfung) in einer stationären Einrichtung mit dem Behandlungsschwerpunkt arbeitsbezogene Störungen behandelt wurden, hinsichtlich des Therapieeffekts bei Eintritt und nach 6 Wochen Behandlung. Das Therapieprogramm war multimodal aufgebaut und umfasste Gesprächspsychotherapie, Psychoedukation, allfällige somatische Therapien, Bewegungstherapie sowie körperorientierte und kreative Therapieverfahren. 232 Personen aus dieser Patientenpopulation wurden im Mittel 15 Monate nach Austritt nachuntersucht. Burnout wurde mittels des

MBI-GS bei Eintritt und zum Katamnesezeitpunkt erhoben. Die allgemeine Systembelastung wurde bei Eintritt, Austritt und zum Katamnesezeitpunkt mittels des BSI (Brief Symptom Inventory) (Franke, 2000) erfasst. Es zeigte sich eine signifikante Reduktion der Symptombelastung zwischen Ein- und Austritt ($p < 0.001$), jedoch nahm die Symptombelastung zwischen Austritt und Katamnesezeitpunkt wieder zu. Trotzdem ergab sich in der Analyse der Veränderung der Symptombelastung zwischen Eintritt und Katamnesezeitpunkt eine signifikante Gesamtreduktion ($p < 0.001$). Ebenfalls konnte eine signifikante Reduktion des Burnout-Gesamtwerts ($p < 0.001$) und der Burnout-Dimensionen emotionale Erschöpfung ($p < 0.001$), Depersonalisierung ($p < 0.001$) und reduzierte Leistungseinschätzung ($p < 0.001$) zwischen Eintritt und Katamnesezeitpunkt beobachtet werden. 71 % der Probanden waren zum Katamnesezeitpunkt beruflich wieder reintegriert.

Eine Studie zu einer 6-wöchigen stationären Behandlung von Burnout-Betroffenen, die auch die Kriterien einer Depression erfüllten, umfasste Einzel- und Gruppenpsychotherapie, Bewegungs- und Entspannungsverfahren sowie ressourcenaktivierende Musik- und Kunsttherapie und teilweise auch eine psychopharmakologische Behandlung (Orosz et al., 2020). Es zeigte sich eine signifikante Symptomverbesserung und eine Erhöhung des BDNF (brain-derived neurotrophic factor) als Maß der Neuroplastizität.

8.4 Studien zur Rehabilitation und Reintegration beim Burnout

Die Reintegration in den Arbeitskontext bei psychischen Erkrankungen erfolgt in einem stufenweisen Prozess: Die Person erhält im ersten Schritt ein begleitetes Belastbarkeitstraining in einem geschützten Arbeitsmarkt, im zweiten Schritt ein Job-Coaching im ersten Arbeitsmarkt. Beide Formen der Reintegration werden durch die Sozialversicherungen unterstützt. Dabei wird die Reintegration nicht als Ziel, sondern als Mittel für die Rehabilitation betrachtet. Diese Form der Reintegration wird „Individual Placement and Support“ (IPS) genannt, bedingt allerdings eine psychiatrische oder psychotherapeutische Behandlung der Person. Burns et al. (2007) wiesen bei Personen mit einer schweren psychischen Erkrankung nach, dass diejenigen, die mittels IPS betreut wurden, im Vergleich zu solchen, die ein Arbeitstraining in einer beschützten Werkstatt absolvierten, eine höhere Erfolgsrate hatten. Wie Lauber und Kawohl (2013) ausführen, wird das IPS-Modell in der klinischen Praxis auch zur Aufrechterhaltung des Arbeitsplatzes gewinnbringend eingesetzt. Ein zusätzliches kognitives Training scheint einen weiteren positiven Effekt auf die Arbeitsplatzerhaltung zu haben (McGurk, Mueser, Fledman, Wolfe & Pascaris, 2007). Studien zu IPS bei Menschen, die an Burnout oder Erschöpfungsdepression litten, wurden bis dato nicht durchgeführt. Allerdings konnte ein positiver Effekt von IPS in der Reintegration von weiblichen Patientinnen mit einer posttraumatischen Belastungsstörung nachgewiesen werden (Lauber & Kawohl, 2013). Dies legt die Schlussfolgerung nahe, dass ein IPS-Ansatz auch bei stressassoziierten Störungen wie Burnout eine günstige Herangehensweise zur Unterstützung der Rehabilitation und Reintegration darstellt.

Eine Studie untersuchte jedoch spezifisch Menschen, die in Folge eines Burnouts arbeitsunfähig geworden waren: In einer Langzeitstudie von 3 Jahren evaluierten Stenlund et al. (2009) und Stenlund, Nordin und Järvholm (2012) 107 Patienten, die randomisiert entweder eine kognitiv-behavioral aufgebaute Rehabilitationstherapie kombiniert mit Qigong-Übungen (Programm A) oder ausschließlich Qigong-Übungen (Programm B) während 1 Jahr absolviert hatten. Patienten des Programms A gaben beim Follow-up nach 3 Jahren signifikant niedrigere Burnout-Werte ($p = 0.035$) und einen geringeren Gebrauch von Antidepressiva ($p = 0.002$) an, waren signifikant häufiger von Burnout geheilt ($p = 0.02$) und benutzten häufiger kognitive Lösungsstrategien ($p < 0.001$) als solche des Programms B. Hinsichtlich der Arbeitsfähigkeit unterschieden sich die beiden Gruppen jedoch nicht. Die Forschungsgruppe folgert, dass viele Betroffene, die wegen Burnout krankheitsabwesend sind, eine längere Zeit benötigen, bis sie kognitive Bewältigungsstrategien einsetzen und ihr Verhalten konstruktiv ändern können.

9 Therapie des Burnouts und der Erschöpfungsdepression

Die Therapie von Burnout muss multimodal erfolgen, da diese Störung vielschichtig und durch unterschiedliche Faktoren bedingt ist sowie Symptome in mehreren Bereichen aufweist – psychisch, körperlich und vegetativ, kognitiv und im Verhalten (Hochstrasser et al., 2008, 2016a, 2016b).

9.1 Beziehungsgestaltung

Für jede psychiatrische, psychologische oder medizinische Therapie ist die Qualität der Beziehung einer der wichtigsten Erfolgsfaktoren. Die Person muss sich öffnen können, einerseits um ausführlich und vertieft über ihre Befindlichkeit, seine Sorgen, Zweifel und Nöte zu berichten, und andererseits um sich einzulassen auf die Therapievorschläge des Behandelnden. Diese Öffnung ist nur möglich, wenn sie sich vollumfänglich respektiert und verstanden fühlt. Gerade Menschen mit psychischen Problemen, und vornehmlich solche mit einer Burnout-Problematik, schämen sich für ihre Schwächen, haben häufig Schuldgefühle und sind sehr verunsichert, wenn sie sich nicht stark und kompetent fühlen. Die Therapeutin sollte dem Patienten authentisch und empathisch begegnen. Eine distanzierte, abstinente therapeutische Haltung wirkt sich eher hemmend auf den Patienten aus, sodass eine selektive Selbstoffenbarung durchaus angebracht ist, immer vorausgesetzt, dass der Behandelnde eine fundierte Professionalität aufweist. Der Behandler kann so auch als Beispiel dienen, wie eine ausgeglichene Lebensführung gelingen kann. Eine positive, gelassene und humorvolle Grundhaltung des Therapeuten sind weitere unterstützende Eigenschaften. Daneben sind eine vorurteilslose Akzeptanz des Patienten in allen seinen Schattierungen, eine liebevolle Achtsamkeit und ein offenes Ohr die Grundbausteine für eine positive Beziehung zwischen Therapeut und Patient.

Wie Taube (2016) betont, hat sich in den letzten Jahren die Arzt-Patient-Beziehung zunehmend geändert – von einer Ungleichgewichtsbeziehung, bei der die Ärztin Instruktionen gibt und der Patient diese befolgt, zu einer Beziehung auf Augenhöhe, bei der eine gemeinsame Entscheidungsfindung angestrebt wird. So hat sich auch die Bedeutung des Begriffs „Compliance" gewandelt: von der Bereitschaft des Patienten, die Empfehlungen des Behandlers zu befolgen, hin zu einem kommunikativen Prozess mit einer gemeinsamen Entscheidungsfindung.

Wie Taube ausführt, haben sich neu die Begriffe „Adherence" (Adhärenz) und „Concordance" (Konkordanz) etabliert. Adherence bedeutet das Ausmaß, in dem sich die Patientin an die Behandlungsempfehlungen hält, die sie in einem gemeinsamen Entscheidungsprozess mit dem Arzt akzeptiert hat. Dieses Modell entspricht eher einem Konsumentenmodell und beinhaltet einen Entscheidungsprozess aufgrund von Informationen, die der Arzt der Patientin vermittelt. Die Struktur in der Beziehung zwischen Arzt und Therapeut entspricht dabei eher einem affektneutralen Informationsaustausch.

Das Concordance-Modell geht weiter, indem es einen größtmöglichen therapeutischen Erfolg der Interaktion zwischen Ärztin und Patientin anstrebt. Es geht dabei um eine Interaktion und einen Kommunikationsprozess, der nicht nur eine gemeinsame Entscheidungsfindung bezüglich der Therapiestrategien, sondern eine gemeinsame Vereinbarung bezüglich der therapeutischen Maßnahmen als eine *geteilte Verantwortung* von beiden anstrebt. In dieser Form der Beziehungsbildung erfragt der Behandler genau die aktuellen Bedürfnisse des Patienten, sowie die Umstände, in denen er sich aktuell befindet und die für die therapeutischen Maßnahmen entscheidend sind oder die die Umsetzung der therapeutischen Maßnahmen eher behindern könnten. Er gibt dem Patienten Empfehlungen und eine umfassende Information über mögliche therapeutische Maßnahmen und erörtert mit ihm, was die Umsetzung dieser für ihn emotional und faktisch bedeuten. Faktoren, die diese Interaktion beeinflussen, sind die Werte und Einstellungen des Patienten und diejenigen des Behandlers, die wissenschaftliche Evidenz der therapeutischen Maßnahmen, die Kenntnisse und Erfahrung des Behandlers, die Art, wie der Behandler Informationen und Empfehlungen gibt, die Natur der Empfehlungen, das vorliegende Krankheitsbild sowie individuelle Patientenfaktoren.

Es ist, wie Taube ausdrückt, ein „intersubjektiver Austausch", wie er für die Psychoanalyse postuliert wird. Wie bei dieser nimmt die Behandlerin eine Beobachtungsposition in dem gemeinsamen Kontext ein, mit der Bemühung, den Patienten aus dessen Perspektive zu verstehen (Empathie) und im Rahmen einer gleichzeitigen Introspektion die eigene Position und Gefühle vis-à-vis dem Patienten sowie die eigenen Erfahrungen zu reflektieren und daraus Schlüsse zu ziehen, die diagnostisch, interaktionell und therapeutisch relevant sind. Was sich allerdings beim Interaktionsprozess der Concordance von der klassischen Psychoanalyse unterscheidet, ist, dass die Behandlerin nicht eine abstinente Beobachterin bleibt, sondern empathisch mit dem Patienten mitschwingt. Dabei kann sie ihre eigenen Erfahrungen, wo angebracht, auch einbringen. Der Begriff Intersubjektivität meint nach Taube, dass die beiden Teilnehmenden dieser Interaktion sich gegenseitig in ihrem Denken, Fühlen und Handeln, bewusst oder unbewusst, beeinflussen. Daraus kann eine echte gemeinsame und gemeinsam verantwortete Behandlungsstrategie und -entscheidung erfolgen.

Trotzdem ist bei der Behandlung eines Menschen mit einem Burnout, meist oder zumindest anfänglich, eine aktive Führung des Patienten nötig. Ein ausschließlich analysierendes psychotherapeutisches Vorgehen wird dem Betroffenen nicht gerecht, denn er kann meist in vielen Belangen nicht mehr funktionieren und ist mit seinem Zustand überfordert. Die Therapie beinhaltet daher Elemente eines Coachings und kann mitunter recht direktiv, wenn auch empfehlend sein. Es ist allerdings ratsam, dass der Behandler immer aktiv deklariert, wann er eher in einem Coaching-Modus handelt, eher in einem medizinischen/psychiatrischen oder einem psychotherapeutischen Modus. Das hilft sowohl dem Patienten als auch dem Behandler, sich im Klaren zu sein, welche Interaktionsmodi und Empfehlungselemente gerade angewendet werden.

9.2 Evaluation und Informationserfassung

Jede Person hat ihre eigene Art und Weise, zu erzählen, seine Nöte und Anliegen zu präsentieren, sich selbst darzustellen und Schwerpunkte zu setzen. Es ist daher ratsam, vorerst die Patientin spontan erzählen zu lassen. Dabei sollte das Augenmerk auf die zu erfassenden Themen, aber auch auf die Art und Weise des Sprechens, der körperlichen Haltung und Mimik sowie das Verhalten und die Stimmung der Patientin gerichtet sein. Nach dem spontanen Bericht der Patientin folgt dann die systematische Befragung. Die Evaluation des Patienten dient den folgenden Zielen:

- Genaue Erfassung der Symptomatik
- Erfassung des detaillierten Narrativs des Patienten bezüglich der Entwicklung der Problematik
- Erfassung der Attribution des Patienten von Auslösern und Faktoren, die die Problementwicklung begünstigten
- Erfassung der hauptsächlichen Belastungsfaktoren
- Erfassung von Bewältigungsstrategien, Ressourcen, Interessen und sozialer Unterstützung
- Erfassung der aktuellen psychosozialen Situation (Beruf, Aufgaben und Position bei der Arbeit), Arbeitsumgebung (Selbstständigkeit, Arbeitgeber, Klima am Arbeitsplatz, wichtige Personen am Arbeitsplatz), Partnerschaft, Familie, wichtige persönliche Beziehungen, Sozialstatus, Ausbildung
- Erfassung der psychiatrischen, medizinischen, sozialen und familiären Anamnese
- Erfassung der bisherigen Behandlungen, hilfreiche und weniger hilfreiche Interventionen
- Differenzialdiagnose hinsichtlich psychiatrischer und medizinischer Erkrankungen

Es zeigt sich in der klinischen Beobachtung, dass es, grob gesagt, zwei Formen von Burnout-Entwicklungen gibt: die langsame Entwicklung mit zunehmendem Schweregrad und die subjektiv plötzliche Entwicklung mit einem unerwarteten Zusammenbruch.

Langsame Entwicklung. Die Mehrzahl der Patienten weist eine langsame Entwicklung auf. Diese Entwicklung entspricht im Wesentlichen dem Prozessmodell der Burnout-Entwicklung von Burisch (s. Kap. 2.2). Sie leiden schon längere Zeit, oftmals Jahre, an zunehmender Erschöpfung und zunehmender Unfähigkeit, sich hinlänglich zu erholen, leiden an Schlafstörungen oder haben in den meisten Nächten allenfalls noch die Fähigkeit, zu schlafen, aber ohne sich zu erholen. Sie beobachten eine zunehmende Nervosität, fühlen sich ständig angespannt, leicht irritiert oder verärgert, weisen erhöhte Reizsensibilität und Infektanfälligkeit sowie zunehmend vegetative Beschwerden auf. Ihre Konzentration und Leistungsfähigkeit nehmen ab. Trotz dieser Symptome fühlen sie sich verpflichtet, die meist sehr hohe Arbeitslast weiter zu stemmen, machen möglicherweise Ferien, während denen sie sich knapp und vor allem nicht nachhaltig erholen. Manche Betroffene berichten, in der Vergangenheit ein „Burnout" gehabt zu haben, jedoch nach kurzer Auszeit ohne wesentliche Behandlung wieder wie bisher in den Arbeitsalltag zurückgekehrt zu sein. Diese Befindlichkeit halten viele über lange Zeitspannen durch, getrieben von wahrgenommenen unausweichlichen Verpflichtungen und unbedingt zu verfolgenden Zielen. Sie imponieren oft durch sozialen Rückzug, erleben Dissonanzen im Privatleben oder zunehmende Schwierigkeiten am Arbeitsplatz. Dies kann dazu führen, dass sie Hilfe suchen. In manchen Fällen allerdings entwickelt sich ein so ausgeprägter Schweregrad, oftmals mit einer Depression, dass eine Hilfesuche unausweichlich wird.

Fallbeispiel Frau F.

Die 47-jährige Frau F. ist Floristin mit eigenem Blumengeschäft, ihre Ehe ist nach 9 Jahren, als der ältere Sohn 8 und der jüngere Sohn 4 Jahre waren, geschieden. Seither zieht sie die Kinder als alleinerziehende Mutter ohne wesentliche finanzielle Unterstützung oder Mithilfe in der Kinderbetreuung durch den Kindsvater auf und führt ihr Blumengeschäft mit viel Leidenschaft und Erfolg weiter. Nach etwa 5 Jahren macht sich eine Erschöpfung bemerkbar, ebenso vegetative Symptome wie Verdauungsbeschwerden und Schweißausbrüche, zunehmende Erkältungsneigung und Schlafstörungen sowie eine Unfähigkeit, sich zu erholen. Die Erschöpfung wird immer ausgeprägter, jedoch sieht die Patientin keine Möglichkeit, ihre Aufgaben nicht weiter wahrzunehmen. Sie sucht therapeutisch Hilfe, als sie nicht mehr in der Lage ist, ihre Arbeit als Floristin zu erledigen, und ihr Geschäft daher schließen muss. Ihr älterer Sohn ist nun 18 Jahre und ist in der Lage, seinen jüngeren Bruder, soweit nötig, zu betreuen. Das entlastet die Patientin und gibt ihr sozusagen die Erlaubnis, nun auf sich selbst zu schauen. Sie weist eine deutliche Depression, eine tiefe Erschöpfung, eine äußerst geringe Belastbarkeit, Konzentrations- und Gedächtnisstörungen und eine kaum therapierbare Schlafstörung auf.

Subjektiv plötzliche Entwicklung. Manche Patienten, meist im jüngeren Erwachsenenalter, beschreiben eine Phase intensivster Arbeitstätigkeit, die sie mit viel Begeisterung und Ehrgeiz, jedoch großem zeitlichen und persönlichen Einsatz neben einem aktiven Privatleben über mehrere Jahre aufrechterhielten. Sie beklagen keine gesundheitlichen Störungen, sind aber stets auf Trab und angespannt. Relativ unvermittelt erleiden sie einen Zusammenbruch, bei dem sie plötzlich nicht mehr funktionstüchtig und körperlich ausgelaugt sind, oftmals mit einem Weinkrampf und Ängsten verknüpft. Dieser Zusammenbruch kann auch kurz nach einer Phase der Erholung, z. B. nach den Ferien, bei Wiederaufnahme der Arbeit eintreten. Nach dem Zusammenbruch nehmen sich die Betroffenen als erschöpft, wenig belastbar, reizsensibel, emotional aufgewühlt und kognitiv beeinträchtigt wahr. Häufig findet sich auch eine Schlafstörung, nicht selten depressive Symptome.

Fallbeispiel Frau K.

Frau K. ist eine 28-jährige alleinstehende Frau, die nach Abschluss einer kaufmännischen Ausbildung mit 24 Jahren die Geschäftsleitung eines prosperierenden Familienunternehmens übernommen hat. Sie identifiziert sich stark mit dem Unternehmen und vollzieht eine strukturelle und personelle Umstrukturierung des Unternehmens, was zu einem größeren finanziellen Erfolg der Firma, jedoch vorübergehend auch zu interpersonellen Konflikten führt. Sie arbeitet in der Regel 12 Stunden am Tag, oft auch an den Wochenenden, hat eine Partnerschaft vor 2 Jahren beendet, pflegt aber rege freundschaftliche und familiäre Kontakte. Sie fühlt sich bestens, bis sie sich nach einem Wellness-Wochenende am Montag früh in ihrem Arbeitsbüro plötzlich völlig überfordert ist, nicht mehr in der Lage, ihre Gedanken zu ordnen, körperlich komplett erschöpft, kraftlos und desorientiert. Sie bleibt so etwa eine Stunde regungslos sitzen, bis ihre Sekretärin, die unangemeldet vorbeikommt, sie so findet und sie auffordert, sich Hilfe zu holen. Die Patientin ruft dann ihre Mutter an, bekommt am Telefon einen Weinanfall, kann nur noch sagen: „Ich kann nicht mehr!" Die Mutter holt sie zu sich nach Hause, wo die Patientin zirka 12 Stunden am Stück zusammengekauert schläft. Nach einer Woche, in der sie hauptsächlich schläft, begibt sie sich in eine professionelle Behandlung. Die Patientin weist eine sehr hohe Erschöpfung, ein massives Schlafbedürfnis, Konzentrations- und Gedächtnisstörungen, eine deutliche Reizsensibilität, eine reduzierte Belastbarkeit, besonders hinsichtlich kognitiver Aufgaben oder sozialer Kontakte, häufige Übelkeit (was sie von sich bei großen Belastungen kennt, aber nie wesentlich beachtet hat), häufige Kopfschmerzen und mittelgradige depressive Symptome auf.

Symptombereiche. Diese Beispiele illustrieren, wie sich die Entwicklung eines Burnouts präsentieren kann. Jedoch gibt es stets eine je individuelle Krankheitsentwicklung sowie ein je individuelles Symptommuster, das sich allerdings, wie unter Kapitel 2.1 dargestellt, in verschiedene Symptombereiche einteilen lässt.

Die Befragung beginnt mit einer offenen Frage, um die persönliche Erfahrung des Patienten so umfassend wie möglich zu eruieren. Als einleitende Fragen eignen sich:

- „Erzählen Sie mir, wann Sie begonnen haben, sich nicht mehr wohlzufühlen?"
- „Was haben Sie damals genau erlebt und gefühlt?"
- „Wie hat sich das weiterentwickelt?"
- „Was haben Sie dann gemacht?"

Wir empfehlen, nach der spontanen Berichterstattung als erstes die genaue Symptomatik zu erfragen. Die Befragung orientiert sich an den möglichen Symptomclustern eines Burnouts.

Symptomcluster eines Burnouts

Psychische Symptome

- Emotionale Erschöpfung
- Reizbarkeit
- Aggressivität
- Ängste
- Panik
- Niedergestimmtheit
- Motivationsverlust

Kognitive Symptome

- Störung von Aufmerksamkeit
- Konzentration und Gedächtnis
- Entscheidungsschwierigkeit
- Reduzierte geistige Flexibilität

Verhaltensänderungen

- Erhöhte oder verminderte Aktivität
- Sozialer Rückzug
- Suchtverhalten
- Leistungsminderung
- Unfalltendenz
- Reduzierte Belastbarkeit

Körperliche Symptome

- Müdigkeit
- Reduzierte Erholungsfähigkeit
- Schlafstörung
- Vegetative Beschwerden
- Infektanfälligkeit

Einsatz von Fragebogen. Zur Unterstützung der Diagnose eines Burnouts ist es ratsam, einen Burnout-Fragebogen einzusetzen (s. **Tab. 9-1**). Dazu eigenen sich unseres Erachtens das Maslach Burnout Inventory (MBI), weil es das bisher am meisten verwendete Erfassungsinstrument ist und sich die neue Formulierung der WHO in der ICD-11 zu Burnout als eine qualifizierende Diagnose einer arbeitsbezogenen Störung (ICD-11: Kapitel 24, QD 85) stark auf die Definition von Maslach und Jackson stützt.

Bei der Interpretation des MBI müssen jedoch die einzelnen Dimensionen „emotionale Erschöpfung", „Depersonalisierung/Demotivierung" und „reduzierte persönliche Leistungseinschätzung" gesondert betrachtet und mit dem Patienten diskutiert werden. Die Dimension emotionale Erschöpfung ist dabei der valideste Indikator eines Burnouts und wird von verschiedenen Autorinnen als die Dimension betrachtet, die als erstes in dem Prozess auftritt. Die anderen Dimensionen werden eher als eine Folge der Erschöpfung gesehen, sind aber auch stark individuellen Einstellungen unterworfen. So halten sehr altruistische Menschen oft auch bei sehr ausgeprägter Erschöpfung ihre Motivation für andere aufrecht, oder sehr mit ihrer Arbeit identifizierte Menschen ihre Motivation für ihre Arbeit. Manche Autoren messen der Dimension „reduzierte persönliche Leistungseinschätzung" eine geringere Bedeutung bei, ein Burnout auszudrücken, und sehen sie eher als eine Konsequenz des Burnouts. Dies hat unter anderem auch zur Entwicklung des Fragebogens OLBIE geführt. Depersonalisierung/Demotivierung, im OLBIE als Disengagement bezeichnet, scheint eine stabilere Burnout-Dimension zu sein.

In unserer klinischen Erfahrung ist die gemeinsame Lesung des MBI mit dem Patienten sehr informativ, weil dabei auch die Reaktionen auf die Erschöpfung mit dem Patienten besprochen werden können.

Der zweite Fragebogen, den wir empfehlen, ist die Shirom-Melamed Burnout Measure (SMBM). Der Vorteil dieses Instruments ist neben seiner Validität die Tatsache, dass sich ein Burnout-Gesamtwert bilden lässt und die einzelnen Bereiche gut in ihrer Bedeutsamkeit besprochen werden können.

Tabelle 9-1: Fragebogen in der initialen Evaluation des Patienten, Hochstrasser et al., 2016b

Fragebogen	Messung von
Maslach Burnout Inventory (MBI) Selbstbeurteilung	Burnout mit den Dimensionen: • Emotionale Erschöpfung • Depersonalisierung/Demotivation • Reduzierte persönliche Leistungseinschätzung
Shirom-Melamed Burnout Measure (SMBM) Selbstbeurteilung	Burnout mit den Bereichen: • Körperliche Mattigkeit • Kognitive Ermüdung • Emotionale Erschöpfung Burnout-Gesamtwert
Oldenburg Burnout-Inventar (OLBIE) Selbstbeurteilung	Burnout mit den Bereichen: • Erschöpfung • Disengagement Burnout-Gesamtwert
Beck-Depressions-Inventar (BDI) Selbstbeurteilung	Depressivität als Gesamtwert (über 18 Punkte indikativ für eine Depression)
Montgomery-Asberg Depression Rating Scale (MADRS) Fremdbeurteilung	Depression
Epworth Sleepiness Scale (EPSS) Selbstbeurteilung	Tagesschläfrigkeit

Ebenfalls kann der OLBIE eingesetzt werden, der den Vorteil hat, neben den Subskalen einen Gesamtwert aufzuweisen und als Gegenpol Engagement zu messen. Dies ist besonders bei Personen im Arbeitsprozess und bei arbeitspsychologischen Fragestellungen wichtig.

Zudem ist es sinnvoll, auch einen Selbstbeurteilungsfragebogen der Depressivität wie das Beck-Depressions-Inventar (BDI) einzusetzen. Da die Depression eine so häufige Folge eines schweren Burnouts ist, ist ihre frühe Identifikation wichtig. Des Weiteren ist die Fremdbeurteilung der Depression mittels der Hamilton Depression Rating Scale 17-Item (HAMD-17) oder der Montgomery-Asberg Depression Scale (MADRS) (Montgomery & Asberg, 1979) ratsam.

Ein weiterer Fragebogen, der eine relevante Information abfragt, ist ein Fragebogen zur Tagesschläfrigkeit, die Epworth Sleepiness Scale (ESS; Bloch, Schoch, Zhang & Russi, 1999). Damit lassen sich nicht nur Rückschlüsse auf die Müdigkeit und Erholungsfähigkeit des Patienten schließen, sondern sie gibt auch einen Hinweis auf eine allfällige primäre Schlafstörung (s. Kap. 6).

Der nächste Themenbereich der Befragung ist die Erfassung möglicher relevanter psychiatrischer Differenzialdiagnose (s. **Tab. 9-2**). Es ist durchaus möglich, dass eine psychiatrische Störung gleichzeitig mit einem Burnout vorliegt, das ist vor allem für die Depression der Fall. Die wichtigsten psychiatrischen Differenzialdiagnosen, ihre hauptsächlichen Merkmale und Evaluationsinstrumente, die zur klinischen Diagnostik herangezogen werden können, sind untenstehend nochmals zusammengefasst. Die differenzierte Darstellung der Charakteristika der einzelnen Störungen und Hinweise zur Unterscheidung der jeweiligen Störung von Burnout finden sich im Kapitel 5.

Tabelle 9-2: Die wichtigsten psychiatrischen Differenzialdiagnosen beim Burnout, Hochstrasser et al., 2016b

Psychische Störung	Zu beachtenden Merkmale	Evaluationsinstrumente
Depressive Störungen	Depressive Stimmung, Interesselosigkeit, Freudverlust, Früherwachen, kognitive Störungen, psychomotorische Veränderungen, Suizidalität	• BDI Selbsteinschätzung [1] • HAMD-17 Fremdevaluation [2] • MADRS Fremdevaluation [3]
Bipolare Störung	Kann sich als Depression mit Manie/Hypomanie in der Anamnese oder als Manie/Hypomanie manifestieren	• HCl-32 Fremdevaluation [4]
Angststörungen	Generalisierte Ängste, klassische Panikattacken, antizipatorische Ängste, Phobien	• HAMA Fremdevaluation [5] • STAI Selbsteinschätzung [6]
Anpassungsstörung	Kurze oder länger andauernde Veränderungen in Stimmung und Verhalten in Folge von Ereignissen, die nicht für eine andere Störung qualifizieren	• Kriterien ICD-10
Zwangsstörung	Sich aufdrängende, beeinträchtigende Zwangsgedanken und Zwangshandlungen (Rituale), die vor der Stressbelastung vorlagen	• YBOC Fremdevaluation [7]
Substanzenmissbrauch (Alkohol, Sedativa, Stimulanzien)	Lang andauernde, nicht unterbrechbare Einnahme, allfällige Entzugserscheinungen	• Kriterien ICD-10
Aufmerksamkeits-Defizit-Syndrom, Aufmerksamkeits-Defizit-Hyperaktivitäts-Syndrom (bei Erwachsenen)	Konzentrationsstörungen, Ablenkbarkeit, Nervosität, Hyperaktivität, Stimmungsschwankungen, mit anamnestischem Beginn in der Kindheit	• CAARS-Skalen Fremdevaluation [8] • HASIE-Skalen • Selbsteinschätzung [9]
Posttraumatische Belastungsstörung	Nachhallerinnerungen, Hypervigilanz, ständige Ängstlichkeit, allenfalls emotionales Numbing	• Kriterien ICD-10
Neurasthenie	Chronische Erschöpfung und geringe Belastbarkeit bei geringfügigen Belastungen	• Kriterien ICD-10
Chronic Fatigue Syndrome/Myalgische Enzephalomyelitis (CFS/ME)	Chronische Erschöpfung, massive Erschöpfung (Postexertional Malaise) nach Anstrengung mit Begleitsymptomen (Schmerzen, kognitive Störungen, vegetative Reaktionen)	• Kanadische Kriterien für die Diagnose CFS/ME [10]
Persönlichkeitsakzentuierungen oder Persönlichkeitsstörungen	Relativ starre Kognitionen, Verhaltens- und Reaktionsmuster vor allem mit zwanghafter, ängstlich-unsicherer, abhängiger oder narzisstischer Prägung	• Kriterien nach ICD-10 oder DSM-V

[1] Beck-Depressions-Inventar nach Beck; [2] Hamilton Depression Scale nach Hamilton; [3] Montgomery-Asberg Depression Scale nach Montgomery; [4] Hypomania Checklist 32 nach Angst; [5] Hamilton Anxiety Scale nach Hamilton; [6] Spielberger Anxiety Inventory nach Spielberger; [7] Yale-Brown-Obsessive-Compulsive-Scale nach Hard und Büttner-Westphal; [8] CAARS-Skalen nach Christiansen et al.; [9] Homburger Kriterien nach Rösler et al.; [10] Kanadische Kriterien für CFS/ME nach Carruthers

Fragen zur Unterscheidung von Burnout und Depression. Da einerseits typische Schlafstörungen, d. h. das Früherwachen, unter anderem ein wichtiges Kriterium zur Differenzierung eines Burnouts von einer Depression (s. Kap. 5.1) darstellt, der Schlaf aber zudem ein zentraler Aspekt für die Erholungsfähigkeit und damit für eine Burnout-Behandlung ist, ist es unseres Erachtens äußerst wichtig, eine gute Schlafanamnese zu erheben.

Das typische Muster einer Schlafstörung bei einer depressiven Episode besteht aus Einschlafstörungen, teilweise Durchschlafstörungen, traumreichem Schlaf und vor allem Früherwachen, ohne wieder einschlafen zu können. Schlafstörungen bei Stressbelastung imponieren mit Einschlafstörungen und gedanklich nicht abschalten zu können, oder mit Durchschlafstörungen, teilweise mit angstvollem, schweißgebadetem Erwachen, jedoch meist mit der Möglichkeit, wieder einzuschlafen. Meist fühlen sich die Betroffenen am Morgen nicht ausgeruht. Mögliche Fragen zu Schlaf sind:

- Wie schlafen Sie?
- Wie lange brauchen Sie, um einzuschlafen?
- Können Sie die ganze Nacht durchschlafen?
- Wenn Sie erwachen, wie lange sind Sie jeweils wach?
- Schlafen Sie dann jeweils wieder ein?
- Erwachen Sie früh am Morgen?
- Können Sie dann wieder einschlafen?
- Wann würden Sie normalerweise aufstehen?
- Wann erwachen Sie nun jeweils?
- Können Sie dann wieder einschlafen?
- Träumen Sie viel?
- Fühlen Sie sich am Morgen ausgeruht?
- Wie viele Stunden Schlaf haben Sie im Allgemeinen?
- An wie vielen Nächten pro Woche haben Sie Schlafstörungen?
- Wie lange dauert dies schon?

Eine detaillierte Befragung der Freud- und Interessefähigkeit ist ebenfalls hilfreich in der Unterscheidung zwischen Burnout und Depression. Während eine depressive Person ihre Freudfähigkeit und ihre Interessen verloren hat, ist ein Mensch mit einem Burnout durchaus noch freudfähig und hat viele Interessen, denen er aber nicht nachgehen kann, weil er zu erschöpft und ausgelaugt ist. Mögliche Fragen zu Freudfähigkeit und Interessen sind:

- Welche Dinge interessieren Sie?
- Haben Sie noch gleich viel Interesse daran wie üblicherweise?
- Können Sie Ihren Interessen nachgehen?
- Können Sie sich freuen?
- An was können Sie sich erfreuen?
- Wann haben Sie das letzte Mal so richtig aus vollem Herzen gelacht?

Weitere Anamnese. Nun schließen sich der Befragung die psychiatrische Anamnese, Sozialanamnese, Familienanamnese und somatische Anamnese an. Hier geht es in erster Linie um einen Überblick, der vorwiegend einer diagnostischen Beurteilung dient. Im weiteren Verlauf der Konsultationen wird insbesondere die Sozialanamnese vertieft mit der Erfassung der persönlichen Entwicklungs- und Ausbildungsgeschichte und der Erfassung wichtiger Bezugspersonen.

In Sinne der Diagnostik muss hier auch die Auseinandersetzung mit einer allfälligen somatisch-medizinischen Differenzialdiagnose erfolgen. Dazu sei auf Kapitel 6 verwiesen. Allenfalls bedingt dies eine Überweisung an eine Ärztin oder einen medizinischen Spezialisten, das Einholen von Informationen und Akten von medizinischen Abklärungen oder die Einleitung von notwendigen Untersuchungen oder Laboranalysen und kann daher umfassend erst im Verlauf der Behandlung abschließend erfolgen.

9.3 Beurteilung, Psychoedukation und Entwicklung eines Erklärungsmodells

Es ist sinnvoll, den Patienten zu fragen, ob er eine Erklärung für sein Leiden hat und eine Vorstellung, was seine Erkrankung sei. Oftmals kann er recht gut benennen, dass er eine stressbezogene Störung hat, oder nennt es gar ein Burnout, andere Male ist er sehr verunsichert oder hat gar Befürchtungen, an einer schweren medizinischen Krankheit zu leiden. In den meisten Fällen sucht er jedoch eine Antwort und Erklärung für seine Erkrankungen durch den Arzt.

In der Information des Patienten über die diagnostischen Schlussfolgerungen ist es sehr wertvoll, nicht nur auf die klinische Evaluation, sondern auch auf die Hinweise aus den angewandten Fragebogen zurückzugreifen. Damit kann dem Patienten klar aufgezeigt werden, welche Schlüsse sich ziehen lassen aus diesen Fragebogen, die er ja eben selbst ausgefüllt hat, und diese mit ihm besprechen. Nun lässt sich mit dem Patienten zusammen ein Erklärungsmodell seiner Erkrankung entwickeln. Dabei ist es relevant, der Störung einen Namen zu geben, denn das ist für die betroffene Person meist sehr entlastend.

Es handelt sich also um eine stressbedingte Störung. Stress, wenn auch ein alltägliches Phänomen, kann bei langer Dauer und Intensität den Organismus auf vielfältige Weise belasten oder gar schädigen. Diese Schädigungen führen zu beobachtbaren und definierbaren gesundheitlichen Störungen, die sich als Burnout oder als Erschöpfungsdepression manifestieren.

Hier kann eine Psychoedukation über das Wesen und die biologischen Mechanismen von Stress, und welche Prozesse zu Schädigungen im Organismus führen, erfolgen. Mit dem Patienten zusammen kann versucht werden, die persönlich wahrgenommenen Symptome diesen Mechanismen und Prozessen zuzuordnen.

Danach folgt eine Diskussion, wo die hauptsächlichen Stressoren liegen und welche Faktoren aus Sicht des Patienten, und auch aus dem aktuellen Blickwinkel der Therapeutin, wohl ausschlaggebend waren für die Entwicklung der Erkrankung. Damit rundet sich das Erklärungsmodell ab, das sich zu diesem frühen Zeitpunkt der Behandlung aufgrund der aktuell vorhandenen Information ziehen lässt.

9.4 Motivationsklärung und Zieldefinition

Die Zieldefinition hängt vom Schweregrad des Burnouts oder der Erschöpfungsdepression, der Motivation des Patienten und den psychosozialen Umgebungsfaktoren der Patientin ab. Leichtere Störungsbilder können bei zumindest teilweiser Weiterführung der Arbeitstätigkeit ambulant behandelt werden, schwere Störungsbilder legen eine Unterbrechung der Arbeitstätigkeit durch eine Krankschreibung nahe, sehr schwere Störungsbilder, z. B. mit einer ausgeprägten Depression oder Suizidalität, sollten stationär behandelt werden.

Es muss mit dem Patienten geklärt werden, welche Symptome für ihn am belastendsten sind und wo er die erste therapeutische Hilfe benötigt. Zudem ist zu klären, welche Unterstützung er aus seinem persönlichen sozialen Umfeld schon bekommt oder bekommen könnte, welche Therapien er schon wahrnimmt und welche Faktoren eine Behandlung und die damit nötigen Maßnahmen allenfalls behindern könnten.

Mit Patienten, die sich nicht in der Lage sehen, eine belastende Arbeit zu reduzieren oder zur Erholung zu unterbrechen, müssen Optionen geprüft werden, wie doch eine Reduktion oder mittelfristig eine Auszeit realisierbar sind. Hier ist es unseres Erachtens wichtig, zu klären, ob der Patienten überhaupt willens ist, seine Stressbelastung zu reduzieren, und wenn er willens ist, er nur nicht sieht, wie er dies tun könnte. Wenn er seine Belastungen vermindern oder gar eine Auszeit für Erholung nehmen möchte, jedoch keine Möglichkeit sieht, dies zu tun, ist es wichtig, mit dem Patienten eine Entscheidung zu diskutieren – die Entscheidung nämlich, eine Bremsung des schnellen Tempos, mit dem er unterwegs ist, einzuleiten. Es lässt sich hier das Bild des schnellen Zuges verwenden, der einen langen Bremsweg hat; und um überhaupt bremsen zu können, die Bremsung früh genug beginnen muss. Mit dieser Entscheidung können dann die Maßnahmen, die zur Bremsung nötig sind, erörtert, miteinander evaluiert und fortlaufend angepasst werden.

Belastungen werden meist im beruflichen, aber teilweise auch im privaten Umfeld geortet. Oftmals liegen die Hauptbelastungen im beruflichen Umfeld; durch die Stressstörung wurde aber auch das private Umfeld belastet, oder durch die reduzierte Belastbarkeit und Reizsensibilität wird auch ein harmonisches privates Umfeld, etwa durch lebhafte Kinder, zu einem Belastungsfaktor.

Aufgrund der oben dargestellten Grundlagen können dann mit der Person konkrete Ziele und ein konkreter Behandlungsplan besprochen werden.

9.5 Erste Maßnahmen

9.5.1 Entlastung

Als erstes gilt es, den Patienten soweit wie möglich von den relevanten Belastungsfaktoren zu entlasten. Die einzelnen Belastungen müssen mit ihm durchgegangen und möglichen Ansätze zur Entlastung diskutiert werden. Was kann delegiert, was unterbrochen, was ganz abgegeben werden? Welche übergeordneten Maßnahmen sind nötig? Bei einer mittelschweren bis schweren Burnout-Symptomatik ist eine Krankschreibung meist unausweichlich und wirkt sehr entlastend. Kriterien für eine stationäre Behandlung sind in folgendem Kasten dargestellt.

Kriterien für eine Klinikeinweisung

- Ausgeprägter Schweregrad des Burnouts
- Ausgeprägte Erschöpfung bzw. neurasthenische Komponente
- Ausgeprägte Einschränkung der Funktionstüchtigkeit
- Vorliegen einer Depression oder einer anderen psychischen Erkrankung
- Suizidalität
- Schwere Belastungsfaktoren im persönlichen Umfeld
- Unfähigkeit der Person, eine strukturierte Therapie im ambulanten Setting wahrzunehmen
- Ungenügender Behandlungserfolg der ambulanten Therapie

9.5.2 Tagesstrukturierung und Energiemonitoring

Wo immer die Behandlung stattfindet, ob ambulant oder stationär, gelten dieselben Prinzipien der Tages- und Aktivitätsplanung. Am günstigsten ist es, den Tag in drei Abschnitte (Morgen, Nachmittag, Abend) mit je zwei Phasen einzuteilen: eine Phase der Aktivität gefolgt von einer Phase der Ruhe und Entspannung. Die Aktivitäten sollten wenn möglich eher körperlicher Natur und kognitiv oder emotional nicht sehr anspruchsvoll sein und dem Patienten wenn möglich Freude bereiten. Die Ruhephasen sollten mit wenig äußerer Stimulation, vorzugsweise mit einer aktiven oder passiven Entspannung verknüpft sein und mindestens so lange dauern wie die vorgängige Aktivität. Wie lange eine Aktivität dauert, hängt von der Belastbarkeit des Betroffenen ab. So kann schon das Putzen des Kühlschranks an die Belastungsgrenze führen, oder es ist möglich, einen 45-minütigen Spaziergang gemächlich zu machen oder gar eine halbe Stunde zu lesen.

Damit der Patient seine Belastbarkeit kennenlernt und seine Aktivitäten einteilen und planen lernt, ist es sinnvoll, ihn im Monitoring seiner Energie, Stimmung und Anspannung in Abhängigkeit von seinen Aktivitäten anzuleiten. Dazu dient die **Abbildung 9-1**, die ein äußerst wirksames Hilfsmittel für den ganzen Verlauf der Behandlung und der Rehabilitation darstellt.

Dabei wird der Patient aufgefordert, auf einer Skala von 1 bis 10 jeweils mindestens einmal, vorzugsweise dreimal (morgens, mittags und abends), seine subjektive Einschätzung seiner Energie, seiner Stimmung und seiner Anspannung einzutragen, und parallel dazu untenstehend seine Aktivitäten zu notieren. Meist verlaufen Energie und Stimmung parallel, und es folgt auf eine Phase der Anspannung eine Reduktion der Energie. Zudem kann die Energie als höher wahrgenommen werden, wenn eine Anspannung besteht, da anzunehmen ist, dass zu dem Zeitpunkt eine adrenerge Aktivierung des vegetativen Nervensystems besteht und zu einer Aktivierung führt. Es lässt sich dann aus den einzelnen Messpunkten ein Diagramm erstellen, das ein gutes Abbild des Verlaufs ergibt. In der Literatur zum CFS/ME wird diese bei dieser Störung ebenfalls notwendige Beobachtung und Einteilung der Energien und Aktivitäten „Pacing" genannt.

Der Patient kann mit Beobachtung der Energiekurve und der zur gleichen Zeit oder davor vorgenommenen Aktivitäten erkennen, wann er sich offensichtlich überfordert hat, weil ein Energie- oder Stimmungseinbruch folgte, und welche Aktivitäten ihn eher über Gebühr fordern, weil seine Anspannung steigt.

Das Monitoring und die Einteilung der Energie sind ausschlaggebend für eine Erholung, eine Normalisierung der Stressachse und eine langsame nachhaltige Energiesteigerung.

Für viele Patienten ist es sehr schwierig und häufig sehr frustrierend, ihre Energie und ihre Aktivitäten gut einzuteilen. Sie überschätzen ihre Belastbarkeit, möchten mehr tun oder erreichen, und sind oft enttäuscht und niedergestimmt, dass nur wenig geht. Auch kann sie dies beängstigen und ihnen die Hoffnung rauben, je wieder aus dieser Situation herauszukommen und wieder „normal zu funktionieren". Es ist wichtig, mit dem Patienten seine Kurve immer wieder anzuschauen und sie mit ihm zu diskutieren. Damit wird es für ihn allmählich einfacher, die Zusammenhänge zu erkennen und sein Verhalten seiner Belastbarkeit anzupassen. Der Therapeut hat hier eine wichtige stützende Rolle, und der Modus der Interaktion zeigt eher den Charakter eines Coachings. Der Patient muss manchmal wiederholt ermahnt werden, auf sein Pacing zu achten, sich von größeren Belastungen zu entlasten und viel Entspannung zu pflegen. Er muss aber auch immer wieder ermuntert werden, dass er mit der Zeit, bei Beobachtung und Einhalten seiner Belastbarkeit, leistungsfähiger werden wird. Die wiederholte Erklärung der Gründe für diese reduzierte Belastbarkeit als Ausdruck der Stressbelastungsstörung mit Auslenkung der Stressachse ist oft notwendig, um dem Patienten durch dieses Verständnis von Selbstvorwürfen zu entlasten. Als Mnemonik kann man dies als die essenziellen

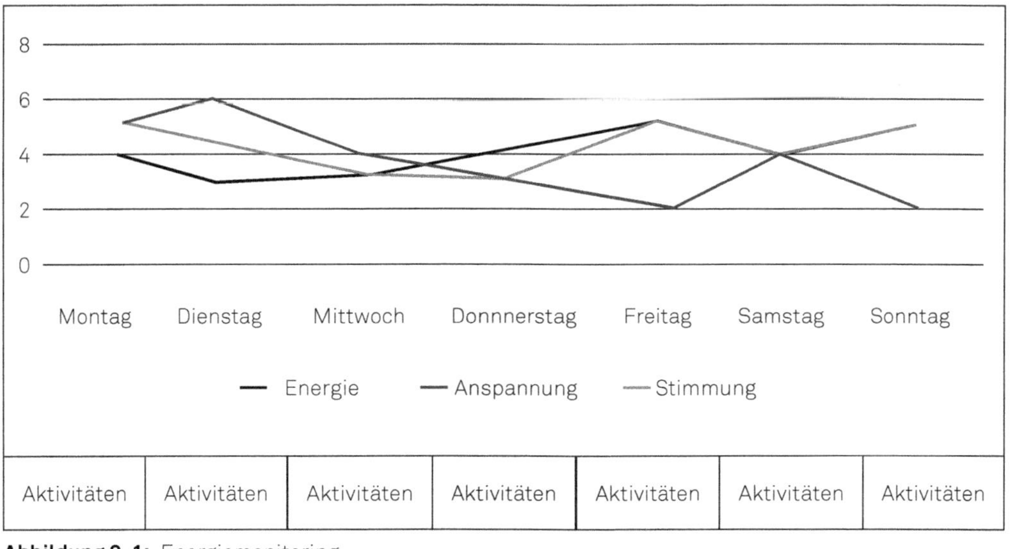

Abbildung 9-1: Energiemonitoring

„Fünf E" in der Patientenbetreuung der Anfangsphase bezeichnen:

„Fünf E" in der Patientenbetreuung
Erklären
Entlasten
Entspannen
Ermahnen
Ermutigen

Abbildung 9-2 zeigt die Kurve eines Patienten, Herrn S., die dieser uns zur Verfügung gestellt hat. Die Kurve entstand zu dem Zeitpunkt, als Herr S. nach einer längeren Krankschreibung wieder zu 30 % arbeitstätig wurde. Als Informatiker konnte er an 4 Tagen zu Hause arbeiten und war zu der Zeit in der Lage, 90 Minuten am Stück am Computer tätig zu sein. Er nahm eine Arbeitssequenz am Morgen und eine am Nachmittag wahr, dazwischen machte er eine längere Pause von 3 Stunden. Einmal wöchentlich musste er vor Ort in die Firma gehen. Die Kurve wurde mit 7 Skalenpunkten und ohne Nennung der Anspannung geschrieben, jedoch hatte der Patient von sich aus eine höchstmögliche Stimmung und Energie definiert und die Selbsteinschätzung alle 2 Stunden notiert. Die besonderen Aktivitäten trug der Patient als Blase im Diagramm ein. Es ist ein sehr exaktes und gründlich gestaltetes Diagramm, was den Computerkompetenzen und perfektionistischen Tendenzen des Patienten entspricht.

Es lässt sich unschwer sehen, dass der Patient jeweils nachmittags über deutlich weniger Energie verfügt und auch die Stimmung schlechter ist als am Morgen, er sich aber am nächsten Tag so weit erholt hat, dass er am Morgen jeweils wieder über eine Energie von 5 verfügt. Am Tag, an dem er in die Firma geht, schlägt seine Stimmung nach oben, weil er seine Kollegen wiedersieht und sich nützlich fühlt. Die Energie fällt jedoch am nächsten Tag relativ weit nach unten und bleibt für 2 Tage tief. Das ist der Ausdruck, dass diese Belastung offensichtlich zu hoch war, um sich in nützlicher Frist zu erholen. Am Wochenende macht er eine Fischerei-Prüfung, die der nun eingesetzten Erholung keinen Abbruch verleiht. Dieses Diagramm gibt einen guten Hinweis, welche Aktivitäten für den Patienten zuträglich sind.

9.6 Medizinisch-psychiatrische Interventionen beim Burnout

9.6.1 Behandlung der klinischen Depression

Liegt eine klinische Depression nach ICD-10 vor, hat sie beim Burnout den Charakter einer Erschöpfungsdepression. Das heißt, sie imponiert mit einer ausgeprägten, tief liegenden Erschöpfung, die im Allgemeinen lange andauert (Leone et al., 2009) und meist hartnäckiger zu behandeln ist als der depressive Affekt. Ebenso können kognitive Störungen prominent und lang andauernd sein. Viele Patenten imponieren zudem, vor allem anfänglich, mit einer hohen Anspannung und Agitation trotz Müdigkeit. Schlafstörungen sind meist auch ausgeprägt vorhanden. Es ist aufgrund der neurobiologischen Mechanismen, die bei Stress zum Burnout und Depression führen können, angezeigt, eine Depression beim Burnout adäquat pharmakotherapeutisch mittels Antidepressiva zu behandeln (Hättensschwiler et al., 2012; Holsboer-Trachsler et al., 2010).

Dazu ist eine gute Psychoedukation zur Begründung der Pharmakotherapie und der Wirkweise der Antidepressiva unabdingbar. Die Diagnose einer Depression muss mit der Patientin gründlich besprochen werden, da viele Menschen sich primär ungern als psychisch krank sehen, was die Diagnose einer Depression impliziert. Der Behandler kann dabei auf die Resultate der Fragebogen zur Depressivität, besonders des Beck-Depressions-Inventars (BDI) zurückgreifen. Zudem ist es sehr hilfreich, die Rolle von Stress (ein Begriff, der nicht stigmatisierend wirkt und der Selbsterfahrung des Patienten entspricht) in der Depressionsentwick-

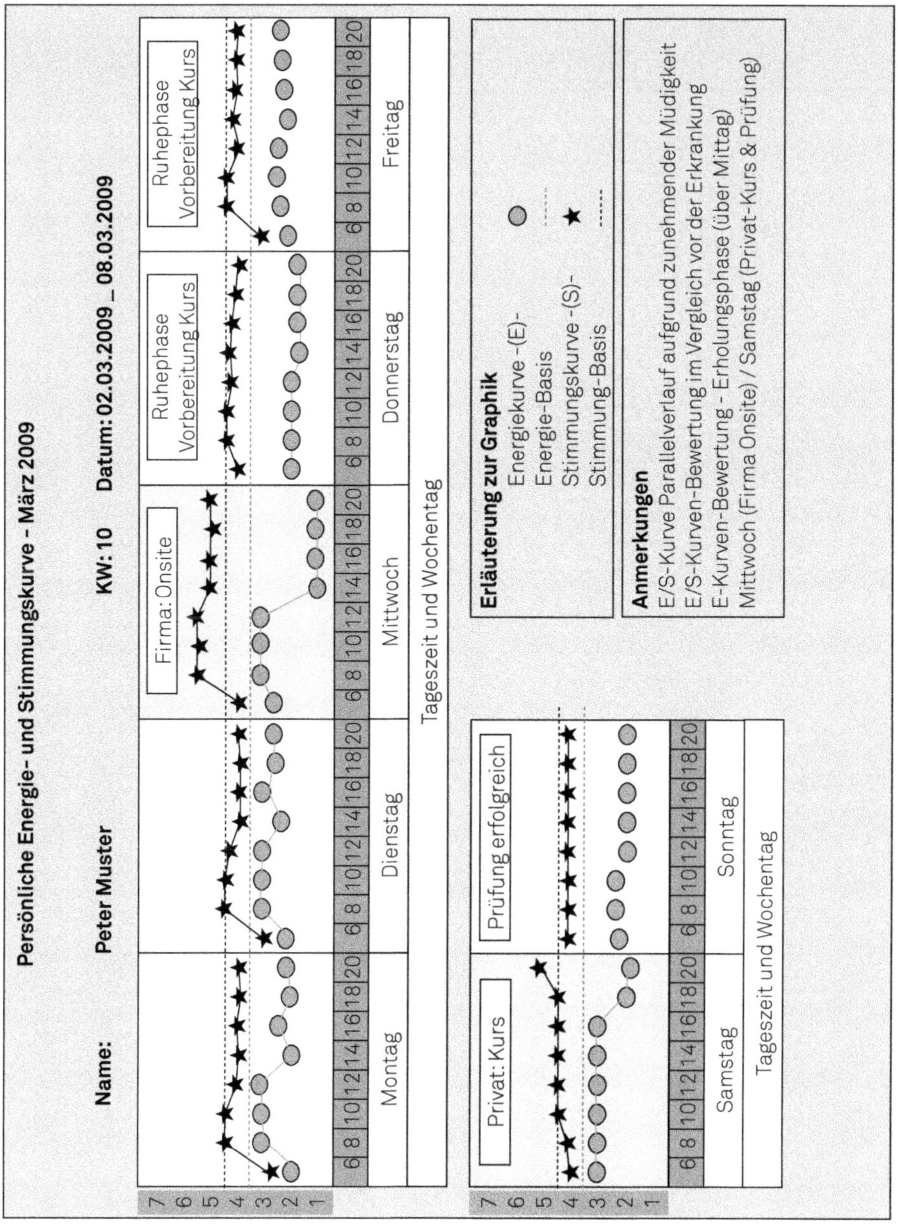

Abbildung 9-2: Energie- und Stimmungskurve des Patienten Herr S. (Anfang Reintegration)

lung aufzuzeigen. Allerdings muss ein leicht verständliches Bild der Zusammenhänge geboten werden.

Ein Beispiel für eine solche allgemein verständliche Psychoedukation findet sich in **Tabelle 9-3**.

Die Funktionsweise der Antidepressiva kann dann so erklärt werden, dass diese nachweislich den BDNF, der bei Depression erniedrigt ist, erhöhen. Dadurch können sich Nervenzellen wieder regenerieren und die Depression geheilt werden. Antidepressiva funktionieren quasi „wie ein Dünger" und fördern einen natürlichen Prozess.

Manche Patienten, auch wenn sie den Sinn einer antidepressiven Medikation erkennen,

Tabelle 9-3: Allgemein verständliche Psychoedukation zu Stress, Burnout und Depression

Normale Stressreaktion	Stressreaktion bei chronischem Stress
Stress ist eine alltägliche Erfahrung. Wenn wir eine Herausforderung bewältigen wollen, wird unser Stresssystem aktiviert, damit wir die nötigen Leistungen erbringen können. Das Gehirn wird aktiviert und stößt das vegetative (autonome) Nervensystem an. Der aktivierende Teil des vegetativen Nervensystems (Sympathikus) wird aktiviert und funktioniert über einen hohen Anteil von Adrenalin im Organismus. Adrenalin erhöht z. B. die Wachheit, den Fokus, den Blutdruck, die Herzrate, das Schwitzen, die Durchblutung der Muskulatur – alles Voraussetzungen, damit wir gut körperlich und geistig aktiv sein können. Das entspannende System des vegetativen Nervensystems (Vagus), das für Entspannung, Schlaf und Verdauung verantwortlich ist, wird unterdrückt. Das Gehirn schüttet Vorhormone aus, die zur Ausschüttung des Stresshormons Kortisol und anderen Hormonen (z. B. Schilddrüsenhormon) führen. Kortisol hat im ganzen Organismus vielfältige, meist andere Prozesse anstoßende Funktionen, so auch bezüglich des Immunsystems. Wenn die Herausforderung bewältigt ist und wir zur Ruhe kommen, geht das Stresssystem wieder in die Ausgangsposition zurück, die entspannende Seite des Stresssystems (Vagus) wird wieder aktiver, die Kortisolausschüttung wird durch einen komplexen Regulationsprozess im Gehirn gebremst. Der Organismus ist wieder im Ruhezustand.	Bei chronischem Stress kann es zu Störungen in der Funktion des Stresssystems und zu Schädigungen im Organismus und im Gehirn kommen. Der aktivierende Teil des vegetativen Nervensystems (Sympathikus) bliebt konstant aktiviert, auch wenn wir eigentlich keine Herausforderung bewältigen müssen und zur Ruhe kommen könnten. Der entspannende Teil des vegetativen Nervensystems (Vagus) bleibt unterdrückt. Als Folge sind wir immer angespannt, können kaum abschalten, und unser Schlaf ist nicht erholsam. Wir können ein *Burnout* entwickeln. Die Regulationsmechanismen für Kortisol im Gehirn werden gestört und das Kortisol kann konstant hoch bleiben. Chronisch hohes Kortisol hemmt im Gehirn die Produktion von Wachstumsfaktoren (BDNF), die für das Wachstum von Nervenzellen wichtig sind. Dadurch kann es in den bestimmten Regionen des Gehirns zu verkleinerten Nervenzellen und Funktionsstörungen kommen. Das kann zu einer *Depression* führen. Der BDNF ist bei einer Depression erniedrigt und es lassen sich zum Teil auch eine Verringerung des Volumens in bestimmten Hirnregionen beobachten. Diese Veränderungen können durch Reduktion von Stress, Behandlung mit Antidepressiva und weiteren Maßnahmen rückgängig gemacht werden.

können sich nicht zu einem chemischen Medikament entscheiden. Dann ist ein pflanzliches Präparat, meist Johanniskraut, durchaus angezeigt. Ebenfalls eignet sich Johanniskraut bei leichten, allenfalls mittelschweren Depressionen. Falls die Medikation mit Johanniskraut nicht die erhoffte Wirkung zeigt, lassen sich die Patienten meist anschließend zur Einnahme eines chemischen Antidepressivums gewinnen.

Es können alle Antidepressiva, die für die Behandlung von leichter bis schwerer Depression empfohlen werden, eingesetzt werden. Menschen mit einem Burnout haben häufig eine hohe vegetative Labilität und eine Neigung zu erhöhten Medikamentennebenwirkungen. Diese sind allerdings nicht immer einfach von schon vorbestehenden vegetativen Symptomen zu unterscheiden. Daher ist es ratsam, mit einschleichenden Dosen zu beginnen und vor allem die neueren selektiven Antidepressiva einzusetzen. Die Pharmakotherapie muss „lege artis" und leitliniengerecht vorgenommen werden (Holsboer-Trachsler et al., 2010). Bei ungenügendem Absprechen ist es sinnvoll, einen Blutspiegel des Antidepressivums zu bestimmen und die Dosis entsprechend zu erhöhen oder das Präparat zu wechseln.

Die oft ausgeprägten neuropsychologischen Einbußen – wie reduzierte Konzentrationsfähigkeit, Aufmerksamkeits- und Auffassungsstörungen, Gedächtnisstörungen oder Störungen der Exekutivfunktionen wie verlangsamtes Denken – müssen gut evaluiert (allenfalls durch eine neuropsychologische Testung), beobachtet und behandelt werden. Sie sind auch für die Dosierung und Wahl des antidepressiven Präparates zu berücksichtigen. Zudem ist ein computerbasiertes kognitives Training hilfreich. Nicht selten persistieren kognitive Störungen, auch wenn andere Depressionssymptome schon remittiert sind, und können eine berufliche Reintegration behindern.

Die meist ausgeprägte Erschöpfung und eingeschränkte Belastbarkeit, die auch als „neurasthenische Komponente“ bezeichnet werden können, sind wie erwähnt ebenfalls meist lang andauernd. Sie verlangen, wie oben beschrieben, nach einem guten Energiemonitoring und Pacing (s. Kap. 9.5.2). Es gilt jedoch auch, immer wieder zu evaluieren, inwiefern diese mögliche neurasthenische Komponente ein Residuum der Depression darstellt und hier eine Anpassung der antidepressiven Therapie angezeigt ist.

9.6.2 Schlafregulation

Die Schlafregulation stellt einen essenziellen Bestandteil jeder Burnout-Therapie dar. Denn nicht nur sind Menschen mit einem Burnout oder einer Erschöpfungsdepression meist schlafgestört, Schlaf ist auch die wichtigste Voraussetzung für eine gute Erholung. Einige wichtige Fragen zu Schlaf wurden schon in Kapitel 9.2 erwähnt.

Zu einer umfassenden Schlafanamnese gehört jedoch nicht nur die Befragung der aktuellen Schlafqualität, sondern auch die Erfassung von allfälligen Schlafstörungen in der Vergangenheit, Maßnahmen, die dagegen unternommen wurden, und die Befragung zu den Gewohnheiten und Verhaltensweisen rund um das Schlafen. Schläft die Person allein oder mit einem Bettpartner? Was tut sie gerade vor dem Schlafen? Ist das Schlafzimmer nur zum Schlafen da oder wird es auch für andere Zwecke, z. B. als Büro benutzt? Wann isst sie die letzte größere Mahlzeit. Schnarcht sie, bewegt sie sich heftig beim Schlafen, findet sie am Morgen ein zerknülltes Bettzeug vor, wird sie in der Nacht von äußeren Reizen gestört, muss sie häufig urinieren, steht sie beim Aufwachen auf, raucht sie dann z. B., isst etwas oder liest sie? Geht sie immer zur selben Zeit zu Bett und steht zur selben Zeit auf, oder variiert dies? Arbeitet sie Schicht oder hat sonst häufig ändernde Schlafzeiten, z. B. bei einer internationalen Reisetätigkeit mit Zeitzonenverschiebung?

Wird aufgrund der Befragung zum Schlaf eine primäre Schlafstörung vermutet, so muss diese abgeklärt werden (s. Kap. 6). Lässt sich erkennen, dass die Person eine schlechte Schlafhygiene hat, gilt es, diese anzusprechen und sie bezüglich einer guten Schlafhygiene (s. folgenden Kasten) zu instruieren.

Gute Schlafhygiene

- Regelmäßig zur selben Zeit zu Bett gehen und aufstehen
- Mehrere Stunden (ca. 3 Stunden) vor der Bettzeit abschalten von der Arbeit
- Letzte größere Mahlzeit mehrere Stunden vor der Bettzeit einnehmen
- Letzte sportliche Betätigung 2 Stunden vor der Bettzeit

Die Bedeutung des Abschaltens wurde in der Erholungsforschung untersucht (Sonnentag, Binnewies & Mojza, 2010). Unter Abschalten wird eine Aktivität verstanden, die nichts mit der Arbeit zu tun hat und bei der sich der Geist auf andere Dinge richten kann, sodass sich eine vegetative Entspannung einstellen kann.

Als beste Methode zum Abschalten hat sich Sport erwiesen, allerdings mit Abschluss spätestens 2 Stunden vor der Bettzeit. Als zweitbeste Abschaltvariante erwies sich die Beschäftigung mit einem Hobby, jedoch vorzugsweise nicht in kompetitiver Form (also z. B. kein wettkampfmäßiges Dart-Spiel, kein Pokern mit Gewinnerwartung). Als drittbeste Variante fungieren soziale Kontakte und Interaktionen, wenn sie nicht konfliktbehaftet sind. Die schlechteste Variante ist Weiterarbeiten. Es ist zudem sinnvoll, auf Arbeiten am Computer oder auf das intensive Nutzen des Smartphones zu verzichten. Wie Sonnentag et al. ausführen, fühlen sich Menschen, die am Abend abgeschaltet haben, am nächsten Morgen wesentlich besser ausgeruht und positiver gestimmt als solche, die zwar geschlafen, aber am Abend nicht abgeschaltet haben.

Neben der Schlafhygiene muss bei Schlafstörungen auch beachtet werden, tagsüber keine langen Schlafphasen wahrzunehmen und nicht zu viele Stunden (nicht mehr als 8 Stunden) im Bett zu verbringen sowie möglicherweise die Schlafenszeit nach hinten zu schieben, um den Schlafdruck zu erhöhen und das Durchschlafen zu optimieren.

Reichen schlafhygienische Maßnahmen nicht aus, um den Schlaf zu normalisieren, ist eine medikamentöse Unterstützung des Schlafs angezeigt (s. **Tab. 9-4**). Initial sollten pflanzliche Schlaf- und Beruhigungsmittel eingesetzt werden, wie Präparate mit Baldrian, Hopfen, Melisse oder Passionsfrucht, allenfalls auch Lavendelprodukte. Die in der letzten Zeit von Patienten immer wieder erwähnten Cannabidiol-Produkte haben noch keine ausreichende wissenschaftliche Basis bezüglich ihrer schlafanstoßenden Wirkung. Es kann auch Melatonin oder Medikamente, die an den Melatoninrezeptoren ansetzen, eingesetzt werden. Diese Strategie braucht häufig eine längere Beobachtungszeit, um ihre Wirkung zu beurteilen.

Bei Einsatz von chemischen schlafunterstützenden Substanzen ist denjenigen der Vorzug zu geben, die zu keiner Suchtbildung führen. Es eignen sich hier sedierende Antidepressiva als alleinige Therapie der Depression und der Schlafstörung oder sedierende Antidepressiva, etwa Trimipramin oder Trazodon in kleiner Dosierung, oder atypische Neuroleptika, wie etwa Quetiapin, zur Schlafinduktion, oft in Kombination mit einem nichtsedierenden Antidepressivum. Die Wirkung muss gut beobachtet werden. Dazu kann der Patient auch ein Schlafprotokoll führen. Im Allgemeinen wird jedoch subjektiv die Anzahl geschlafener Stunden eher unterschätzt. Wenn objektive Schlafdaten erwünscht sind, kann ein Aktimeter (misst Bewegungsaktivität im Schlaf) eingesetzt werden, und last but not least eine Schlaflaboruntersuchung.

9.6.3 Behandlung von Ängstlichkeit, Nervosität und Anspannung

Manche Patienten mit Burnout verzeichnen eine hohe Ängstlichkeit oder Anspannung und sind äußerst nervös, besonders zu Beginn der Behandlung. Bei Vorliegen einer Depression sind hier meistens die Maßnahmen zur Behandlung der Depression auch für diese Symptome zielführend. Zudem ist auch die Schlafregulation wirksam zur Behandlung von Ängstlichkeit, Anspannung und Nervosität.

Zentrale Interventionen für Ängstlichkeit, Nervosität und Anspannung sind Entspannungsmaßnahmen. Diese werden in Kapitel 10.6 dargestellt. Reichen aber diese oder die oben beschriebenen Maßnahmen wie Schlafregulation oder antidepressive Therapie nicht aus, so können auch Medikamente zur Behandlung von Ängstlichkeit, Nervosität und Anspannung eingesetzt werden. In erster Linie sollten auch hier pflanzliche Produkte auf der Basis von Melisse, Passionsfrucht, Hopfen, Baldrian und Lavendel eingesetzt werden. Sind diese nicht zielführend, muss allenfalls vorübergehend auf Sedativa oder Pregabalin zurückgegriffen werden. Dies sollte jedoch nur gut kontrolliert und für kurze Zeit erfolgen, bis der Gesamtzustand eine Besserung aufweist und die anxiolytische Therapie ausgeschlichen werden kann.

Es ist empfehlenswert, allfällige Mangelzustände, z. B. von Eisen, Vitaminen oder Spurenelementen, mittels eines Labortests abzuklären und bei Vorliegen eines Mangels die Substanz

Tabelle 9-4: Mögliche medikamentöse Schlafunterstützung

Pflanzliche Substanzen	Chemische Substanzen
• Melisse • Hopfen • Passionsfrucht • Baldrian • Lavendel • Melatonin • Oder Kombinationen davon	• Trimipramin in niederer Dosierung • Trazodon in niederer Dosierung • Quetiapin in niederer Dosierung • Hypnotika und Sedativa vermeiden oder nur äußerst kurz anwenden • Agomelatin (wirkt an Melatoninrezeptoren) • Sedierendes Antidepressivum, sowohl sedierend als auch antidepressiv eingesetzt und entsprechend dosiert

zu substituieren. Nicht selten finden sich ein Mangel an Vitamin D3 oder Vitamin B12 sowie an Eisen (niedriges Transferrin), Magnesium, Zink und Selen. Es kann auch ein Multivitaminpräparat mit Spurenelementen gegeben werden. Wichtig ist, auf eine ausgewogene und vollwertige Ernährung zu achten und den Konsum von stimulierenden Getränken oder Alkohol zu vermeiden.

Für die Behandlung gleichzeitig bestehender weiterer psychischer Störungen wird auf Kapitel 5 bzw. auf die entsprechenden Leitlinien hingewiesen, für die Behandlung gleichzeitig bestehenden somatischen Erkrankungen auf Kapitel 6 und die entsprechende Fachliteratur.

9.7 Psychotherapie des Burnouts und der Erschöpfungsdepression

Es geht hier nicht um eine umfassende Darstellung einer oder mehrerer Psychotherapiemethoden, sondern um die Benennung der relevanten Elemente einer Psychotherapie beim Burnout und bei der Erschöpfungsdepression. Diese sind spätestens dann indiziert, wenn der Patient eine deutliche Beeinträchtigung in der Erfüllung seiner sozialen Rollen aufweist und die Symptomatik den Kriterien einer psychischen Störung entsprechen (Nil et al., 2010). Wie oben erwähnt, muss die therapeutische Betreuung initial auch Elemente eines Coachings beinhalten, um den Patienten zu befähigen, mit der akuten Beeinträchtigung konstruktiv umzugehen und den Alltag zu bewältigen. Psychotherapie im engeren Sinn kann dann gewinnbringend eingesetzt werden, wenn der Patient eine gewisse Alltagstauglichkeit erlangt hat und kognitiv in der Lage ist, im therapeutischen Prozess mitzuwirken.

Die Psychotherapie kann als Gruppentherapie oder individuelle Therapie erfolgen. Eine Therapie im Einzelsetting ist unabdingbar, jedoch ist eine zusätzliche Gruppentherapie sehr hilfreich und effizient. Mehrere mögliche Aspekte der Behandlung, wie z. B. soziale Kompetenz, können in der Gruppe sehr gut vermittelt, geübt und verstärkt werden.

Wie die wissenschaftliche Studienlage zur Therapie bei arbeitsbezogenem Stress und Burnout zeigt, haben sich unterschiedliche Behandlungsstrategien als wirksam erwiesen (s. Kap. 8.2 für stressbelastete Personen und Kapitel 8.3 für Patienten mit klinischem Burnout). Für stressbelastete Personen erwiesen sich kognitiv-behaviorale Interventionen am wirksamsten (Van der Klink et al., 2001), wobei auch Fitnesstrainings eine gewisse Wirksamkeit aufwiesen. Dies entspricht dem Befund von Grawe, Donati und Bernauer (1994) in einer umfangreichen Metaanalyse, nach der als störungsspezifische Psychotherapie insbesondere kognitiv-behaviorale Verfahren eine wissenschaftlich belegte Evidenz bezüglich ihrer Wirksamkeit belegen. Bei Personen mit klinischem Burnout wurde eine signifikante Besserung für psychoanalytisch basierte Gruppentherapie und Psychodrama (Näätänen & Salmela-Aro, 2006) sowie für multimodale Behandlungsprogramme mit einer kognitiv-behavioralen Basis gefunden (Elkuch et al., 2010; Schwarzkopf et al., 2016a). Eine Übersichtsarbeit von Korczak, Wastian und Schneider (2012) unter Einschluss von Literaturübersichten, Metaanalysen, kontrollierten und Kohortenstudien der Jahre 2006 bis 2011 kam zu dem Schluss, dass nur für die kognitiv-behaviorale Therapie genügende Studien vorliegen, die die Wirksamkeit der Therapie beim Burnout belegen, dass jedoch im Allgemeinen die Datenlage noch ungenügend ist.

Es ist anzunehmen, dass auch psychotherapeutische Verfahren auf einer anderen theoretischen Grundlage wirksam sein können. So betonen Schramm und Berger (2013) in einer neuerlichen Publikation zur interpersonellen Psychotherapie (IPT) bei arbeitsstressbedingten depressiven Erkrankungen, dass die arbeitsbezogenen Risikofaktoren für Depression und Burnout, neben hohen Arbeitsanforderungen bei geringer Kontrollmöglichkeit und mangelnder Gratifikation, auch interpersonelle Konflikte, Rollenstress und soziale Isolation umfassen. Ausgehend von einem Vulnerabilitäts-Stress-Modell und der Tatsache, dass Arbeit meist im interpersonellen Kontext stattfindet, definiert sie neu einen zusätzlichen Fokus, nämlich „arbeitsbezogener Stress und Burnout-Erleben“, als einen Ansatzpunkt für die IPT. Kontrollierte Studien zu diesem neu konzipierten Problemfokus stehen noch aus. Russmann (2020) legte vor kurzem ein Buch zur Positiven Psychotherapie bei Erschöpfungsdepression und Burnout vor. Das Buch ist ansprechend und vertritt die Positive Psychotherapie überzeugend. Zurzeit liegen jedoch keine wissenschaftlichen Untersuchungen zu dieser Psychotherapie beim Burnout vor.

9.7.1 Individuelle (Einzel-) Psychotherapie

Eine große Anzahl von Personen mit Burnout war vor der Erkrankung sehr funktionstüchtig, leistungsfähig und in der Lage, ihr Leben zu meistern. Die Erkrankung mit Burnout oder einer Erschöpfungsdepression bedeutet für sie ein Kontrollverlust und ein Zustand, in dem sie sich selbst ganz fremd sind. Sie sind auf Hilfe angewiesen, was für sie auch beschämend sein kann. Eine wichtige Zielsetzung der Psychotherapie ist daher, die Person zu unterstützen, für ihre Erkrankung und ihre subjektive Erfahrung ein Verständnis zu entwickeln und sie zu befähigen, wieder die Kontrolle über ihr Leben zu erlangen. Burnout stellt ein Syndrom dar, dessen Verursachung durch im Arbeitskontext entstandenen und ungenügend bewältigten Stress liegt, ebenso in interpersonellen Schwierigkeiten, in einer Gratifikationskrise und in beeinträchtigten Bewältigungsstrategien. Deshalb müssen die berufliche Entwicklung und die aktuelle Arbeitssituation gründlich beleuchtet werden. Dabei geht es auch darum, zu identifizieren, was der Patient selbst durch seine Einstellungen und Verhaltensweisen zur Entwicklung einer Schieflage am Arbeitsplatz beigetragen hat.

Wie grosse Holtforth, Keller und Hochstrasser (2016) darlegen, geht es darum, den Patienten zu befähigen, möglichst bald im privaten und beruflichen Leben persönlich wichtige Ziele wieder mit Energie verfolgen zu können, sodass seine psychischen Bedürfnisse nach Autonomie, Bezogenheit und Kompetenzerfahrung (Ryan & Deci, 2000) möglichst befriedigt sind. Initial ist es sinnvoll, mit dem Patienten persönliche Stärken und Präferenzen, die einen optimistischen Umgang mit Herausforderungen ermöglichen, herauszuarbeiten und ihn zu ermutigen, sie einzusetzen.

Vor allem geht es jedoch darum, Hindernisse in Bezug auf eine konstruktive Auseinandersetzung mit Herausforderungen im beruflichen und privaten Bereich, Schwierigkeiten in der interpersonellen Interaktion oder der Emotionsregulation und Störungen des Selbstwerts in den Fokus der Therapie zu rücken. Dazu eigen sich besonders kognitiv-behaviorale Ansätze (Hautzinger, 2003), wie die Identifikation automatischer negativer Gedanken, die häufig mit einer kompensatorisch überhöhten Leistungsorientierung verknüpft sind, und sie therapeutisch zu relativieren, z.B. durch kognitive Restrukturierung. Bei Schwierigkeiten in der Emotionsregulation und zur Bearbeitung problematischer Emotionen dienen emotionsorientierte Interventionen (Auszra, Greenberg & Herrmann, 2014). Nach Berking (2017) ist es sinnvoll, dem Patienten psychoedukativ ein Verständnis zu vermitteln, wie die Stressreaktion und Emotionen zusammenhängen und dass mangelnde emotionale Kompetenz die Stressreaktion aufrechterhalten kann. Er beschreibt sieben Basiskompetenzen, die eine Person zu einer guten Emotionsregulation benötigt. Diese und die sie stärkenden Maßnahmen sind im Folgenden aufgeführt:

1. Die Fähigkeit, eine bewusste Muskel- und Atementspannung zu erreichen, um die Stressbelastung durch Situationen und die durch sie ausgelösten Emotionen zu reduzieren. Dies kann mit entsprechenden Übungen wie Progressive Muskelrelaxation und tiefer, bewusster Bauchatmung vermittelt werden.
2. Die Fähigkeit, Situationen bewertungsfrei wahrnehmen zu können, was durch Achtsamkeitsübungen gefördert werden kann.
3. Die Fähigkeit, Gefühle zu akzeptieren und zu tolerieren. Dazu ist es hilfreich, zu realisieren, dass Gefühle nützlich sind, auch wenn sie negativ sind, und dass sie nach einer Weile aufhören. Das Üben, Gefühle bewusst auszuhalten, ist hier hilfreich.
4. Die Fähigkeit, sich in schwierigen Situationen selbst zu unterstützen. Übungen zur Stärkung des Selbstwerts und Ressourcenaufbau dienen diesem Ziel.
5. Die Fähigkeit, die auslösenden Situationen und das Zustandekommen der Gefühle analysieren zu lernen.
6. Die Fähigkeit, schwierige Gefühle durch positive Gefühle und kognitive Umstrukturierung zu regulieren. Wie Waadt und Acker (2012) ausführen, kann die Fähigkeit, mit schwierigen Erfahrungen oder Emotionen konstruktiv umzugehen, auch mit einer therapeutischen Herangehensweise nach der Akzeptanz-Commitment-Therapie (ACT) und Achtsamkeitsübungen gefördert werden.

Störungen des Selbstwerts, interpersonelle Probleme und negative Kognitionen lassen sich gut mit dem Konzept des inneren Kindes (Herbold & Sachsse, 2012) und mit Übungen zum Selbstmitgefühl (Neff, 2017) angehen, die beide schulenübergreifend angewandt werden können. Neben der Auseinandersetzung mit problematischen Einstellungen und Verhaltensweisen, Emotionen, interpersonellen Schwierigkeiten und beeinträchtigtem Selbstwert, sind auch Interventionen zur Bewusstwerdung und dem Aufbau von Ressourcen zentrale Therapiebausteine (Flückiger & Wüsten, 2009). Diese können in der Einzeltherapie durch die Förderung eines Bewusstwerdens der schon vorhanden persönlichen Ressourcen durch kognitiv-behaviorale Methoden oder EMDR-Techniken verstärkt werden. Soziale Kompetenzen sind besonders wichtige Ressourcen, die mit einem spezifischen Training der sozialen Kompetenz in der Gruppe (Hinsch & Pfinsten, 2015) gefördert werden können. Der Aufbau oder Wiederaufbau von positiven und gelingenden sozialen Beziehungen ist dabei essenziell. Dies wird nicht nur in der Einzeltherapie bearbeitet, z.B. mit einem interpersonellen Ansatz (Schramm & Berger, 2013), sondern auch wenn möglich unter Einladung der wichtigen Bezugspersonen zu einzelnen Therapiesitzungen oder allenfalls mit einer Überweisung zu einer systemischen Therapie.

Die Entwicklung von Fähigkeiten zum konstruktiven Umgang mit Stress ist ein ebenso relevanter Therapiebaustein. Dazu eignet sich im Einzelsetting, neben der Verwendung von Achtsamkeitsübungen, die spezifische Bearbeitung von tatsächlichen Stresssituationen. Kaluzas Buch „Gelassen und sicher im Stress“ (Kaluza, 2007) kann hier ein geeignetes Hilfsmittel sein, um den Patienten vermehrt zu befähigen, seine automatischen Kognitionen, Werte und Verhaltensweisen, die Stress fördern, besser zu erkennen.

Es ist auch sinnvoll, dem Patienten den Besuch eines MBSR-Trainings (s. Kap. 10.1.5) und eine regelmäßige sportliche Aktivität zu empfehlen.

9.7.2 Psychoedukative Gruppentherapie

Viele Patienten mit Burnout weisen unzureichende Bewältigungsstrategien bezüglich ihrer beruflichen, sozialen und persönlichen Anforderungen auf. Wie unsere Studie bei stationären Patienten mit Burnout und Erschöpfungsdepression zeigte (Haberthür et al., 2009; Pallich et al., 2021), haben insbesondere folgende Patienten einen schlechteren Verlauf: Patienten mit einer schlechten Zielerreichung (hohe Ziel- und Vermeidungsinkongruenz), einer geringen emotionalen Kompetenz, einem geringen Einsatz von problemorientierten Bewältigungsstrategien bei vorwiegend emotionsorientiertem Bewältigungsstil, geringer sozialer Unterstützung, vielen interpersonellen Problemen und einer Persönlichkeitsakzentuierung oder -störung (zwanghaft oder ängstlich-vermeidend). Eine kognitiv-behaviorale Gruppentherapie mit psychoedukativen Therapiebausteinen, die diese Themen anspricht, bietet sich, kombiniert mit einer individuellen Psychotherapie, als geeignetes Werkzeug an (Hochstrasser et al., 2008).

Die psychoedukative Gruppentherapie erfolgt am besten modular, in Gruppen von 10 bis 12 Personen und mit einer Dauer von 90 bis 120 Minuten mit einer Pause. In der Einstiegsrunde werden die Teilnehmenden im Sinne der Ressourcenaktivierung aufgefordert, eine positive Erfahrung oder Fantasie in Kleingruppen auszutauschen oder eine kurze Atemübung zu machen. Dann erfolgt entweder hier ein kurzer Input zum Hauptthema des Moduls durch die Gruppenleiterin oder eine Übung mit einer Instruktion oder mit Arbeitsblättern, die der Selbstreflexion dienen. Diese erfolgt in der Gruppe und wird dann in der Kleingruppe ausgetauscht, allenfalls mit Erweiterung zu einer Gruppendiskussion, und kann als Hausaufgabe anschließend vertieft werden. Es werden auch spezifische Übungen gemacht, um direkt in der Gruppe neue Kompetenzen zu erwerben, ihre Wirkung zu erfahren und zu reflektieren. Die Gruppenleiterin kann den Input bei Beginn mit einer Übung auch nach einer Pause geben.

Eine solche Gruppentherapie, die ein breites Spektrum von Themen anspricht, kann aber nur eine initiale Anregung zur weiteren therapeutischen Vertiefung sein. Diese Vertiefung erfolgt in der Einzelpsychotherapie.

Liegen ausgeprägte Schwierigkeiten vor, die die Interaktion mit anderen Menschen erschweren, ist eine mehrwöchige spezifische Gruppentherapie nach etablierten Standardprotokollen empfehlenswert. Beispiele sind das soziale Kompetenztraining nach Hinsch und Pfingsten (2015), das Training emotionaler Kompetenz nach Berking (2017) und bei chronischer Depressivität oder ausgeprägten interaktionellen Problemen eine CBASP-Gruppentherapie nach McCollough (1984).

Tabelle 9-5 stellt geeignete Gruppenmodule, ihre Themen, die Ausgangskonzepte und Materialien dazu dar. Diese Ansätze können jedoch auch in einer angepassten Version in der Einzelpsychotherapie verwendet werden. Einige Materialien sind im Download-Bereich dieses Buches zusammengestellt (s. S. 281). Weitere Anregungen für Gruppenübungen zur ressourcenorientierten Gesundheitsförderung finden sich auch in Buchkremer, Haberthür, Soyka und Storch (2017).

Tabelle 9-5: Geeignete Gruppenmodule

Modul	Themen	Ausgangskonzepte	Instrumente
Stress und Burnout	• Selbstwahrnehmung und Entwicklung eines Stress- und Burnout-Modells • Erkennen von Stressoren und Ressourcen • Differenzierung wichtiger (Krankheits-)Begriffe	• Meichenbaum, 1985 • Kaluza, 2004 • Hautzinger, 2003 • Lazarus und Folkman, 1984	• Info- und Arbeitsblätter Modul 1 • Materialien nach Kaluza
Arbeitsplatzanalyse	• Beruflicher Werdegang • Analyse des Arbeitsplatzes • Hauptsächliche Stressoren und Ressourcen • Gleichgewicht von Einsatz und Ertrag	• Siegrist, 1996	• Info- und Arbeitsblätter Modul 2
Achtsamkeit	• Vermittlung des Konzepts • Rosinenübung • Achtsamkeitsübungen (Atem, Gehen, Zuhören)	• Lehrhaupt und Meibert, 2013	• Info- und Arbeitsblätter Modul 3 • Anleitung zu Rosinen- und anderen Achtsamkeitsübungen nach Linda Lehrhaupt durch Gruppenleiter
Zeit- und Stressmanagement	• Grundlegende Aspekte des Zeitmanagements und Stressmanagements	• Seiwert, 2003 • Kaluza, 2004	• Info- und Arbeitsblätter Modul 4 • Unterlagen von „Das 1×1 des Zeitmanagements“ von Seiwert
Soziale Kompetenz	• Erarbeiten des Konzepts • Übung von Abgrenzung und Äußerung von Bedürfnissen	• Hinsch und Pfingsten, 2015	• Info- und Arbeitsblätter Modul 5
Umgang mit Gefühlen	• Vermittlung eines Konzepts • Selbstreflexion und Umgang mit schwierigen Gefühlen	• Berking, 2017	• Info- und Arbeitsblätter Modul 6
Werte	• Selbstreflexion der zentralen Werte (Blick vom Ende her) • Klärung zentraler kognitiver, leistungsbezogener Schemata	• Schaarschmidt und Fischer, 1996	• Info- und Arbeitsblätter Modul 7
Körper und Gesundheit	• Gesunde Lebensführung (Bewegung, Ruhe, Ernährung, Selbstfürsorge) • Klärung des Bezugs zum eigenen Körper • Übung zum Embodiment	• Kaluza, 2004 • Storch, Cantieni, Hüther und Tschacher, 2011	• Info- und Arbeitsblätter Modul 8
Selbstfürsorge	• Selbstwert und Selbstunterstützung • Selbstmitgefühl	• Neff, 2017	• Info- und Arbeitsblätter Modul 9

10 Entspannungsmaßnahmen

10.1 Allgemeine Hinweise

Sowohl aktive Entspannungsmaßnahmen, bei der die Person die Übungen selbst ausführt, als auch passive Entspannungsmaßnahmen, bei der die Person die Körper- oder Entspannungsanwendungen aus der Naturheilkunde durch eine andere Person erfährt, sind wichtige Bausteine in der Burnout-Behandlung. Wie die Metaanalyse von Van der Klink et al. (2001) nachwies, verbessern Entspannungstechniken bei Menschen mit arbeitsbezogenem Stress vor allem psychophysiologische Parameter von Stress wie Anspannung, elektromyografische Aktivität, Blutspiegel von (Nor-)Adrenalin und Cholesterin (Effektstärke von 0.35, $p >= .05$). Multimodale Interventionen, bei denen Entspannungstechniken eingesetzt wurden, wiesen eine Effektstärke von 0.51 ($p >= .05$) auf.

Als aktive Entspannungsmethoden mit einer westlichen Tradition haben sich die Progressive Muskelrelaxation nach Jacobson (PMR; Jacobson, 1980) oder Progressive Muskelentspannung (PME) und das Autogene Training (AT) gut etabliert. Beide Methoden sollten in der Einzelinstruktion oder der Gruppe gelernt werden, jedoch dann auch individuell, wenn möglich täglich geübt werden.

Entspannungstechniken wie das Autogene Training, besonders aber Qigong, Yoga und Achtsamkeitsübungen, die im Folgenden dargestellt werden, sind je für sich ein ganzes System von Bewegungen, meditativen Elementen, allenfalls kognitiven oder ursprünglich auch philosophischen und spirituellen Elementen. Sie verlangen, wenn sie in ihrer ganzen Konsequenz angewandt werden, große Regelmäßigkeit und eine gewisse Hingabe an die Praxis. Daher ist es sinnvoll, den Betroffenen anfänglich die Optionen aufzuzeigen, sie einige Übungsmethoden ausprobieren zu lassen und sie dann zu ermuntern, sich für die eine oder andere Übungspraxis zu entscheiden.

Allerdings werden Qigong und Yoga oft nur als Körperübungen vermittelt. Dann macht es Sinn, neben den Körperübungen auch eine Form der Achtsamkeitsübung oder Autogenes Training zu praktizieren. Es ist auch möglich, neben den täglichen entspannenden Körperübungen zwei- oder dreimal die Woche eine Achtsamkeitsübung und zwei- oder dreimal das Autogene Training zu üben. Alle diese Übungsformen leben aber von der Konditionierung durch die regelmäßige Wiederholung. Es ist unseres Erachtens sehr wichtig, sowohl körperlich aktive Entspannungsmaßnahmen als auch ruhige, achtsamkeitsorientierte Übungen anzuwenden. Weitere wichtige Prinzipien sind neben der Regelmäßigkeit die immer wieder in der Gruppe erlebte Auffrischung der Übungsform und während der Therapiephase die Besprechung der Erfahrungen mit dem Therapeuten.

10.2 Aktive Entspannungsmaßnahmen

10.2.1 Progressive Muskelrelaxation nach Jacobson

Die Progressive Muskelentspannung (s. **Tab. 10-1**) eignet sich als Einstiegsmethode. Beginnend mit der Hand und dem Arm der dominanten Köperseite wird eine willentliche Anspannung einzelner Muskelgruppen, erst der Hand, dann dem Arm, für 5 bis 10 Sekunden vorgenommen, dann werden diese Muskelgruppen für etwa 10 Sekunden bewusst entspannt, begleitet durch eine tiefe Atmung und einem bewussten Wahrnehmen der Hand und dem Arm. Danach folgt auf dieselbe Weise der Oberarm derselben Köperseite, und danach dieselbe Übungssequenz auf der anderen Köperseite. Anschließend werden die Muskelgruppen von Füßen und Beinen und Po, von Gesicht und Kopf, von Schulter, Oberköper und Bauch in derselben Art und Weise an- und entspannt. Diese Übungsform führt im Allgemeinen zu einer Tiefenentspannung des ganzen Organismus und verändert auch vegetative Parameter wie Herzschlag und Puls. Es gibt zahlreiche Bücher, z.B. von Kalbheim (2016) oder Olschewski (1996), CDs und Websites, die eine Anleitung für die Progressive Mus-

Tabelle 10-1: Instruktion zur Progressiven Muskelentspannung nach Jacobson (1980)

Hände und Arme	
Ballen Sie Ihre rechte (dominante) Hand zur Faust und halten Sie diese für zirka 5 Sekunden angespannt. Entspannen Sie dann Ihre rechte Hand für zirka 10 Sekunden und fühlen Sie in Ihre rechte Hand hinein.	Trainiert/entspannt Hand und Unterarm
Heben Sie den rechten Oberarm in Richtung Himmel und drücken Sie ihn angewinkelt gegen den Brustkorb. Halten Sie die Oberarmspannung für 5 Sekunden an, dann entspannen sie den Oberarm in der Ausgangsposition für 10 Sekunden. Fühlen Sie in den Oberarm hinein.	Trainiert/entspannt Oberarm, teilweise Schulter
Dieselben beiden Übungen in der gleichen Art und Weise nun auf der anderen Körperseite ausführen.	Wichtig: Genug lange Anspannung halten und mindestens doppelt so lange entspannen und in die nun entspannte Körperregion hineinfühlen
Füße, Beine und Po	
Krallen Sie Ihren rechten Fuß zusammen und halten Sie die Spannung für 5 Sekunden, dann entspannen Sie den rechten Fuß für 10 Sekunden und fühlen in ihn hinein.	Trainiert/entspannt die Füße
Drücken Sie den Spann Ihres rechten Fußes gegen den Boden und halten Sie die Spannung für 5 Sekunden an. Dann entspannen Sie Ihren Fuß für 10 Sekunden und fühlen in den rechten Unterschenkel.	Trainiert/entspannt den Unterschenkel
Heben Sie das rechte Bein nach oben und halten Sie die Spannung für 5 Sekunden. Dann stellen den Fuß ab, entspannen den Oberschenkel für 10 Sekunden und fühlen in den rechten Oberschenkel hinein.	Trainiert/entspannt den Oberschenkel
Dieselben drei Übungen in der gleichen Art und Weise nun auf der anderen Körperseite ausführen.	
Drücken Sie Ihre beiden Pobacken zusammen und halten Sie die Spannung für 5 Sekunden. Dann entspannen Sie die Pobacken für 10 Sekunden und fühlen in sie hinein.	Trainiert/entspannt die Gesäßmuskulatur

Tabelle 10-1: *Fortsetzung*

Gesicht und Kopf	
Runzeln Sie die Stirn, ziehen Sie die Augenbrauen hoch und spannen Ihren Scheitel an. Halten Sie die Spannung für 5 Sekunden. Dann entspannen Sie ihr Gesicht für 10 Sekunden und fühlen Sie in die vorher angespannte Gesichtspartie hinein. Machen Sie eine Grimasse, rümpfen die Nase und kneifen die Augen ganz oder bis auf eine kleine Öffnung zu. Halten Sie die Spannung für 5 Sekunden, dann entspannen Sie Ihr Gesicht für 10 Sekunden und fühlen in die Augenpartie hinein. Beißen Sie die Zähne zusammen und pressen Sie die Lippen aufeinander. Halten Sie die Spannung für 5 Sekunden, dann entspannen Sie Ihr Gesicht für 10 Sekunden und fühlen in ihre Mund- und Kieferpartie hinein. Öffnen Sie den Mund so weit, als wollten Sie mit dem Unterkiefer den Hals berühren. Halten Sie die Spannung für 5 Sekunden, dann entspannen Sie Ihr Gesicht für 10 Sekunden und fühlen in Ihre Kieferpartie hinein. Ziehen Sie die Schultern nach oben und drücken Sie den Hals nach hinten. Halten Sie die Spannung für 5 Sekunden, dann entspannen Sie Ihr Gesicht für 10 Sekunden und fühlen in die Hals- und Nackenpartie hinein.	Trainiert/entspannt den Stirnbereich, die Augenpartie, den Mund- und Kieferbereich, die Hals- und Nackenpartie
Oberkörper, Rücken und Bauch	
Führen Sie beide Schultern nach hinten. Halten Sie die Spannung für 5 Sekunden, dann entspannen Sie Ihre Schultern für 10 Sekunden und fühlen in die Schulterpartie hinein. Atmen sie ganz tief ein und öffnen Sie den Brustkorb. Halten Sie die Spannung für 5 Sekunden, dann entspannen Sie Ihre Brustmuskulatur für 10 Sekunden und fühlen in die Brust hinein. Ziehen Sie Ihre Bauchmuskulatur zusammen, sodass sie ganz hart wird, und steuern Sie mit der Lendenmuskulatur etwas dagegen. Halten Sie die Spannung für 5 Sekunden, dann entspannen Sie Ihr Bauch und Ihre Lendenmuskulatur für 10 Sekunden und fühlen in Ihren Bauch hinein. Machen Sie ein Hohlkreuz und spannen Sie die untere Rückenmuskulatur an. Halten Sie die Spannung für 5 Sekunden, dann entspannen Sie Ihren unteren Rücken und fühlen Sie in diesen hinein.	• Trainiert/entspannt den Schulterbereich, den Brustbereich, die Bauchregion, den unteren Rückenbereich
Abschluss: alle Körperteile	
Nun spannen Sie nochmals alles an. Halten Sie die Spannung für 5 Sekunden, dann entspannen Sie sich ganz und bleiben noch einige Minuten entspannt liegen. Gehen Sie noch einmal ganz bewusst durch alle trainierten Muskelgruppen hindurch. Nehmen Sie wahr, was Sie in Ihrem Köper fühlen und wie es Ihnen jetzt ganz allgemein geht. Dann können Sie, wenn Sie wollen, langsam und vorsichtig aufstehen.	• Entspannt/trainiert alle Körperteile

kelentspannung enthalten. Sinnvoll ist es, sich an einer fundierten Quelle zu halten.

Die Progressive Muskelentspannung ist vorwiegend für Personen geeignet, die noch eine hohe Anspannung aufweisen und nicht abschalten können oder stets viele, manchmal kreisende Gedanken (Gedankenkarussell) aufweisen. Durch den Fokus auf die schrittweise Anspannung und Entspannung von Körperteilen wird ihre Aufmerksamkeit auf den Körper gelenkt und die eintretende Entspannung in der Regel als angenehm erfahren. Die PMR-Übung sollte 30 Minuten dauern, kann aber auch in einer verkürzten Form wahrgenommen werden.

Die positive Wirkung der PMR wurde mehrfach belegt. So untersuchte eine neuerliche Interventionsstudie 50 griechische, seit längerer Zeit arbeitslose Personen, die an einer Angststörung litten. PMR führte eine signifikante Besserung von Angst-, Depressions- und Stresssymptomen herbei, des Weiteren ein besseres allgemeines Wohlbefinden und eine Verbesserung der Lebensqualität im psychischen Bereich sowie einen erhöhten Kohärenzsinn („Sense of Coherence"), d.h. das Gefühl der Verbundenheit mit sich selbst und mit anderen, das Gefühl von Sinnhaftigkeit der Dinge und in Situationen aktiv handeln zu können, das Verstehen von Zusammenhängen. Die Teilnehmenden wurden in zwei Gruppen unterteilt. Die eine Gruppe (30 Personen) erhielt neben einer psychologischen Beratung auch einen 8-wöchigen Kurs in PMR. Die andere Gruppe (20 Personen) hatte nur eine psychologische Beratung. Die Verbesserung der Angst-, Depressions- und Stresssymptome ebenso wie die Erhöhung des allgemeinen Wohlbefindens, der Lebensqualität im mentalen Bereich und des Kohärenzsinns waren bei den Probanden mit dem PMR-Training hochsignifikant, die Probanden ohne PMR zeigten keine wesentlichen Verbesserungen.

10.2.2 Das Autogene Training (AT)

Das Autogene Training (s. **Tab. 10-2**) setzt voraus, dass der Übende einen geistigen Fokus auf einzelne Körperteile lenken kann, ohne diese zu bewegen, und bewusst eine Vorstellung (z.B. von Wärme oder Schwere) in diese hineinlenken kann. Ursprünglich wurde diese Technik als Übung für sich selbst, also unabhängig von einer Therapeutin, entwickelt und nur in der Lernphase mit einer Therapeutin zusammen durchgeführt. Heutzutage wird die Übung oft in der Gruppe oder auch einzeln angeleitet, soll aber täglich, wenn möglich mehrmals, selbst angewandt werden.

Das Autogene Training wurde von Johannes Heinrich Schultz (1932, 2004), einem deutschen Psychoanalytiker, entwickelt. Er stellte fest, dass Menschen, die Hypnose-Erfahrungen hatten, in der Lage waren, sich selbst in eine tiefe Entspannung zu versetzen, und neben einer Veränderung ihres physiologischen Zustandes auch verschiedene Gefühle beschrieben. Er nannte die Technik ursprünglich „konzentrative Selbstentspannung", später „Training für autogene (selbstinduzierte) Entspannung". Die Technik beinhaltet eine Reihe von Autosuggestionen, die wiederholt werden, wie die Vorstellung von Ruhe, Schwere und Wärme in Körperregionen (Armen, Bauch). Dabei wird eine psychophysiologische Entspannung induziert. Nach Schultz entsteht dabei eine „Umschaltung", d.h. ein Wechsel vom normalen zu einem selbsthypnotischen Zustand. Dieser hypnotische Zustand muss nach jeder Übungssequenz wieder aufgehoben werden („zurückkommen"), außer wenn die Übung vor dem Schlafengehen praktiziert wird.

Es gibt drei „Stufen" des Autogenen Trainings: die Grundstufe, die Organübungen (früher auch mittlere Stufe genannt) und die Oberstufe. Die Grundstufe zielt auf die Regulation des vegetativen Nervensystems ab, die Organübungen auf die Regulation einzelner Organe und die Oberstufe wird für psychotherapeutische Zwecke eingesetzt. Bei Letzterem wird mit vorsatzhaltigen Formeln (z.B. „Ich bleibe gelassen") gezielt geübt, die bewusste und unbewusste Bereiche erreichen sollen.

Das Autogene Training, das der Entspannung von Gesunden oder von Menschen mit Stressbelastungen dienen soll, entspricht der Grundstufe mit den Organübungen. Es soll den Übenden befähigen, eine Selbstregulation des autonomen Nervensystems zu entwickeln. Hier wird nur diese Form des Autogenen Trainings beschrieben.

Es ist empfehlenswert, dass der Übende ein Protokoll über die Erfahrungen, die er während des Autogenen Trainings macht, führt, um den Entspannungseffekt zu vertiefen. Denn durch die Niederschrift entsteht eine kognitive Verankerung (erkennen/sehen), was zur Vertiefung

Tabelle 10-2: Autogenes Training praktisch (Schultz, 2004)

Formeln der Autosuggestion (Formeln 5- bis 7-mal pro Körperregion mit demselben Wortlaut wiederholen)	**Hinweise**
Ruhetönung „Ich bin ganz ruhig."	Wird am Anfang des Lernens als erstes geübt, dann jeweils nach jeder Übung zu einem bestimmten Körperteil mit der entsprechenden Formel kurz wiederholt = Ruhetönung nach jeder Einzelübung
Schwere-Übung: „Der rechte Arm ist ganz schwer."	Zuerst für den dominanten Arm üben, dann Ruheformel, dann die Schwere-Übung für den anderen, nichtdominanten Arm. Es wird nur für die Arme so geübt. Das Schweregefühl für die anderen Körperteile stellt sich im Sinne einer Generalisierung allmählich ein.
Wärme-Übung: „Beide Arme sind ganz warm."	Es kann dann auch geübt werden: „Beide Arme sind ganz schwer und warm." Dann Ruhetönung
Herz-Übung: „Das Herz schlägt ruhig und kräftig."	Ruhetönung nach der Herz-Übung
Atem-Übung: „Die Atmung ist ruhig und gleichmäßig." oder „Es atmet mich."	Ruhetönung nach der Atem-Übung
Bauchwärme-Übung: „Das Sonnengeflecht ist strömend warm." Oder: „Der Bauch ist strömend warm"	Ruhetönung nach der Bauchwärme-Übung
Stirnkühle-Übung: „Die Stirn ist angenehm kühl."	Ruhetönung nach der Stirnkühle-Übung
Zurücknehmen: Ballen der Fäuste, mit denen man kräftig auf die Schultern und Arme schlägt und dann die Arme locker fallen lässt. 3- bis 5-mal wiederholen. Beim letzten Mal Fäuste geballt oben auf Schulterhöhe lassen, dann kurze Pause, dann schnelles tiefes Einatmen, dann gleichzeitig Augen und Fäuste mit einem kurzen, explosionsartigen Laut öffnen.	Diese Übung dient dem Zurückkommen vom selbsthypnotischen Zustand in den Normalzustand. Fühlt sich der Übende nach einer Sequenz der Zurücknehmen-Übung nicht frisch, wird die Übung wiederholt. Das Zurücknehmen wird nur dann ausgeführt, wenn der Übende danach wach bleiben will. Wird das Autogene Training vor dem Schlafen geübt, findet kein Zurücknehmen statt, sondern die Person schläft ein.

beim nächsten Mal führt. Zudem wird in der klassischen Form des Autogenen Trainings empfohlen, 3-mal am Tag zu üben, davon mindestens 1-mal sitzend. Die letzte Übungssequenz im Liegen erfolgt in der Regel vor dem Schlafen, ohne das Zurücknehmen.

Die Wirksamkeit von Autogenem Training wurde für verschiedene Anwendungsbereiche mit unterschiedlichem Erfolg nachgewiesen.

So zeigte Linden (1994) in einer Übersichtsarbeit, die nur kontrollierte Studien mit einer experimentellen Kontrollgruppe der englischen und deutschen Literatur umfasste, dass sich Autogenes Training als wirksam erwies bei Prüfungsangst, Schlafstörungen, Migräne, Angina pectoris, Regeneration nach Herzinfarkt, Asthma, Ekzemen, hohem Blutdruck, Infertilität, Geburt und dem Raynaud Syndrom. Dabei waren die Effektstärken für die Unterschiede der Messgrößen vor und nach der Anwendung des Autogenen Trainings für biologische Parameter $d = 0.42$ und für psychologische Parameter $d = 0.58$, was einer Größenordnung wie bei Biofeedback oder Muskelentspannung entspricht.

Eine Metaanalyse von Stetter und Kupper (Stetter & Kupper, 2002) bestätigte diesen Befund. Sie analysierten 60 Studien (davon 35 randomisierte kontrollierte Studien) und fanden große bis mittlere Effektstärken für die Unterschiede in den Werten der gemessenen Parameter vor und nach der Anwendung des Autogenen Trainings für krankheitsspezifische Untersuchungen. Für die randomisierten kontrollierten Studien waren die Effektstärken größer. Im Vergleich zu anderen psychologischen Behandlungen zeigten sich beim Autogenen Training keine Effekte oder ein kleiner negativer Effekt, auch in Follow-up-Studien. Die unspezifischen Effekte des Autogenen Trainings auf Stimmung, kognitive Funktionen, Lebensqualität und physiologische Parameter waren oft größer als die krankheitsspezifischen Effekte. Die Metaanalyse von Stetter und Kupper bestätigte mittlere positive Effekte des Autogenen Trainings bei Kopfschmerzen/Migräne, leichtem bis mittelschwerem Bluthochdruck, koronarer Herzkrankheit, Asthma, somatoforme Schmerzstörung, Raynaud Syndrom, leichter bis mittelgradiger Depression/Dysthymie und Schlafstörungen.

10.2.3 Qigong (Chi Gong)

Qigong ist eine seit Jahrtausenden überlieferte Form der koordinierten Körperhaltung und -übungen, Atmung und Meditation, die in der traditionellen chinesischen Medizin (TCM), chinesischen spirituellen Praxis und den asiatischen Kampfsportarten angewandt wird (Engelhardt, 1997). Die Quellen seiner Entwicklung liegen in der traditionellen chinesischen Medizin, östlichen Philosophien (Buddhismus, Daoismus) und der asiatischen Kampfkunst.

Qi (oder Chi) bedeutet Lebensenergie oder Energie ganz allgemein. Gong (oder kung) bedeutet Übung, Fähigkeit, Meisterschaft oder Errungenschaft und wird im traditionellen chinesischen Sinn oft als gongfu (oder kung fu) benutzt, was bedeutet, etwas durch großen Einsatz zu erreichen. Die Zusammenführung der beiden Worte zu Qigong bezeichnet ein Übungssystem, das der Erhaltung und dem Ausgleich der Lebensenergie, besonders zur Förderung von Wohlbefinden und Gesundheit dient.

Qigong wird in der traditionellen chinesischen Medizin als „medizinisches Qigong" als eine der fünf Heilmethoden (Akupunktur/Moxibustion, Kräutermischungen, Ernährung nach TCM-Prinzipien, Tuina) eingesetzt.

Nach der TCM stellt der Organismus (und auch die Welt als Ganzes) ein Energiesystem dar, das als Grundlage zwei Prinzipien aufweist: Yang, die aktive Energie, und Yin, die passive oder struktive Energie. Im menschlichen Organismus fließt die Energie im gesunden Zustand in einem harmonischen kontinuierlichen Fluss durch ein System von Energiebahnen (Meridianen) in einer zeitlichen Abfolge durch den Tag. Der Köper hat zudem fünf Energiekreise oder Energieprinzipien (die fünf Wandlungsphasen), die ebenfalls in einer zeitlichen Abfolge durch den Tag aktiviert sind. Entlang der Meridiane finden sich Punkte mit einem erniedrigten elektrophysiologischen Hautwiderstand, die zur Behandlung mit Akupunktur (Nadelsetzung), Akupressur (manuelles Pressen) oder Moxibustion (Wärmeanwendung) benutzt werden. Krankheit des Organismus bedeutet eine Störung in diesem Energiesystem, wie z. B., einfach ausgedrückt, zu viel Yang (aktive Energie) im Lebermeridian, was in westlicher Denkweise etwa einem überaktiven, angespannten Zustand entspricht, oder ein Ungleichgewicht zwischen Yin und Yang. Yinmangel in bestimmten

Energiekreisen kann z. B. einer Erschöpfung im westlichen Sinn entsprechen. Störungen im Energiesystem führen zu einer Reihe von Symptomen, die in der Anamnese sorgfältig abgefragt werden, ergänzt durch eine detaillierte Beobachtung der Zunge (Zungendiagnostik) und des ganzen Menschen sowie einer differenzierten Palpitation der Pulse an je drei Stellen an jedem Handgelenk. Der TCM-Arzt kann zirka 60 verschiedene Pulsbefunde erheben. Alle diese diagnostisch eingesetzten Maßnahmen dienen der energetischen Diagnose der Krankheit.

Formen des Qigong

Es gibt grundsätzlich zwei Formen des Qigong: die dynamische oder aktive Form, bei der langsam fließende Bewegungen ausgeführt werden, und die meditative oder passive Form, bei der in einer ruhigen Haltung die innere Bewegung der Atmung praktiziert wird. Bei der Meditation in Bewegung besteht die Praxis in einer koordinierten Abfolge von Bewegungen, verknüpft mit tiefer Bauchatmung, einer meditativen Grundhaltung und der Visualisierung, dass die Energie durch den Körper geführt wird.

Die klassische chinesische Praxis des Qigong umfasst vier Typen der Übung: die dynamische Praxis, die statische Praxis, bei der wie im Yoga Positionen eine Weile gehalten werden, die meditative Praxis und die Praxis mit zusätzlicher Verwendung externer Elemente, z. B. von Kräutern. Oftmals wird ein Mix dieser Typen verwendet.

In China hat sich der Fokus zunehmend von der philosophischen, spirituellen Perspektive auf die gesundheitsbezogenen Effekte und die Verwendung in den Kampfsportarten gewendet.

Das medizinische Qigong besteht aus Körperübungen und Atmungstechniken, die bei einer gesundheitlichen Störung durch Stimulation verschiedener Meridiane und Energieprinzipien (fünf Wandlungsphasen) den gestörten Energiefluss normalisieren. Zuvor muss eine gründliche Diagnostik durch den chinesischen Arzt erfolgen. In Abhängigkeit der Krankheitsdiagnose werden spezifische Meridiansysteme durch die Bewegung und Haltung angesprochen. Dies nennt sich auch das „externe Qigong".

Das interne Qigong dient der Selbstregulation und besteht aus Übungssequenzen, Atmungstechniken und meditativen Elementen, die der Gesunderhaltung des Organismus dienen. Es sind also präventive Maßnahmen. In China sieht man oft Menschen, die am Morgen in einem Park Qigong-Übungen machen. Die Übungen werden immer als eine bestimmte Reihenfolge von Übungen durchgeführt, was aufgrund der Annahme eines geordneten Ablaufs der Energie einleuchtet, denn es soll ja der ordentliche Energiefluss angeregt werden. Die Übungssequenzen haben im Allgemeinen einen Namen, z. B. „die sechs Brokate", und die einzelnen Übungen meist auch, wie z. B. „ein Fischer wirft die Rute aus". Der traditionellen chinesischen Medizin ist es eigen, dass sie viele Bilder und Analogien verwendet.

In China formte die „Chinese Health Qigong Association" (CHQA) ein Konsortium zur Entwicklung einer Serie von wissenschaftlich fundierten gesundheitsrelevanten Übungen, die als „health qigong" bezeichnet wurden. Health Qigong umfasst also bestimmte Übungssequenzen, die der Erhaltung von Gesundheit, Vitalität und Gleichgewicht dienen und präventiver Natur sind. 2003 wurden vier Übungssequenzen in dieses System aufgenommen: Health Qigong Muscle-Tendon Change Classic, Health Qigong Five Animal Frolis, Health Qigong Six Healing Sounds und Health Qigong Eight Pieces of Brocade. 2010 fügte die CHQA noch weitere fünf Übungen diesem System bei. Es gibt jedoch eine Reihe ebenso häufig praktizierter Übungssequenzen. Seit 1989 ist Qigong als eine Standardtechnik in der Medizin anerkannt und wird auch häufig im medizinischen Curriculum unterrichtet. Es wird im auf Englisch übersetzten offiziellen Chinesischen Lehrbuch zu Medizinischem Qigong (Liu & Qiang, 2013) (CMO) als die Fähigkeit beschrieben, durch Köperübungen im Verbund mit meditativen Elementen den Atem, den Körper und den Geist zu einem Ganzen zu verbinden. Es ist nicht nur eine Körperübung, sondern durch die Verbindung von Bewegung, Haltung und Geist eine Praxis, die einen besonderen psychophysiologischen Zustand herstellen soll.

Die präventive Qigong-Praxis besteht klassischerweise aus Meditation, koordinierten Haltungs- und langsam fließenden Bewegungsabläufen und tiefer rhythmische Atmung in einer ruhigen, meditativen Grundhaltung. Es kann auch nur aus Bewegungsabläufen bestehen. Diese Form des Qigong wird auch häufig im Westen praktiziert, als Entspannungsübung und zum Erreichen eines allgemeinen Gleichgewichts.

Die Bewegungen sind fließend und langsam, oft rund, und aus einer Position mit gebeugten Knien sich um den Körpermittelpunkt drehend, und beinhalten auch Dehnungs- und Streckpositionen, die aber nicht lange gehalten werden, sondern als Endpunkt für das Weiterführen der Bewegung dienen. Die Atmung fließt sanft und tief, koordiniert mit der Bewegung. Die Beobachtung ruht auf der Bewegung, oder es wird ein fließendes Qi visualisiert. Jede Übung wird 6- bis 8-mal ausgeführt.

Wichtig in der Qigong-Praxis ist, diese in einer ruhigen, meditativen Grundhaltung und mit völliger Achtsamkeit und Fokussierung auf die Übung auszuführen. Dabei lassen sich mehrere Prinzipien erkennen:

- Absichtsvolle, fließende und sanfte Bewegungen
- Langsame, tiefe und mit der Bewegung koordinierte Atmung
- Achtsame, fokussierte und meditative Grundhaltung
- Visualisierung des fließenden Qi
- Bei Übungen mit Lauten (z. B. „die sechs heilenden Laute") ist der Fokus auf dem Klang
- Sanfter Blick und gleichmäßiger Gesichtsausdruck (entspricht der meditativen Haltung)
- Fester, geerdeter und aufrechter Stand
- Leicht gebeugte Gelenke und entspannte Muskulatur (Bewegung ist ganz sanft und weich)
- Bewegungen werden um die Mitte, das Gravitationszentrums herum gemacht (Prinzip von Balance und Gegenbalance)

Da die Bewegung langsam, harmonisch und mit achtsamem Fokus erfolgt, ist dabei immer ein Entspannungseffekt zu beobachten.

Bei *meditativem* Qigong werden zunehmend sanfte, entspannte und kleinere Bewegungen, ein leerer, achtsamer Geist und schlussendlich ein Stillstand der Bewegung mit reinem Sein angestrebt.

Qigong als Bewegungslehre ist auch die Grundlage für die asiatischen Kampfsportarten (Tai-Chi, Aikido, Shaolin als Königsdisziplin), da damit die Lenkung und Fokussierung der Energie bei allenfalls kämpferischen Bewegungen geübt werden kann. Darauf wird hier aber nicht weiter eingegangen.

Effekte von Qigong

Die wissenschaftliche Evidenz nach naturwissenschaftlichen Kriterien ist kontrovers, denn viele Studien sind nicht kontrolliert und randomisiert oder gar doppelblind durchgeführt worden. Es seien hier trotzdem einige Studien kurz vorgestellt.

Jahnke, Larkey, Rogers, Etnier und Lin (2010) evaluierten 77 randomisierte kontrollierte Studien zu gesundheitsbezogenen Effekten von Tai-Chi und Qigong. Die Studien untersuchten Erfolgsparameter wie Knochendichte, kardiopulmonale Effekte, körperliche Funktion, Stürze und darauf bezogene Risikofaktoren, Lebensqualität, psychische Symptome, Immunfunktion und patientenspezifische Faktoren. Die Forschungsgruppe fand in diesen Bereichen einige signifikant positive Effekte von Qigong und Tai-Chi, vor allem wenn Qigong- oder Tai-Chi-Teilnehmende mit solchen ohne Intervention verglichen wurden. Bei den psychischen Symptomen fanden sie positive Resultate bezüglich Ängstlichkeit und depressiver Symptome. Es gab aber auch Studien, die keinen Effekt von Qigong und Tai-Chi fanden; diese wurden im Vergleich mit anderen aktiven Therapien, z. B. Fitnessübungen, durchgeführt oder hatten kleine Patientenzahlen. Sie folgern, dass ihre Übersichtsarbeit wichtige Hinweise zur Effektivität von Qigong und Tai-Chi gibt, die in weiteren Untersuchungen zu vertiefen und zu bestätigen sind.

Klein, Baumgarden und Schneider (2019) führten ebenfalls eine Übersichtsarbeit zu systematischen Reviews oder Metaanalysen durch, die Effekte von Qigong oder Tai-Chi bei körperlichen Beschwerden unterschiedlicher Natur untersuchten, wobei die Reviews oder Metaanalysen mindestens drei oder mehr randomisierte kontrollierte Studien beinhalten mussten. Sie fanden positive Effekte sowohl von Tai-Chi als auch Qigong in der Prävention von Stürzen und im Management von Krebserkrankungen, chronisch obstruktiver Lungenerkrankung, Parkinson und kardiovaskulären Erkrankungen, wobei sie großen weiteren Forschungsbedarf mit stringent konzipierten Studien sehen.

Hartley et al. (2015) analysierten 11 randomisierte kontrollierte Studien zu den Effekten von Qigong in der Prävention von kardiovaskulären Erkrankungen (durch Reduktion von Stress und/oder Erhöhung der Bewegung). Sie fanden zwar positive Effekte auf den systolischen und diastolischen Blutdruck und auf Blutlipide. Jedoch waren die Studien methodisch nicht einwandfrei aufgebaut, sodass die Forschungsgruppe zu dem Schluss kommt, dass nur eine geringe Evidenz vorliegt, dass Qigong präventiv für kardiovaskuläre Erkrankungen wirkt.

Eine weitere Metaanalyse zu Qigong und seinen Effekten bei Bluthochdruck wurde durch Xiong, Wang, Li & Zhang (2015) durchgeführt und schloss englische und chinesischen Studien ein (insgesamt 20 Untersuchungen mit 2 349 Patienten mit Bluthochdruck), die Qigong allein oder adjunktiv zu Antihypertensiva versus keine Intervention mit einem randomisierten kontrollierten Design untersuchten. Das Design beurteilten Xiong et al. jedoch in vielen Fällen nicht als frei von potenziellem Bias. Sie fanden einige signifikant positive Resultate. So reduzierte Qigong im Vergleich zu keiner Intervention den systolischen und diastolischen Blutdruck. Qigong war weniger effektiv als Fitnessübungen bezüglich der Reduktion des systolischen Blutdrucks aber bezüglich des diastolischen Blutdrucks fanden sich keine Unterschiede Im Vergleich zu einer antihypertensiven Medikation zeigte Qigong zwar eine klinisch relevante, aber statistisch nicht signifikante Erniedrigung des systolischen Blutdrucks, jedoch hinsichtlich des diastolischen Blutdrucks erwies sich Qigong als signifikant effektiv. Eine Kombination von Antihypertensiva plus Qigong erniedrigte sowohl den systolischen als auch diastolischen Blutdruck signifikant besser als Antihypertensiva allein. Die Autoren folgern, dass die Analyse eine blutdrucksenkende Wirkung von Qigong nahelegt, aber weitere, wissenschaftlich strenger konzipierte und als Langzeitstudien entwickelte Studien nötig sind.

Zusammenfassend lässt sich sagen, dass es viele Hinweise gibt, dass Qigong auf verschiedene Weise positive Effekte auf die Gesundheit hat, aber die aktuelle Datenlage aus methodischen Gründen noch ungenügend aussagekräftig ist.

Anwendung von Qigong

Qigong ist für alle Menschen geeignet, muss aber angepasst an die körperliche und mentale Verfassung der Person erfolgen, auch an Menschen mit Stressfolgestörungen, Burnout oder Erschöpfungsdepression. Bei Patienten ist es sinnvoll, sich während der Behandlung zu beschränken auf das medizinische Qigong (nach einer durch eine TCM-Expertin erfolgten Diagnostik und Anweisung bezüglich der auszuführenden Übung) oder das Health-Qigong. Alle anderen Formen des Qigong sind gesunden Menschen vorbehalten, die je nach Zielsetzung die eine oder andere Form wählen.

Das Health-Qigong enthält vornehmlich Körper- und Atemübungen, die in einer meditativen Grundhaltung durchzuführen sind und durchaus als Meditation in Bewegung bezeichnet werden können.

Die Qigong-Übung sollte als definierte Atmungs- und Bewegungssequenz (z. B. die acht Brokate) in der Gruppe durch einen Qigong-Lehrer oder entsprechend geschulten Therapeutinnen angeleitet werden. Dazu gibt es auch einige Literatur (z. B. Engelhardt, Hildenbrand & Zumfelde-Hüneburg, 2007). Die Gruppenübung findet vorzugsweise zwei- oder dreimal in der Woche statt. Dazwischen sollte jeder Patient selbstständig, anhand des Gelernten und mithilfe von abgegebener schriftlicher Instruktion, täglich etwa 30 Minuten, am besten morgens üben. Es ist sinnvoll, die Erfahrungen des Patienten mit den Übungen in der Therapie regelmäßig zu besprechen. Daneben kann auch regelmäßig eine Achtsamkeitsübung oder Autogenes Training (s. Kap. 10.1.2) gemacht werden, die eher im Sitzen oder Liegen erfolgt.

10.2.4 Yoga

Für viele Menschen im Westen ist Yoga mehrheitlich als eine Form von Körperübungen bekannt, bei der verschiedene Posen (Asanas) eingehalten werden (Hatha Yoga). Dem Ursprung her ist Yoga jedoch eine der sechs Schulen der indischen Philosophie (hinduistische und buddhistisch Lehren) und umfasst eine Reihe von körperlichen und geistigen Übungen.

Nach den Autoren mit dem gleichen Nachnamen Metha, Metha und Metha (1990), die sich auf den auch im Westen einflussreichen indischen Yogalehrer der Moderne Iynegar beziehen, hat Yoga acht Glieder:

- *Yama,* die ethischen Prinzipien des Yoga, die Gewaltlosigkeit (adhimsa), Wahrheitstreue (satya), Nicht-Stehlen (asteya), Keuschheit (brahmacarya) und Abwesenheit von Gier (aparigraha) umfassen. Das Grundanliegen dieser ethischen Prinzipien ist, kein lebendes Wesen, weder in Gedanken, Wort oder Tat, zu schädigen.
- *Niyama,* die persönlichen Verhaltensweisen, die es umzusetzen gilt. Diese umfassen das Reinhalten von Körper und Geist (sauca), Genügsamkeit (santosa), Leidenschaft für Yoga (tapas), das Studium des Selbst (svadhyaya) und die Hingabe aller Gedanken und Handlungen an das Göttliche (Isvarapranidhana). Niyama führt zu Disziplin im täglichen Leben.
- *Asanas,* die Yogapositionen. Asanas sollen die Eigenschaften von Standhaftigkeit (sthira) und Fröhlichkeit (sukham) aufweisen. Es braucht jahrelange Übung, um Meisterschaft und Perfektion zu erreichen. Angestrebt wird, dass sich der Körper und der Geist in Harmonie bewegen und in der Wahrnehmung des Unendlichen verlieren, sodass sich alle Dualitäten auflösen. Es soll 840 000 Asanas geben gemäß dem vollen Potenzial der menschlichen Bewegung.
- *Pranayama,* die Kunst des Atmens im Yoga, die in der Regulation und Verfeinerung der Einatmung, Ausatmung und dem Zurückhalten des Atems besteht. Die Atemübungen führen zu einer introspektiven Haltung und öffnen das Tor zu spirituellen Erfahrungen. Pranayama sollte erst erlernt werden, wenn ein gewisses Maß an Fähigkeiten in der Yogapraxis vorhanden ist. Im Yoga besteht der Atem einerseits aus Luft, andererseits aus Prana, der Lebenskraft, die das ganze Universum durchdringt. Prana stellt die Verbindung zwischen dem menschlichen Organismus und dem Kosmos dar. Da Prana aus Energie besteht, wird davor gewarnt, ohne Supervision durch eine Lehrerin Pranayama zu üben.
- *Pratyahara* ist die Hinwendung aller Sinne von der Außenwelt in das Innere des Selbst. Alle Zerstreuungen der äußeren Welt gelangen nicht mehr in die innere Welt.
- *Dharana* ist die ununterbrochene Konzentration, mit der der Geist auf einen bestimmten Punkt oder ein Objekt fokussiert. In einigen

Yogapraktiken kann dies z.B. das Fokussieren auf die eigene Nasenwurzel sein.

- *Dhyana* ist Meditation. Die Konzentration ist erhöht, sodass der Geist das Objekt ununterbrochen und komplett umfasst. Subjekt und Objekt nähern sich an.
- *Samadhi* ist ein transzendierter Zustand, der über die Meditation hinausgeht. Psychische Prozesse stoppen, da das Bewusstsein in der Seele absorbiert ist. Es ist ein Zustand der Wahrheit und Glückseligkeit. Samadhi ist die Kulmination der Yogapraxis, wird aber nicht häufig erreicht. Im Yoga werden verschiedene Stufen dieses Zustands unterschieden. Die höchste Stufe wird als „Samadhi ohne Samen" bezeichnet und entspricht einem Zustand, bei dem der Geist frei ist von jeglichen Spuren von Aktionen oder Wünschen. Dieser Zustand wird als Kaivalya oder „die Trennung der Seele vom Materiellen" bezeichnet. Der Yogi (Yogapraktizierende) hat seine Reise zur Quelle und Essenz des Seienden vollendet und ist befreit. Dies wird als Erleuchtung bezeichnet und beinhaltet eine Überwindung oder Befreiung von den Verwicklungen mit den natürlichen Gegebenheiten des Lebens. Der Yogi unterscheidet an diesem Punkt zwischen Bewusstsein und Seele. Das Bewusstsein ermöglicht ihm im Zusammenwirken mit seinem Geist und seinem Intellekt das Funktionieren in dieser Welt, die Seele entspricht dem wahren Selbst und einer tiefen Erkenntnis des Transzendenten.

Die ersten fünf Glieder der Yoga (Yama, Niyama, Asana, Pranayama und Pratyahara) werden als die Disziplinen des Yoga bezeichnet, die es mit großem Eifer zu praktizieren gilt. Sie beruhigen die Sinne und den Geist und bereiten auf die drei weiteren Glieder Dharana, Dyhana und Samadhi, die der Meditation gewidmet sind, vor.

Yoga ist in seiner Essenz ein spiritueller Weg, der eine tiefe Erkenntnis der Welt und des Selbst anstrebt. Die großen Schriften der hinduistischen Philosophie, die Bhagavad Gita und die Upanishaden, erwähnen die grundlegenden Yogaübungen, doch ein umfassender Text, die Yogasutren (194 Sutren), die wohl eine Zusammenfassung mehrerer Schriftstücke aus dem 2. Jahrhundert v.Chr. bis zum 4. Jahrhundert n.Chr. darstellen, wurde von Pataniali verfasst.

Jeder Weg zur Selbsterkenntnis wird im Hinduismus Yoga genannt. So gibt es viele unterschiedliche Formen des Yoga und verschiedene Schulen, die unterschiedliche Schwerpunkte setzen.

Das traditionelle Yoga unterscheidet sich jedoch wesentlich vom heute im Westen praktizierten Yoga. Im Westen wird Yoga in Form von Übungseinheiten vermittelt, deren Ziele ein verbessertes allgemeines Wohlbefinden und Gelassenheit sind. Es gibt unterschiedliche Schulen. Einige betonen mehr den meditativen Ansatz, andere mehr die Körperübungen. So legte der indische Yogalehrer B.K.S. Iyengar (1993), der im Westen des 20. Jahrhunderts stark rezipiert wurde, viel Gewicht auf die Asanas, blieb aber der Tradition des Pantaniali treu. Seine Tochter Geeta S. Iyengar (1989) publizierte eine Anleitung besonders für Frauen (bis dahin wurden Frauen in Indien nicht für Yoga geeignet betrachtet) und inspirierte damit im Westen viele Yogaübende. Sie legt Yoga umfassend in seiner traditionellen Art und Weise dar, jedoch mit einem starken Fokus auf Asanas, Pranayama und Meditation (Dyhana).

Die meisten heutigen Yogaanleitungen im Westen bestehen aus Körperübungen, bei denen die Ausführung von Asanas im Zentrum steht, sowie aus einzelnen Atemübungen aus dem Pranayama und einigen meditativen Elementen, die mit einer Entspannungsphase im Liegen enden. Dabei können auch Elemente aus anderen Entspannungsmethoden einfließen, z.B. ein Body-Scan.

Yoga wird hier als eine Methode der aktiven Entspannung aufgeführt. Es gibt viele Anleitungen dazu in Buchform und eine ganze Reihe von ausgebildeten Yogalehrern, die solche Übungen vermitteln. Auch hier gibt es verschiedenen Varianten, mal mit mehr Körperaktivität, mal mit mehr Atemübungen, oder, wie beim Power-Yoga, mit einer hohen aerobischen Fitnesskomponente.

Um eine aktive Entspannung zu erreichen, ist eine eher sanfte, stille und mit Atemübungen und meditativen Elementen vermittelte Form des Yoga zu empfehlen. Auch hier gilt es, die Übungen regelmäßig, am besten einmal in der Woche in der Gruppe und individuell täglich auszuüben.

Es gibt eine beträchtliche Anzahl von Untersuchungen zur klinischen Wirksamkeit von Yoga, mehrere mit einer stringenten wissenschaftlichen Methodenqualität. Es seien hier einige erwähnt:

Yogendra et al. (2004) untersuchten Personen, die an einer koronaren Herzkrankheit litten und an einem 1-jährigen Yoga-Übungsprogramm zur Stressreduktion mit Veränderung von Ernährungsgewohnheiten teilnahmen. Diese hatten im Vergleich zu denjenigen in der Kontrollgruppe ohne Yogaübungen eine statistisch signifikant höhere Erniedrigung des Gesamtserumcholesterins und des LDL-Serumcholesterins, eine signifikant geringere Progression der Atherosklerose im Angiogramm und eine signifikant größere Verminderung von Angstsymptomen nach einem Jahr aufwiesen. Die Autoren folgern, dass Yoga eine Verminderung von atherosklerotischen Plaques und dadurch eine verbesserte Durchblutung des Herzmuskels erwirken kann. Der Mechanismus dieses Effektes ist jedoch nicht ersichtlich.

Vempati, Bijlani und Deepak (2009) untersuchten die Effekte von Yoga bei Personen mit Bronchialasthma. Dazu wurden 57 Erwachsene mit leichtem bis mittelschweren Bronchialasthma randomisiert entweder der Yogaintervention (29 Patienten) oder der Warte-Kontrollgruppe zugeordnet (28 Patienten). Diejenigen in der Kontrollgruppe erhielten die übliche Behandlung, diejenigen mit der Yogaintervention erhielten zusätzlich ein 2-wöchiges angeleitetes Training zu Veränderungen im Lebensstil und Yoga zum Stressmanagement, gefolgt von einer 6-wöchigen individuellen Praxis der Übungen mit einem Coaching zuhause. Die Teilnehmenden in der Yogagruppe wiesen eine kontinuierliche Verbesserung der Lungenfunktion auf, mit einem im Vergleich zu den Ursprungswerten signifikant größeren Atemvolumen in der ersten Sekunde bei forcierter Ausatmung nach der zweiten Studienwoche und einer signifikant größeren Atemflussrate nach der zweiten, vierten und achten Studienwoche. Ebenfalls zeigten die Teilnehmenden in der Yogagruppe eine signifikante Reduktion der Bronchokonstriktion nach sportlicher Aktivierung. Es ließen sich keine Veränderungen bezüglich Immunparametern oder eines Markers der Krankheitsprogression feststellen. Beide Patientengruppen zeigten eine signifikante Verbesserung der asthmabezogenen Lebensqualität im Vergleich zu den Ursprungswerten, aber die Yogagruppe erreichte diesen Unterschied früher. Ebenfalls reduzierten die Patienten den Einsatz von Notfallmedikation signifikant, die Yogagruppe erreichte jedoch früher einen signifikanten Unterschied zu den Ursprungswerten. Die Autoren folgern, dass Yoga sowohl subjektiv als auch objektiv Asthma verbessern kann. Welche Mechanismen dies verursachen (John, Sharma, Sharma & Kankane, 2007), müssen Inhalt weiterer Forschung sein.

Khalsa (2004) evaluierte in einer Vorstudie – unter der Prämisse, dass Yoga kognitive und physiologische Aktivierung reduziert –, inwiefern Yoga bei Menschen mit chronischer Insomnie wirksam ist. Er untersuchte 20 Personen, die an Einschlaf- und/oder Durchschlafstörungen sowie primärer oder sekundärer Insomnie litten. Nach einer 2-wöchigen Basisbeobachtung ihrer Schlafqualität mittels eines Schlafprotokolls erhielten sie ein einziges Training in Yoga mit einer Lehrperson, gefolgt von einer 8-wöchigen Phase der täglichen individuellen Praxis mit kurzen persönlichen oder telefonischen Yogaberatungen, und führten das Schlafprotokoll weiter. Am Ende dieser Intervention wiesen die Probanden im Vergleich zur Basisuntersuchung eine signifikante Verbesserung der Schlafeffizienz, der Gesamtschlafdauer und der Latenz bis zum Einschlafen sowie eine signifikante Reduktion der Gesamtdauer von Wachphasen und der Wachzeit nach dem Einschlafen auf. Diese Resultate stellen ein Indiz für eine positive Wirkung von Yoga auf die Schlafqualität dar, jedoch sind weitere methodisch stringente Studien nötig.

Kozasa et al. (2008) untersuchten 22 Probanden, die randomisiert wurden, entweder in einer Yogaübungsgruppe (14 Personen) oder auf einer Warteliste (8 Personen), bezüglich Angstsymptomen (gemessen mit STAI), Depressionssymptomen (gemessen mit BDI) und Anspannung und allgemeinem Wohlbefinden (gemessen mit je einer Selbstbeurteilungsskala). Die Yogagruppe praktizierte nach einer Instruktion für 8 Wochen täglich Siddhi-Samadhi-Yoga, das aus Meditation und Pranayama-Atemübungen besteht. Die Yogagruppe zeigte im Vergleich zur Wartelistengruppe nach 8 Wochen eine signifikante Reduktion der Angst- und Depressionssymptome sowie der Anspannung und eine signifikante Zunahme des allgemeinen Wohlbefindens.

John et al. (2007) fanden in einer kontrollierten randomisierten Studie bei 72 Patienten mit Migräne ohne Aura, dass diejenigen, die während 3 Monaten nach Instruktion täglich Yoga praktizierten, im Vergleich zu jenen mit der Standardtherapie eine signifikante Verbesserung in der Häufigkeit und Intensität der Migräneschmerzen, eine signifikante Verbesserung der emotional erlebten Schmerzqualität sowie eine signifikante Reduktion der Anzahl von Angst- und Depressionssymptomen und der Menge an Schmerzmitteln aufwiesen. Die Autoren folgern, dass Yoga bei Migräne eine hilfreiche Intervention sein kann, was durch weitere Studien zu vertiefen sei.

Diese kurz dargestellten Studien legen nahe, dass Yoga bei emotionalen Symptomen und Erkrankungen mit einer psychosomatischen Komponente klinisch signifikant wirksam sein kann.

10.2.5 Achtsamkeit und Meditation

Achtsamkeit ist eine Haltung und eine Form der Aufmerksamkeit, die ein offenes, nicht wertendes Bewusstsein für die Erfahrungen anstrebt, die sich im Hier und Jetzt entfalten (Michalak, Heidenreich & Williams, 2012). Diese Grundhaltung hat in den spirituellen Meditationspraktiken des Buddhismus ihre Grundlage und findet in der christlichen Kontemplation eine Entsprechung. Achtsamkeit (mindfulness) bezeichnet ein Sich-geistig-Gewahrsein. Michalak et al. (2012) beschreiben drei Kernelemente der Achtsamkeit, die in **Tabelle 10-3** aufgeführt sind.

Formen der Meditation und Achtsamkeitsübung

Lutz, Slagter, Dunne und Davidson (2008) unterscheiden zwischen der Meditationsform des „offenen Monitorings", bei der eine offene Aufmerksamkeit für die Erfahrungen des gegenwärtigen Moments praktiziert wird, und der Meditationsform der „fokussierten Aufmerksamkeit", bei der auf ein Wort (Mantra), einen Gedanken, eine Erfahrung (Atem) oder ein Objekt fokussiert wird. Diese Meditationsformen schließen sich nicht gegenseitig aus, sie können während einer Meditationssitzung alternierend vorkommen.

Die *spirituell begründete Meditation* sucht die Annäherung an das Transzendente und die eigentliche Seinsweise des Menschen. Die östlichen Meditationsweisen, wie etwa die Vipassana-Meditation des Buddhismus oder die Zenmeditation mit buddhistischen und daoistischen Quellen, haben seit den 1950er-Jahren zunehmend im Westen Beachtung gefunden und auch die christliche Kontemplation wiederbelebt.

Vedische Meditationsformen aus dem indischen Kulturkreis, wie etwa die zeitweise sehr populäre transzendentale Meditation, die sich im Westen später als eine durch eine Sekte getragene Bewegung entpuppte, fanden vor allem im anglosächsischen Sprachraum Verbreitung.

Tabelle 10-3: Kernelemente der Achtsamkeit (Michalak et al., 2012)

Seinsmodus	• Einfach sein: Die Aufmerksamkeit wird auf die gegenwärtigen Erfahrungen der Innen- und Außenwelt gelenkt. • Reine Aufmerksamkeit: Als Zugang wird am Anfang auf einen Fokus, meist den Atem konzentriert (Zugangskonzentration).
Haltung	• Akzeptanz: Die gegenwärtigen Erfahrungen werden so angenommen, wie sie sind. • Nichtbewertung: Die Erfahrungen werden nicht bewertet. • Kein konzeptionelles Denken: Erfahrungen werden nicht in bereits bestehende Konzepte eingeordnet oder mit früheren Erfahrungen verknüpft. • Anfängergeist: Die gegenwärtigen Erfahrungen werden so betrachtet, als mache man sie zum ersten Mal. Die Übende ist achtsam ohne Erwartung und fühlt sich stets als Anfängerin. • Zulassen: Die gegenwärtigen Erfahrungen werden zugelassen, nicht unterdrückt. • Absicht: Der Übenden hat die dezidierte Absicht, achtsam zu sein.
Bewusstsein	• Beobachterin: Die Übende ist als Beobachterin getrennt vom Gegenstand der Beobachtung oder der Erfahrung. • Disidentifikation: Der Übende differenziert sein Bewusstsein von den Bewusstseinsinhalten. Das, was denkt, fühlt oder empfindet, ist nicht identisch mit dem Gedanken, dem Gefühl oder der Empfindungen. „Ich habe Gedanken, Gefühle, Empfindungen, aber ich bin nicht meine Gedanken, Gefühle oder Empfindungen."

Die Hippiebewegung mit ihrer Neigung zu besonderen, selbsterweiternden Erfahrungen, wandte sich teilweise ebenfalls solchen, vor allem in Indien praktizierten Meditationsformen zu.

Zunehmend haben sich jedoch im Westen, in Anlehnung an die Vipassana- oder Zenmeditation, Formen der Achtsamkeitsübung entwickelt, die in keinem spirituellen Kontext stehen, sondern deren Ziel es ist, Achtsamkeit wegen ihrer positiven psychobiologischen Effekte zur Stressreduktion und zu psychotherapeutischen Zwecken einzusetzen.

So setzte Martha Linehan (1993) in der Dialektisch-behavioralen Therapie der Borderline-Störung, die sich als eine der konventionellen Behandlung überlegene Therapieform der Borderline-Störung erwies, neben kognitiv-behavioralen Elementen auch meditative Übungen ein (Bohus & Berger, 1996).

Die hauptsächliche Entwicklung einer für alle zugänglichen Form der Achtsamkeitsübungen erfolgte durch Jon Kabat-Zinn (1990, 2003). Er schuf das Programm der „Mindfulness Based Stress Reduction" (MBSR), das drei Formen der Achtsamkeitsübungen (s. unten Aufzählung) und kognitiv-behavioral strukturierte Übungen zu Wahrnehmung, Selbstreflexion und Erkennen von fixierten kognitiven Konstrukten und das Einüben von achtsamem Handeln und Kommunizieren enthält. Vermittelt wird dieses Programm in einem 8-wöchigen Kurs in der Gruppe mit einer wöchentlichen Sitzung von 2.5 Stunden. Verpflichtend ist, begleitend zu den Gruppensitzungen täglich für 30 Minuten individuell eine Achtsamkeitsübung zu machen. Abgerundet wird der Kurs durch einen Tag mit 6 Stunden der Achtsamkeitsübungen in der Gruppe und in Stille. Diese Kurse dürfen nur von ausgewiesenen MBSR-Lehrenden angeboten werden. Die drei Formen der Achtsamkeitsübungen sind:

- Der Body-Scan: Geführt durch die Anleitung der MBSR-Lehrerin werden im Liegen die verschiedenen Körperregionen, beginnend bei den Füßen und langsam bis zum Kopf und Gesicht kommend, achtsam und urteilsfrei erfahren. Es geht dabei darum, den jeweiligen Körperteil so gut wie möglich einfach nur wahrzunehmen.

- Übung Achtsamkeit auf den Atem: Anfänglich geführt durch den MBSR-Lehrer, dann zunehmend in der Stille, beobachtet die Übende achtsam und urteilsfrei ihren Atem. Dabei geht es darum, den Atem einfach nur wahrzunehmen. Diese Übung entspricht einem Zugangsfokus, wie er in der Meditation praktiziert wird.
- Achtsames Yoga: Angeleitet durch die MBSR-Lehrerin werden eine Reihe von einfachen Yogaübungen achtsam ausgeführt.

Für die individuellen Übungen zuhause und das Weiterpraktizieren nach dem Kurs werden den Kursteilnehmenden eine CD und schriftliche Unterlagen zu den Achtsamkeitsübungen gegeben. Es gibt neben diesem Kursangebot auch eine Reihe von Publikationen zu MBSR, die für das Selbststudium geeignet sind, z.B. Kabat-Zinn und Kroh (2006) und Lehrhaupt und Meibert (2013).

Die klinische Wirksamkeit von MBSR in Form einer signifikanten Reduktion von Stresssymptomen und biologischen Parametern sowie einer Zunahme von Entspannung und Achtsamkeit (mit Erfahrungen von Frieden, Erneuerung, Energie, Optimismus, Glück, Akzeptanz und Transzendenz) wurde in einer großen Anzahl von Studien nachgewiesen (Amutio, Martínez-Taboada, Hermosilla & Delgado, 2015; Davidson et al., 2003; Nyklícek & Kuijpers, 2008).

MBSR eignet sich auch als präventive Maßnahme bei gesunden Menschen. Jayawardene, Lohrmann, Erbe und Torabi (2016) analysierten in einer Übersichtsarbeit acht randomisierte kontrollierte Studien zur Frage, inwiefern eine MBSR-Intervention via digitale Medien Stresssymptome reduzieren und Achtsamkeit erhöhen kann. Die untersuchten MBSR-Interventionen dauerten 2 bis 12 Wochen. Sie fanden einen mittleren Effekt für wahrgenommenen Stress ($g = 0.432$) mit hoher Heterogenität und einen signifikanten, aber kleinen Effekt für Achtsamkeit ($g = 0.275$) mit geringer Heterogenität. Im Follow-up waren die Effekte größer – für wahrgenommenen Stress fand sich ein signifikanter großer Effekt ($g = 0.699$) mit geringer Heterogenität und für Achtsamkeit ein signifikanter mittlerer Effekt ($g = 0.466$) mit hoher Heterogenität.

Die Übungen des MBSR lassen sich auch als Bausteine in einer anderen Form der Therapie einbauen – sei es, eine kurze Sequenz der Achtsamkeit auf den Atem in einer Einzelpsychotherapie-Sitzung durchzuführen oder einzelne Übungen, wie ein Body-Scan, als Sequenz in einer Gruppentherapie.

Es haben sich einige therapeutische Interventionsformen entwickelt, die Achtsamkeit als einen zentralen Therapiebaustein einsetzen. Besonders zu erwähnen ist die von Segal, Williams und Teasdale (2008) entwickelte Achtsamkeitsbasierte Kognitive Therapie (MBCT = Mindfulness Based Cognitive Therapy), die eine effektive Rückfallprophylaxe für besonders rückfallgefährdete depressive Personen zu sein scheint. In einer Studie von Segal et al. (2010) wurden depressive Personen, die nach einer 8-monatigen erfolgreichen antidepressiven Therapie remittiert waren, entweder auf eine weitere antidepressive Therapie, auf Placebo oder auf MBCT randomisiert. Für die nach 8 Monaten vollständig geheilten Betroffenen zeigte sich kein Unterschied zwischen aktiver antidepressiver Therapie, Placebo oder MBCT. Für die nach 8 Monaten nicht vollständig remittierten Patienten erwiesen sich Antidepressiva oder MBCT als wirksamer als Placebo und gleich wirksam in der Rückfallprophylaxe. MBCT und Antidepressiva scheinen gleich wirksam in der Rückfallprophylaxe. Kuyken et al. (2015) vermuten, dass die MBCT bei besonders rückfallgefährdeten Patienten effektiver sein könnte. Eine Studie von Farb et al. (2018) zeigte, dass sich die kognitive Therapie und die MBCT hinsichtlich der Rückfallprophylaxe nicht unterscheiden. Wichtig scheint insbesondere, inwiefern die Patienten durch die Therapie gelernt haben, dysfunktionale Einstellungen zu verändern und sich von negativen Gedanken zu lösen (Segal et al., 2019). In einer Metaanalyse (Zhang, Zhang, Zhang, Jin & Zheng, 2018) von 16 Untersuchungen zur Kognitiver Therapie oder MBCT erwies sich die Kognitive Therapie als eine effektive Rückfallprophylaxe, die MBCT jedoch nur bei Personen mit drei oder mehr depressive Episoden in ihrer Anamnese. Möglicherweise eignet sich die MBCT vorwiegend für besonders rückfallgefährdete und besonders vulnerable depressive Menschen.

Effekte von Achtsamkeit und Meditation

Es gibt unzählige Studien zu den Effekten von Achtsamkeit und Meditation. Die Befunde sind entweder psychologischer oder (neuro-)physiologischer Natur oder zeigen strukturelle Veränderungen im zentralen Nervensystem. Dabei scheint es eine Rolle zu spielen, welche genaue Form der Achtsamkeitsübung die meditierenden Personen ausüben und wie viel Erfahrung sie haben. Generell erhöht Meditation die Synchronisation und Konnektivität neuronaler Netzwerke, den Parasympathikotonus (Entspannung), und führt zu einer ausgewogenen autonomen Balance sowie zu einer Erhöhung der Neuroplastizität (Nervenzellwachstum) in den Hirnregionen, die bei der Meditation aktiviert werden. Es lassen sich auch strukturelle Veränderungen im zentralen Nervensystem beobachten, die mit den neurophysiologischen Aktivierungsmustern und der Meditationsform korrelieren. Nach Hauswald, Übelacker, Leske und Weisz (2015) ist Meditation eine Top-down-Modulation der Aufmerksamkeit. Psychologisch führt Meditation zu Entspannung und einem positiven Zustand (Freude, Glück, Liebe, Transzendenz), zu erhöhter Gelassenheit und zu erhöhter Resilienz gegenüber emotionalen Stimuli. Sie erhöht auch kognitive Funktionen wie Konzentrationsfähigkeit, Aufmerksamkeit und Gedächtnis. **Tabelle 10-4** enthält eine Auswahl einiger Befunde.

Anwendung von Achtsamkeitsübungen

Achtsamkeitsübungen können also Stresssymptome reduzieren, die Entspannung fördern und haben viele gesundheitsförderliche Effekte. Sie führen zu einem positiven psychischen Zustand sowie zum Aufbau von Ressourcen wie Gelassenheit, Resilienz, erhöhte Konzentrationsfähigkeit und Aufmerksamkeit und können ein anderes, mehr in sich ruhendes Selbstbild vermitteln. Damit sind Achtsamkeitsübungen sehr geeignet für Menschen mit einer Stressbelastungsstörung, einem Burnout oder einer Erschöpfungsdepression.

Allerdings braucht es einige Voraussetzungen, um Achtsamkeitsübungen zu praktizieren, nämlich die Fähigkeit, einen Fokus zu behalten und die Aufmerksamkeit zu lenken, zudem den Willen und die dezidierte Absicht, Achtsamkeitsübungen durchzuführen, sowie die Disziplin, dies regelmäßig zu tun. Denn die erwähnten Effekte kommen nur mit der Übung. Es ist jedoch so, dass es mit der Übung auch einfacher wird, zu üben und dabei in eine gute Entspannung und Zentrierung zu kommen.

Menschen mit einer Depression oder hoher Anspannung sind dazu am Anfang der Therapie selten in der Lage. Sie können vielleicht einen Body-Scan durchführen und etwas entspannen, profitieren in diesem Stadium aber eher von Körperübungen, sei dies eine Progressive Muskelentspannung oder seien es Bewegungsübungen aus dem Qigong oder Yoga. Sinnvoll ist es trotzdem, sie in den Einzelsitzungen jeweils eine kurze Achtsamkeitsübung machen zu lassen, z. B. die achtsame Wahrnehmung der Füße und deren Berührung des Bodens. Oder es kann der Atem beobachtet werden mit dem Auflegen der Hände auf die Brust oder den Bauch. Später kann dann eine kurze Übung zur Achtsamkeit auf den Atem folgen.

Achtsamkeitsübungen sollten anfänglich vorwiegend in der Gruppe, angeleitet durch ei-

Tabelle 10-4: Effekte von Meditation und Achtsamkeit

Psychische Effekte	Meditation: • Erfahrung von entspannter Wachheit (Britton, Lindahl, Cahn, Davis & Goldman, 2014) • Erfahrung von entspannter Wachheit in einer anderen Zeit/Ort/Dimension (Transzendenz) (Wahbeh, Sagher, Back, Pundhir & Travis, 2018) MBSR: • Reduziertes Stresserleben und Erhöhung des Wohlbefindens bei Menschen mit Stresssymptomen in Abhängigkeit des Ausmaßes an Achtsamkeit (Nyklícek & Kuijpers, 2008) • Erhöhte Achtsamkeit und Entspannung, Gefühle von Leichtigkeit und Frieden, erhöhte Energie, Optimismus, Glücksgefühle, positive Energie, Transzendenz nach einem 8-wöchigen MBSR-Kurs bei einem Arzt. Nach Weiterführung der Achtsamkeitsübung für 1 Jahr nachhaltig erhöhte Achtsamkeit und positive Energie und nachhaltig erniedrigte Herzfrequenz (Amutio et al., 2015) • Signifikante und nachhaltige Reduktion der Wachphasen, der Aktivierung vor dem Schlafen und des Schwergrads der Insomnie bei Personen mit chronischer Insomnie und Behandlung mit MBSR und einer MBSR-basierten Insomnie-Therapie im Vergleich zum Selbstmonitoring; Remissionsrate nach 6 Monaten für MBTI 50 %, Responserate 78.6 % (Ong et al., 2014) • Überblicksstudie mit 24 Untersuchungen zu Effekten von MBSR/MBCT bei Arbeitnehmenden: Reduktion der emotionalen Erschöpfung (eine Burnout-Dimension), Reduktion von psychischer Belastung, Depressivität, Angst und Arbeitsstress, Zunahme von Selbstmitgefühl, Erhöhung der persönlichen Leistungseinschätzung (eine Burnout-Dimension), Verbesserung der Schlafqualität und der Entspannung (Janssen, Heerkens, Kuijer, Van der Heijden & Engels, 2018)
Neurophysiologische Effekte	EEG-Veränderungen: • Erhöhte Synchronisation von Thetawellen des EEGs in der anterioren frontalen und mittleren Region des Gehirns und erhöhte Thetakonnektivität zwischen dem präfrontalen und posterioren Assoziationskortex während der Erfahrung eines „glückseligen" Zustands (dies lässt eine spezifische erhöhte Vernetzung von oszillierenden Alpha- und Thetanetzwerken bei Zuständen von nach innen gerichteter Aufmerksamkeit und von positiven Gefühlen vermuten) (Aftanas & Golocheikine, 2001) • Unterschiedliche EEG-Befunde bei unterschiedlichen Formen der Meditation: bei Meditation mit Fokussierung, z. B. auf ein Mantra: erhöhte Beta-/Gammaaktivität, bei offener Achtsamkeit auf den gegenwärtigen Moment: erhöhte Thetaaktivität; Meditation mit dem Ziel der Selbsttranszendenz: erhöhte Alpha-1-Aktivität (Travis & Shear, 2010) • Starke Korrelation zwischen Ausmaß der Achtsamkeit und hochfrequente Gammawellen, besonders im zingulären Kortex und den somatosensorischen Kortizes, bei Zen-Meditierenden (offener Achtsamkeit) (Hauswald et al., 2015) • Überblicksstudie mit 25 Untersuchungen mit unterschiedlichen Mediationsformen (buddhistische und christliche Meditation, vedische Meditation und Transcendental Meditation) zu den physiologischen Effekten von Transzendenzerfahrungen: im Zustand der Transzendenzerfahrung verlangsamte Atmung bis zum Innehalten der Atmung, reduzierte Muskelaktivität sowie erhöhter Alphatonus im EEG, erhöhte Synchronisation des EEG und erhöhte funktionelle neuronale Konnektivität (die Transzendenzerfahrung wird als ein Zustand einer entspannten Wachheit in einer anderen Zeit/Ort/Dimension beschrieben) (Wahbeh et al., 2018) Funktionelles MRT (fMRT): • Beidseits erhöhte Aktivität des rostralen anterioren zingulären Kortex und des dorsalen medialen präfrontalen Kortex bei Lösen von mathematischen Aufgaben bei Meditierenden im Vergleich zu nicht Meditierenden (Hölzel et al., 2007) • Erhöhte Konnektivität bei Langzeit-Vipassana-Meditierenden (Achtsamkeit auf den Atem) im rechten Hippocampus (dies wird auf eine erhöhte Neuroplastizität zurückgeführt) (Lardone et al., 2018)

Tabelle 10-4: *Fortsetzung*

Strukturelle Effekte im ZNS	• Verdickung des Kortex bei Zen-Meditierenden (Grant, Courtemanche, Duerden, Duncan & Rainville, 2010) • Reduktion des altersbedingten Verlustes von grauer Substanz bei Zen-Meditierenden (Pagoni & Cekic, 2007) • Volumenzunahme von Hippocampus und frontaler grauer Substanz bei Meditierenden verschiedener Methoden (Luders, Toga, Lepore & Gaser, 2009) • Wesentlich weniger Stresserleben und Verkleinerung der Amygdala (für Stressregulation mitverantwortliche Region) bei stressgeplagten Menschen nach dauerhafter regelmäßiger Achtsamkeitspraxis (MBSR) (Hölzel, Carmody & Evans, 2009) • Steigerung der Empathiefähigkeit bei regelmäßiger Metameditation für Mitgefühl und Vergrößerung des Parahippocampus, einer Hirnregion, die an der Empathieregulation beteiligt ist (Leung et al., 2013) • Verdickung des kortikalen Volumens in verschiedenen Regionen (rechte Insula, linker inferiorer temporaler Gyrus, rechter Thalamus, Hippocampus, Cerebellum bei Meditierenden (Hauswald et al., 2015)

fMRT = funktionelle Magnetresonanztomografie, Bildgebendes Verfahren zur Darstellung von Aktivität in bestimmten Gewebestrukturen im Körperinneren, hier Darstellung der Aktivität in verschiedenen Teilbereichen des Gehirns

nen Psychotherapeuten oder eine MBSR-Lehrerin, wahrgenommen werden, wenn möglich zweimal die Woche. Später ist es sinnvoll, dass die Patienten dies auch selbst üben, wenn möglich täglich, morgens oder abends. Dazu ist eine CD mit einer Anleitung sehr hilfreich. Eine Sequenz in der Gruppe ist häufig 45 bis 60 Minuten lang, eine individuelle Sequenz einer Form der Achtsamkeitsübung mindestens 20 bis 30 Minuten. Es ist sinnvoll, wenn die Therapeutin oder der MBSR-Lehrer mit dem Übenden die Erfahrungen, die dieser mit dieser Praxis macht, immer wieder bespricht. Das hilft in der Verarbeitung des Erlebten, in der Verbesserung der Praxis und in der Motivation, diese regelmäßig weiterzuführen.

10.3 Biofeedback bei Stress, Burnout und Depression

10.3.1 Das Wesen von Biofeedback

Biofeedback ist eine Methode, die inhaltlich nahe bei verhaltenstherapeutischen oder lerntheoretischen Ansätzen liegt. Es ist eine Trainingsmethode zur selbstständigen Regulation von stressbedingten vegetativen Reaktionen des eigenen Organismus und eignet sich damit besonders zur Therapie von Stress und zur Prävention stressbedingter Beschwerden und Erkrankungen.

Sie wird jedoch durch einen spezifisch ausgebildeten Biofeedback-Therapeuten vermittelt und bedient sich eines Biofeedbackgeräts, das in der Lage ist, verschiedenste physiologischen Parameter zu messen und auf dem Computerscreen sichtbar zu machen. Durch am Körper des Patienten angebrachten Sensoren misst das Biofeedbackgerät unbewusste körperliche Vorgänge (z. B. Atmung, Muskelspannung), verarbeitet diese und meldet sie dem Patienten und Therapeuten auf dem Bildschirm zurück. Damit gibt das Biofeedbackgerät dem Patienten Rückmeldung (Feedback) zu seinen primär unbewussten Vorgängen und ermöglicht es ihm, daraus seine Anspannung oder Entspannung besser wahrzunehmen und zu erlernen, seinen Organismus in Richtung Gesundheit zu beeinflussen. Durch die Möglichkeit, die Effekte der eigenen Übungen direkt rückgemeldet zu bekommen, wird der Lernprozess verstärkt. Die Klienten können am Bildschirm auch beobachten, wie sich ihre Körpervorgänge durch Gedanken, Emotionen, Stress oder Entspannung verändern. Mit zunehmender Übung mit dem Biofeedbackgerät kann auch die Fähigkeit erlangt werden, die Körperreaktionen ohne das Gerät zu beeinflussen.

Die Parameter, die ein Biofeedbackgerät messen kann, sind je nach Gerät unterschiedlich. Manchen können nur wenige, manche sehr viele Signale gleichzeitig erheben. Gesamthaft lassen sich folgende Messparameter ableiten:

- Hautleitwert: Liefert Informationen über die Schweißdrüsenaktivität der Haut, was als Ausdruck der sympathischen Aktivierung und damit von Stress oder Entspannung gewertet wird.
- Temperatur: Liefert Information über die Körpertemperatur und wird zur Übung der willentlichen Erwärmung der Hände eingesetzt.
- EMG-Muskelspannung: Das Elektromyogramm liefert Informationen zur Muskelspannung und dient der Übung der bewussten Muskelentspannung.
- Atmung (RESP): Liefert Information zur Atemfrequenz und Atemtiefe und wird bei der Übung der bewussten Bauchatmung eingesetzt.
- Durchblutung: Liefert Informationen zur Pulsvolumenamplitude, die davon abhängt, ob das Blutgefäß verengt oder weit gestellt ist. Die Messung der Durchblutung wird zur willentlichen Verengung oder Erweiterung der Schläfenarterie bei Migräne eingesetzt.
- Herzrate und Herzratenvariabilität: Liefert Informationen zur Herzrate und Herzratenvariabilität als Ausdruck der sympathischen/parasympathischen Balance. Mit dem sogenannten Herzratenvariabilitätstraining (HRV-Biofeedback) wird die Synchronisierung von Herzschlag und Atmung geübt. Da bei Einatmung eine leichte Verzögerung des nachfolgenden Herzschlags erfolgt, kann mit dieser Übung der Synchronisation ein Entspannungseffekt erzielt werden.
- EEG-Elektroenzephalogramm bei Neurofeedback: Liefert Informationen zu der Aktivität einzelner Frequenzbänder des Gehirns und wird beim Neurofeedback eingesetzt, um zu trainieren, spezifische Frequenzbänder zu verstärken oder zu unterdrücken.

Die Vorteile von Biofeedback liegen einerseits in der Vermittlung von objektiv-technischen Daten, die der Person klar aufzeigen, dass ihr Organismus auf psychische oder äußere Reize körperlich-vegetativ reagiert und dass dies zu psychosomatischen Beschwerden führen kann. Zudem ermöglicht Biofeedback rasch, individuelle Stressreaktionen zu ermitteln und die entsprechende Übung einzusetzen. Durch die Rückmeldung am Bildschirm kann die Person eine bewusste Kontrolle über die trainierten Körperreaktionen erhalten und fühlt sich allfälligen Beschwerden nicht mehr hilflos ausgeliefert. Zudem kann es die Motivation zur Übung erhöhen, da sich schon kleine Veränderungen am Bildschirm abzeichnen. Diese Information, dass etwas sich verändert, motiviert zum Fortführen der Übung. Zudem ermöglichen die Rückmeldungen am Bildschirm für die Person eine Verlaufskontrolle in jeder Sitzung und im langfristigen Therapieverlauf.

Typischerweise durchläuft der Patienten mehrere Sitzungen, in denen die Therapeutin die Methode erklärt, den Patienten in den Übungen anleitet, mit ihm die Effekte bespricht, die Übungen allenfalls modifiziert und ihn immer mehr zur selbstständigen Modulation der eigenen Körperreaktionen und damit des Befindens führt. Es gibt auch Biofeedbackgeräte, mit denen der Patient selbst üben kann, doch wird eine therapeutengestützte Therapie empfohlen – zumindest zum Anfang der Therapie.

Nach Pirker-Binder (2009) sind die Einsatzgebiete von Biofeedback zahlreich und dort sinnvoll, wo es um Selbstkontrolle, Harmonie von Körper, Geist und Seele, Persönlichkeitsentwicklung, Reduktion stressbedingter Beschwerden, Prävention, Förderung der Selbstheilungskräfte und Unterstützung von Heilungsprozessen geht. Biofeedback ist keine eigenständige Interventionsform, sondern wird in ein individuelles Präventions-. Behandlungs- oder Trainingskonzept integriert. Die messbaren Parameter sind in allen Bereichen dieselben, die Einsatzmöglichkeiten und Anwendungsbereiche jedoch den spezifischen Lernzielen angepasst.

Biofeedback kommt zur Anwendung in der Wirtschaft zur Förderung des Energiemanagements, der sozialen Kompetenz, der Arbeitsplatzgestaltung (z.B. entspannter Umgang mit Computerarbeit), des konstruktiven Umgangs mit Ärger, zur Relativierung von Flugangst und Vortragsangst sowie zur Burnout-Prävention. Biofeedback wird ebenso im Sport angewendet zur Förderung der Fokussierungsfähigkeit, der Regeneration sowie der Vorbereitung für den Wettkampf und der Relativierung von Wettkampfnervosität.

Besonders ist Biofeedback jedoch auch eine Methode in der Psychotherapie und der Medizin. In der Psychotherapie wird Biofeedback effektiv eingesetzt bei der Behandlung von Angst und Panik, Depression, posttraumatische Belastungsstörung, ADS und ADHS, zum Stress- und Energiemanagement, bei Burnout, zur Verhaltenskontrolle und spezifischen Problemen wie Tics oder Tinnitus.

Biofeedback findet in der Medizin in verschiedensten Gebieten Anwendung und hat sich dort auch als wirksam erwiesen, so im Schmerzmanagement, bei erektiler Dysfunktion, Inkontinenz, Reizdarm und Schlafstörungen, bei der Rehabilitation, Operationsvorbereitung und -nachbereitung, in der Psychoonkologie, bei essenzieller Hypertonie und weiteres mehr.

Nack Pirker-Binder (2009) sind die wichtigsten Lernschritte beim Biofeedback in der Therapie und Prävention von Stress und Burnout die Wahrnehmung, das Erkennen und die Kontrolle von Erregungszuständen. Die einzelnen Schritte sind dabei folgende:

Erregung und Daueranspannung wahrnehmen und verstehen. Es wird ein Verständnis erarbeitet über die Reaktionen des autonomen Nervensystems, das einerseits den Sympathikus (Aktivierung) und andererseits den Parasympathikus (Entspannung, Regeneration) umfasst. Sie steuern die Aktivierung und Deaktivierung des Organismus und sind unter anderen zuständig für die Bereitstellung von Energie und Regeneration. Im gesunden Zustand sind Sympathikus und Parasympathikus in einer Balance und in Anhängigkeit der Herausforderungen stärker aktiviert oder eher im Hintergrund. In der Terminologie des Biofeedbacks fallen ebenso der Emergency Reflex (Notfallreflex) und der Quieting Reflex (Beruhigungsreflex) in den Aufgabenbereich des autonomen Nervensystems. Der Notfallreflex sichert durch eine maximale sympathische Aktivierung das Überleben in einer Notfallsituation, wobei die Person instinktiv handelt und der Körper innert Millisekunden die nötige Energie und Reaktionsfähigkeit zur Flucht oder zum Kampf bereitstellt. Der Beruhigungsreflex führt durch parasympathische Aktivierung zu Beruhigung und Regeneration nach einer Belastung, Anstrengung oder Herausforderung. Bei einem Verlust der Balance des sympathischen/parasympathischen Tonus, z.B. bei übermäßiger Aktivierung des Organismus, kommt es zu einer Überreaktion des Notfallreflexes und einer Verkümmerung des Beruhigungsreflexes und damit einer schädigenden Daueranspannung des Organismus.

Mittels der Rückmeldung des Biofeedbackgerätes lernt der Übende einerseits, die am Computer angezeigten Parameter für Anspannung oder Entspannung kennen und sie in Relation zu setzen zu seinem persönlichen Empfinden. Andererseits lernt er auch, mittels Entspannungsübungen diese Parameter zu verändern – er erkennt also, dass er seine Anspannung und Entspannung beeinflussen kann. Zudem lernt er, dass z.B. vorauseilende Ängste schon eine Erregung auslösen können und wie er diese durch Üben verringern kann. Es geht also um das Wahrnehmen der Erregung, das Loslassen, Entspannen und Regenerieren, das richtige Atmen, das Wahrnehmen der Reduktion der Muskelspannung und einen Verständnisgewinn der innerpsychischen Zusammenhänge. Ein relevanter Parameter stellt in diesem Prozess die Herzratenvariabilität dar.

Aktivierung steuern. Der zweite Lernschritt besteht darin, die Steuerung der Aktivierung, angepasst an die jeweilige Situation und Aufgaben, zu erlernen. Zuerst erlernt die Übende die Kontrolle jedes einzelnen messbaren Parameters, insbesondere des Hautleitwerts, der direkt mit dem Sympathikotonus gekoppelt ist und auch mentale Aktivität und Erregung anzeigt.

Danach soll die Steuerung der Aufmerksamkeit erlernt werden, d.h., den Fokus so verändern zu können, dass er an die jeweilige Situation angepasst ist. Dabei wird empfohlen, bei schwierigen Aufgaben einen weiten, offenen Fokus zu halten, um neue, kreative Lösungen erarbeiten zu können. Bei leichten Aufgaben soll der Fokus jedoch eher enger gewählt werden, um nicht durch Unkonzentriertheit Fehler zu machen.

Für Krisensituationen wird an der Fähigkeit zum Distanzgewinn gearbeitet. Bei Reduktion der psychischen Belastung entstehen neue Lösungsmöglichkeiten und Bewältigungsstrategien, und Situationen verlieren ihren Schrecken. Dabei werden zwei Methoden angewandt: die Selbstregulation der körperlichen Beschwerden (wie Hyperventilation, Anspannung, Angst) und eine kognitive und emotionale Umstrukturierung.

Deaktivieren. Die Deaktivierung besteht aus den Schritten Loslassen, Entspannen und Regeneration. Unter Loslassen wird das Loslassen von Alltagsproblemen, das Aussteigen aus diesen verstanden. Entspannung bedeutet ein weiteres Loslassen, z.B. durch Ruheatmung und Muskelentspannung. Dabei lassen sich schon kleine Veränderungen einzelner Messparameter beobachten, wie Veränderung des Hautleitwerts, der Atmung, der Atemfrequenz, der Pulsfrequenz, der Pulsamplitude, der Fingertemperatur, der Muskelspannung und allenfalls bei Neurofeedback des EEGs. Bei der Regeneration ist der Organismus „im Leerlauf", d.h. tief entspannt. Sie kann durch verschiedene Übungen gefördert werden, z.B. durch das Training, die Hände zu erwärmen, analog zum Autogenen Training, oder durch spezifische Atemübungen, Übungen, Atmung und Puls zu synchronisieren (HRV-Biofeedback), Muskelentspannung (EMG-Biofeedback) oder Stoppen des gedanklichen inneren Dialogs.

10.3.2 Effekte von Biofeedback bei Stress, Ängstlichkeit und Depression

Kotozaki et al. (2014) untersuchten in einer randomisierten kontrollierten Doppelblindstudie die Effekte von Biofeedback bezüglich psychologischer Parameter, Kortisolspiegel und der anatomischen Korrelate bei japanischen Arbeitnehmenden im Alter von 23 bis 53 Jahren. Die Interventionsgruppe ($N = 15$) praktizierte 4 Wochen lang täglich 5 Minuten Biofeedback, indem sie ihre Herzrate und ihre Hirndurchblutung auf einen definierten Wertebereich hin zu beeinflussen suchte. Neben diesen Werten gab das Gerät Übungsanweisungen, wenn die Teilnehmenden den angestrebten Wertebereich nicht erreichten, oder bei Erreichen des Wertebereichs eine Steigerung des angepeilten Zielwerts. Die Kontrollgruppe ($N = 15$) hatte keine Intervention. Vor und nach der Biofeedback-Intervention durchliefen alle Probanden folgende Untersuchungen: MRI (bildgebendes Verfahren zur Darstellung der Gewebestrukturen im Körperinneren); Center of Epidemiologic Studies Depression Scale (CES-D) zur Messung von Depression; General Health Questionnaire (GHQ) zur Ermittlung der psychischen Stressbelastung; Positive and Negative Affective State-Scale (PANAS; Watson, Clark & Tellegen, 1988) zur Ermittlung von negativen und positiven Emotionen; Brief Job Stress Questionnaire (BJSQ; Shimomitsu, 2004) zur Messung der Stressbelastungen und des Stressempfindens bei der Arbeit; Messung des Speichelkortisols um 16 Uhr nachmittags.

Es zeigte sich in der Gruppe, die Biofeedback praktizierte, nach 4 Wochen eine signifikante Verbesserung der depressiven Symptome, der negativen Emotionen, der Subskala bezüglich depressiver Symptome des BSJQ, der Subskala des BSJQ bezüglich Anspannung, der Subskala zu arbeitsplatzbezogenen Stressoren des BSJQ und der Subskala zu der Fähigkeit, mit Stress umzugehen bzw. zum Stressempfinden. Ebenfalls fand sich eine signifikante Reduktion des Speichelkortisols. Zudem ergab sich in der voxelbasierten morphometrischen Analyse des MRI, dass die Probanden, die für 4 Wochen Biofeedback praktiziert hatten, eine signifikante Zunahme der grauen Substanz (also des Zellvolumens) im rechten lateralen orbitofrontalen Kortex des Gehirns, der den rostrolateralen präfrontalen Kortex (RLPF) umfasst, eine Region, die mit der Fähigkeit zur introspektiven Wahrnehmung verknüpft ist. Ebenso zeigte sich eine signifikante Zunahme der grauen Substanz des linken Hippocampus, einer Hirnregion, die auf Stress vulnerabel ist und Volumenverkleinerung entwickeln kann, mit Ausdehnungen in den parahypocampalen Gyrus und den fusiformen und visuellen Kortex. Zudem zeigte sich eine signifikante Zunahme des Volumens des subgenualen anterioren zingulären Kortex, eine Region, die bei Depression dysfunktional wird.

Diese sorgfältig und nach stringenten wissenschaftlichen Kriterien durchgeführte Studie zeigt klar drei wesentliche Effekte von Biofeedback:

- Biofeedback verringert mit Stress verbundene psychische Symptome wie Depressivität, negative Emotionen und Anspannung signifikant, reduziert Stressempfinden und erhöht Stresstoleranz.
- Biofeedback reduziert die durch Stress bedingte Erhöhung von Kortisol.
- Biofeedback führt im Gehirn zu strukturellen Veränderungen, so zu einer Zellvolumenzunahme in der Region, die mit introspektiver Wahrnehmung verknüpft ist, sowie zu Zellvolumenzunahme in Hirnregionen, die auf Stress empfindlich sind oder bei depressiver Entwicklung dysfunktional werden.

Ratanasiripong, Kaewboonchoo, Ratanasiripong, Hanklang und Chumchai (2015) untersuchten in einer randomisierten kontrollierten Studie 60 thailändische Studierende des öffentlichen Gesundheitswesens hinsichtlich der Effekte von Biofeedback auf wahrgenommenen Stress (mit dem Perceived Stress Questionnaire, PSQ), auf Angstsymptome (mit der Skala State-Anxiety des State-Trait Anxiety Inventory, STAI) und auf depressive Symptome (mit dem Center of Epidemiologic Studies Depression Scale, CES-D). Die Probanden der Biofeedback-Gruppe erhielten eine einmalige Instruktion und Schulung mit dem Biofeedbackgerät, mit der Übung, ihre Herzratenvariabilität zu beobachten, die Atmung zu vertiefen und mit dem Herzschlag zu synchronisieren (HRV-Biofeedback) und damit positive Emotionen zu verknüpfen. Sie machten diese Übung danach selbstständig 3-mal täglich während 4 Wochen. Die Kontrollgruppe hatte keine Intervention. Die Teilnehmenden der Biofeedback-Gruppe wiesen nach 4 Wochen eine signifikante Reduktion des Stressempfindens ($t28 = 2.26, p < 0.05$), der Ängstlichkeit ($t28 = 3.47, p <$ und 0.01) und der depressiven Symptome ($t28 = 2.90, p < 0.01$) im Vergleich zur Kontrollgruppe auf. Die Kontrollgruppe wies im Gegensatz dazu über dieselbe Zeitspanne eine Erhöhung von Angst- und Depressionssymptomen auf. Ratanasiripong, Ratanasiripong und Kathalae (2012a) und Ratanasiripong, Sverduk, Prince und Hayashino (2012b) hatten analoge Effekte schon bei College- und Bacholorstudierenden nachgewiesen.

Ebenso zeigte eine kontrollierte randomisierte Studie von Sutarto, Wahab und Zin (2012) bei weiblichen Telefonistinnen ($N = 19$) einer elektronischen Industrieeinheit, die während 5 Wochen täglich ein HRV-Biofeedback-Training absolvierten, eine signifikante Reduktion der selbstbeurteilten Stress-, Angst- und Depressionssymptome und eine signifikante Verbesserung der physiologischen Parameter im Vergleich zu einer Kontrollgruppe ($N = 17$) ohne Intervention.

Goessl, Curtiss und Hofmann (2017) führten eine Random-Effects-Metaanalyse durch von 24 Studien mit gesamthaft 484 Probanden, die HRV-Biofeedback zur Reduktion von Stress und Ängstlichkeit praktizierten. Die Effektgröße innerhalb der Biofeedback-Gruppe im Vergleich zu Messparametern vor und nach der Übungsphase war Hedges $g = 0.81$. Die Effektgröße der Messparameter beim Vergleich der Biofeedback-Gruppe mit der Kontrollgruppe war Hedges $g = 0.83$. Es zeigte sich keine Beeinflussung der Resultate durch den Prozentsatz weiblicher Probanden, das Vorhandsein einer Angststörung, Anzahl der Sitzungen, Jahr der Studiendurchführung oder Risiko eines Studienbias. Die Forschungsgruppe folgert, dass HRV-Biofeedback-Training zu einer starken Reduktion von selbstbeurteilten Stress- und Angstsymptomen führt.

Studien zur Wirkung von HRV-Biofeedback auf Depressionen weisen ebenfalls auf eine positive Wirkung hin. Bei Personen mit einer klinischen Depression zeigte sich eine reduzierte Aktivität des Vagus (Parasympathikus), was sich in einer reduzierten Herzratenvariabilität ausdrückt und einem erhöhten sympathischen Tonus. Es wird postuliert, dass dies eine der Ursachen für die erhöhte kardiovaskuläre Mortalität von depressiven Menschen darstellt. In diesem Zusammenhang führten Karavidas et al. (2007) eine offene Pilotstudie bei 11 Personen mit einer Major Depression durch, die während 10 Wochen je eine HRV-Biofeedback-Therapie erhielten. Sie wurden vor der Behandlung und nach Woche 1, 4 ,7 und 10 evaluiert bezüglich Depression (mit dem BDI, eine Selbstbeurteilung, und dem HAMD, eine Fremdbeurteilung) und bezüglich Herzratenvariabilität (mittels der SSDN, standard deviation of normal cardiac interbeat intervals = Standardabweichung der normalen Herzschlagintervalle). Es zeigte sich eine signifikante Reduktion der depressiven Symptomatik (BDI und HAMD) und eine signifikante Erhöhung der HRV (SDNN) nach 4 Therapiewochen. Die Verbesserung der depressiven Symptomatik blieb bis Ende der Studie bestehen, die Herzratenvariabilität nahm aber im weiteren Verlauf wieder zum Ausgangswert hin ab.

Siepmann, Aykaç, Unterdörfer, Petrowski und Mueck-Weymann (2008) untersuchten ebenfalls in einer offenen Pilotstudie 14 Personen mit unterschiedlicher Ausprägung einer Depression im Vergleich zu 12 Gesunden, die alle 6 HRV-Biofeedback-Therapiesitzungen innerhalb von 2 Wochen erhielten. Daneben wurde eine Kontrollgruppe von 12 Gesunden ohne Intervention beobachtet. Die depressiven Patienten wiesen nach den 2 Wochen eine signifikante Abnahme des BDI auf (vor der Therapie: BDI 22, Range 15–29, nach der Therapie: BDI 6, Range 2–20, 25 %–72 % Quartile), eine reduzierte Herzrate, einen signifikant erhöhten HRV ($p < 0.05$) und weniger Angstsymptome auf. Die Gruppe der Gesunden, die Biofeedback erhielten, und die Kontrollgruppe ohne Intervention zeigten keine Veränderung.

Die Resultate dieser beiden Studien können aufgrund ihres Pilotdesigns als Hinweise für eine positive Wirkung von Biofeedback bei Depression gewertet werden.

Bisher wurden drei kritische Übersichtsarbeiten (CADTH Rapid Response Reviews) zur klinischen Effektivität von Biofeedback und Neurofeedback bei Angst- und affektiven Störungen durchgeführt (Banerjee & Argáez, 2017). Die Übersichtsarbeit von 2012 kam zu dem Schluss, dass die Daten von vorwiegend vorläufigen Studien nahelegen, dass Biofeedback und Neurofeedback das Potenzial haben, Depression, generalisierte Angststörung und posttraumatische Belastungsstörung (PTBS) effektiv zu behandeln. Die Übersichtsarbeit von 2014 folgerte, dass eine limitierte Datenlage nahelegt, dass Biofeedback und Neurofeedback depressive Symptome und Symptome einer PTBS reduzieren können. Allerdings würden keine evidenzbasierten Richtlinien zur Anwendung dieser Methoden bei diesen Erkrankungen vorliegen. Die letzte CADTH-Übersichtsarbeit von 2017 kam zu dem Schluss, dass aufgrund je einer randomisierten kontrollierten Studie Neurofeedback bei Personen mit PTBS und generalisierter Angst und Biofeedback bei PTBS zu einer signifikanten Besserung führte. Eine Untersuchung zur Wirksamkeit von Biofeedback und MBSR

(Mindfulness Based Stress Reduction) zeigte keine Unterschiede zwischen beiden Verfahren. Eine randomisierte kontrollierte Studie zur Wirkung von Biofeedback auf Depression zeigte eine signifikante Besserung der Depression mit Biofeedback ergänzend zu der üblichen Behandlung. Die Autoren weisen darauf hin, dass die Resultate in Anbetracht der Limitationen – wie kleine Studienpopulation, mangelnde Details bezüglich der Randomisierung, keine Information über Nebenwirkungen und keine longitudinalen Daten – vorsichtig zu interpretieren sind. Zur Wirkung von Biofeedback oder Neurofeedback im Selbstgebrauch ohne konstante professionelle Betreuung liegen keine relevanten Studien vor.

In einer neueren Studie von Lin et al. (2019) erwies sich HRV-Biofeedback bei Personen mit einer Major Depression und Schlafstörungen als signifikant effektiver bezüglicher der Verbesserung von Angst- und Depressionssymptomen, der Schlafqualität und der Aktivierung vor dem Schlafen im Vergleich zur Kontrollgruppe von depressiven Patienten mit einer üblichen Behandlung. Zudem zeigte die HRV-Biofeedback-Gruppe zwischen dem Beginn und Ende der Intervention nach 6 Wochen sowie im Follow-up nach 1 Monat eine signifikante Reduktion von Depression und Angst, eine signifikant reduzierte Atemfrequenz sowie eine erhöhte Herzratenvariabilität im Vergleich zur Kontrollgruppe.

Zusammenfassend lässt sich feststellen, dass die Datenlage eine positive Wirkung von Biofeedback und Neurofeedback bei Depression und Angststörungen (PTSD, GAD) nahelegt, wobei ein weiterer Bedarf an wissenschaftlich stringent durchgeführten Studien besteht.

10.4 Passive Entspannungsmaßnahmen

Unter passiven Entspannungsmaßnahmen verstehen wir Anwendungen, die der Patient passiv entgegennimmt und sich dabei entspannt. Dies können Entspannungsmassagen sein, Körpertherapien, Anwendung von komplementärmedizinischen Therapien oder Anwendungen aus der Naturheilkunde.

Der Begriff Körpertherapie ist unspezifisch und wird für eine Reihe von Therapien angewandt, die körperbezogen vermittelt werden. Es handelt sich um Therapien, die mit Körperberührung, Massagetechniken, teilweise auch Körperübungen, und auch begleitet durch Gespräche, arbeiten. Dabei geht es um die Vermittlung von Entspannung, körperlichem Wohlbefinden und einem bewussteren Zugang zum eigenen Körper, sodass dieser wieder unter der eigenen Kontrolle und als freudvoll erlebt werden kann.

So betont hinsichtlich des Körpererlebens beispielsweise Dore Jacobs (1980) die Wichtigkeit, Körperbewegungen von innen her, im freien Bewegungsablauf und ohne Vorgaben, wie die Bewegung zu erfolgen hat, auszuführen. Es können auch Elemente des Embodiments (Storch et al., 2011) eingebaut werden, d. h. die bewusste Beobachtung von Bewegungen und Körperhaltung und das Wahrnehmen der dabei entstehenden Gefühle, oder andererseits die bewusste Ausführung von Körperbewegungen und das Einnehmen von Körperhaltung und Beobachtung der dabei erlebten Emotionen.

Die Wirkweise der Anwendungen ist unterschiedlich, doch beinhalten die meisten einen unterstützenden sozialen Kontakt und eine körperliche Berührung. Soziale Unterstützung wirkt entspannend und angstlösend. Sanfte Berührung führt ebenfalls zu Entspannung, unter anderem durch eine Stimulation von Oxytocin. Dieses Hormon wirkt prosozial und bindungsfördernd; es regt bei der Geburt die Wehen an und den Milchfluss beim Stillen; in der Sexualität wird es ausgeschüttet während des Sexualakts und führt zu Entspannung. Oxytocin reduziert den Kortisolspiegel und die Angstempfindung bei gestressten Menschen und scheint ein wichtiger Mechanismus in der stressreduzierenden Wirkung von positiver sozialer Unterstützung zu sein (Heinrichs, Baumgartner, Kirschbaum & Ehlert, 2003).

10.4.1 Komplementärmedizinische Anwendungen

Es werden hier nur einige wenige komplementärmedizinische Therapieformen, die klinisch entspannend wirken, dargestellt. Ihre theoretischen Grundlagen sind unterschiedlich, doch postulieren sie jeweils einen bestimmten Fluss von Energie oder eine Form von Verbindungen im Körper. Sie werden in der Regel nicht nur als Entspannungsmaßnahme eingesetzt, sondern auch kurativ bei verschiedenen Beschwerden. Die wissenschaftliche Evidenzlage ist gering, doch berichten Patenten oft von Entspannung und einem besseren Wohlbefinden. Ob dies spezifisch ist oder eine allgemeine Reaktion auf die Zuwendung und Berührung darstellt, ist unklar. Wie bei komplementärmedizinischen Therapien nicht selten, liegen kaum Studien vor, die den wissenschaftlichen Kriterien genügen, was Rückschlüsse auf ihre Wirksamkeit erschwert.

Shiatsu. Shiatsu entwickelte sich aus der traditionellen japanischen Anma-Massage, die auf die Tuinamassage, eine der fünf Heilmethoden der traditionellen chinesischen Medizin, zurückgeht. Die chinesische Meridianlehre ist dabei eine relevante Basis. Es werden Akupunkturpunkte gepresst und streichende Massagebewegungen ausgeführt. Eine diagnostische Methode, die früh Eingang in diese Massagetechnik hielt, war die Palpitation des Bauches. Die Therapieform wurde seit dem frühen 20. Jahrhundert „Shiatsu“ (Fingerdruck-Methode) genannt. Verschiedene Einflüsse führten zur Weiterentwicklung des Shiatsu, so auch die Auseinandersetzung mit der westlichen Medizin. Trotzdem blieb Shiatsu eine Methode, die primär auf den traditionellen chinesischen und japanischen Theorien basiert.

Eine Shiatsu-Behandlung erfolgt meist auf dem Boden auf einem Futon, der Patient liegt. Die Therapeutin arbeitet mit den Fingern und Handballen, manchmal auch mit Ellbogen und Knien. Es werden auch Dehnungen, Rotationen und rhythmische Techniken benutzt. Dabei arbeitet die Therapeutin aus ihrer Körpermitte (Hara), und manche setzen die Verbindung ihrer eigenen Energie mit derjenigen des Patienten ein.

Einen wissenschaftlichen Nachweis zur Wirksamkeit gibt es nicht. Klinisch lässt sich ein guter Entspannungseffekt und das Erreichen eines allgemeinen Wohlbefindens und eine größere Ausgeglichenheit beobachten.

Cranio-Sacral-Therapie (CST). Die CST (Schädel-Kreuzbein-Therapie) ist eine manuelle Therapie, die von John E. Upledger (Upledger & Vredevoogd, 2003) in seiner heutigen Form entwickelt wurde. Der Therapeut berührt verschiedene Punkte am Schädel, am Nacken, am Thorax, an der Wirbelsäule, am Zwerchfell, am Kreuzbein, am Becken und an den Füßen. Es wird postuliert, dass dadurch eine Normalisierung der rhythmischen Pulsationen des Liquors (Flüssigkeit, die das Gehirn und das Rückenmark umgibt) erfolgt und damit ein allgemeiner Ausgleich des Organismus geschaffen werden kann. Diese rhythmischen Pulsationen werden durch die Cranio-Sacral-Therapeutin an den genannten Stellen ertastet und dort auch reguliert. Im Gegensatz zur naturwissenschaftlichen Medizin wird in der CST davon ausgegangen, dass die einzelnen Knochen des Schädels leicht gegeneinander beweglich sind.

Maier, Hardy und Jolesz (1994) wiesen mittels Magnetresonanztomografie nach, dass sich das Gehirn und der Liquor bei gesunden Probanden periodisch mit der Herzrate bewegten. In beiden Gehirnhälften zogen sich die Ventrikel periodisch relativ schnell zusammen und bewegten sich langsam wieder zurück. Zusätzlich zu diesen regulären Verschiebungen wies der Hirnstamm eine langsame, atmungsabhängige Verschiebung auf. Beim Valsalva-Manöver (Pressen der Atemluft gegen die zugehaltene Nase und den verschlossenen Mund) verschob sich der Hirnstamm um etwa 2 bis 3 Millimeter erst nach caudal (unten), dann nach cranial (oben). Husten führte zu einer kurzen Schwingung des Liquors in Richtung Gehirn. Der Liquor hat also tatsächlich eine rhythmische Bewegung, doch eine Liquorwelle, die durch den ganzen Körper durchzieht, ließ sich nicht nachweisen.

Die Berührungen der relevanten Punkte geschieht bei der CST mit sehr leichtem Druck. Klinisch nehmen einzelne Patienten dadurch eine Veränderung der Spannung und Energie in einzelnen Körperregionen war, weisen vegetativen Reaktionen auf wie Gähnen, Kribbeln oder Wärmeempfindung. Die meisten fühlen sich nach der Behandlung wesentlich entspannter, ausgeglichener und energievoller.

Die wissenschaftliche Evidenz für die CST ist ungenügend. Eine Übersichtsarbeit mit 7 Studien zur CST als alleinige Therapie bei verschiedenen Störungen, nur drei davon randomisiert-kontrolliert, fand positive Effekte in der Reduktion von Schmerzen und eine Verbesserung des allgemeinen Wohlbefindens. Jedoch kamen die Autoren zu dem Schluss, dass wegen der kleinen Anzahl an Studien und deren methodische Mängel keine Schlussfolgerungen zur Wirksamkeit gezogen werden können (Jäkel & von Hauenschild, 2012).

Eine weitere, sehr sorgfältige Untersuchung stammt von Guillard, Darbois, Monvoisin und Pinsault (2016). Die Forschungsgruppe analysierte 18 randomisierte kontrollierte Studien zur Zuverlässigkeit von Diagnosen durch die CST und 46 randomisierte kontrollierte Artikel zur Wirksamkeit der CST. Sie kommt zu dem Schluss, dass die meisten Studien eine hohe Wahrscheinlichkeit von Bias enthielten, und in den drei Studien, wo dies nicht der Fall war, alternative Interpretationen für die Effekte (wie unspezifische Therapieeffekte) plausibel sind. Ein methodisch stringenter Nachweis bezüglich Diagnostik und Effektivität der CST sei kaum vorhanden.

Fußreflexzonenmassage. Die Fussreflexzonenmassage hat Ursprünge in der ayurvedischen Medizin, der Tuina der traditionellen chinesischen Medizin und in der traditionellen Thaimassage. Sie wurde durch den amerikanischen Arzt William Fitzgerald im Westen systematisiert, der eine Reflexzonenmassage bei indigenen Völkern Amerikas beobachtete. Er teilte den Köper in zehn Längszonen und drei Querzonen ein. Diese Zonen entsprechen auch verschiedenen Organbereichen, die sich nach der Theorie in sogenannten Reflexzonen an der Fußsohle abbilden. Es wird angenommen, dass Verbindungen zwischen der Oberfläche des Fußes und den Organen über feinste Nervenbahnen bzw. sogenannten Reflexbogen bestehen. Anatomisch konnten diese nie nachgewiesen werden. Manche Therapeuten gehen auch davon aus, dass die Verbindungen durch das chinesische Meridiansystem erfolgen. In Deutschland leistete Hanna Marquardt (2012) einen wichtigen Beitrag zur Fußreflexzonentherapie.

Bei der Fußreflexzonenmassage werden die Füße zunächst aufgewärmt, dann alle Bereiche der Füße mit leichtem Druck massiert, beginnend von den Zehen bis zur Ferse. Die Fußreflexzonenmassage kann auch als Selbstmassage angewandt werden. Oft wird sie jedoch von in der Methode ausgebildeten Masseuren zur Entspannung oder auch zu therapeutischen Zwecken bei einer Person angewandt. Stellen am Fuß, die besonders druckempfindlich sind, deuten nach der Theorie auf eine Störung in dem Organbereich, der auf der Fußsohle reflektorisch abgebildet ist, hin. Diese Stellen werden dann besonders massiert. Klinisch lassen sich eine Entspannung und ein allgemein besseres Wohlbefinden beobachten.

Wissenschaftliche liegt allerdings keine Evidenz für die spezifische Effektivität der Fußreflexzonentherapie vor. Wang, Tsai, Lee, Chang und Yang (2008) analysierten mittels Datenbankabfrage Studien, die entweder auf Chinesisch oder Englisch publiziert wurden und ein randomisiertes kontrolliertes Design auswiesen, Fußreflexzonentherapie als einzige aktive Therapie untersuchten, als Messparameter Symptomverbesserung, Lebensqualität oder die subjektive Wahrnehmung der Lebensqualität des Patienten benutzten und internationale anerkannte wissenschaftliche Gütekriterien erfüllten. Es wurden fünf Studien gefunden, die diesen Bedingungen entsprachen. Nur in einer dieser Studien wurde ein signifikanter, relativ großer Effekt gefunden bezüglich der Verbesserung von Symptomen zum Wasserlösen bei Personen mit multipler Sklerose. Andere in dieser Studie evaluierte Parameter zeigten vernachlässigbare Effekte. Die Forschungsgruppe folgert, dass Fußreflexzonenmassage keine positiven Effekte bei verschieden Störungen aufweist, außer bezüglich Urinsymptomen bei multipler Sklerose. Allerdings muss dieser Befund im Licht der geringen Anzahl an Studien, die den Gütekriterien entsprechen, beurteilt werden.

10.4.2 Maßnahmen aus der Naturheilkunde

Die Naturheilkunde kennt eine Reihe von Maßnahmen, die entspannend wirken. Es geht hier um ergänzende Maßnahmen im Wohlfühlbereich, die nicht den Anspruch auf wissenschaftliche Evidenz erheben. Im Folgenden sollen einige einfache Verfahren erwähnt werden, die jeder selbst anwenden kann oder die einem Menschen durch eine andere Person im Sinne einer verwöhnenden unterstützenden Handlung angeboten werden können.

Entspannungsbad. Das Entspannungsbad kann als Bad in der Badewanne genossen werden, am besten vor dem Schlafengehen. Die Temperatur des Wassers sollte 27 bis 30 Grad Celsius nicht überschreiten und das Bad zirka 20 Minuten dauern. Danach sollte keine sehr aktive Tätigkeit mehr ausgeübt werden, sondern eine liegende Entspannungs- und Ruhephase folgen. Dem Wasser können auch ätherischen Öle beigegeben werden (s. übernächsten Punkt Aromatherapie).

Leberwickel. Der Leberwickel wird klassischerweise eingeleitet durch das Einreiben von Zinksalbe über der Lebergegend. Danach wird über einem leicht feuchten Lappen eine warme Bettflasche auf die Lebergegend gelegt, und der Körper wird im Bereich der Leber mit einem großen Baumwolltuch umwickelt. Dies geschieht in liegender Stellung. Es folgt nun eine Phase von 20 Minuten im Liegen, wenn möglich in einer warmen und ruhigen Umgebung.

Aromatherapie. Düfte und Essenzen können sehr unterschiedliche Wirkungen auf den Körper und die Psyche ausüben. In der Aromatherapie wird mit ätherischen Ölen oder Essenzen gearbeitet. Diese werden entweder auf Stoff- oder Wattepads an bestimmen Stellen, z. B. auf die Brust, aufgelegt oder einem Massageöl oder dem Badewasser beigefügt. Sie können auch in Duftlämpchen in etwas Wasser verdampfen. Die Aromatherapie wird für ganz unterschiedliche Leiden eingesetzt, meist mit äußerer Anwendung (Massage, Körpercremes, Pads mit Essenzen, Bäder), gelegentlich auch als Tinktur oral einzunehmen.

In **Tabelle 10-5** fokussieren wir auf die Anwendungen zur Entspannung, die als Pad, Beigabe zum Badewasser, Duftlampe oder bei Massage eingesetzt werden können. Häufig werden auch Mischungen von Essenzen benutzt. Als entspannend, sedativ oder schlaffördernd gelten nach Tisserand (1989) die in Tabelle 10-5 aufgeführten ätherischen Öle. Es werden ihnen neben der entspannenden, sedativen oder schlaffördernden Wirkung noch andere Wirkungen zugeordnet, auf die hier nicht eingegangen wird.

Da ein Duft auch noch behagen sollte, um zu entspannen, ist es sinnvoll, ätherische Öle auszusuchen, die einem angenehm sind. Am meisten werden Lavendel, Geranie, Neroli, Rose, Sandelholz und Ylang-Ylang (falls der starke Duft behagt) zur Entspannung verwendet.

Tabelle 10-5: Entspannende ätherische Öle nach Tisserand, 1989

Pflanze	Lateinischer Name	Entspannende Wirkung	Anwendungsbereich
Basilikum	Ocymum basilicum	• antidepressiv • nervenstärkend	• Schlaflosigkeit • Geistige Erschöpfung • Nervöse Spannung
Bergamotte	Citrus bergamia	• antidepressiv • sedativ	• Depression • Nervöse Spannung
Geranie	Pelargonium odorantis-simum	• antidepressiv • sedativ	• Depression • Nervöse Spannung
Kamille	Matricaria Chamomilla oder Anthemis nobilis	• antidepressiv • nervenstärkend • sedativ	• Depression • Reizbarkeit • Schlaflosigkeit
Lavendel	Lavendula vera oder Lavendula officinalis	• antidepressiv • nervenwirksam • sedativ	• Depression • Schlaflosigkeit • Nervöse Spannung
Majoran	Origanum majorana	• nervenwirksam • sedativ	• Schlaflosigkeit • Nervöse Spannung • Neurasthenie
Melisse	Melissa officinalis	• antidepressiv • nervenwirksam • sedativ	• Depression • Nervöse Spannung
Neroli (Orangenblüte)	Citrus vulgaris oder Citrus aurantium	• antidepressiv • sedativ	• Schlaflosigkeit • Nervöse Spannung
Rose	Rosa centifolia, Rosa damascena oder Rosa gallica	• antidepressiv • sedativ	• Schlaflosigkeit • Nervöse Spannung
Sandelholz	Santalum album	• antidepressiv • sedativ	• Depression • Schlaflosigkeit • Nervöse Spannung
Ylang-Ylang	Uonona odrontissimum	• antidepressiv • sedativ	• Depression • Schlaflosigkeit • Nervöse Spannung
Zypresse	Cupressus sempervirens	• sedativ	• Nervöse Spannung

10.5 Körperliche Aktivität, Fitness und Sport

10.5.1 Wirkung der körperlichen Aktivität auf die Gesundheit

Das vom amerikanischen National Institut of Health (1996) anerkannte „Consensus Development Panel on Physical Activity and Cardiovascular Health", eine Gruppe von 13 Fachleuten aus den Bereichen Kardiologie, Psychologie, Sportphysiologie, Ernährung, Kinderheilkunde, Epidemiologie und öffentliche Gesundheit, definierte in einem Konsensus-Statement zu körperlicher Aktivität und kardiovaskulärer Gesundheit körperliche Aktivität als „Körperbewegung, die durch Muskelaktivität ausgelöst wird, Energie verbraucht und positive Effekte auf die allgemeine Gesundheit aufweist (S. 241). Fitness-Training, eine Form der körperlichen Aktivität, ist definiert als geplante, strukturierte und repetitive körperliche Bewegungen, welche ausgeführt werden mit dem Ziel, eine oder mehrere Komponenten der körperlichen Fitness zu erhalten oder zu verbessern" (S. 241).

Körperliche Aktivität führt zu

- einer vegetativen Aktivierung durch eine Erhöhung des Sympathikotonus mit einer Erhöhung von Blutdruck und Puls;
- einer Verbesserung der Sauerstoffsättigung des Blutes durch die Erhöhung der Atemfrequenz;
- einer ganzen Reihe von metabolischen, immunologischen, hormonellen und nervalen Effekten;
- einer verbesserten Durchblutung der Muskulatur;
- einer Erhöhung der Muskel-, Gelenks- und gesamten Körperaktivität, was zu Muskel- und Knochenaufbau führt sowie die Gelenke schmiert;
- einer Verbesserung der Koordination und Balance und einer zentralnervösen Aktivierung mit kognitiven und psychischen Effekten.

Körperliche Aktivität ist stresslösend und entspannend. Nach der Beendigung der körperlichen Aktivität lässt sich eine parasympathische Tonuserhöhung beobachten, was entspannend wirkt und zu einer ausgewogenen autonomen Balance beiträgt.

Die positive Wirkung von Sport auf verschiedene Bereiche der körperlichen Gesundheit wurden in vielen Untersuchungen aufgezeigt. So fanden Diehl und Choi (2008) in einer Übersichtsarbeit, dass körperliche Aktivität die Inzidenz chronischer Erkrankungen wie Diabetes, Übergewicht, Osteoporose, Krebs und kardiovaskuläre Erkrankungen reduziert und positive Effekte bei Depression und Angst hat. Es zeigte sich auch eine umgekehrte Beziehung zwischen der Gesamtmenge an körperlicher Aktivität und der allgemeinen Mortalität in allen Altersgruppen.

So fand auch eine neuerliche Querschnittuntersuchung zu Stress und kardiovaskulärer Fitness (Gerber et al., 2016) ein erhöhtes metabolisches Risiko und höhere LDL-Cholesterin- und Triglyzerid-Werte bei Menschen mit hohen Stresswerten. Solche mit hohem Stress und einer hohen kardiovaskulären Fitness beim Fahrradtest wiesen aber niedrigere LDL-Cholesterin- und Triglyzeride-Werte, einen niedrigeren systolischen und diastolischen Blutdruck und ein niedrigeres metabolisches Gesamtrisiko auf als Probanden mit geringer kardiovaskulärer Fitness. Dies ist eine weitere Bestätigung der protektiven Wirkung von Sport, besonders bei Stress, bezüglich kardiovaskulärer Risiken.

Dass Sport auch bei psychischen Störungen, insbesondere Depression und Angststörungen, effektiv ist, zeigt eine Übersichtsarbeit von Paluska und Schwenk (2000) auf. Sport kann das Auftreten einer Depression nicht verhindern, jedoch verbessert Sport die Stimmung und reduziert Angst- und Depressionssymptome. Die Autoren machen jedoch auch darauf aufmerksam, dass exzessiver Sport zu Übertraining und depressionsähnlichen Symptomen führen kann.

Eine Untersuchung von drei Metaanalysen zur Beziehung zwischen Sport und Angst als ein aktueller Zustand (State Anxiety), Angst als ein länger andauerndes Persönlichkeitsmerkmal (Trait Anxiety) und zu angstbezogenen psychophysiologischen Parametern, fand, dass Sport eine angstlösende Wirkung hat, jedoch nur bei aerobischem Sport (Petruzzello, Landers, Hatfield, Kubitz & Salazar, 1991). State Anxiety wurde in dem Ausmaß reduziert, wie dies durch Entspannungsmethoden beobachtbar ist. Für die Reduktion von Trait Anxiety erscheint es relevant, dass das körperliche Training mindestens 10 Wochen dauert. Wie alle untersuchten Metaanalysen aufzeigten, scheint eine Trainingsdauer pro Trainingseinheit von mindestens 21 Minuten notwendig, um einen angstlösenden Effekt zu erzielen. Die Effekte bezüglich psychophysiologischer Parameter waren eher klein.

Mead et al. (2008) analysierten in einer Metaanalyse 25 kontrollierte, teils randomisierte Studien speziell zu der Frage, inwiefern sich Sport bei Depression heilsam auswirkt. Die Studien untersuchten entweder Sport versus keine Behandlung oder Sport versus eine etablierte Therapie bei Depression (z. B. kognitive Psychotherapie). Für alle Studien, die Sport versus keine Intervention untersuchten, ergab sich eine standardisierte mittlere Differenz (SMD) des gepoolten Effekts von -0.82 (95 % *CI*: -1.12 - 0.51), was einen großen positiven Effekt von Sport auf depressive Symptome aufzeigt. Jedoch bei ausschließlicher Analyse von Studien mit einer blinden Randomisierung und blinden Evaluation der Teilnehmenden sowie der statistischen Methode der Intent-to-Treat-Analyse ergab sich kein signifikanter Effekt von Sport auf die depressive Symptomatik. Ebenfalls zeigte der Vergleich von Sport versus eine andere etablierte Therapie keinen signifikanten Unterschied. Die Autoren folgern, dass Sport eine effektive antidepressive Wirkung aufzuweisen scheint, jedoch sportliche Aktivitäten wohl über einen längeren Zeitraum beobachtetet werden müssen und die Methodik der Studien stringenter sein muss, um einen konsistenten Befund beobachten zu können. Sie formulieren für die Praxis die Empfehlung, depressiven Patienten zu Sport zu raten. Jedoch lässt sich aufgrund dieser Metaanalyse keine Aussage machen, ob eine wirksamere Verbesserung depressiver Symptome bei aerobischem Sport, Sport mit Kraftaufwand gegen Widerstand oder eine Mischung der beiden, oder bei Gruppensport oder individuell ausgeübtem Sport erzielt werden kann. Somit scheint es pragmatisch sinnvoll, den Patienten aufzufordern, den Sport zu betreiben, der ihm behagt, um so eine regelmäßige körperliche Betätigung zu fördern. Eine erneute Cochrane-Review (Metaanalyse) zu den Effekten von Sport auf Depression, die auch neuere Studien einschloss, kam weiterhin zu dem Schluss, dass sportliche Aktivität moderat effektiver ist als Kontrollinterventionen bei der Reduktion von depressiven Symptomen. Sport scheint damit effektiver zu sein als psychologische oder pharmakologische Interventionen, obschon sich diese Schlussfolgerung nur auf wenige kleinere Studien stützt (Cooney et al., 2013).

Eine Untersuchung von Gerber et al. (2013) fand bei 12 männlichen Patienten mit hohen Werten in den Burnout-Dimensionen emotionale Erschöpfung und Depersonalisierung eine deutliche und signifikante Reduktion von Stress-, Burnout- und Depressionssymptomen nach einem intensiven aerobischen 12-wöchigen Trainingsprogramm mit mindestens 17.5 kcal/kg Energieverbrauch. Auch nach jeder Trainingseinheit zeigte sich eine deutliche Stimmungsverbesserung.

Dieselben Probanden wurden auch bei Einschluss in die Studie und bei deren Abschluss getestet hinsichtlich ihrer kognitiven exekutiven Funktionen und mit einer Gruppe von gematchten gesunden Kontrollpersonen verglichen. Es zeigte sich eine deutliche Beeinträchtigung der exekutiven Funktionen bei den Patienten während des akuten Burnouts im Vergleich zu den Gesunden. Bei Abschluss der Studie waren die exekutiven Funktionen der Patienten signifikant verbessert. Die Burnout-Werte und die exekutiven Fähigkeiten waren nicht korreliert (Beck et al., 2013).

Die Mechanismen, durch die Sport eine positive Wirkung auf psychische Symptome und psychische Störungen ausübt, sind nicht abschließend geklärt. Nach Peluso und Silveira Guerra de Andrade (2005) gibt es dazu psychologische und physiologische Hypothesen. Zu den psychologischen Hypothesen zählt die „Ablenkungshypothese“, die besagt, dass sich durch die sportbedingte Ablenkung von unangenehmen Stimuli die Stimmung nach der körperlichen Aktivität verbessert. Die „Selbstwirksamkeitshypothese“ postuliert, dass Sport als eine herausfordernde Aktivität gesehen werden kann, und die Fähigkeit, diese Herausforderung zu meistern, Stimmung und Selbstvertrauen erhöhen kann. Die „Soziale Interaktionshypothese" betont die soziale Interaktion und soziale Unterstützung, die bei sportlicher Aktivität häufig erlebt wird als wichtiges Element der Stimmungsverbesserung.

Zu den physiologischen Hypothesen gehört die These, dass während der sportlichen Aktivität Monoamine (Neurotransmitter) ausgeschüttet werden und dies zur Reduktion von Depressionen führt, ähnlich wie bei einer antidepressiven Therapie. Diese Hypothese scheint eine zu einfache Erklärung für die Stimmungseffekte zu sein, auch wenn sie eine gewisse Plausibilität hat. Wahrscheinlich sind neurophysiologisch eher zentralnervöse Effekte von Belang. Die zweite physiologische Hypothese stützt sich auf die Beobachtung, dass bei körperlicher Aktivität endogene Opioide (Endorphine) ausgeschüttet werden, die zu positiver Stimmung führen. Es wird auch postuliert, dass die Gefühle von Irritabilität, Ruhelosigkeit, Nervosität und Frustration, die sich bei regelmäßig körperlich aktiven Personen bei abruptem Unterbrechen der körperlichen Aktivität einstellen kann, einem Endorphinentzug entspricht. Studien zeigen auch eine Reduktion der stimmungshebenden Wirkung von Sport bei Gabe von Opiatantagonisten wie Naloxon oder Naltrexon. Jedoch gibt es auch Studien, die dieser Hypothese widersprechen. Es besteht aktuell kein Konsens bezüglich der relativen Bedeutung dieser Hypothesen in der Erklärung der positiven Stimmungsveränderung durch Sport. Möglicherweise ergänzen sich dabei physiologische und psychische Prozesse in einer positiven, sich verstärkenden Wirkungskette.

Peluso und Silveira Guerra de Andrade (2005) führen jedoch auch aus, dass sich die Stimmung durch Sport verschlechtern kann. Verschiedene Studien mit Elite-Athleten, die eine Ausdauersportart ausüben, zeigen: Eine Stimmungsverbesserung scheint sich bei einem mittelintensiven Training einzustellen, eine Stimmungsverschlechterung bei Training mit hoher Intensität. Zudem kann sich ein Übertrainingssyndrom entwickeln. Übertraining oder Fehlen von genügend Erholungsphasen scheinen bei Elite-Athleten nicht so selten zu sein. Sie weisen in diesem Zustand Schlafprobleme und Appetit- und Gewichtsverlust auf, ebenso reduzierte Libido, Irritabilität, schwere und schmerzhafte Muskulatur, emotionale Labilität oder gar eine Depression. Die Prävalenz liegt bei 7 bis 20 %; bei Ausdauersport-Athleten (z. B. Läufern) wurde eine Prävalenz von 60 % und bei Läufern, die mit einer moderateren Intensität liefen, von 38 % gefunden. Dieses Übertrainingssyndrom wird auch „overstress", „overuse", „burnout", „overfatigue", „chronic fatigue für Athleten" „sport fatigue"und „unexplained underperfomance syndrome" genannt. Die Sportler sind in diesem Zustand weniger leistungsfähig, und ihre Leistungsfähigkeit wird nicht besser nach kurzer Erholungszeit. Sie sind ständig müde, können nicht trainieren, haben Muskelschmerzen und sind teilweise apathisch. Sie können auch eine reduzierte maximale Herzrate, gestörte Laktatwerte, eine reduzierte nächtliche Noradrenalin-Ausschüttung, Hormonveränderungen (Kortisol, Testosteron), immunologische Veränderungen und Störungen in Nieren-Laborparametern aufweisen. Die meisten erholen sich nach einer längeren Phase der Ruhe für Wochen oder Monate.

Es stellt sich also die Frage, was eine gesundheitsförderliche körperliche Aktivität darstellt. Die Empfehlungen des American College of Sport Medicin (ACSM) (Garber et al., 2011), um bei gesunden Erwachsenen eine „kardiorespiratorische und muskuläre Fitness und Flexibilität zu entwickeln und zu erhalten", sind in **Tabelle 10-6** dargestellt. Diese Empfehlungen können auch, mit den nötigen Anpassungen, für Menschen mit einer chronischen Erkrankung gelten, benötigen aber ein gutes Monitoring.

10.5.2 Körperliche Aktivität bei Burnout und Erschöpfungsdepression

Patienten mit Burnout und Erschöpfungsdepression unterscheiden sich zum Teil beträchtlich hinsichtlich ihrer körperlichen Leistungsfähigkeit und der vor der Erkrankung praktizierten

Tabelle 10-6: Empfehlungen des American College of Sport Medicine (Garber et al., 2011. Übersetzung: die Autorin)

Jede erwachsene Person sollte ein regelmäßiges kardiovaskuläres Training sowie Resistenz-, Flexibilitäts- und neuromotorische Körperübungen machen	
Kardiovaskuläres Training	Option 1 5-mal wöchentlich mit mittlerer Intensität 30 Minuten pro Tag trainieren mit mindestens 150 Minuten Training pro Woche Option 2 3-mal wöchentlich mit hoher Intensität für 20 Minuten trainieren mit mindestens 75 Minuten Training pro Woche Option 3 (optimal) Kombination von Option 1 und 2, z. B. Jogging, Fahrradfahren, Nordic Walking, Power Yoga, Rudern, Schwimmen
Resistenzübungen	2- bis 3-mal wöchentlich: • Resistenzübungen für die hauptsächlichen Muskelgruppen, z. B. Kraftübungen mit Eigengewicht, Kraftübungen mit Geräten • Ausüben einer Sportart, die mehrere dieser Elemente verbindet, z. B. Klettern, Reiten
Flexibilitätsübungen	2- bis 3-mal wöchentlich: • Flexibilitätsübungen (Dehnung) für alle wichtigen Gelenke, mit Haltung der Dehnung für mindestens 60 Sekunden, z. B. reguläre Dehnungen, Yoga, Qigong
Neuromotorische Übungen	2- bis 3-mal wöchentlich: • Balance- und Agilitätsübungen, z. B. Handstand, Einbeinstand • Yoga, Qigong • Kombinierte Sportarten wie Klettern, Reiten, Fahrradfahren
Zusätzliche Maßnahmen	Reduktion von sitzenden Tätigkeiten und bei sitzender Tätigkeit häufige kurze Phasen mit Aufstehen und körperlichen Aktivitäten, z. B. leichte Körperübungen oder Herumgehen, Treppensteigen und Ähnliches
Hinweis	Kardiovaskulärer Fitnesstest, Unterstützung durch einen Fitnesstrainer und Wahl von Sportarten, die Spaß machen, erhöhen die Motivation zur körperlichen Aktivität und reduzieren deren Risiken

sportlichen Aktivität. Es gibt Patienten, die vor der Erkrankung sehr sportlich waren und an sich eine gute körperliche Grundkondition aufweisen, die sich aber aufgrund der stressbedingten Erschöpfung schwach und in den Gliedern schwer fühlen. Es gibt Patienten, die vor der Erkrankung sehr oder übermäßig trainiert haben und eine Art Overtraining aufweisen, und auch solche, die durch das intensive Training und die erhöhte Stressbelastung eine völlig ausgelenkte vegetative Balance aufweisen, sodass sie bei körperlicher Aktivität zu Blutdruckkrisen und sehr niedriger Herzratenvariabilität neigen. Auf der anderen Seite gibt es Patienten mit geringer körperlicher Aktivität vor der Erkrankung, die, gepaart mit der stressbedingten Erschöpfung, eine äußerst geringe Leistungsfähigkeit aufweisen. Diese unterschiedlichen Ausgangslagen führen zu unterschiedlichen Empfehlungen bezüglich körperlicher Aktivität. Ziel ist es letztlich, die Person zu befähigen, die Empfehlungen der ACSM (s. Tabelle 10-6) umzusetzen, wobei dies in vielen Fällen erst nach der Heilung aus dem Burnout möglich ist.

Fitnesstest und professionelles Trainingscoaching. Aufgrund dieser Unterschiede ist es im ambulanten Setting zielführend, die Person aufzufordern, einen kardiovaskulären Fitnesstest in einem Fitnesscenter oder einer Physiotherapiepraxis zu machen und dann die daraus resultierenden Empfehlungen mit Instruktion und Coaching durch eine professionelle Fitnesstrainerin oder einen Sportexperten umzusetzen. Im stationären Rahmen übernimmt meist die Physiotherapie diese Aufgabe.

Es ist ratsam, als behandelnde Ärztin oder Psychotherapeutin Kontakt mit dem Physiotherapeuten oder Fitnesscoach aufzunehmen und die Resultate des Fitnesstests und die genaue Umsetzung zu besprechen. Diese ist nicht nur abhängig von der körperlichen Leistungsfähigkeit, sondern auch vom Grad der aktuellen Erschöpfung und einer allfälligen Auslenkung der vegetativen Sympathikus-Parasympathikus-Balance.

Personen mit prämorbid guter körperlicher Leistungsfähigkeit, die sich aufgrund der stressbedingten Erschöpfung schwer oder eher schwach fühlen, setzen am besten die Variante 1 der Empfehlungen der ACSM um. Das heißt, sie bewegen sich täglich für 30 Minuten mit einer mittleren Intensität. Meistens können sie im Verlauf des Behandlungsprozesses ihre Leistung steigern und länger trainieren oder gar Sequenzen von intensivem kardiovaskulärem Training wahrnehmen. Wie sie das Training durchführen, können sie im Detail mit dem Fitnesscoach besprechen, falls sie mit einer professionellen Person arbeiten.

Personen mit prämorbid schlechter körperlicher Leistungsfähigkeit weisen im Allgemeinen im Fitnesstest ein entsprechend tiefes Leistungsniveau auf. Es kann auch sein, dass sie einen solchen gar nicht ausführen können, weil sie sich zu schwach fühlen. Sie sollten aber angehalten werden, sich trotz ihrer reduzierten Leistungsfähigkeit täglich zu bewegen, z. B. einen Spaziergang von 20 bis 30 Minuten in gemächlichem Tempo zu machen, vorzugsweise am Vormittag und in der Natur oder in naturnaher Umgebung. Sie benötigen danach eine Phase der Entspannung, bevor sie eine andere Aktivität wahrnehmen. Diese Patienten brauchen eine lange Zeit, bis sie sich sportlich betätigen können, doch sollte dies ihr Ziel sein. Hier hilft ein professionell angeleitetes Aufbautraining sehr.

Personen mit Overtraining und/oder ausgelenkter vegetativer Sympathikus-Parasympathikus-Balance zeigen diese Problematik auch deutlich im Fitnesstest: beim Overtraining dadurch, dass sie gar nicht leistungsfähig sind, bei ausgelenkter Sympathikus-Parasympathikus-Balance dadurch, dass sie im Fitnesstest meist sehr hohe Pulsraten und Blutdruckwerte aufweisen, auch bei weniger intensiver körperlicher Aktivität. Diese Patienten müssen auf hohe Intensität der Bewegung unbedingt verzichten und nur eine moderate und nicht allzu lange körperliche Bewegung ausüben. Sie wählen daher auch am besten die Variante 1 der ACSM-Empfehlungen und können sich erst steigern, wenn sich ihre Erschöpfung regeneriert hat. Manche Sportmedizinerinnen kontrollieren die Aktivität mittels der HRV (Herzratenvariabilität), die bei diesen Patienten im Allgemeinen niedrig ist.

Generell, auch bei weniger ausgeprägter Beeinträchtigung der körperlichen Leistungsfähigkeit, gibt es Patienten, die in ihrer körperlichen Aktivität eher gebremst werden müssen. Sie sollten ermahnt werden, weniger intensiv zu trainieren und besser auf ihre Körperreaktionen während und nach dem Training zu achten. Andere Patientinnen, die sich kaum bewegen, sollten gut informiert werden, welche positiven Auswirkungen Sport auf Körper und Psyche haben, und ermahnt werden, sich regelmäßig zu bewegen.

Geeignete sportliche Aktivitäten. Für Patienten mit Burnout und Erschöpfungsdepression sind vor allem Sportarten geeignet, die sich hinsichtlich ihrer Intensität gut variieren lassen. Das sind vornehmlich leichte oder intensivere aerobische Aktivitäten, die den ganzen Körper in Bewegung bringen, wie folgende:

- Nordic Walking
- Leichtes Jogging
- Fahrradfahren
- Schwimmen
- Schneeschuhlaufen
- Rudern
- Medizinische Trainingstherapie mit Laufband oder Fahrrad

Daneben ist es ratsam, dass die Patienten zusätzlich Dehnungsübungen, leichte Kraftübungen mit Eigengewicht und Balanceübungen machen, am besten mit Instruktion. Auch Yogaübungen, vor allem Hatha Yoga, sind in dieser Hinsicht wertvoll.

Bei einem mittleren Trainingszustand eignen sich auch körperliche Aktivitäten, die a priori etwas intensiver sind und sowohl aerobische, Kraft-, Dehnungs- und Balanceelemente enthalten. Sie werden meist in der Gruppe mit einem Trainer angeboten. Es sind dies z. B. Folgende:

- Power Yoga
- Pilates
- Klassisches Fitnesstraining
- Tanzen

Auf die Bedeutung von Spaziergängen wurde bei Patienten mit einer schlechten Grundkondition schon hingewiesen. Spaziergänge sind jedoch auch für Menschen mit einer besseren körperlichen Leistungsfähigkeit wertvoll, denn sie lehren sie, auch eine gemächlichere Gangart zu praktizieren und zu genießen und dabei sich selbst und die Umgebung achtsam wahrzunehmen.

10.6 Erlebnisorientierte Therapien

Unter erlebnisorientierten Therapien verstehen wir Therapien, die unterschiedliche Erfahrungen vermitteln, die eine besondere Selbsterfahrung vermitteln, aktiv entspannen und die achtsame Wahrnehmung der Umgebung ermöglichen.

Das können Wanderungen sein, die anfänglich allerdings eher von kurzer Dauer sein sollten. Zudem ist es sinnvoll, die Person zu instruieren, nicht mit einer Zielvorstellung zu wandern, einen Gipfel erreichen zu wollen, sondern in einer achtsamen Grundhaltung und mit mehreren Pausen zu gehen, um die Umgebung bewusst wahrzunehmen, immer wieder zu entspannen und die eigene Befindlichkeit zu prüfen. Es kann das Bauen von Steinskulpturen in einem Flussbett sein, bei dem oft eine große Ruhe und Entspannung erlebt wird. Oder es kann das Sammeln von Früchten, Pilzen, Tannzapfen usw. sein, was die Aufmerksamkeit fördert und entschleunigt. Es kann auch Gartenarbeit sein, wenn sie genussvoll erlebt wird.

Zu den erlebnisorientierten Therapien zählen wir auch das therapeutische Reiten, bei dem es nicht in erster Linie um das Reiten geht, sondern um die Wahrnehmung und den gezielten Umgang mit dem Pferd, das ein hervorragender Spiegel der eigenen Verhaltensweise des Patienten ist. Oftmals ist die Beziehung zu diesem großen, starken, aber sanften Tier mit seiner Wärme und weichen Felloberfläche sehr wohltuend. Auch kann die Erfahrung, ein so großes Tier mit Stimme, Haltung und Bewegung zu lenken, das Selbstwertgefühl merklich steigern und beglückend sein. Es wird nicht selten beobachtet, dass vor allem Menschen, die eher schüchtern sind und sich wenig äußern, in der Psychotherapie nach dem therapeutischen Reiten zugänglicher und offener werden. In einer Pilotstudie zum therapeutischen Reiten und interpersonellen Verhalten mit systematischer Videobeobachtung und Selbst- und Fremdbeurteilung fanden die Untersuchenden eine Erhöhung der Freundlichkeit und eine Zunahme der konstruktiven Dominanz (versus Schüchternheit). Weitere Studien zu dieser Intervention sind notwendig, um diese wissenschaftlich zu beurteilen. Siehe dazu auch Germann-Tillmann, Merklin und Stamm Näf (2014).

Weitere Therapiebausteine können in Kreativtherapien, Gestalten, Malen oder Musiktherapie bestehen. Sie sind wertvolle Ergänzungen der oben ausgeführten Therapieansätze, die unseres Erachtens in der Behandlung von Stressfolgestörungen essenziell sind. Jedoch sollte beachtet werden, dass der Patient neben den therapeutischen Behandlungseinheiten genug Zeit zur Regeneration, Erholung und Verarbeitung sowie zur Selbstinitiative hat.

11 Rehabilitation und Reintegration

11.1 Einführung

Wie die Studien zur Rehabilitation und Reintegration bei psychischen Erkrankungen zeigen, ist eine umsichtige, stufenweise und begleitete Strategie zur Rehabilitation und Reintegration in eine Arbeitstätigkeit günstig für den Langzeitverlauf. Dies gilt grundsätzlich und insbesondere auch für Burnout und Erschöpfungsdepression. Da sich diese Störungen durch einen sehr lange andauernden Energiemangel und eine reduzierte Belastbarkeit auszeichnen, liegt eine sehr langsame Herangehensweise an Belastungen und Leistungserbringung nahe. Dies ist auch in der bereits zitierten Studie von Stenlund et al. (2012) reflektiert.

Zum besseren Verständnis seien hier die beiden Begriffe Rehabilitation und Reintegration näher definiert: Rehabilitation (lat. „Wiederherstellung") bedeutet die Wiedererlangung der physischen und psychischen Funktionsfähigkeit, Belastbarkeit und Leistungsfähigkeit im persönlichen Leben nach einer schweren oder längeren Krankheit. Hier geht es vor allem darum, den Heilungsprozess zu fördern und zu stabilisieren sowie in das persönliche Umfeld zu übertragen. Erst in zweiter Linie, und kombiniert mit einer Reintegrationsstrategie, ist Rehabilitation auch im beruflichen Umfeld anzusiedeln.

Reintegration bedeutet Wiedereingliederung in ein Arbeitsumfeld nach einer längeren Krankheitsabwesenheit mit dem Ziel, die Belastbarkeit und Leistungsfähigkeit der Person soweit zu steigern, dass sie wieder einer beruflichen Tätigkeit im ersten Arbeitsmarkt nachgehen kann.

Für eine gelingende Rehabilitation und Reintegration sind das unter Kapitel 9.5.2 erwähnte Prinzip der Tagesstrukturierung (Phasen von Aktivität gefolgt von Pausen mit Entspannungskomponente) und das Energiemonitoring wichtige Hilfsmittel, um eine möglichst ausgewogene Energie im Verlauf des Tages aufzuweisen und die Belastbarkeit langsam, aber nachhaltig zu steigern. Denn unter Berücksichtigung der Grenzen, die hinsichtlich des Einsatzes der eigenen Kräfte an einem bestimmten Zeitpunkt vorliegen, wird eine Überforderung vermieden und damit auch ein möglicher Rückfall in eine reduzierte Energielage und Leistungsfähigkeit. Das Energiemonitoring zeigt dem Patienten auf, welche Tätigkeiten er ohne übermäßige Anspannung oder übermäßigen Energieverschleiß ausführen kann. Ebenfalls zeigt ihm das Energiemonitoring auf, wann er über die Stränge geschlagen hat und in seiner Planung Korrekturmaßnahmen vornehmen muss. Das Monitoring hilft auch der behandelnden Therapeutin, den Patienten bezüglich einer allfälligen Leistungssteigerung zu beraten. Es gibt Patienten, die große Mühe haben, ihre Kräfte planvoll und maßvoll einzusetzen oder zu akzeptieren, dass sie im aktuellen, noch nicht vollends geheilten Zustand weniger tun können als bisher. Typischerweise haben sie vor ihrem Burnout über eine hohe Leistungsfähigkeit und Belastbarkeit verfügt und ihre Kräfte als schier grenzenlos angenommen. Dass diese nun nicht mehr so verfügbar sind, stellt eine herbe Erfahrung dar, die sie bisher nicht kannten. Hier muss der Behandler wiederholt ermahnen, maßvoller mit der eigenen Energie umzugehen, und gleichzeitig ermutigen, dass diese mit der Zeit zunehmen wird. Je besser sich der Patient an seine Grenzen halten kann, desto schneller werden seine Energieressourcen zunehmen und stabiler verfügbar sein. Auch ist es ratsam, den Patienten zu instruieren, nicht alle seine verfügbaren Kräfte an einem Tag zu verbrauchen, sodass noch Energie für den nächsten Tag vorhanden ist.

In der Phase der Rehabilitation lernt die Person, den persönlichen und sozialen Alltag zunehmend besser zu meistern. Ebenfalls soll der Patient in dieser Phase wieder persönlich bereichernde Aktivitäten aufbauen, die wichtige Ressourcen für eine ausgewogene Lebensbalance darstellen. Oft muss der Patient als zentrale Aufgabe lernen, eine gute Selbstfürsorge zu praktizieren. Das bedeutet, zu lernen, wahrzunehmen, was sein Körper und seine Psyche benötigen, um im Gleichgewicht zu blieben und diese Aspekte prioritär im Leben einzubauen.

Diese Veränderungen beim Patienten führen auch zu veränderten Reaktionen im persönlichen Umfeld. Es kann zu einer deutlichen Verbesserung in partnerschaftlichen oder familiären Beziehungen kommen, aber auch zu Krisen. Denn oft sind sich Angehörige und Freunde zu wenig bewusst, dass sich ein Mensch bei der Genesung vom Burnout oder von einer Erschöpfungsdepression nicht mehr so verhalten wird wie bisher, will er nachhaltig diese Erkrankung überwinden. Er wird sich mehr abgrenzen, mehr eigenen Raum beanspruchen, andere Prioritäten setzen und möglicherweise ganz neue Ziele verfolgen. Somit gilt es, die Beziehungen und Rollen neu zu verhandeln und eine neue Form der Kommunikation zu entwickeln.

Es ist daher ratsam, spätestens in dieser Phase mehrere Paar- oder Familiengespräche mit dem Patienten und seinen Angehörigen zu führen, um die verschiedenen Positionen zu klären und zu eruieren, ob eine vertiefte Paar- oder Familientherapie vonnöten ist.

Die Reintegration in den Arbeitskontext setzt eine gründliche Auseinandersetzung mit der bisherigen Arbeitsweise und dem Arbeitsumfeld, den eigenen Stärken und Schwächen und dem erwünschten Arbeitsinhalt und -kontext voraus. Eine Analyse des bisherigen beruflichen Werdeganges, eine Standortbestimmung der bisherigen Arbeitssituation und eine Aufarbeitung der arbeitsplatzbezogenen und persönlichen Auslöser für die aktuelle Krise erfolgen als integraler Bestandteil der Psychotherapie und dienen der Identifikation von Problemfeldern, die es therapeutisch zu bearbeiten gilt. In der Vorbereitung der Reintegration in einen Arbeitskontext sind diese Fragen erneut zu beleuchten, mit dem Ziel, zukünftige Stolpersteine zu erkennen, wenn möglich zu vermeiden und/oder einen konstruktiven Umgang damit zu finden.

Es gilt auch, die besonderen Stärken und Schwächen, die Neigungen, Wünsche und Bedürfnisse des Patienten bezüglich der Arbeit zu erarbeiten und realistisch zu prüfen. Dabei geht es um die Schaffung einer Übereinstimmung der Ressourcen, Neigungen, Interessen und arbeitsbezogenen Bedürfnissen des Patienten und seiner zukünftigen Arbeitssituation (Aufgaben, Kompetenzen, Belastung, soziale Einbindung, Arbeitsatmosphäre, Kommunikationsstil).

Schon vor und regelmäßig auch während der Reintegration ist es ratsam, das Gespräch mit der Arbeitgeberin zusammen mit dem Patienten zu suchen. So können die Möglichkeiten und allfälligen Schwierigkeiten bei der Arbeit erörtert und mögliche Anpassungen vorgenommen werden. Ideal ist es, wenn die Arbeitgeberin auch mit dem Arbeitsteam, in das der Patient zurückkehrt, ein oder zwei vorbereitende Gespräche führt. Das entlastet das Team, erleichtert dem Team und dem Patienten die Wiedereingliederung und führt zu gegenseitigem Verständnis und Entgegenkommen. Damit hat die Wiedereingliederung eine gute Chance, zu gelingen.

Es lassen sich prototypisch drei verschiedene Ausgangssituationen unterscheiden, die die konkrete Herangehensweise bei der beruflichen Reintegration wesentlich mitbestimmen:

- Es besteht ein relativ einvernehmliches Verhältnis mit dem bisherigen Arbeitgeber und der Aufgabenbereich ist grundsätzlich stimmig.
- Es besteht eine sehr ausgeprägte Erschöpfungssymptomatik und eine lang andauernde volle Arbeitsunfähigkeit.
- Es bestehen ausgeprägte interpersonelle Konflikte zwischen dem Patienten und relevanten Schlüsselpersonen am Arbeitsplatz.

11.2 Herangehensweisen je nach Ausgangssituation

11.2.1 A: Einvernehmliches Verhältnis mit Arbeitgeber und stimmiger Aufgabenbereich

Die aktuelle Krise wurde vorwiegend durch Faktoren wie Arbeitsüberlastung und allenfalls persönliche Stressverstärker ausgelöst. Bei interaktionellen Problemen beschränkten sich diese auf einzelne Personen, nicht auf die ganze Organisation. Eine sachliche Kommunikation war im Allgemeinen möglich. Der Patient ist beim bisherigen Arbeitgeber weiterhin in ungekündigter Stellung, ist krankgeschrieben bei voller oder Teilarbeitsunfähigkeit und finanziell meist durch eine Taggeldversicherung bzw. Arbeitsunfähigkeitsversicherung abgesichert. Auch ist es günstig, wenn davon ausgegangen werden kann, dass der Patient voraussichtlich in spätestens 12 bis 15 Monaten eine volle Arbeitsfähigkeit erlangen kann.

Unter diesen Voraussetzungen ist es sinnvoll und möglich, den Patienten am angestammten Arbeitsplatz zu reintegrieren. Heute sind sich die Arbeitgeber bewusst, dass es im Rahmen ihrer Fürsorgepflicht für ihre Mitarbeitenden ihre Aufgabe ist, diese beim Wiedereinstieg in die Arbeit flexibel zu unterstützen. Damit dies gut gelingt, sollte der Patient regelmäßigen Kontakt während seiner Krankschreibung in definierten Intervallen mit dem Arbeitgeber, allenfalls unterstützt durch den behandelnden Arzt oder Therapeuten, aufrechterhalten.

Ein Wiedereinstieg in den Arbeitsprozess am angestammten Arbeitsplatz ist jedoch nur dann zielführend, wenn eine *Verhältnisänderung* am Arbeitsplatz und eine *Verhaltensänderung* des Patienten möglich sind.

Die Belastbarkeit und zu erwartende Leistungsfähigkeit sollten vom Patienten und behandelnden Arzt oder Therapeuten zusammen anhand des Energiemonitorings zu Beginn und im Laufe der Reintegration laufend evaluiert und eingeschätzt werden.

Vor Beginn der Reintegration sollten eine oder mehrere gemeinsame Besprechungen mit dem Patienten, dem behandelnden Arzt oder Therapeuten, dem Casemanager der Taggeldversicherung und dem Arbeitgeber (vorzugsweise mit dem Vorgesetzten und einer Person der Personalabteilung) stattfinden. Dabei informiert der Arzt oder Therapeut über die aktuelle gesundheitliche Situation und Belastbarkeit des Patienten, die Prognose, wie diese sich voraussichtlich weiterentwickeln kann, welche Arbeitssituationen für den Patienten günstig und welche ungünstig sind für einen erfolgreichen Wiedereinstieg und was es zudem zu beachten gilt. (Dies bespricht der Behandler selbstverständlich im Voraus mit dem Patienten). Der Patient schildert dies ebenfalls aus seiner persönlichen Perspektive und äußert seine Anliegen. Danach wird im gemeinsamen Gespräch ausgelotet, welche Tätigkeiten der Patient wo im Unternehmen zu Beginn und in der Zukunft, abhängig von den organisatorischen Möglichkeiten des Unternehmens, wahrnehmen kann. Oftmals beginnt der Patient vorzugsweise in einem Bereich, wo die Arbeitseinheiten überschaubar sind und kein Zeitdruck herrscht. Oftmals wird schon zu Beginn geklärt, ob der

Patient am Ende der Reintagration wieder die alten Funktionen übernimmt, was oft ungünstig ist, es sei denn, die Verhältnisse dort haben sich geändert, oder ob er allenfalls in der Zukunft in einem anderen Bereich oder in einer anderen Funktion arbeiten wird. Der Arbeitseinstieg sollte zu einem niedrigen Arbeitsprozentsatz beginnen und nur dann gesteigert werden, wenn es die Belastbarkeit des Patienten gestattet. So kann zu Beginn z. B. eine 20 %-Tätigkeit ausgeübt werden, aber noch ein 100 %-Arbeitsunfähigkeit attestiert werden. Das schützt sowohl den Patienten als auch den Arbeitgeber, sollte dieser Einstieg nicht gelingen. Gelingt er aber, kann der Patient nun zu 20 % arbeitsfähig geschrieben werden und dann langsam seine Leistung in Abhängigkeit der Belastbarkeit steigern. Zur Einschätzung der Belastbarkeit dient das Energiemonitoring. Auch sind regelmäßige Standortbestimmungen zwischen Patient, Behandlerin, Casemanager und Arbeitgeberin sinnvoll, um den Fortschritt, allfällige Schwierigkeiten und notwendige Anpassungen zu besprechen. Das Casemanagement dient als wichtiges Bindeglied zwischen Patient und Arbeitgeberin und garantiert die finanzielle Unterstützung.

Die Reintegration muss psychotherapeutisch begleitet werden, denn hier finden sich nun die Möglichkeiten, an den konkreten Erfahrungen im Arbeitsalltag negative Kognitionen und dysfunktionale Verhaltensweisen zu beobachten, daran therapeutisch zu arbeiten und Verhaltensänderungen direkt umzusetzen. Die Behandlerin nimmt also sowohl eine therapeutische Funktion wahr als auch eine Art Coaching und Führung durch den Reintegrationsprozess.

Im Falle einer solchen Reintegrationsstrategie werden die Unterstützung der Interaktion von Patient und Arbeitsplatz und die Finanzierung des Patienten meist durch eine Taggeldversicherung gewährleistet. Daher ist es wichtig, den Casemanger der Taggeldversicherung als wichtigen Partner in die regelmäßigen gemeinsamen Standortbestimmungen mit dem Patienten, dem Arbeitgeber, dem Casemanager und dem Behandler einzubinden.

Als Beispiel eines so gestalteten Reintegrationsprozesse sei nochmals der Patient Herr S. erwähnt, dessen Energiemonitoring in Kapitel 9.5.2 dargestellt ist.

Beispiel

Herr S. ist ein 50-jähriger Informatiker, der eine wichtige Funktion in einem internationalen Unternehmen innehat. Er hatte einen Rückfall in eine zweite Episode einer Erschöpfungsdepression, nachdem er nach einer 4-wöchigen Behandlung mit Arbeitsunfähigkeit wieder voll in derselben Funktion bei der Arbeit eingestiegen war. Die Akutbehandlung der zweiten Episode dauerte 8 Monate mit einer guten Heilung, aber einer noch beschränkten Belastbarkeit. Vor der erneuten Reintegration fanden zwei Besprechungen mit dem Vorgesetzten statt, der dem Patienten sehr wohlgesinnt war. Es konnte zu dem Zeitpunkt von einer Belastbarkeit von 2-mal 90 Minuten Computerarbeit mit großer Pause am Tag, ohne Zeitdruck und ohne Kundenkontakt ausgegangen werden. Der Vorgesetzte gab dem Patienten daher ein wichtiges, aber nicht zeitkritisches Projekt, das er im Homeoffice bearbeiten konnte. Einmal pro Woche musste der Patient vor Ort in die Firma. Seine prozentuale Arbeitsfähigkeit entsprach initial einem 30 %-Pensum.

Die Arbeit war für den Patienten anfänglich gerade machbar, aber befriedigend. Eine Steigerung der Arbeitszeit um 10 % wurde erst nach Stabilisierung der Energie nach 2 Monaten der gleichen Belastung vollzogen. Die prozentuale Arbeitstätigkeit wurde zirka alle 2 Monate um 10 % gesteigert. Die Energiemonitoring-Kurve in **Abbildung 11-1** zeigt die Belastbarkeit nach 6 Monaten der langsamen Steigerung mit einem 60 %-Pensum. Der Patient hatte in dieser Zeit ein wesentlich besseres Zeitmanagement, ein besseres Selbstbewusstsein und eine gute Selbstfürsorge entwickelt sowie seine Verausgabungsbereitschaft deutlich reduziert.

Weitere 3 Monate später arbeitete der Patient wieder zu 100% und hauptsächlich vor Ort. Er hatte sich nahe zum Arbeitsplatz eine Wohnung gemietet, um einen kürzeren Arbeitsweg zu haben. Einen Monat danach wurde ihm eine neue und höhere Funktion angeboten, die er nach einer gründlichen Analyse antrat. Er blieb danach stabil und die Behandlung konnte abgeschlossen werden.

11.2.2 B: Ausgeprägte Erschöpfungssymptomatik und lang andauernde Arbeitsunfähigkeit

Eine Rückkehr an den ehemaligen Arbeitsplatz scheint in absehbarer Zeit nicht möglich. Im Allgemeinen kommt es, wegen der langen Dauer der Erkrankung, zu einer Kündigung durch die Arbeitgeberin oder diese wird einvernehmlich vereinbart.

Unter diesen Umständen ist eine frühe Einbindung der Sozialversicherungen (Taggeld- und Invaliditätsversicherung) ausschlaggebend. Hier wird das Modell der durch den Sozialversicherer mittels eines Coachs begleiteten und finanzierten Frühintervention angewandt. Anfänglich wird ein Belastbarkeitstraining vorgenommen. Dies kann dann zur Anwendung kommen, wenn die Patientin soweit geheilt ist, dass sie mindestens 2 Stunden pro Tag eine angepasste Tätigkeit wahrnehmen kann. In der Frühintervention wird meist eine Tätigkeit gewählt, die einen sehr niederschwelligen Einstieg erlaubt, und entspricht daher meist nicht der angestammten beruflichen Aufgaben. Es ist jedoch empfehlenswert, die Kompetenzen und Ressourcen der Patientin bei der Wahl der Tätigkeit zu berücksichtigen, damit sie auch motiviert und mit Freude an die Arbeit gehen kann. Gelingt eine Frühintervention mit Belastbarkeitstraining, unterstützt der Sozialversicherer anschließend ein Job-Coaching im Sinne des Individual-Placement-and-Support-Modells (IPS-Modell). Ziel dieser Intervention ist letztlich die Integration in den ersten Arbeitsmarkt.

Die Betreuung durch die behandelnde Ärztin oder Therapeutin entspricht der Herangehensweise, wie sie unter der Ausgangssituation A dargestellt ist. Die wichtigsten zusätzlichen Partner für den Betreuer des Patienten in diesem Prozess sind nun der Sozialversicherer (IV) und für den Patienten sein individueller Jobcoach.

11.2.3 C: Ausgeprägte interpersonelle Konflikte zwischen Patienten und Schlüsselpersonen am Arbeitsplatz

Der Patient fühlt sich nicht in der Lage, mit dem Arbeitgeber zu kommunizieren. Der Patient ist der bisherigen Arbeitsinhalte überdrüssig oder fühlt sich ihnen nicht gewachsen. Sie entsprechen nicht oder nicht mehr seinen Bedürfnissen und Neigungen. Das Arbeitsklima ist für den Patienten sehr belastend oder gar schädlich. Er möchte nicht mehr an diesen Arbeitsplatz zurückkehren. Allenfalls kündigt der Arbeitgeber das Arbeitsverhältnis nach der gesetzlichen Frist.

Diese Ausgangssituation ist für eine rasche Reintegration ungünstig. Oft kann eine Kommunikation zwischen dem Patienten und dem Arbeitgeber währen der Akutphase der Erkrankung nicht aufrechterhalten werden, weil sie für den Patienten zu belastend ist. Somit wird manchmal der behandelnde Arzt oder Therapeut vom Arbeitgeber kontaktiert, um sich über den Verlauf der Behandlung zu erkundigen. Auskunft in einem sehr allgemeinen Umfang darf natürlich nur in Absprache mit dem Patienten gegeben werden – und das macht nur Sinn, wenn trotz der schwierigen Ausgangssituation am Arbeitsplatz an eine Rückkehr an den Arbeitsplatz, wenn irgendwie möglich in einen anderen Bereich der Unternehmung und mit anderen Ansprechpersonen, gedacht wird.

Die Reintegrationsstrategie ist hier entweder wie unter Ausgangssituation A, wenn eine Chance besteht, dass eine Rückkehr in die angestammte Unternehmung unter entsprechenden Anpassungen möglich ist. Dies kann nur ge-

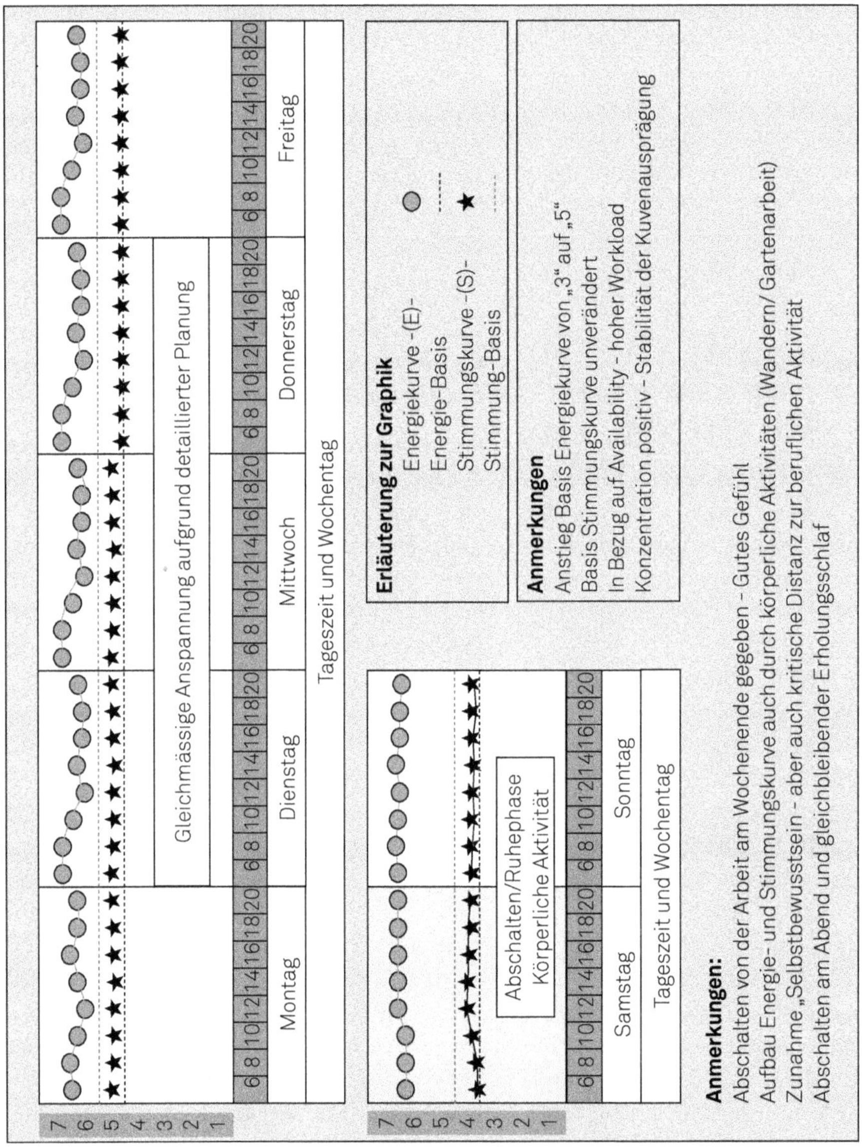

Abbildung 11-1: Energie-Monitoring bei Herrn S. nach 6 Monaten (60 % Arbeitstätigkeit)

lingen, wenn mindestens ein Treffen zwischen Patientin, Casemanager und Behandlerin zur Vorbereitung eines Treffens mit dem Arbeitgeber stattfinden kann, um die Voraussetzungen zu klären, unter denen ein Wiedereinstieg in den alten Arbeitsplatz überhaupt möglich ist. Beim anschließenden Treffen mit dem Arbeitgeber werden die möglichen Anpassungen am Arbeitsplatz und die Einsatzmöglichkeiten des Patienten, die der Arbeitgeber anbieten kann, besprochen und allfällige Vereinbarungen getroffen. Es ist günstig, wenn der Behandler diese Klärungsprozesse relativ aktiv steuert und eine enge Zusammenarbeit mit dem Casemanager besteht. Kommt man zu dem Schluss, diese Reintegrationsstrategie zu versuchen, erfolgt die therapeutische Begleitung wie unter Ausgangssituation A.

Ist es jedoch klar, dass eine Rückkehr an den alten Arbeitsplatz unter keinen Umständen zielführend oder sinnvoll ist, ist eine einvernehmliche Beendigung des Arbeitsverhältnisses anzustreben. Die weitere Reintegration erfolgt danach wie unter Ausgangssituation B beschrieben.

Es ist essenziell, die therapeutische Betreuung und Psychotherapie des Patienten während der Reintegration weiterzuführen. Gerade in der erneuten Auseinandersetzung mit dem Arbeitsumfeld zeigen sich oft alte dysfunktionale Denk- und Verhaltensmuster, die nun offensichtlich werden. Sie sind damit gut identifizierbar und können effektiv therapeutisch angegangen werden. Veränderungen im Denken und Verhalten kann der Patient auch direkt in seinem Arbeitsalltag üben, reflektieren, ihre Effekte beobachten und so eine angemessene Bewältigungsstrategie verfestigen.

Die Therapie eines Patienten mit einem Burnout oder einer Erschöpfungsdepression kann dann abgeschlossen werden, wenn sich der Patient nachhaltig eines guten Wohlbefindens erfreut und erfolgreich in den Arbeitskontext eingegliedert ist.

Zur Autorin

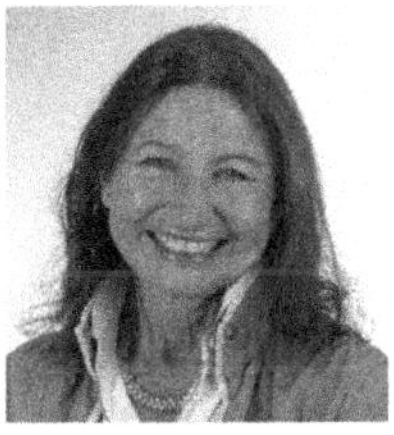

Dr. med. Barbara Hochstrasser, M. P. H., Fachärztin für Psychiatrie und Psychotherapie FMH, ist seit 1996 Chefärztin an der Privatklinik Meiringen, Schweiz, wo sie das erste integrierte Behandlungsprogramm für Patientinnen und Patienten mit Burnout (Erschöpfungsdepression) der Schweiz entwickelt, implementiert und beforscht hat. Sie ist aktuell die Präsidentin des Schweizer Expertennetzwerks für Burnout (SEB) und eine geschätzte Weiterbildnerin und Referentin. Sie misst, neben einem beherzten Engagement für die Menschen, die sich ihr anvertrauen, der Achtsamkeit, dem Kontakt zur Natur und der Mediation einen hohen Stellenwert zu. Aktuell leitet Barbara Hochstrasser das Ambulatorium der Privatklinik Meiringen in Bern.

Literatur

Abbey, S.E. & Garfinkel, P.E. (1991). Neurasthenia and chronic fatigue syndrome: The role of culture in the making of a diagnosis. *American Journal of Psychiatry, 148* (12), 1638–1646.

Aboa-Éboulé, C., Brisson, C., Maunsell, E., Bourbonnais, R., Vézina, M., Milot, A. et al. (2011). Effort-reward imbalance at work and recurrent coronary heart disease events: A 4-year prospective study of post-myocardial infarction patients. *Psychosomatic Medicine, 73* (6), 436–447. https://doi.org/10.1097/PSY.0b013e318222b2d8

Aftanas, L.I. & Golocheikine, S.A. (2001). Human anterior and frontal midline theta and lower alpha reflect emotionally positive state and internalized attention: High-resolution EEG investigation of meditation. *Neuroscience Letters, 7, 310* (1), 57–60. https://doi.org/10.1016/S0304-3940(01)02094-8

Ahola, K., Gould, R., Virtanen, M., Hakanen, T., Aromaa, A. & Lönnqvist, J. (2009a). Occupational burnout as a predictor of disability pension: A population-based cohort study. *Occupational and Environmental Medicine, 66* (5), 284–280. https://doi.org/10.1136/oem.2008.038935

Ahola, K. & Hakanen, J. (2007). Job strain, burnout, and depressive symptoms: A prospective study among dentists. *Journal of Affective Disorders, 104* (1–3), 103–10. https://doi.org/10.1016/j.jad.2007.03.004

Ahola, K., Honkonen, T., Isometsä, E., Kalimo, R., Nykyri, E., Koskinen, S. et al. (2006). Burnout in the general population: Results from the Finnish Health 2000 Study. *Social Psychiatry and Psychiatric Epidemiology, 41* (1), 11–17. https://doi.org/10.1007/s00127-005-0011-5

Ahola, K., Honkonen, T. & Isometsä, E. (2005). The relationship between job related burnout and depressive disorders – results from the Finnish Health 2000 Study. *Journal of Affective Disorders, 88* (1), 55–62. https://doi.org/10.1016/j.jad.2005.06.004

Ahola, K., Kivimäki, M., Honkonen, T., Virtanen, M., Koskinen, S., Vahtera, J. et al. (2008). Occupational burnout and medically certified sickness absence: a population-based study of finnish employees. *Journal of Psychosomatic Research, 64* (2), 185–93. https://doi.org/10.1016/j.jpsychores.2007.06.022

Ahola, K., Salminen, S., Toppinen-Tanner, S., Koskinen, S. & Väänänen, A. (2013). Occupational burnout and severe injuries: An eight-year prospective cohort study among Finnish forest industry workers. *Journal of Occupational Health, 55* (6), 450–457. https://doi.org/10.1539/joh.13-0021-OA

Ahola, K., Toppinen-Tanner, S., Huuhtanen, P., Koskinen, A. & Väänänen, A. (2009b). Occupational burnout and chronic work disability: An eight-year cohort study on pensioning among finnish forest industry workers. *Journal of Affective Disorders, 115* (1–2), 150–159. https://doi.org/10.1016/j.jad.2008.09.021

Ahola, K., Väänänen, A., Koskinen, S. & Shirom, A. (2010). Burnout as a predictor of all-cause mortality among industrial employees: A 10-year prospective register-linkage study. *Journal of Psychosomatic Research, 69* (1), 51–57. https://doi.org/10.1016/j.jpsychores.2010.01.002

Akerstedt, T., Ingre, M., Broman, J.E. & Kecklund, G. (2008). Disturbed sleep in shift workers, day workers, and insomniacs. *Chronobiology International, 25* (2–3), 333–348. https://doi.org/10.1080/07420520802113922

Akerstedt, T., Knutsson, A., Westerholm, P., Theorell, T., Alfredsson, L. & Kecklund, G. (2005).

Sleep disturbances, work stress and work hours: A cross-sectional study. *Journal of Psychosomatic Research, 53* (4), 741–748.

Albrith, F., Ligth, K., Ligth, A., Bateman, L. & Cannon-Albrith, L.A. (2011). Evidence for a heritable predisposition to chronic fatigue syndrome. *BMC Neurology, 11* (62), 1–6.

American Psychiatric Association. (1994). *Diagnostic and statistical manual of mental disorders* (4th ed.). Washington, DC: American Psychiatric Association.

American Psychiatric Association. (2013). *Desk reference to the diagnostic criteria for DSM-5*. Arlington, V.A.: American Psychiatric Association.

Amutio, A., Martínez-Taboada, C., Hermosilla, D. & Delgado, L.C. (2015). Enhancing relaxation states and positive emotions in physicians through a mindfulness training program: A one-year study. *Psychology, Health & Medicine, 20* (6), 720–731. https://doi.org/10.1080/13548506.2014.986143

Angst, J., Adolfsson, R., Benazzi, F., Gamma, A., Hantouche, E., Meyer, T. et al. (2005). The HCL-32: towards a self-assessment tool for hypomanic symptoms in outpatients. *Journal of Affective Disorders, 88* (2), 217–233. https://doi.org/10.1016/j.jad.2005.05.011

Angst, J. & Dobler-Mikola, A. (1984). The Zürich Study. *European Archives of Psychiatry and Clinical Neurosciences, 234* (1), 30–37.

Angst, J., Hengartner, M., Hochstrasser, B., Adjacic, V. & Rössler, W. (2012). *Depression, Burnout oder Krise? Die verschiedenen Gesichter der Depression in der „Zürich Studie"*. Beitrag präsentiert bei der Selo Stiftung, Cham.

Antonovsky, A. (1979). *Health, stress and coping.* San Francisco: Jossey-Bass.

Appels, A. & Schouten, E. (1991). Burnout as a risk factor for coronary heart disease. *Journal of Behavioural Medicine, 17* (2), 53–59. https://doi.org/10.1080/08964289.1991.9935158

Armon, G. (2009). Do burnout and insomnia predict each other's levels of change over time independently of the job demand control–support (JDC-S) model? *Stress and Health, 25* (4), 333–342. https://doi.org/10.1002/smi.1266

Armon, G., Melamed, S., Shirom, A. & Shapira, I. (2010). Elevated burnout predicts the onset of musculoskeletal pain among apparently healthy employees. *Journal of Occupational Health Psychology, 15* (4), 399–408. https://doi.org/10.1037/a0020726

Armon, G., Melamed, S., Toker, S., Berliner, S. & Shapira, I. (2014). Joint effect of chronic medical illness and burnout on depressive symptoms among employed adults. *Health Psychology, 33* (3), 264–272. https://doi.org/10.1037/a0033712

Armon, G., Shirom, A., Shapira, I. & Melamed, S. (2008). On the nature of burnout-insomnia relationships: A prospective study of employed adults. *Journal of Psychosomatic Research, 65* (1), 5–12. https://doi.org/10.1016/j.jpsychores.2008.01.012

Aronson, E., Pines, A.M. & Kafry, D. (1983). *Ausgebrannt. Vom Überdruss zur Selbstentfaltung.* Stuttgart: Klett-Cotta.

Arvidsson, I., Håkansson, C., Karlson, B., Björk, J. & Persson, R. (2016). Burnout among Swedish school teachers – a cross-sectional analysis. *BMC Public Health, 16* (1), 823. https://doi.org/10.1186/s12889-016-3498-7

Arvidsson, I., Leo, U., Larsson, A., Håkansson, C., Persson, R. & Björk, J. (2019). Burnout among school teachers: Quantitative and qualitative results from a follow-up study in southern Sweden. *BMC Public Health, 19* (1), 655. https://doi.org/10.1186/s12889-019-6972-1

Ashforth, B.E. & Humphrey, R.H. (1993). Emotional labor in service roles: the influence of identity. *Academy of Management Review, 18* (1), 88–115. https://doi.org/10.2307/258824

Auszra, L., Greenberg, L. & Herrmann, I. (Hrsg.). (2014). *Arbeit mit Emotionen – Emotionsfokussierte Therapie*. Wien: Springer https://doi.org/10.1007/978-3-7091-1610-4_6

Bakker, A.B. & Costa, P. (2014). Chronic job burnout and daily functioning: A theoretical analysis. *Burnout Research, 1* (3), 112–119. https://doi.org/10.1016/j.burn.2014.04.003

Bakker, A.B. & Demerouti, E. (2007). The job demands-resources model: State of the art. *Journal of Managerial Psychology, 22* (3), 309–328. https://doi.org/10.1108/02683940710733115

Bakker, A.B. & Demerouti, E. (2017). Job demands – resources theory: Taking stock and looking forward. *Journal of Occupational Health Psychology, 22* (3), 273–285. https://doi.org/10.1037/ocp0000056

Bakker, A.B., Demerouti, E. & Schaufeli, W.B. (2002). Validation of the Maslach Burnout Inventory-General Survey: An internet study. *Anxiety Stress & Coping, 15* (3), 245–260. https://doi.org/10.1080/1061580021000020716

Bakker, A.B., Hakanen, J.J., Demerouti, E. & Xanthopoulou, D. (2007). Job resources boost work engagement, particularly when job demands are high. *Journal of Educational Psychology, 99* (2), 274–284. https://doi.org/10.1037/0022-0663.99.2.274

Bakker, A. B. & Wang, Y. (2020). Self-undermining behavior at work: Evidence of construct and predictive validity. *International Journal of Stress Management, 27* (3), 241–251. https://doi.org/10.1037/str0000150

Banerjee, S. & Argáez, C. (2017). *Neurofeedback and Biofeedback for Mood and Anxiety Disorders: A Review of Clinical Effectiveness and Guidelines* [Internet]. Ottawa (ON): Canadian Agency for Drugs and Technologies in Health.

Bankier, B., Aigner, M. & Bach, M. (2001). Clinical validity of ICD-10 Neurasthenia. *Psychopathology, 34* (3), 134–139. https://doi.org/10.1159/000049296

Barker-Davies, R. M., Sullivan, O., Senarate, K. P. P., Baker, P., Cranley, M., Dharm-Datta, S. et al. (2020). The Stanford Hall consensus statement for post-COVID-19 rehabilitation. *British Journal of Sports Medicine, 54* (16), 949–959. https://doi.org/10.1136/bjsports-2020-102596

Barkley, R., Murphy, K. & Fischer, D. (2007). *ADHD in adults: What the science says.* New York: Guilford.

Baron-Cohen, S., Wheelwright, S., Skinner, R., Martin, J. & Clubley, E. (2001). The Autism-Spectrum Quotient (AQ): Evidence from Asperger syndrome / highfunctioning autism, males and females, scientists, and mathematicians. *Journal of Autism and Developmental Disorders, 31* (1), 5–17.

Baumann, C., Erpelding, M. L., Régat, S., Collin, J.-F. & Briançon, S. (2010). The WHOQOLBREF questionnaire: French adult population norms for the physical health, psychological health, and social relationship dimensions. *Revue d'épidémiologie et de santé publique, 58* (1), 33–39. https://doi.org/10.1016/j.respe.2009.10.009

Beard, G. M. (1869). Neurasthenia or nervous exhaustion. *The Boston Médical and Surgical Journal, 80*, 217–221. https://doi.org/10.1056/NEJM186904290801301

Beck, J., Gerber, M., Brand, S., Pühse, U. & Holsboer-Trachsler, E. (2013). Executive function performance is reduced during occupational burnout but can recover to the level of healthy control. *Journal of Psychiatric Research, 47* (11), 1824–1830. https://doi.org/10.1016/j.jpsychires.2013.08.009

Bennett, B. K., Goldstein, D., Chen, M., Davenport, T. A., Vollmer-Conna, U., Scott, E. M. et al. (2014). Characterization of fatigue states in medicine and psychiatry by structured interview. *Psychosomatic Medicine, 76* (5), 379–788. https://doi.org/10.1097/PSY.0000000000000061

Berberich, G., Zaudig, M., Hagel, E., Konermann, J., Piesbergen, C., Hauke, W. et al. (2012). Klinische Prävalenz von Persönlichkeitsstörungen und akzentuierten Persönlichkeitszügen bei stationären Burnout-Patienten. *Persönlichkeitsstörungen, 16*, 85–95.

Berger, M., Linden, M., Schramm, E., Hillert, A., Vorderholzer, U. & Maier, W. (2012). Positionspapier der Deutschen Gesellschaft für Psychiatrie und Psychotherapie, Psychosomatik und Nervenheilkunde (DGPPN) zum Thema Burnout. *Nervenarzt, 4*, 537–543.

Berger, M., Schneller, C. & Maier, W. (2012). Arbeit, psychische Erkrankungen und Burn-out. *Nervenarzt, 83* (11), 1364–72. https://doi.org/10.1007/s00115-012-3582-x

Berking, M. (2017). *Training emotionaler Kompetenzen* (4. Aufl.). Berlin: Springer. https://doi.org/10.1007/978-3-662-54273-6

Berking, M. & Znoj, H. (2008). Entwicklung und Validierung eines Fragebogens zur standardisierten Selbsteinschätzung emotionaler Kompetenzen (SEK-27). *Zeitschrift für Psychiatrie, Psychologie und Psychotherapie, 56* (2), 131–152. https://doi.org/10.1024/1661-4747.56.2.141

Bianchi, R., Boffy, C., Hingray, C., Truchot, D. & Laurent, E. (2013). Comparative symptomatology of burnout and depression. *Journal of Health Psychology, 18* (6), 782–787. https://doi.org/10.1177/1359105313481079

Bianchi, R., Rolland, J. & Salgado, J. F. (2018). Burnout, Depression, and Borderline Personality: A 1,163-participant study. *Frontiers in Psychology, 1* (8), 2336. https://doi.org/10.3389/fpsyg.2017.02336

Bianchi, R., Schonfeld, I. S. & Laurent, E. (2015). Burnout-depression overlap: A review. *Clinical Psychology Review, 36*, 38–41. https://doi.org/10.1016/j.cpr.2015.01.004

Bjelland, I., Dahl, A., Haug, T. & Neckelmann, D. (2002). The validity of the Hospital Anxiety and Depression Scale. An updated literature review. *Journal of Psychosomatic Research, 52* (2), 69–77. https://doi.org/10.1016/S0022-3999(01)00296-3

Bloch, K. E., Schoch, O. D., Zhang, J. N. & Russi, E. W. (1999). German version of the Epworth Sleepiness Scale. *Respiration; International Review of*

Thoracic Diseases, 66 (5), 440–447. https://doi.org/10.1159/000029408

Bohus, M. & Berger, M. (1996). M. Linehan dialectic behavioral psychotherapy. A new concept in the treatment of borderline personality disorders. *Nervenarzt, 67* (11), 911–923.

Borkenau, P. & Ostendorf, F. (1993). *NEO-Fünf-Faktoren-Inventar (NEO-FFI)*. Göttingen: Hogrefe.

Borritz, M., Bültmann, U., Rugulies, R., Christensen, K.B., Villadsen, E. & Kristensen, T.S. (2005). Psychosocial work characteristics as predictors for burnout: Findings from 3-year follow up of the PUMA Study. *Journal of Occupational and Environmental Medicine, 47* (10), 1015–1025. https://doi.org/10.1097/01.jom.0000175155.50789.98

Borritz, M., Christensen, K.B., Bültmann, U., Rugulies, R., Lund, T., Andersen, I. et al. (2010). Impact of burnout and psychosocial work characteristics on future long-term sickness absence. Prospective results of the Danish PUMA Study among human service workers. *Journal of Occupational and Environmental Medicine, 52* (10), 964–970. https://doi.org/10.1097/JOM.0b013e3181f12f95

Borritz, M., Rugulies, R., Bjorner, J.B., Villadsen, E., Mikkelsen, O.A. & Kristensen, T.S. (2006a). Burnout among employees in human service work: Design and baseline findings of the PUMA study. *Scandinavian Journal of Public Health, 34*, 49–58. https://doi.org/10.1080/14034940510032275

Borritz, M., Rugulies, R., Christensen, K.B., Villadsen, E. & Kristensen, T.S. (2006b). Burnout as a predictor of self-reported sickness absence among human service workers: Prospective findings from three year follow up of the PUMA study. *Journal of Occupational and Environmental Medicine, 63*, 98–106. https://doi.org/10.1136/oem.2004.019364

Breslau, N., Peterson, E.L., Kessler, R.C. & Schultz, L.R. (1999). Short Screening Scale for DSM-IV Posttraumatic Stress Disorder. *American Journal of Psychiatry, 156* (6), 908–911. https://doi.org/10.1176/ajp.156.6.908

Brewin, C.R., Rose, S., Andrews, B., Green, J., Tata, P., McEvedy, C., Turner, S. & Foa, E.B. (2002). Brief screening instrument for post-traumatic stress disorder. *British Journal of Psychiatry, 181*, 158–162. https://doi.org/10.1192/bjp.181.2.158

Bride, B.E., Robinson, M.M., Yegidis, B. & Figley, C.R. (2004). Development and validation of the Secondary Traumatic Stress Scale. *Research on Social Work Practice, 14* (1), 27–35. https://doi.org/10.1177/1049731503254106

Britton, W.B., Lindahl, J.R., Cahn, B.R., Davis, J.H. & Goldman, R.E. (2014). Awakening is not a metaphor: The effects of Buddhist meditation practices on basic wakefulness. *Annals of the New York Academy of Science, 1307*, 64–81. https://doi.org/10.1111/nyas.12279

Brotheridge, C.M. & Grandey, A.A. (2002). Emotional labor and burnout: Comparing two perspectives of "people work". *Journal of Vocational Behavior, 60* (1), 7–39. https://doi.org/10.1006/jvbe.2001.1815

Buchkremer, U., Haberthür, A., Soyka, M. & Storch, M. (2017). *Easier Living – mir zuliebe. Das Gruppentherapieprogramm zur langfristigen ressourcenorientierten Gesundheitsförderung*. Bern: Hogrefe.

Buchwald, M., Herrell, R., Ashton, S., Belcourt, M., Schmaling, K., Sullivan, P. et al. (2001). A twin study of chronic fatigue. *Psychosomatic Medicine, 63* (6), 936–943. https://doi.org/10.1097/00006842-200111000-00012

Bundesinstitut für Arzneimittel und Medizinprodukte (BfArM). (2022). *Internationale Klassifikation psychischer Störungen. ICD-11 (deutsche Entwurfsfassung)*. https://www.bfarm.de/DE/Kodiersysteme/Klassifikationen/ICD/ICD-11/uebersetzung/_node.html;jsessionid=8F3D339C9CAC512936E554400BF05785.internet271

Burisch, M. (2006). *Das Burnout-Syndrom. Theorie der inneren Erschöpfung* (3., überarb. Aufl.). Heidelberg: Springer.

Burisch, M. (2020). *HBI – Hamburger Burnout Inventar (Manual)*. Berlin: Springer-Tests. https://doi.org/10.1007/978-3-662-61690-1

Burke, R.J., Shearer, J. & Deszca, G. (1984). Burnout among men and women in police work: An examination of the "Cherniss-model". *Journal of Health and Human Resources Administration, 7*, 162–188.

Burns, T., Catty, T., Drake, R., Fioritti, A., Knapp, M., Lauber, W. et al. (2007). The effectiveness of supported employment for people with severe mental illness: A randomised controlled trial. *The Lancet, 29, 370* (9593), 1146–1152.

Cain, N.M., Pincus, A.L. & Ansell, E.B. (2008). Narcissism at the crossroads: Phenotypic description of pathological narcissism across clinical theory, social/personality psychology, and psychiatric diagnosis. *Clinical Psychology Review, 28* (4), 638–656. https://doi.org/10.1016/j.cpr.2007.09.006

Campell, J., Prochazka, A.V., Yamasihta, T. & Gopal, R. (2010). Predictors of persistent burnout in internal medicine residents: A prospective cohort study. *Academic Medicine, 85* (10), 1630–1634. https://doi.org/10.1097/ACM.0b013e3181f0c4e7

Cannon, W. (1932). *The Wisdom of the Body*. New York: W.W. Norton & Company.

Carruthers, B.M., Van der Sande, M.I., De Meirleir, K.L., Klimas, N.G., Broderick, G., Mitchell, T. et al. (2011). Myalgic Encephalomyelitis: International consensus criteria. *Journal of Internal Medicine, 270* (4), 324–338. https://doi.org/10.1111/j.1365-2796.2011.02428.x

Carver, C.S. & Conner-Smith, J. (2010). Personality and coping. *Annual Review of Psychology, 61*, 679–704. https://doi.org/10.1146/annurev.psych.093008.100352

Caspi, A., Sugden, K., Moffit, T.E., Taylor, A., Craig, I.W., Harrrington, H. et al. (2003). Influence of life stress on depression: Moderation by a polymorphism in the 5-HTT gene. *Science, 301* (5631), 386–389.

Chalmers, J.A., Heathers, J.A., Abbott, M.J., Kemp, A.H. & Quintana, D.S. (2016). Worry is associated with robust reductions in heart rate variability: A transdiagnostic study of anxiety psychopathology. *BMC Psychology, 4* (1), 32. https://doi.org/10.1186/s40359-016-0138-z

Chandola, T., Heraclides, A. & Kumari, M. (2010). Psychophysiological biomarkers of workplace stressors. *Neuroscience & Biobehavioral Reviews, 35* (1), 51–57. https://doi.org/10.1016/j.neubiorev.2009.11.005

Cherniss, C. (1980). *Professional burnout in human service organisations*. New York: Praeger.

Cherniss, C. (1999). *Jenseits von Burnout und Praxisschock*. Weinheim: Beltz.

Chiu, L.Y., Stewart, K., Woo, C., Yatham, L.N. & Lam, R.W. (2015). The relationship between burnout and depressive symptoms in patients with depressive disorders. *Journal of Affective Disorders, 1* (172), 361–363. https://doi.org/10.1016/j.jad.2014.10.029

Christiansen, H., Hirsch, O., Abdel-Hamid, M. & Kis, B. (2014). *CAARS-tm-Conners Skalen zu Aufmerksamkeit und Verhalten für Erwachsene*. Freiburg: Herder.

Cohen, S., Kamarck, T. & Mermelstein, R. (1983). A global measure of perceived stress. *Journal of Health and Social Behavior, 24* (4), 385–396. https://doi.org/10.2307/2136404

Committee on the Diagnostic Criteria for Myalgic Encephalomyelitis/Chronic Fatigue Syndrome; Board on the Health of Select Populations; Institute of Medicine. (2015). *Beyond myalgic encephalomyelitis/chronic fatigue syndrome – redefining an illness*. Washington, DC: National Academic Press.

Conrad, N. (2014). *Burnout und Narzissmus – Ist die narzisstische Selbstregulation ein Risikofaktor für Burnout?* Bachelorarbeit, Zürcher Hochschule für Angewandte Wissenschaften, Zürich.

Conradi, H.J., Ormel, J. & de Jonge, P. (2011). Presence of individual (residual) symptoms during depressive episodes and periods of remission: A 3-year prospective study. *Psychological Medicine, 41* (6), 1165–1174. https://doi.org/10.1017/S0033291710001911

Cooney, G.M., Dwan, K., Greig, C.A., Rimer, J., Waugh, F.R., Mc Murdo, M. & Mead, G.M. (2013). Exercise for depression. *Review Cochrane Database Systematic Reviews, 12* (9), CD004366. https://doi.org/10.1002/14651858.CD004366.pub6

Costa, P.T. & McCrae, R.R. (Eds.). (1980). *Still stable after all these years: Personality as a key to some issues in adulthood and old age*. New York: Academic Press.

Costa, P.T. & McCrae, R.R. (1985). *The NEO Personality Inventory. Manual Form S and Form R*. Odessa, Florida: Psychological Assessment Resources.

Costa, P.T. & McCrae, R.R. (Eds.). (1992a). *The Neo Personality Inventory (NEO-PI)*. Greenwich: JAI Press.

Costa, P.T. & McCrae, R.R. (1992b). *Revised NEO Personality Inventory (NEO PI-RI) and NEO Five Factor Inventory. Professional Manual*. Odessa, Florida: Psychological Assessment Resources.

Creedy, D.K., Sidebotham, M., Gamble, J., Pallant, J. & Fenwick, J. (2017). Prevalence of burnout, depression, anxiety, and stress in Australian midwives: A cross-sectional survey. *BMC Pregnancy Childbirth, 17* (1), 13. https://doi.org/10.1186/s12884-016-1212-5

Cronbach, I.J. & Mechl, P.E. (1955). Construct validity in psychological tests. *Psychological Bulletin, 52* (4), 281–302. https://doi.org/10.1037/h0040957

Csikszentmihalyi, M. (2008). *Das Geheimnis des Glücks*. Stuttgart: Klett-Cotta.

Cvejic, E., Birch, R.C. & Vollmer-Conna, U. (2016). Cognitive dysfunction in chronic fatigue syndrome: A review of recent evidence. *Current Rheumatology Reports, 18* (5), 24. https://doi.org/10.1007/s11926-016-0577-9

Cygankiewicz, I. & Zareba, W. (2013). Heart rate variability. *Handbook of Clinical Neurology, 117*, 379–393. https://doi.org/10.1016/B978-0-444-53491-0.00031-6

Czaja, A.S., Moss, M. & Mealer, M. (2012). Symptoms of posttraumatic stress disorder among pediatric acute care nurses. *Journal of Pediatric Nursing, 27* (4), 357–365. https://doi.org/10.1016/j.pedn.2011.04.024

Daig, I., Burkert, S., Fischer, H.F., Kienast, T., Klapp, B.F. & Fliege, H. (2010). Development and factorial validation of a short version of the Narcissism Inventory (NI-20). *Psychopathology, 43* (3), 150–158. https://doi.org/10.1159/000288636

Dansie, E., Furberg, H., Afari, N., Buchwald, D., Edwards, K., Goldberg, J. et al. (2012). Conditions comorbid with chronic fatigue in a population-based sample. *Psychosomatics, 53* (1), 44–50. https://doi.org/10.1016/j.psym.2011.04.001

Davidson, R.J., Kabat-Zinn, J., Schumacher, J., Rosenkranz, M., Muller, D., Santorelli, S.F. et al. (2003). Alterations in brain and immune function produced by mindfulness meditation. *Psychosomatic Medicine, 65* (4), 564–570. https://doi.org/10.1097/01.PSY.0000077505.67574.E3

De Vente, W., Van Amsterdam, J.G., Olff, M., Kamphuis, J.H. & Emmelkamp, P.M. (2015). Burnout is associated with reduced parasympathetic activity and reduced hpa-axis responsiveness, predominantly in males. *BioMed Research International, 13*, 431725. https://doi.org/10.1155/2015/431725

Delaney, J.P. & Brodie, D.A. (2000). Effects of short-term psychological stress on the time and frequency domains of heart-rate variability. *Perceptual and Motor Skills, 91* (2), 515–524. https://doi.org/10.2466/pms.2000.91.2.515

Deligkaris, P., Panagopoulou, E., Montgomery, A.J. & Mansoura, E. (2014). Job burnout and cognitive functioning: A systematic review. *Work & Stress, 28* (2), 107–123.

Demerouti, E. (1999). *Burnout: Eine Folge konkreter Arbeitsbedingungen bei Dienstleistungs- und Produktionstätigkeiten.* Frankfurt a.M.: Lang.

Demerouti, E., Bakker, A., Nachreiner, F. & Schaufeli, W.B. (2001a). The job demands-resources model of burnout. *Journal of Applied Psychology, 86* (3), 499–512. https://doi.org/10.1037/0021-9010.86.3.499

Demerouti, E. & Bakker, A.B. (2008). The Oldenburg Burnout Inventory: A good alternative to measure burnout (and engagement). In J.R.B. Halbesleben (Ed.), *Handbook of stress and burnout in health care* (pp. 65–78). New York: Nova Science Publishers.

Demerouti, E., Blanc, P.M., Schaufeli, W. & Hox, J. (2009). Present but sick: A three-wave study on job demands, presenteeism and burnout. *Career Development International. 14*, 50–68. https://doi.org/10.1108/13620430910933574

Demerouti, E. & Nachreiner, F. (1998). Zur Spezifität von Burnout für Dienstleistungsberufe: Fakt oder Artefakt? *Zeitschrift für Arbeitswissenschaft, 52*, 82–89.

Deutsche Angestellten-Krankenkasse, DAK (2009). *DAK-Gesundheitsreport 2009.* Hamburg: DAK-Forschung.

Deneke, F.W. & Hilgenstock, B. (1989). *Das Narzissmusinventar: Handbuch.* Bern: Huber.

Diehl, J.J. & Choi, H. (2008). Exercise: The data on its role in health, mental health, disease prevention and productivity. *Primary Care: Clinics in Office Practice, 35* (4), 803–816. https://doi.org/10.1016/j.pop.2008.07.014

Dilling, H., Mombour, W. & Schmidt, M.H. (Hrsg.). (2010). *Internationale Klassifikation psychischer Störungen. ICD-10 Kapitel V (F). Klinisch-diagnostische Leitlinien.* Bern: Huber.

Dreher, A., Theune, M., Kersting, C., Geiser, F. & Weltermann, B. (2019). Prevalence of burnout among German general practitioners: Comparison of physicians working in solo and group practices. *PLOS ONE, 14* (2), e0211223. https://doi.org/10.1371/journal.pone.0211223

Durkheim, E. (1893). *De la division du travail social.* Paris: F. Alcan.

Dyrbye, L.N., Colin, P., Satele, D., Boone, S., Tan, L., Sloan, J. et al. (2014). Burnout among U.S. medical students, residents, and early career physicians relative to the general U.S. population. *Academic Medicine, 89* (3), 443–451.

Elkuch, F., Haberthür, A., Hochstrasser, B., grosse Holtforth, M. & Soyka, M. (2010). Langzeiteffekte einer stationären Burnouttherapie – eine Nachbefragung. *Verhaltenstherapie & Verhaltensmedizin, 31* (1), 4–18.

Ellsworth, P.C. & Scherer, K.R. (Eds.). (2003). *Appraisal process in emotion.* Oxford: Oxford University Press.

Engelhardt, U. (1997). *Die klassische Tradition der Qi-Übungen (Qigong)* (2. Aufl.). Uelzen: Medizinisch-Literarische Verlagsgesellschaft Uelzen.

Engelhardt, U., Hildenbrand, G. & Zumfelde-Hüneburg, C. (2007). *Leitfaden Qigong.* München: Urban und Fischer.

Ertle, A., Wahl, K., Bohne, A., Moritz, S., Kordon, A. & Schulte, D. (2008). Dimensionen zwangsspezifischer Einstellungen. Der Obsessive-Beliefs-Questionnaire (OBQ) für den deutschen Sprachraum analysiert. *Zeitschrift für klinische Psychologie und Psychotherapie, 37* (4), 263–271. https://doi.org/10.1026/1616-3443.37.4.263

Essau, C. & Wittchen, H.-U. (1993). An overview of the Composite International Diagnostic Interview (CIDI). *International Journal of Methods in Psychiatric Research, 3* (2), 79–85.

Fahrenberg, J., Hampel, R. & Selg, H. (1984). *Das Freiburger Persönlichkeitsinventar FPI. Revidierte Form FPI-R und teilweise geänderte Form FPI-A1.* Göttingen: Hogrefe.

Fahrenberg, J., Selg, H. & Hampel, R. (1973). *Das Freiburger Persönlichkeitsinventar* (2. Aufl.). Göttingen: Hogrefe.

Faraone, S.V. & Antshel, K.M. (2008). Diagnosing and treating attention-deficit/hyperactivity disorder in adults. *World Psychiatry, 73* (3), 131–136. https://doi.org/10.1002/j.2051-5545.2008.tb00179.x

Faraone, S.V., Biederman, J. & Mick, E. (2006). The age dependent decline of attention-deficit/hyperactivity disorder: A metaanalysis of follow-up studies. *Psychological Medicine, 36* (2), 169–165. https://doi.org/10.1017/S003329170500471X

Farb, N., Anderson, A., Ravindran, A., Hawley, L., Irving, J., Mancuso, E. et al. (2018). Prevention of relapse/recurrence in major depressive disorder with either mindfulness-based cognitive therapy or cognitive therapy. *Journal of Consulting and Clinical Psychology, 86* (2), 200–204. https://doi.org/10.1037/ccp0000266

Figueiredo-Ferraz, H., Grau-Alberola, E., Gil-Monte, P.R. & García-Juesas, J.A. (2012). Burnout and job satisfaction among nursing professionals. *Psicothema, 24* (2), 271–276.

Flückiger, C. & Wüsten, G. (2009). *Ressourcenaktivierung: Ein Manual für die Praxis* (2. Aufl.). Bern: Huber.

Franke, G.H. (2000). *BSI. Brief Symptom Inventory (Kurzform der Symptom-Checkliste-90-R) von L.R. Derogatis, deutsche Fassung (Manual).* Göttingen: Beltz.

Freud, S. (Ed.). (1887). *Review of Averbecks "Die Akute Neurasthenie"* (Vol. 1). London: Hogarth Press.

Freudenberger, H.J. (1974). Staff burn-out. *Journal of Social Issues, 30* (1), 159–165. https://doi.org/10.1111/j.1540-4560.1974.tb00706.x

Friedberg, F., Bateman, L. & Bested, A.C. (2014). *Chronic fatigue syndrome, myalgic encephalomyelitis, a primer for clinical practitioners.* Verfügbar unter https://www.researchgate.net/publication/288624701_Chronic_fatigue_syndrome_myalgic_encephalomyelitis_a_primer_for_clinical_practitioners

Fukuda, K., Straus, S.E., Hickie, I., Sharpe, M.C., Dobbins, J.G. & Komaroff, A. (1994). The chronic fatigue syndrome: A comprehensive approach to its definition and study. International Chronic Fatigue Syndrome Study Group. *Annals of Internal Medicine, 121* (12), 953–959. https://doi.org/10.7326/0003-4819-121-12-199412150-00009

Fydrich, T., Renneberg, B., Schmitz, B. & Wittchen, H.U. (1997). *Skid-II. Strukturiertes Klinisches Interview für DSM IV, Achse II: Persönlichkeitsstörungen (Interviewheft).* Eine deutschsprachige erweiterte Bearbeitung der amerikanischen Originalversion des SKID II von: M.B. First, R.L. Spitzer, M. Gibbon, J.B.W. Williams, L. Benjamin (Version 3/96). Göttingen: Hogrefe.

Fydrich, T., Sommer, G. & Brähler, E. (2007). *F-SoZu – Fragebogen zur Sozialen Unterstützung.* Göttingen: Hogrefe.

Gan, Y., Jiang, H., Li, L., Yang, Y., Wang, C., Liu, J. et al. (2019). Prevalence of burnout and associated factors among general practitioners in Hubei, China: A cross-sectional study. *BMC Public Health, 19* (1), 1607. https://doi.org/10.1186/s12889-019-7755-4

Galliker, S., Igic, I., Elfering, A., Semmer, N.K., Brunner, B. & Thomme, C. (2022). *Faktenblatt 72 Job-Stress-Index 2022, Monitoring von Kennzahlen zum Stress bei Erwerbstätigen in der Schweiz.* Bern: Gesundheitsförderung Schweiz Bern. Verfügbar unter www.gesundheitsfoerderung.ch/publikationen

Galliker, S., Igic, I., Elfering, A., Semmer, N., Brunner, B., Dosch, S. & Wieser, S. (2020). *Faktenblatt 48. Job-Stress-Index 2020. Monitoring von Kennzahlen zum Stress bei Erwerbstätigen in der Schweiz.* Bern: Gesundheitsförderung Schweiz.

Garber, C.E., Blissmer, B., Deschenes, M.R., Franklin, B.A., Lamonte, M.J., Lee, I.-M. et al. (2011). American College of Sports Medicine position stand. Quantity and quality of exercise for developing and maintaining cardiorespiratory, musculoskeletal, and neuromotor fitness in apparently healthy adults: Guidance for prescribing exercise. *Medicine & Science in Sports & Exercise, 43* (7), 1334–1359.

Gerber, M., Borjesson, M., Ljunf, T., Lindwall, M. & Jonsdottir, I.H. (2016). Fitness moderates the relationship between stress and cardiovascular risk factors. *Medicine & Science in Sports & Exercise, 48* (11), 2075–2081. https://doi.org/10.1249/MSS.0000000000001005

Gerber, M., Bran, S., Elliot, C., Holsboer-Trachsler, E., Pühse, U. & Beck, J. (2013). Aerobic exercise training and burnout: A pilot study with male patients suffering from burnout. *BMC Research Notes, 47* (11), 1824–1830. https://doi.org/10.1186/1756-0500-6-78

Germann-Tillmann, T., Merklin, L. & Stamm Näf, A. (2014). *Tiergestützte Interventionen: der multiprofessionelle Ansatz.* Bern: Huber.

Gesundheitsförderung Schweiz (GFCH) & Schweizerischer Versicherungsverband (SVV). (2011). *Projekt SWiNG – Schlussbericht der Evaluation.* Bern: Autor. Verfügbar unter https://gesundheitsfoerderung.ch/node/867

Geuens, N., Van Bogaert, P. & Franck, E. (2017). Vulnerability to burnout within the nursing workforce: The role of personality and interpersonal behaviour. *Journal of Clinical Nursing, 26* (23–24), 4622–4633. https://doi.org/10.1111/jocn.13808

Geurts, S.A.E. & Sonnentag, S. (2006). *Recovery as an explanatory mechanism in the relation between acute stress reactions and chronic health impairment Scandinavian Journal of Work, Environment & Health, 32* (6), 482–492. https://doi.org/10.5271/sjweh.1053

Glasgow, R.E., Davis, C.L., Funnell, M.M. & Beck, A. (2003). Implementing practical interventions to support chronic illness self-management. *Joint Commission Journal on Quality and Patient Safety, 29* (11), 563–574. https://doi.org/10.1016/S1549-3741(03)29067-5

Glass, D.C., McKnight, J.D. & Valdimarsdottir, H. (1993). Depression, burnout, and perceptions of control in hospital nurses. *Journal of Consulting and Clinical Psychology, 61* (1), 147–155. https://doi.org/10.1037/0022-006X.61.1.147

Glise, K., Ahlborg, G. Jr. & Jonsdottir, I.H. (2012). Prevalence and course of somatic symptoms in patients with stress-related exhaustion disorder: Does sex or age make a difference? *BMC Psychiatry, 12* (18), 12–18. https://doi.org/10.1186/1471-244X-12-18

Glise, K., Hadzibajramovic, E., Jonsdottir, I.H. & Ahlborg, G.J. (2017). Self-reported exhaustion: A possible inidcator of reduced work ability and increased risk of sickness absence in human service workers. *International Archives of Occupational and Environmental Health, 83* (5), 511–520.

Goehring, C., Bouvier Gallachi, M., Künzi, B. & Patrick, B. (2005). Psychosocial and professional characteristics of burnout in Swiss primary care physicians: A cross-sectional survey. *Swiss Medical Weekly, 135* (7–8), 101–108.

Goessl, V.C., Curtiss, J.E. & Hofmann, S.G. (2017). The effect of heart rate variability biofeedback training on stress and anxiety: A meta-analysis. *Psychological Medicine, 47* (15), 2578–2586. https://doi.org/10.1017/S0033291717001003

Goldberg, D.P., Gater, R., Sartorius, N., Ustun, T.B., Piccinelli, M., Gureje, O. et al. (1997). The validity of two versions of the GHQ in the WHO study of mental illness in general health care. *Psychological Medicine, 27* (1), 191–197. https://doi.org/10.1017/S0033291796004242

Gönner, S., Leonhart, R. & Ecker, W. (2007). Das Zwangsinventar OCI-R – die deutsche Version des Obsessive-Compulsive Inventory-Revised: Ein kurzes Selbstbeurteilungsinstrument zur mehrdimensionalen Messung von Zwangssymptomen. *Psychotherapie, Psychosomatik, Medizinische Psychologie, 57* (9–10), 395–404. https://doi.org/10.1037/t64377-000

Gönner, S., Leonhart, R. & Ecker, W. (2008). The Obsessive-Compulsive Inventory-Revised (OCI-R): validation of the German version in a sample of patients with OCD, anxiety disorders, and depressive disorders. *Journal of Anxiety Disorders, 22* (4), 734–749. https://doi.org/10.1016/j.janxdis.2007.07.007

Goodman, W.K., Price, L.H., Rasmussen, S.A., Mazure, C., Fleischmann, R.L., Hill, C.L. et al. (1989a). The Yale-Brown Obsessive Compulsive Scale. I. Development, use, and reliability. *Archives of General Psychiatry, 46* (11), 1006–1011. https://doi.org/10.1001/archpsyc.1989.01810110048007

Goodman, W.K., Price, L.H., Rasmussen, S.A., Mazure, C.P.D., Heninger, G.R. & Charney, D.S. (1989b). The Yale-Brown Obsessive Compulsive Scale. II. Validity. *Archives of General Psychiatry, 46* (11), 1012–1016. https://doi.org/10.1001/archpsyc.1989.01810110054008

Grant, J.A., Courtemanche, J., Duerden, E., Duncan, G. & Rainville, P. (2010). Cortical thickening and pain sensitivity in zen meditators. *Emotion, 10* (1), 43–53. https://doi.org/10.1037/a0018334

Grassi, L. & Magnani, K.P. (2000). Psychiatric morbidity and burnout in the medical profession: An Italian study of general practitioners and hospital physicians. *Psychotherapy and Psychosomatics, 69* (6), 329–334. https://doi.org/10.1159/000012416

Grawe, K., Donati, R. & Bernauer, F. (1994). *Psychotherapie im Wandel – von der Konfession zur Profession.* Göttingen: Hogrefe.

Gray, J.D., Kogan, J.F., Marrocco, J. & McEwen, B.S. (2017). Genomic and epigenomic mechanisms of glucocorticoids in the brain. *Nature Reviews Endocrinology, 13* (11), 661–673. https://doi.org/10.1038/nrendo.2017.97

Grebner, S., Berlowitz, I., Alvaro, V. & Cassina, M. (2011). *Stressstudie 2010: Stress bei Schweizer Erwerbstätigen, Zusammenhänge zwischen Arbeitsbedingungen, Personenmerkmalen, Befinden und Gesundheit.* Bern: Staatssekretariat für Wirtschaft.

Greene, G. (1961). *A Burnt-out Case.* New York: Viking Press.

Griebel, G. & Holsboer, F. (2012). Neuropeptide receptor ligands as drugs for psychiatric diseases: the end of the beginning? *Nature Reviews Drug Discovery, 11* (6), 462–478.

Grosse Holtforth, M. (2005). *Deutsche 32-Item Kurzform des Inventars zur Erfassung Interpersonaler Probleme (IIP-SC-D).* Unveröffentlichter Fragebogen, Universität Bern.

Grosse Holtforth, M. & Grawe, K. (2003). Der Inkongruenzfragebogen (INK). Ein Messinstrument zur Analyse motivationaler Inkongruenz. *Zeitschrift für klinische Psychologie und Psychotherapie, 32*, 315–323. https://doi.org/10.1026/0084-5345.32.4.315

Grosse Holtforth, M., Keller, A. & Hochstrasser, B. (2016). Burnout und Burnouttherapie – Wieder mehr Energie und Sinn bei der Arbeit. *Psychotherapie im Dialog, 17* (2), 26–29.

Grossi, G., Perski, A., Osika, W. & Savic, I. (2015). Stress-related exhaustion disorder – clinical manifestation of burnout? A review of assessment methods, sleep impairment, cognitive disturbances, and neuro-biological and physiological changes in clinical burnout. *Scandinavian Journal of Psychology, 56* (6), 626–636. https://doi.org/10.1111/sjop.12251

Grossi, G., Thomten, J., Fandino-Losada, A., Soares, J.J.F. & Sundin, Ö. (2009). Does burnout predict changes in pain experiences among women living in Sweden? A longitudinal study. *Stress and Health, 25* (4), 297–311. https://doi.org/10.1002/smi.1281

Guillard, A., Darbois, N., Monvoisin, R. & Pinsault, N. (2016). Reliability of diagnosis and clinical efficacy of cranial osteopathy: A systematic review. *PLOS ONE, 11* (12), e0167823.

Gülick-Bailer, M. von, Maurer, K. & Häfner, H. (1995). *SCAN. Schedules for clinical assessment in neuropsychiatry* [Glossar: Differentielle Definitionen und Kommentare zum SCAN, PSE 10 Interview und 20 Antwortbögen]. Bern: Huber.

Gundersen, L. (2001). Physician burnout. *Annals of Internal Medicine, 135* (2), 145–148. https://doi.org/10.7326/0003-4819-135-2-200107170-00023

Guseva Canu, I., Marca, S.C., Dell'Oro, F., Balázs, Á., Bergamaschi, E., Besse, C. et al. (2021). Harmonized definition of occupational burnout: A systematic review, semantic analysis, and Delphi consensus in 29 countries. *Scandinavian Journal of Work, Environment & Health, 47* (2), 95–107. https://doi.org/10.5271/sjweh.3935

Haberthür, A., Elkuch, F., grosse Holtforth, M., Hochstrasser, B. & Soyka, M. (2009). Characterization of patients discharged for inpatient treatment for burnout: Use of psychological characteristics to identify aftercare needs. *Journal of Clinical Psychology, 65* (10), 1–17. https://doi.org/10.1002/jclp.20606

Hakanen, J.J. & Schaufeli, W.B. (2012). Do burnout and work engagement predict depressive symptoms and life satisfaction? A three-wave seven-year prospective study. *Journal of Affective Disorders, 141* (2–3), 415–424. https://doi.org/10.1016/j.jad.2012.02.043

Hallsten, L. (2005). Burnout and wornout: concepts and data from a national survey. *Research Companion to Organizational Health Psychology*, 516–537. https://doi.org/10.4337/9781845423308.00044

Hallsten, L., Voss, M., Stark, S. & Josephson, M. (2011). Job burnout and job wornout as risk factors for long-term sickness absence. *WORK, 38* (2), 181–192. https://doi.org/10.3233/WOR-2011-1120

Hamer, M. & Steptoe, A. (2007). Association between physical fitness, parasympathetic control, and proinflammatory responses to mental stress. *Psychosomatic Medicine, 69* (7), 660–666. https://doi.org/10.1097/PSY.0b013e318148c4c0

Hamilton, M. (1959). The assessment of anxiety states by rating. *British Journal of Medical Psychology,*

32 (1), 50–55. https://doi.org/10.1111/j.2044-8341.1959.tb00467.x

Hamilton, M. (1960). A rating scale for depression. *Journal of Neurology, Neurosurgery and Psychiatry, 23* (1), 56–62. https://doi.org/10.1136/jnnp.23.1.56

Hamilton, M. (1986). The Hamilton Rating Scale for Depression. In N. Sartorius & T. Ban (Eds.), *Assessment of Depression* (pp. 143–165). Berlin: Springer.

Hand, I. & Büttner-Westphal, H. (1991). Die Yale-Brown Obsessive Compulsive Scale (Y-BOCS). Ein halbstrukturiertes Interview zur Beurteilung des Schweregrades von Denk- und Handlungszwängen. *Verhaltenstherapie, 1* (3), S. 223–225.

Hansez, I., Rusu, D., Firket, P. & Braeckman, L. (2019). *Evolution 2010–2018 du burnout en Belgique et intérêt de l'utilisation conjointe de deux outils de diagnostic.* Brüssel: Direction de la recherche sur l'amélioration des conditions de travail (DiRACT).

Hansson, M., Chotai, J., Nordstom, A. & Bodlund, O. (2009). Comparison of two selfrating scales to detect depression: HADS and PHQ-9. *British Journal of General Practice, 59* (566), e283–288. https://doi.org/10.3399/bjgp09X454070

Hartley, L., Lee, M.S., Kwong, J.S.W., Flowers, N., Todkill, D., Ernst, E. et al. (2015). Qigong for the primary prevention of cardiovascular disease. *Cochrane Database of Systematic Reviews, 11* (6), CD010390. https://doi.org/10.1002/14651858.CD011472

Harvey, S.B., Wessely, S., Kuh, D. & Hotopf, M. (2009). The relationship between fatigue and psychiatric disorders: Evidence for the concept of neurasthenia. *Journal of Psychosomatic Research, 66*, 445–454. https://doi.org/10.1016/j.jpsychores.2008.12.007

Hättensschwiler, J., Seifritz, E., Holsboer-Trachsler, E., Hemmeter, U., Keck, M., Preisig, M. et al. (2012). Burnout. *Primary Care, 18*, 353–358.

Hauswald, A., Übelacker, T., Leske, S. & Weisz, N. (2015). What it means to be Zen: MarKed modulations of local and interareal syncronization during open monitoring meditation. *Neuroimage, 108*, 265–273. https://doi.org/10.1016/j.neuroimage.2014.12.065

Hautzinger, M. (2003). *Kognitive Verhaltenstherapie bei Depression.* Weinheim: Beltz.

Hautzinger, M., Bailer, M., Worrall, H. & Keller, F. (1995). *Beck-Depressions-Inventar (BDI), Testhandbuch.* (2. überarb. Aufl.). Bern: Huber.

Heim, C. & Nemeroff, C.B. (2002). Neurobiology of early life stress: Clinical studies. *Seminars in Clinical Neuropsychiatry 7* (2), 147–159. https://doi.org/10.1053/scnp.2002.33127

Heinrichs, M., Baumgartner, T., Kirschbaum, C. & Ehlert, U. (2003). Social support and oxytocin interact to suppress cortisol and subjective responses to psychosocial stress. *Biological Psychiatry, 54* (12), 1389–1398. https://doi.org/10.1016/S0006-3223(03)00465-7

Hellhammer, J., Schlotz, W., Stone, A.A., Pirke, K.M. & Hellhammer, D. (2004). Allostatic load, perceived stress, and health: A prospective study in two age groups. *Annals of the New York Academy of Sciences, 1032*, 8–13. https://doi.org/10.1196/annals.1314.002

Herbold, W. & Sachsse, U. (2012). *Das so genannte innere Kind* (2. Aufl.). Stuttgart: Schattauer.

Herman, J.P. & Cullinan, W.E. (1997). Neurocircuitry of stress: Central control of the hypothalamic-pituitary adrenocortical axis. *Trends in Neurosciences, 20*, 78–84. https://doi.org/10.1016/S0166-2236(96)10069-2

Higuchi, Y., Inagaki, M., Koyama, T., Kitamura, Y., Sendo, T., Fujimori, M. et al. (2016). A cross-sectional study of psychological distress, burnout, and the associated risk factors in hospital pharmacists in Japan. *BMC Public Health, 16* (534), 1–8. https://doi.org/10.1186/s12889-016-3208-5

Hinkle, L.E. (Ed.). (1977). *The concept of "stress" in the biological and social sciences.* New York: Oxford University Press.

Hinsch, R. & Pfinsten, U. (2015). *Gruppentraining sozialer Kompetenzen (GSK)* (6. Aufl.). Weinheim: Beltz.

Hinz, A., Ernst, J., Glaesmer, H., Brahler, E., Rauscher, F.G., Petrowski, K. et al. (2017). Frequency of somatic symptoms in the general population: Normative values for the Patient Health Questionnaire-15 (PHQ-15). *Journal of Psychosomatic Research, 96*, 27–31. https://doi.org/10.1016/j.jpsychores.2016.12.017

Hobfoll, S.E. (1989). Conservation of resources: A new attempt at conceptualizing stress. *American Psychologist, 44* (3), 513–524. https://doi.org/10.1037/0003-066X.44.3.513

Hobfoll, S.E. & Shirom, A. (1993). Stress and burnout in the workplace: Conversation of Resources. In R.T. Golembiewski (Ed.), *Handbook of Organizational Behaviour* (2nd ed., pp. 41–60). New York: Marcel Dekker.

Hochschild, A.R. (1979). Emotion work, feeling rules, and social structure. *American Journal of So-*

ciology, 85 (3), 551–575. https://doi.org/10.1086/227049

Hochschild, A.R. (1983). *The managed heart: Commercialization of human feelings*. Berkely: University of California Press.

Hochstrasser, B. (2014). Vielschichtige Krankheit – vielschichtige Behandlung: Eine erfolgreiche Therapie von Burnout muss auf mehreren Ebenen erfolgen. *SozialAktuell, 9*, 26–29.

Hochstrasser, B., Brühlmann, T., Cattapan, K., Hättenschwiler, J., Holsboer-Trachsler, E., Kawohl, W. et al. (2016a). Therapieempfehlungen des Schweizer Expertennetzwerks für Burnout – Burnout-Behandlung Teil 1: Grundlagen. *Swiss Medical Forum, 16* (25), 538–541. https://doi.org/10.4414/smf.2016.02688

Hochstrasser, B., Brühlmann, T., Cattapan, K., Hättenschwieler, J., Holsboer-Trachlser, E., Kawohl, W. et al. (2016b). Therapieempfehlungen des Schweizer Expertennetzwerks für Burnout – Burnout-Behandlung Teil 2: Praktische Empfehlungen. *Swiss Medical Forum, 16* (26–27), 561–566. https://doi.org/10.4414/smf.2016.02698

Hochstrasser, B., von Bardeleben, U., Ruckstuhl, L. & Soyka, M. (2008). Therapie des Burnout: Theoretischer Hintergrund, Klinik und Darstellung eines stationären multimodalen Behandlungskonzeptes. *Nervenheilkunde, 1* (2), 11–24

Hockey, G.R.J. (1997). Compensatory control in the regulation of human performance under stress and high workload: A cognitive-energetical framework. *Biological Psychology, 45* (1–3), 73–93. https://doi.org/10.1016/S0301-0511(96)05223-4

Höglund, P., Hakelind, C. & Nordin, S. (2020). Severity and prevalence of various types of mental ill-health in a general adult population: Age and sex differences. *BMC Psychiatry, 20* (1), 209. https://doi.org/10.1186/s12888-020-02557-5

Holsboer-Trachsler, E., Hättensschwiler, J., Beck, J., Brand, S., Hemmeter, U., Keck, M. et al. (2010). Die somatische Behandlung der unipolaren depressiven Störungen – 1. Teil. *Swiss Medical Forum 2010, 10*, 802–809.

Holsboer, F. & Ising, M. (2010). Stress hormone regulation: Biological role and translation into therapy. *Annual Review of Psychology, 61*, 81–109. https://doi.org/10.1146/annurev.psych.093008.100321

Holt-Lunstad, J., Smith, T.B. & Layton, J.B. (2010). Social relationships and mortality risk: A meta-analytic review. *PLOS Medicine, 7* (7), e1000316. https://doi.org/10.1371/journal.pmed.1000316

Hölzel, B.K., Carmody, K. & Evans, K.C. (2009). Stress reduction correlates with structural changes in the amygdala. *Social Cognitive and Affective Neuroscience, 5* (1), 11–17.

Hölzel, B.K., Ott, U., Hempel, H., Hackl, A., Wolf, K., Stark, R. et al. (2007). Differential engagement of anterior cingulate and adjacent medial frontal cortex in adept meditators and non-meditators. *Neuroscience Letters, 421* (1), 16–21. https://doi.org/10.1016/j.neulet.2007.04.074

Hopstaken, J.F., Van der Linden, D., Bakker, A.B., Kompier, M.A.J. & Leung, Y.K. (2016). Shifts in attention during mental fatigue: Evidence from subjective, behavioral, physiological, and eye-tracking data. *Journal of Experimental Psychology, Human Perception and Performance, 42* (6), 878–889. https://doi.org/10.1037/xhp0000189

Hopstaken, J.F., Van der Linden, D., Bakker, A.B. & Kompier, M.A.J. (2015). A multifaceted investigation of the link between mental fatigue and task disengagement. *Psychophysiology, 52*, 305–315. https://doi.org/10.1111/psyp.12339

Iwanicki, E.F. & Schwab, R.L. (1981). A cross validation study of the Maslach Burnout Inventory. *Educational and Psychological Measurement, 41* (1), 1167–1174. https://doi.org/10.1177/001316448104100425

Iyengar, B.K.S. (1993). *Licht auf Yoga*. o.O.: O.W. Barth bei Scherz.

Iyengar, G. (1989). *Yoga – a Gem for Women*. New Dehli: Allied Publisher Privat Limited.

Jacobs, D. (1980). *Die menschliche Bewegung*. Seelze Velber: Kallmeyer'sche Verlagsbuchhandlung.

Jacobshagen, N. (2006). *Illegitimate tasks, illegitimate stressors: Testing a new stressor-strain concept*. Unveröffentlichte Dissertation, Universität Bern.

Jacobson, E. (1980). *You must relax*. New York: Harper Collins.

Jaegers, L.A., Matthieu, M.M., Vaughn, M.G., Werth, P., Katz, I.M. & Ahmad, s.o. (2019). Posttraumatic Stress Disorder and Job Burnout Among Jail Officers. *Occupational and Environmental Medicine, 61* (6), 505–510. https://doi.org/10.1097/JOM.0000000000001600

Jahnke, R., Larkey, L., Rogers, C., Etnier, J. & Lin, F. (2010). A comprehensive review of health benefits of qigong and tai chi. *American Journal of Health Promotion, 24* (6), e1–e25. https://doi.org/10.4278/ajhp.081013-LIT-248

Jäkel, A. & von Hauenschild, P. (2012). A systematic review to evaluate the clinical benefits of craniosacral therapy. *Complementary Therapies in Medi-*

cine, 20 (6), 456–465. https://doi.org/10.1016/j.ctim.2012.07.009

Janssen, M., Heerkens, Y., Kuijer, W., Van der Heijden, B. & Engels, J. (2018). Effects of Mindfulness-Based Stress Reduction on employees' mental health: A systematic review. *PLOS ONE, 13*(1), e0191332. https://doi.org/10.1371/journal.pone.0191332

Jansson-Fröjmark, M. & Lindblom, K. (2010). Is there a bidirectional link between insomnia and burnout? A prospective study in the Swedish workforce. *International Journal of Behavioral Medicine, 17* (4), 306–313. https://doi.org/10.1007/s12529-010-9107-8

Jason, L.A., Sunnquist, M., Brown, A., McManimen, S. & Furst, J. (2015). Reflections on the Institute of Medicine's systemic exertion intolerance disease. *Polskie Archiwum Medycyny Wewnetrznej-Polish Archives of Internal Medicine, 125* (7–8), 576–581. https://doi.org/10.20452/pamw.2973

Jason, L.A., Zinn, M.L. & Zinn, M.A. (2015). Myalgic encephalomyelitis: symptoms and biomarkers. *Current Neuropsychopharmacology, 13*, 701–734. https://doi.org/10.2174/1570159X13666150928105725

Jayawardene, W.P., Lohrmann, D.K., Erbe, R.G. & Torabi, M.R. (2016). Effects of preventive online mindfulness interventions on stress and mindfulness: A meta-analysis of randomized controlled trials. *Preventive Medicine Reports, 14* (2), 150–159.

Jeung, D.Y., Kim, C. & Chang, S.J. (2018). Emotional labor and burnout: A review of the literature. *Yonsei Medical Journal, 59* (2), 187-193. https://doi.org/10.3349/ymj.2018.59.2.187

Jeung, D.Y., Lee, H.O., Chung, W.G., Yoon, J.H., Koh, S.B. & Back, C.Y. (2017). Association of emotional labor, self-efficacy, and type a personality with burnout in Korean dental hygienists. *Journal of Korean Medical Science, 32*, 1423–1430. https://doi.org/10.3346/jkms.2017.32.9.1423

John, P.J., Sharma, N., Sharma, C.M. & Kankane, A. (2007). Effectiveness of yoga therapy in the treatment of migraine without aura: A randomized controlled trial. *Headache, 47* (5), 654-661. https://doi.org/10.1111/j.1526-4610.2007.00789.x

Jonsdottir, I.H., Nordlund, A., Elbin, E., Ljung, T., Glise, K., Währborg, P. et al. (2017). Working memory and attention are still impaired after three years in patients with stess-related exhaustion. *Scandinavian Journal of Psychology, 58* (6), 504–509. https://doi.org/10.1111/sjop.12394

Kabat-Zinn, J. (1990). *Full catastrophe living: The program of the stress reduction clinic at the University of Massachusetts Medical Centre.* New York: Delta.

Kabat-Zinn, J. (2003). Mindfullness-based interventions in context: Past, present, future. *Clinical Psychology: Science and Practice, 10* (2), 144–156.

Kabat-Zinn, J. & Kroh, M. (2006). *Gesund durch Meditation – Das große Buch der Selbstheilung.* Frankfurt a.M.: Fischer.

Kahill, S. (1988). Symptoms of professional Burnout: A review of the empirical evidence. *Canadian Psychology, 29* (3), 284–297. https://doi.org/10.1037/h0079772

Kalbheim, E. (2016). *So leicht geht Progressive Muskelentspannung für Dummies.* Hoboken: John Wiley & Sons.

Kälin, W. (1995). *Deutsche 24-Item Kurzform des „Coping Inventory for Stressful Situations" (CISS) von Endler, N.S. & Parker, J.D.A. Basierend auf der Übersetzung von Semmer, N., Tschan, F. & Schade, V.* Unveröffentlichter Fragebogen, Universität Bern.

Kaluza, G. (2004). *Stressbewältigung, Trainigsmanual zur psychologischen Gesundheitsförderung.* Heidelberg: Springer.

Kaluza, G. (2007). *Gelassen und sicher im Stress* (3. Aufl.) Heidelberg: Springer. https://doi.org/10.1007/978-3-540-68900-3

Kandolin, I. (1993). Burnout of female and male nurses in shiftwork. *Ergonomics, 36* (1–3), 141–147. https://doi.org/10.1080/00140139308967865

Karasek Jr., R.A. (1979). Job demands, job decision latitude and mental strain: Implications for job redesign. *Administrative Science Quarterly, 24* (2), 285–308. https://doi.org/10.2307/2392498

Karasek Jr., R.A. & Theorell, T. (1990). *Healthy work: Stress, productivity and the reconstruction of working life.* New York: Basic Books.

Karavidas, M.K., Lehrer, P.M., Vaschillo, E., Vaschillo, B., Marin, H., Buyske, S. et al. (2007). Preliminary results of an open label study of heart rate variability biofeedback for the treatment of major depression. *Association for Applied Psychophysiology and Biofeedback, 32* (1), 19–30. https://doi.org/10.1007/s10484-006-9029-z

Kaschka, W.P., Korzak, D. & Broich, K. (2011). Modediagnose Burnout. *Deutsches Ärzteblatt, 108* (1), 1–26.

Kawashima, Y., Nishi, D., Noguchi, H., Usuki, M., Yamashita, A., Yuichi Koido, Y. et al. (2016). Posttraumatic stress symptoms and burnout among medical rescue workers 4 years after the Great East

Japan Earthquake: A longitudinal study. *Disaster Medicine and Public Health Preparedness, 10* (6), 848–853. https://doi.org/10.1017/dmp.2016.83

Keller, A.C., Meier, L.L., Gross, S. & Semmer, N.K. (2015). Gender differences in the association of high-quality jobs and self-esteem over time: A multiwave study. *European Journal of Work and Organizational Psychology, 24* (1), 113–125. https://doi.org/10.1080/1359432X.2013.865118

Kemp, A.H., Brunoni, A.R., Santos, I.S., Nunes, M.A., Dantas, E.M., Carvalho de Figueiredo, R. et al. (2014). Effects of depression, anxiety, comorbidity, and antidepressants on resting-state heart rate and its variability: An ELSA-Brasil cohort baseline study. *American Journal of Psychiatry, 171* (12), 1328–1334. https://doi.org/10.1176/appi.ajp.2014.13121605

Kemp, A.H. & Quintana, D.S. (2013). The relationship between mental and physical health: Insights from the study of heart rate variability. *International Journal of Psychophysiology, 89* (3), 288–296. https://doi.org/10.1016/j.ijpsycho.2013.06.018

Kennedy, N. & Paykel, E.S. (2004). Residual symptoms at remission from depression: Impact on long-term outcome. *Journal of Affective Disorders, 80* (2–3), 135–144. https://doi.org/10.1016/S0165-0327(03)00054-5

Kessler, R.C., Adler, L., Ames, M., Demler, O., Faraone, S.V., Hiripi, E. et al. (2005). The World Health Organization adult ADHD Selfreport Scale (ASRS): A short screening scale for use in the general population. *Psychological Medicine, 35* (2), 245–256. https://doi.org/10.1017/S0033291704002892

Kessler, R.C., Adler, L., Barkley, R., Biederman, J., Conners, C.K., Demler, O. et al. (2006). The prevalence and correlates of adult ADHD in the United States: Results from the National Comorbidity Survey Replication. *American Journal of Psychiatry, 163* (4), 716–723. https://doi.org/10.1176/ajp.2006.163.4.716

Khalsa, S.B.S. (2004). Treatment of chronic insomnia with yoga: a preliminary study with sleep-wake diaries. *Applied Psychophysiology and Biofeedback, 29* (4), 269–278. https://doi.org/10.1007/s10484-004-0387-0

Kielholz, P. (1957). Diagnostik und Therapie der depressiven Zustandsbilder. *Swiss Medical Weekly, 5*, 107–110.

Kim, H. & Kao, D. (2011). Burnout and physical health among social workers: A three-year longitudinal study. *Social Work, 56* (3), 258–268. https://doi.org/10.1093/sw/56.3.258

Kim, W., Bae, M., Chang, S.-J., Yoon, J.-H., Jeong, D.Y., Hyun, D.S. et al. (2019). Effect of burnout on post-traumatic stress disorder symptoms among firefighters in Korea: Data from the Firefighter Research on Enhancement of Safety & Health (FRESH). *Journal of Preventive Medicine & Public Health, 52* (6), 345–354. https://doi.org/10.3961/jpmph.19.116

Kitaoka-Higashiguchi, K., Morikawa, Y., Miura, K., Sakurai, M., Masao, I., Kido, T. et al. (2009). Burnout and risk factors for arteriosclerotic disease: Follow-up study. *Journal of Occupational Health, 51* (2), 123–131. https://doi.org/10.1539/joh.L8104

Klaghofer, R. & Brähler, E. (2001). Konstruktion und Teststatistische Prüfung einer Kurzform der SCL-90-R. *Zeitschrift für klinische Psychologie, Psychiatrie und Psychotherapie, 49* (2), 115–124.

Klein, P.J., Baumgarden, J. & Schneider, R. (2019). Qigong and Tai Chi as therapeutic exercise: Survey of systematic reviews and meta-analyses addressing physical health conditions. *Alternative Therapies in Health and Medicine, 25* (5), 48–53.

Kleinman, A. (1982). Neurasthenia and depression: A study of somatization and culture in China. *Culture, Medicine and Psychiatry, 6*, 117–190. https://doi.org/10.1007/BF00051427

Koch, U. & Broich, K. (2012). Das Burnout-Syndrom. *Bundesgesundheitsblatt, 55*, 161–163. https://doi.org/10.1007/s00103-011-1415-x

Koczulla, A.R., Ankermann, T., Behrends, U., Berlit, P., Böing, S., Brinkmann, F. et al. (2021). S1-Leitlinien Post-COVID/Long-COVID; Stand 12.07.2021. *AWMF online, AWMF Register Nr. 020/027*, 01–75.

Koenig, J. & Thayer, J.F. (2016). *Sex differences in healthy human heart rate variability: A meta-analysis, Neuroscience & Biobehavioral Reviews, 64*, 288–310. https://doi.org/10.1016/j.neubiorev.2016.03.007

Koenig, J., Williams, D.P., Kemp, A.H. & Thayer, J.F. (2016). Vagally mediated heart rate variability in headache patients: A systematic review and meta-analysis. *Cephalalgia, 36* (3), 265–278. https://doi.org/10.1177/0333102415583989

Korczak, D. & Huber, B. (2012). Burn-out: Kann man es messen? *Bundesgesundheitsblatt, 55* (2), 164–171. https://doi.org/10.1007/s00103-011-1404-0

Korczak, D., Wastian, M. & Schneider, M. (2012). *Therapie des Burnout-Syndroms* (Vol. 120). Köln:

Deutsches Institut für Medizinische Dokumentation und Information (DIMDI).

Korkeila, J.A., Töyry, S., Kumpulainen, K., Toivola, J.-M., Räsänen, K. & Kalimo, R. (2003). Burnout and selfperceived health among Finnish psychiatrists and child psychiatrists: A national survey. *Scandinavian Journal of Public Health, 31* (2), 85–91. https://doi.org/10.1080/14034940210133880

Kotozaki, Y., Takeuchi, H., Sekiguchi, A., Yamamoto, Y., Shinada, T., Araki, T. et al. (2014). Biofeedback-based training for stress management in daily hassles: An intervention study. *Brain and Behavior, 4* (4), 566–579. https://doi.org/10.1002/brb3.241

Kozasa, E.H., Santos, F.R., Rueda, A.D., Benedito-Silva, A.A., De Ornellas, F.L.M. & Leite, J.R. (2008). Evaluation of Siddha Samadhi Yoga for anxiety and depression symptoms: A preliminary study. *Psychological Reports, 103* (1), 271–274. https://doi.org/10.2466/pr0.103.1.271-274

Kramer, M. (1974). *Reality shock. Why nurses leave nursing.* St. Louis, CV: Mosby Company.

Krasner, M., Epstein, R.E., Beckmann, H., Suchman, A.L., Chapman, B., Mooney, C.J. et al. (2009). Association of an educational program in mindful communication with burnout, empathy, and attitudes in primary care physicians. *Journal of the American Medical Association, 302* (12), 1284–1293. https://doi.org/10.1001/jama.2009.1384

Krieger, R. & Graf, M. (2009). *Arbeit und Gesundheit. Zusammenfassung der Ergebnisse der Schweizerischen Gesundheitsbefragung 2007.* Bern: Staatssekretariat für Wirtschaft (SECO).

Krishnan, V. & Nester, E. (2008). The molecular neurobiology of depression. *Nature, 485*, 894–902.

Kristensen, T.S., Borrizt, M., Villadsen, E. & Christensen, K.B. (2005). The Copenhagen Burnout Inventory: A new tool for the assessment of burnout. *Work & Stress, 19* (3), 192–207. https://doi.org/10.1080/02678370500297720

Kroenke, K., Spitzer, R.L. & Williams, J.B. (2002). The PHQ-15: Validity of a new measure for evaluating the severity of somatic symptoms. *Psychosomatic Medicine, 64* (2), 258–266. https://doi.org/10.1097/00006842-200203000-00008

Kroenke, K., Spitzer, R.L., Williams, J.B.W. & Lowe, B. (2010). The Patient Health Questionnaire Somatic, Anxiety, and Depressive Symptom Scales: A systematic review. *General Hospital Psychiatry, 32* (4), 345–359. https://doi.org/10.1016/j.genhosppsych.2010.03.006

Kushnir, T. & Melamed, S. (1992). The Gulf War and its impact on burnout and wellbeing of working civilians. *Psychological Medicine, 22* (4), 987–995. https://doi.org/10.1017/S0033291700038551

Kuyken, W., Hayes, R., Barrett, B., Byng, R., Dalgleish, T., Kessler, D. et al. (2015). The effectiveness and cost-effectiveness of mindfulness-based cognitive therapy compared with maintenance antidepressant treatment in the prevention of depressive relapse/recurrence: Results of a randomised controlled trial (the PREVENT study). *Health Technology Assessment, 19* (73), 1–124. https://doi.org/10.3310/hta19730

Lange, A., Van de Ven, J.P., Schrieken, B. & Smit, M. (2004). „Interapy" Burn-out: Prävention und Behandlung von Burn-out über das Internet. *Verhaltenstherapie, 14*, 190–199. https://doi.org/10.1159/000080915

Lardone, A., Liparoti, M., Sorrentino, P., Rucco, R., Jacini, F., Polverino, A. et al. (2018). Mindfulness meditation is related to long-lasting changes in hippocampal functional topology during resting state: A magnetoencephalography study. *Neural Plasticity, 18*, 20185-340717. https://doi.org/10.1155/2018/5340717

Lauber, W. & Kawohl, W. (2013). Supported Employment. In W. Rössler & W. Kawohl (Hrsg.), *Soziale Psychiatrie. Das Handbuch für die psychosoziale Praxis.* (Vol. 2, S. 129–137). Stuttgart: Kohlhammer.

Lazarus, R.S. (1999). *Stress and emotion: A new synthesis.* New York: Springer.

Lazarus, R.S. & Folkman, S. (1984). *Stress, appraisal, and coping.* New York: Springer.

Lee, T.E. & Ashfort, B.E. (1996). A meta-analytic examination of the correlates of the three dimensions of job burnout. *Journal of Applied Psychology, 81* (2), 123–133. https://doi.org/10.1037/0021-9010.81.2.123

Lehrhaupt, L. & Meibert, P. (2013). *Stress bewältigen durch Achtsamkeit.* München: Kösel.

Leiter, M.P. & Harvie, P. (1977). The correspondence of supervisor and subordinate perspectives on major organizational change. *Journal of Organizational Behavior, 2* (4), 343–52.

Leiter, M.P. & Harvie, P. (1988). Conditions for staff acceptance of organizational change: Burnout as a mediating construct. *Anxiety, Stress and Coping, 11*, 1–25. https://doi.org/10.1080/10615809808249311

Leiter, M.P. & Maslach, C. (1988). The impact of interpersonal environment on burnout and organizational commitment. *Journal of Organizational Behavior, 9*, 297–308. https://doi.org/10.1002/job.4030090402

Leiter, M.P. & Maslach, C. (1999). Six areas of worklife: A model of the organizational context of burnout. *Journal of Health and Human Service Administration, 21* (4), 472–489.

Lennartsson, A.K., Jonsdottir, I. & Sjörs, A. (2016). Low heart rate variability in patients with clinical burnout. *International Journal of Psychophysiology, 110*, 171–178. https://doi.org/10.1016/j.ijpsycho.2016.08.005

Leone, S.S., Huibers, M.J.H., Knottnerus, J.A. & Kant, I. (2009). The temporal relationship between burnout and prolonged fatigue: A 4-year prospective cohort study. *Stress and Health, 25* (4), 365–374. https://doi.org/10.1002/smi.1280

Lerman, Y., Melamed, S., Shragin, Y., Kushnir, T., Rotgoltz, Y., Shirom, A. & Aronson, M. (1999). Association between burnout at work and leukocyte adhesiveness/aggregation. *Psychosomatic Medicine, 61*, 828–833. https://doi.org/10.1097/00006842-199911000-00017

Leung, N.T., Chan, C.C.H., Yin, J., Lee, C., So, K. & Lee, T.M. (2013). Increased gray matter volume in the right angular and posterior hippocampal gyri in loving-kindness meditators. *Social Cognitive and Affective Neuroscience, 8* (1), 34–39. https://doi.org/10.1093/scan/nss076

Lin, I.-M., Fan, S.-Y., Yen, C.-F., Yeh, Y.-C., Tang, T.-C., Huan, M.-F. et al. (2019). Heart rate variability biofeedback increased autonomic activation and improved symptoms of depression and insomnia among patients with major depression disorder. *Clinical Psychopharmacology and Neuroscience, 17* (2), 222–232. https://doi.org/10.9758/cpn.2019.17.2.222

Linden, W. (1994). Autogenic training: A narrative and quantitative review of clinical outcome. *Biofeedback and Self-Regulation, 19* (3), 227–264. https://doi.org/10.1007/BF01721069

Linehan, M.M. (1993). *Cognitive-behavioral treatment of boderline personality disorder*. New York: Guilford Press.

Liu, T.J. & Qiang, X.M. (2013). *Chinese Medical Qigong* (3rd ed.). London: Singing Dragon.

Lizano, E.L. & Mor Barak, M. (2015). Job burnout and affective wellbeing: A longitudinal study of burnout and job satisfaction among public child welfare workers. *Children and Youth Services Review, 55*, 18–28. https://doi.org/10.1016/j.childyouth.2015.05.005

Luders, E., Toga, A.W., Lepore, N. & Gaser, C. (2009). The underlying anatomical correlates of long-term mediation: Larger hippocampal and frontal volumes of gray matter. *Neuroimage, 57*, 672–678. https://doi.org/10.1016/j.neuroimage.2008.12.061

Lundgren-Nilsson, A., Jonsdottir, I., Pallant, J. & Ahlborg, G. (2012). Internal construct validity of the Shirom-Melamed Burnout Questionnaire (SMBQ). *BMC Public Health, 12* (1), 1. https://doi.org/10.1186/1471-2458-12-1

Lutz, E., Slagter, H.A., Dunne, J.D. & Davidson, R.J. (2008). Attention regulation and monitoring during meditation. *Trends in Cognitive Sciences, 12* (4), 163–169. https://doi.org/10.1016/j.tics.2008.01.005

Lyons, D.M. & Parker, K.J. (2007). Stress inoculation-induced indications of resilience in monkeys. *Journal of Traumatic Stress, 20* (4), 423–433. https://doi.org/10.1002/jts.20265

Macmillan, M.B. (1976). Beards's concept of Neurasthenia and Freud's concept of the Actual Neuroses. *Journal of the History of Behavioral Sciences, 12* (4), 376–390. https://doi.org/10.1002/1520-6696(197610)12:4<376::AID-JHBS2300120409>3.0.CO;2-D

Maier, S.E., Hardy, C.J. & Jolesz, F.A. (1994). Brain and cerebrospinal fluid motion: Real-time quantification with M-mode MR imaging. *Radiology, 193* (2), 477–483. https://doi.org/10.1148/radiology.193.2.7972766

Marquardt, H. (2012). *Praktisches Lehrbuch der Reflexzonentherapie am Fuß*. Stuttgart: Thieme.

Martin, F., Poyen, D., Bouderlique, E., Gouvernet, J., Rivet, B., Disdier, P. et al. (1997). Depression and burnout in hospital health care professionals. *International Journal of Occupational and Environmental Health, 3* (3), 204–209. https://doi.org/10.1179/oeh.1997.3.3.204

Martínez-Martínez, L.A., Mora, T., Vargas, A., Fuentes-Iniestra, M. & Martínez-Lavín, M. (2014). Sympathetic nervous system dysfunction in fibromyalgia, chronic fatigue syndrome, irritable bowel syndrome, and interstitial cystitis: A review of case-control studies. *Journal of Clinical Rheumatology, 20* (3), 146–150. https://doi.org/10.1097/RHU.0000000000000089

Maslach, C. (1976). Burned-out. *Human Behaviour, 5* (9), 16–22.

Maslach, C. & Jackson, S.E. (1981). The measurement of experienced burnout. *Journal of occupational behaviour, 2* (2), 99–113. https://doi.org/10.1002/job.4030020205

Maslach, C. & Jackson, S.E. (1982). Burnout in health professions: A social psychological analysis. In G. Sanders & J. Suls (Eds.), *Social Psychology of Health and Illness*. Hillsdale: Erlbaum.

Maslach, C. & Jackson, S.E. (1984). Burnout among a national sample of public contact workers. *Journal of Health and Human Resources Administration, 7*, 189–212.

Maslach, C. & Jackson, S.E. (1986). *Maslach Burnout Inventory Manual* (3rd ed.). Palo Alto: Consulting Psychologists Press.

Maslach, C., Jackson, S.E. & Leiter, M.P. (1996). *Maslach Burnout Inventory Manual* (3rd ed.). Palo Alto: Consulting Psychologists Press.

Maslach, C., Jackson, S.E. & Leiter, M.P. (1997). The Maslach Burnout Inventory Manual. *Evaluating Stress: A book of resources* (3rd ed., pp. 191–218). Lanham: Scarecrow Education.

Maslach, C., Jackson, S.E. & Schwab, R.L. (1996). Maslach Burnout Inventory Educators Survey (MBI-ES). In C. Maslach, S.E. Jackson & M.P. Leiter (Eds.), *MBI Manual* (3rd ed.). Palo Alto : Consulting Psychologists Press.

Maslach, C. & Leiter, M.P. (2001). *Die Wahrheit über Burnout*. Wien: Springer. https://doi.org/10.1007/978-3-7091-6748-9

Maslach, C. & Schaufeli, W. (1993). Historical and conceptual development of burnout. In W. Schaufeli, C. Maslach & T. Marek (Eds.), *Professional burnout: Recent development in the theory and research* (pp. 1–16). Washington, D.C.: Taylor and Francis.

Maslach, C., Schaufeli, W.B. & Leiter, M.P. (2001). Job burnout. *Annual Review of Psychology, 52*, 397–422. https://doi.org/10.1146/annurev.psych.52.1.397

McEwen, B.S. (1998). Stress, adaptation, and disease. Allostasis and allostatic load. *Annals of the New York Academy of Sciences, 1* (840), 33–44.

McGurk, S., Mueser, K., Fledman, K., Wolfe, R. & Pascaris, A. (2007). Cognitive training for supported employment: 2–3-year outcomes of a randomized controlled trial. *American Journal of Psychiatry, 164* (3), 437–441. https://doi.org/10.1176/ajp.2007.164.3.437

McKnight, J.D. & Glass, D.C. (1995). Perceptions of control, burnout, and depressive symptomatology: A replication and extension. *Journal of Consulting and Clinical Psychology, 63* (3), 490–494. https://doi.org/10.1037/0022-006X.63.3.490

Mead, G.E., Morley, W., Campell, P., Greig, C.A., McMurdo, M. & Lawlor, D.A. (2008). Exercise for Depression (Review). *Cochrane Database of Systematic Reviews, 8* (4), CD004366. Update in: *Cochrane Database of Systematic Reviews* 2009 (3), CD004366.

Mealer, M., Burnham, E.L., Goode, C.J., Rothbaum, B. & Moss, M. (2009). The prevalence and impact of post-traumatic stress disorder and burnout syndrome in nurses. *Depression and Anxiety, 26* (12), 1118–1126. https://doi.org/10.1002/da.20631

Mealer, M., Jones, J. & Moss, M. (2012). A qualitative study of resilience and posttraumatic stress disorder in United States ICU nurses. *Intensive Care Medicine, 38* (9), 1445–1451. https://doi.org/10.1007/s00134-012-2600-6

Meichenbaum, D.h. (1985). *Stress inoculation training*. New York: Pergamon Press.

Meier, L.L. & Semmer, N.K. (2018). illegitimate tasks as assessed by incumbents and supervisors: Converging only modestly but predicting strain as assessed by incumbents, supervisors, and partners. *European Journal of Work and Organizational Psychology, 27*, 764–776. https://doi.org/10.1080/1359432X.2018.1526785

Melamed, S. (2009). Burnout and risk of regional musculoskeletal pain – a prospective study of apparently healthy employed adults. *Stress and Health, 25* (4), 313–321. https://doi.org/10.1002/smi.1265

Melamed, S., Kushnir, T. & Shirom, A. (1992). Burnout and risk factors for cardiovascular disease. *Behavioral Medicine, 18*, 53–60. https://doi.org/10.1080/08964289.1992.9935172

Melamed, S., Shirom, A. & Froom, P. (2003). *Burnout and risk of type 2 diabetes mellitus (DM) in Israeli workers*. Conference paper in Work, Stress and Health Conference, Toronto, ON.

Melamed, S., Shirom, A., Toker, S., Berliner, S. & Shapira, F. (2006). Burnout and risk of cardiovascular disease: Evidence, possible causal paths, and promising research directions. *Psychological Bulletin, 132* (3), 327–353. https://doi.org/10.1037/0033-2909.132.3.327

Melamed, S., Shirom, A., Toker, S. & Shapira, I. (2006). Burnout and risk of type 2 diabetes: A prospective study of apparently healthy employed persons. *Psychosomatic Medicine, 68* (6), 863–869. https://doi.org/10.1097/01.psy.0000242860.24009.f0

Merikangas, K. & Angst, J. (1994). Neurasthenia in a longitudinal cohort study of young adults. *Psychological Medicine, 24* (4), 1013–1024. https://doi.org/10.1017/S0033291700029093

Metha, S., Metha, M. & Metha, S. (1990). *Yoga – the Iyengar way*. London: Dorling Kindersley.

Mezzacappa, E.S., Kelsey, R.M., Katkin, E.S. & Solan, R.P. (2001). Vagal rebound and recovery from psychological stress. *Psychosomatic Medicine, 63* (4), 650–657. https://doi.org/10.1097/00006842-200107000-00018

Michalak, J., Heidenreich, T. & Williams, J.M.G. (2012). *Achtsamkeit*. Göttingen: Hogrefe.

Michiels, V. & Cluydts, R. (2001). Neuropsychological functioning in chronic fatigue syndrome: A review. *Acta Psychiatrica Scandinavica, 103* (2), 84–93. https://doi.org/10.1034/j.1600-0447.2001.00017.x

Molina, K.M., Chen, C.-N., Alegría, M. & Li, H. (2012). Prevalence of neurasthenia, comorbidity, and association with impairment among a nationally representative sample of US adults. *Social Psychiatry and Psychiatric Epidemiology, 47* (11), 1733–1744. https://doi.org/10.1007/s00127-012-0489-6

Montgomery, S.A. & Asberg, M. (1979). A new depression rating scale designed to be sensitive to change. *British Journal of Psychiatry, 134*, 382–389. https://doi.org/10.1192/bjp.134.4.382

Moreno, J.L. (1965). Psychodrama in action. *Group Psychotherapy, 18* (1–2), 87–117.

Morris, J.A. & Feldman, D.C. (1996). The dimensions, antecedents, and consequences of emotional labour. *Academy of Management Review, 21* (4), 986–1010. https://doi.org/10.2307/259161

Mühlethaler, C.M. & Semmer, N.K. (2017). *Daily achievements at work predict affect in the evening and job satisfaction next morning*. Unveröffentlichtes Manuskript. Universität Bern.

Murgatroyd, C., Patchev, A.V., Wu, Y., Micale, V., Bockmühl, Y., Fischer, D. (2009). Dynamic DNA methylation programs persistent adverse effects of early-life stress. *Nature Neuroscience, 12* (12), 1559–1566. https://doi.org/10.1038/nn.2436

Murgatroyd, C. & Spengler, D. (2011). Epigenetics of early development. *Frontiers in Psychiatry, 2* (16), 1–15.

Murphy, L.R. (1996). Stress management in work settings; a critical review of health effects. *American Journal of Health Promotion, 11* (2), 112–135. https://doi.org/10.4278/0890-1171-11.2.112

Näätänen, P. & Salmela-Aro, K. (2006). Promoting positive motivation among those suffering from burnout. *International Journal of Behavioral Development, 30* (6), 10–13.

Neff, K. (2017). *Selbstmitgefühl – Schritt für Schritt*. Freiburg i. Br.: Arbor.

Niedhammer, I. (2002). Psychometric properties of the French version of the Karasek Job Content Questionnaire: A study of the scales of decision latitude, psychological demands, social support, and physical demands in the GAZEL cohort. *International Archives of Occupational and Environmental Health, 75*, 129–144. https://doi.org/10.1007/s004200100270

Nijs, J., Aelbrecht, S., Meeus, M., Van Oosterwijck, J., Zinzen, E. & Clarys, P. (2011). Tired of being inactive: a systematic literature review of physical activity, physiological exercise capacity and muscle strength in patients with chronic fatigue syndrome. *Disability and Rehabilitation, 33* (17–18), 1493–1500. https://doi.org/10.3109/09638288.2010.541543

Nil, R., Jacobshagen, N., Schächinger, H., Baumann, P., Höck, P., Hättensschwiler, J. et al. (2010). Burnout – eine Standortbestimmung. *Schweizer Archiv für Neurologie und Psychiatrie, 161* (2), 72–77.

Nordin, M., Akerstedt, T. & Nordin, S. (2013). Psychometric evaluation and normative data for the Karolinska Sleep Questionnaire. *Sleep and Biological Rhythms, 11* (4), 216–226. https://doi.org/10.1111/sbr.12024

Norlund, S., Reuterwall, C., Höög, J., Lindahl, B., Janlert, U. & Birgander, L.S. (2010). Burnout, working conditions and gender – results from the northern Sweden MONICA Study. *BMC Public Health, 9* (10), 326. https://doi.org/10.1186/1471-2458-10-326

Nyklícek, I. & Kuijpers, K.F. (2008). Effects of mindfulness-based stress reduction intervention on psychological well-being and quality of life: Is increased mindfulness indeed the mechanism. *Annals of Behavioral Medicine, 35* (3), 331–340. https://doi.org/10.1007/s12160-008-9030-2

O'Kelly, F., Maneckshа, R.P., Quinlan, D.M., Reid, A., Joyce, A., O'Flynn, K. et al. (2016). Rates of self-reported "burnout" and causative factors amongst urologists in Ireland and the UK: A comparative cross-sectional study. *BJU International, 117* (2), 363–372. https://doi.org/10.1111/bju.13218

Oberlander, T.F., Weinberg, J., Papsdorf, M., Grunau, R., Misri, S. & Devlin, A.M. (2008). Prenatal exposure to maternal depression, neonatal methylation of human glucocorticoid receptor gene (NR3C1) and infant cortisol stress responses. *Epigenetics, 3* (2), 97–106.

Olschewski, A. (1996). *Progressive Muskelentspannung: Streßbewältigung und Gesundheitsprävention mit klassischen und neuen Übungen nach Jacobson.* Stuttgart: Thieme.

Ong, J.C., Manber, R., Segal, Z., Xia, Y., Shapiro, S. & Wyatt, J.K. (2014). A randomized controlled trial of mindfulness meditation for chronic insomnia. *Sleep, 37* (9), 1553–1563. https://doi.org/10.5665/sleep.4010

Oosterholt, B.G., Maes, J.H., Van der Linden, D., Verbraek, M.J. & Kompier, M.A. (2016). Getting better, but not well: A 1.5-year follow-up of cognitive performance and cortisol levels in clinical and non-clinical burnout. *Biological Psychology, 117,* 89–99.

Orosz, A., Federspiel, A., Eckert, A., Seeher, C., Dierks, T., Tschitsaz, A. et al. (2020). Exploring the effectiveness of a specialized therapy programme for burnout using subjective report and biomarkers of stress. *Clinical Psychology and Psychotherapy, 28* (4), 852–861. https://doi.org/10.1002/cpp.2539

Pagoni, G. & Cekic, M. (2007). Age effects on gray matter volume and attentional performance in Zen meditation. *Neurobiology of Aging, 28* (10), 1623–1627. https://doi.org/10.1016/j.neurobiolaging.2007.06.008

Pallich, G., Blättler, L., Gomez Penedod, J.M., grosse Holtforth, M. & Hochstrasser, B. (2020). Emotional competence predicts outcome of an inpatient treatment program for burnout. *Journal of Affective Disorders, 274* (2), 949–954. https://doi.org/10.1016/j.jad.2020.05.139

Pallich, G., grosse Holtforth, M. & Hochstrasser, B. (2021). Burnout subtypes: Psychological characteristics, standardized diagnoses and symptom course to identify aftercare needs. *Clinical Psychology in Europe, 3* (3), e3819. https://doi.org/10.32872/cpe.3819

Paluska, S.A. & Schwenk, T.L. (2000). Physical activity and mental health: Current concepts. *Sports Medicine, 29* (3), 167–180. https://doi.org/10.2165/00007256-200029030-00003

Parent-Thirion, A., Fernández-Macías, E., Hurley, J. & Vermeylen, G. (2007). *Fourth European Working Conditions Survey.* Dublin: European Foundation for the Improvement of Living and Working Conditions.

Passmore, S., Hemming, E., Chancellor McIntosh, H. & Hellman, C.M. (2020). Relationship between hope, meaning in work, secondary traumatic stress, and burnout among child abuse pediatric clinicians. *Permanente Journal, 24,* 19.087. https://doi.org/10.7812/TPP/19.087

Pearlin, L.I. & Schooler, C. (1978). The structure of coping. *Journal of Health and Social Behavior, 19*(1), 2–21. https://doi.org/10.2307/2136319

Peluso, M.A.M. & Silveira Guerra de Andrade, L.H. (2005). Physical activity and mental health: The association between exercise and mood. *Clinics, 60* (1), 61–70. https://doi.org/10.1590/S1807-59322005000100012

Petruzzello, S.J., Landers, D.M., Hatfield, B.D., Kubitz, K.A. & Salazar, W. (1991). A meta-analysis on the anxiety-reducing effects of acute and chronic exercise. Outcomes and mechanisms. *Sports Medicine, 11* (3), 143–182. https://doi.org/10.2165/00007256-199111030-00002

Pincus, A.L., Ansell, E.B., Pimentel, C.A., Cain, N.M., Wright, A.G.C. & Levy, K.N. (2009). Initial construction and validation of the Pathological Narcissism Inventory. *Psychological Assessment, 21* (3), 365–379. https://doi.org/10.1037/a0016530

Pines, A. (1988). *Keeping the spark alive: Preventing burnout in love and marriage.* New York: St. Martins Press.

Pines, A. (1993). Burnout: An existential perspective. In W.B. Schaufeli, C. Maslach & T. Marek (Eds.), *Professional burnout: Recent developments in theory and research* (pp. 33–51). Washington D.C.: Taylor and Francis.

Pines, A. (1994). The palestinianintifada and Israelis' burnout. *Journal of Cross-Cultural Psychology, 25* (4), 438–451. https://doi.org/10.1177/0022022194254001

Pines, A. (2000). Treating career burnout: A psychodynamic existential perspective. *Journal of Clinical Psychology, 55* (5), 633–642. https://doi.org/10.1002/(SICI)1097-4679(200005)56:5<633::AID-JCLP5>3.0.CO;2-#

Pines, A. & Aronoson, E. (1981). *Burnout: From tedium to personal growth.* New York: Free Press.

Pines, A. & Aronoson, E. (1988). *Career burnout: Causes and cures.* New York: Free Press.

Pines, A. & Maslach, C. (1978). Characteristics of staff burn-out in mental health settings. *Hospital and Community Psychiatry, 29* (4), 233–237.

Pines, A. & Maslach, C. (1980). Combatting staff burn-out in a day care center: a case study. *Child Care Quarterly, 9* (1), 5–16. https://doi.org/10.1007/BF01555032

Pirker-Binder, I. (2009). Biofeedback im Einsatz gegen Stress, stressbedingte Beschwerden und Burnout. *Psychologie in Österreich, 1*, 46–52.

Pittenger, C. & Duman, R.S. (2008). Stress, depression, and neuroplasticity: A convergence of mechanisms. *Neuropsychopharmacology, 33* (1), 88–109. https://doi.org/10.1038/sj.npp.1301574

Plemmons, S. & Weiss, H.M. (Eds.). (2013). *Goals and affects.* New York: Routledge.

Poreh, A.M., Rawlings, D., Claridge, G., Freeman, J.L., Faulkner, C. & Shelton, C. (2006). The BPQ: A scale for the assessment of borderline personality based on DSM-IV criteria. *Journal of Personality Disorders, 20* (3), 247–260. https://doi.org/10.1521/pedi.2006.20.3.247

Prins, D.J., Van Vendeloo, S.N., Brand, P.L., Van der Velpen, I., Kim de Jong, K., Van den Heijkant, F. et al. (2019). The relationship between burnout, personality traits, and medical specialty. A national study among Dutch residents. *Medical Teacher, 41* (5), 584–590.

Pugliesi, K. & Shook, S.L. (Eds.). (1997). *Gender, jobs, and emotional labor in a complex organization* (Vol. 4). New York: JAI.

Quattrin, R., Ciano, R., Saveri, E., Balestrieri, M., Biasin, E., Calligaris, L. et al. (2010). Burnout in teachers: An Italian survey. *Annali di Igiene, 22* (4), 311–318.

Radloff, L.S. (1977). The CES-D Scale: A self-report depression scale for research in the general population. *Applied Psychological Measurement, 1* (3), 385–401. https://doi.org/10.1177/014662167700100306

Ramacotti, D. & Perriard, J. (2000). *Die Kosten von Stress in der Schweiz. Eine Bestandsaufnahme.* Bern: Staatssekretariat für Wirtschaft (SECO).

Rapp, A.M., Bergman, R.L., Piacentini, J. & McGuire, J.F. (2016). Evidence-based assessment of obsessive-compulsive disorder. *Journal of Central Nervous System Disease, 8*, 13–29. https://doi.org/10.4137/JCNSD.S38359

Ratanasiripong, P., Kaewboonchoo, O., Ratanasiripong, N., Hanklang, S. & Chumchai, P. (2015). Biofeedback intervention for stress, anxiety, and depression among graduate students in public health nursing. *Nursing Research and Practice, 2015*, 160746. https://doi.org/10.1155/2015/160746

Ratanasiripong, P., Ratanasiripong, N. & Kathalae, D. (2012a). Biofeedback intervention for stress and anxiety among nursing students: A randomized controlled trial. *ISRN Nursing, 2012*: 827972. https://doi.org/10.5402/2012/827972

Ratanasiripong, P., Sverduk, K., Prince, J. & Hayashino, D. (2012b). Biofeedback and counseling for stress and anxiety among college students. *Journal of College Student Development, 53* (5), 742–749. https://doi.org/10.1353/csd.2012.0070

Rin, H. & Huang, M.G. (1989). Neurasthenia as nosological dilemma. *Culture, Medicine and Psychiatry, 13* (2), 215–226. https://doi.org/10.1007/BF02220663

Roelen, C.A.M., Van Hoffen, M.F.A., Groothoff, J.W., de Bruin, J., Schaufeli, W.B. & Van Rhenen, W. (2015). Can the Maslach Burnout Inventory and Utrecht Work Engagement Scale be used to screen for risk of long-term sickness absence? *International Archives of Occupational and Environmental Health, 88* (4), 467–475. https://doi.org/10.1007/s00420-014-0981-2

Romppel, M., Braehler, E., Roth, M. & Glaesmer, H. (2013). What is the General Health Questionnaire-12 assessing? Dimensionality and psychometric properties of the General Health Questionnaire-12 in a large-scale German Population Sample. *Comprehensive Psychiatry, 54* (4), 406–413. https://doi.org/10.1016/j.comppsych.2012.10.010

Rösler, M., Rentz-Junginger, P., Retz, W. & Stieglitz, R.-D. (2021). *HASE: Homburger ADHS-Skalen* (2., überarbeitete und ergänzte Auflage). Göttingen: Hogrefe.

Rösler, M., Retz, W., Thome, J., Schneider, M., Stieglitz, R.-D. & Falkai, P. (2006). Psychopathological rating scales for diagnostic use in adults with attention-deficit/hyperactivity disorder (ADHD). *European Archives of Psychiatry and Clinical Neuroscience, 256* (Suppl. 1), i3–i11. (Erratum in: European Archives of Psychiatry and Clinical Neuroscience, 2008, 258 (3), 192–193). https://doi.org/10.1007/s00406-006-1001-7

Rössler, W., Hengartner, M., Ajdacic-Gross, V. & Angst, J. (2013). Zusammenhang zwischen Burnout und Persönlichkeit, Ergebnisse aus der Zürich Studie. *Der Nervenarzt, 84*, 799–805. https://doi.org/10.1007/s00115-013-3742-7

Rousseau, D. (1995). *Psychological contracts in organizations: Understanding written and unwritten agreements.* Thousand Oaks: Sage.

Royal College of Physicians. (2021). *Myalgic encephalomyelitis (or encephalopathy)/chronic fatigue syndrome: diagnosis and management* (NICE-Guideline, No. 206). London: National Institute for

Health and Care Excellence. Available from https://www.ncbi.nlm.nih.gov/books/NBK579533/

Rush, A.J., Bernstein, I.H., Trivedi, M.H., Carmody, T.J., Wisniewski, S., Mundt, J.C. et al. (2006). An evaluation of the quick inventory of depressive symptomatology and the hamilton rating scale for depression: A sequenced treatment alternatives to relieve depression trial report. *Biological Psychiatry, 59* (6), 493–501. https://doi.org/10.1016/j.biopsych.2005.08.022

Russmann, T. (2020). *Positive Psychotherapie bei Erschöpfungsdepression und Burnout.* Bern: Hogrefe. https://doi.org/10.1024/85996-000

Ryan, R.M. & Deci, E.L. (2000). Self-determination theory and the facilitation of intrinsic motivation, social development and well-beeing. *American Psychologist, 55* (1), 68–78. https://doi.org/10.1037/0003-066X.55.1.68

Saboonchi, F., Perski, A. & Grossi, G. (2013). Validation of Karolinska Exhaustion Scale: Psychometric properties of a measure of exhaustion syndrome. *Caring Sciences, 27* (4), 1010–1017. https://doi.org/10.1111/j.1471-6712.2012.01089.x

Salmela-Aro, K., Aunola, K. & Nurmi, J.-E. (2008). Trajectories of depressive symptoms during emerging adulthood: Antecedents and consequences. *European Journal of Developmental Psychology, 5* (4), 439–465. https://doi.org/10.1080/17405620600867014

Salmela-Aro, K., Savolainen, H. & Holopainen, L. (2009). Depressive Symptoms and school burnout during adolescence: Evicence from two cross-lagged longitudinal studies. *Journal of Youth and Adolescence, 38* (10), 1316–1327. https://doi.org/10.1007/s10964-008-9334-3

Salvagioni, D.A.J., Melanda, F.N., Mesas, A.E., González, A.D., Gabani, F.L. & Andrade, S.M. (2017). Physical, psychological and occupational consequences of job burnout: A systematic review of prospective studies. *PLOS ONE, 12* (10), e0185781. https://doi.org/10.1371/journal.pone.0185781

Sandler, C.X. & Lloyd, A.R. (2020). Chronic fatigue syndrome: Progress and possibilities. *Medical Journal of Australia, 212* (9), 428–433. https://doi.org/10.5694/mja2.50553

Schaarschmidt, U. (2012). Burnout als Muster arbeitsbezogenen Verhaltens und Erlebens. *PTT – Persönlichkeitsstörungen: Theorie und Therapie, 2,* 116–124.

Schaarschmidt, U. & Fischer, A. (1996). *Arbeitsbezogene Verhaltens- und Erlebnismuster, Manual.* Frankfurt: Swets Test Services.

Schaarschmidt, U. & Fischer, A.W. (2008). *AVEM – Arbeitsbezogenes Verhaltens und Erlebnismuster. Computeversion im Rahmen des Wiener Testsystems* (London, Pearson, 3. erw. Aufl.). Mödling: Schufried.

Schattenburg, L., Zwerenz, R., Knickenberg, R. & Beutel, M. (2008). Dreijahres-Katamnese einer tiefenpsychologischen Gruppentherapie für beruflich belastete Patienten. *Psychotherapie, Psychosomatik, Medizinische Psychologie, 58* (2). https://doi.org/10.1055/s-2008-1061599

Schaufeli, W.B. & Bakker, A.B. (2003). *The Utrecht Work Engagement Scale (UWES).* Unveröffentlichtes Manuskript, Utrecht.

Schaufeli, W.B. & Bakker, A.B. (Eds.). (2010). *Defining and measuring work engagement: Bringing clarity to the concept.* New York: Psychology Press.

Schaufeli, W.B., Bakker, A.B. & Van Rhenen, W. (2009). How changes in job demands and resources predict burnout, work engagement and sickness absenteeism. *Journal of Organizational Behavior, 30,* 893–971. https://doi.org/10.1002/job.595

Schaufeli, W.B. & Enzmann, D. (1998). *The burnout companion to study and practice.* London: Taylor and Francis.

Schaufeli, W.B., Leiter, M.P., Maslach, C. & Jackson, S.E. (1996). The Maslach Burnout Inventory – General Survey. In C. Maslach, S.E. Jackson & M.P. Leiter (Eds.), *MBI Manual* (3rd ed.). Palo Alto: Consulting Psychologist Press.

Schaufeli, W.B., Martinez, M.M., Marques-Pinto, A. & Soanova, M. (2002). Burnout and engagement in university students: A cross-national study. *Journal of Cross-Cultural Psychology, 33* (5), 464–481. https://doi.org/10.1177/0022022102033005003

Schaufeli, W.B. & Salanova, M. (2007). Work engagement: An emerging psychological concept and its implications for organizations. In S.W. Gilliland, D.D. Steiner & D.P. Skarlicki (Eds.), *Research in social issues in management. Managing social and ethical issues in organizations* (Vol. 5, pp. 135–177). Greenwich: Information Age Publisher.

Schaufeli, W.B. & Van Dierendonck, D. (1993). The construct validity of two burnout measures. *Journal of Organizational Behavior, 14* (7), 631–647. https://doi.org/10.1002/job.4030140703

Schaufeli, W.B. & Van Dierendonck, D. (1995). A cautionary note of the cross-sectional and clinical validity of cut-off points for the Maslach Burnout Inventory. *Psychological Reports, 76* (3 pt. 2), 1083–1090. https://doi.org/10.2466/pr0.1995.76.3c.1083

Schilling, R., Colledge, F., Brand, S., Ludyga, S. & Gerber, M. (2019). Psychometric properties and convergent validity of the Shirom-Melamed Burnout Measure in two German-speaking samples of adult workers and police officers. *Frontiers in Psychiatry, 10*. https://doi.org/10.3389/fpsyt.2019.00536

Schmitz, N., Kruse, J. & Tress, W. (1999). Psychometric properties of the General Health Questionnaire (GHQ-12) in a German primary care sample. *Acta Psychiatrica Scandinavica, 100* (6), 462–468.https://doi.org/10.1111/j.1600-0447.1999.tb10898.x

Schoeneich, F., Rose, M., Danzer, G., Thier, P., Weber, C. & Klapp, B.F. (2000). Narzissmusinventar-90 (NI-90) [Narcissism inventory-90 (NI-90). Empirically-based reduction and identification of items sensitive for change – a questionnaire particularly suited for measuring self-regulatory parameters]. *Psychotherapie, Psychosomatik, Medizinische Psychologie, 50*, 396–405. https://doi.org/10.1037/t69368-000

Schramm, E. & Berger, M. (2013). Interpersonelle Psychotherapie bei arbeitsbedingten depressiven Erkrankungen. *Der Nervenarzt, 84* (7), 791–798.

Schultz, J.H. (1932). *Das autogene Training (konzentrative Selbstentspannung). Versuch einer klinisch-praktischen Darstellung.* Leipzig: Thieme.

Schultz, J.H. (2004). *Das Original-Übungsheft für das Autogene Training. Anleitung vom Begründer der Selbstentspannung* (24. Aufl.). Stuttgart: TRIAS.

Schwarzer, R. & Jerusalem, M. (1999). *Skalen zur Erfassung von Lehrer- und Schülermerkmalen. Dokumentation der psychometrischen Verfahren im Rahmen der Wissenschaftlichen Begleitung des Modellversuchs Selbstwirksame Schulen.* Berlin.

Schwarzkopf, K., Conrad, N., Straus, D., Porschke, H. & von Känel, R. (2016a). Effectiveness of an inpatient multimodal psychiatric-psychotherapeutic program for the treatment of job burnout. *Praxis, 105* (6), 315–321. https://doi.org/10.1024/1661-8157/a002301

Schwarzkopf, K., Straus, D., Porschke, H., Znoj, H., Conrad, N., Schmidt-Trucksäss, A. et al. (2016b). Empirical evidence for a relationship between narcissistic personality traits and job burnout. *Burnout Research, 3* (2), 25–33. https://doi.org/10.1016/j.burn.2015.12.001

Seeman, T.E., McEwan, B.S., Rowe, J.W. & Singer, B.H. (2001). Allostatic load as a marker of cumulative biological risk: MacArthur studies of successful aging. *Proceedings of the National Academy of Sciences of the United States of America, 98* (8), 4770–4775. https://doi.org/10.1073/pnas.081072698

Segal, Z.V., Anderson, A.K., Gulamani, T., Dinh Williams, L.A., Desormeau, P., Ferguson, A. et al. (2019). Practice of therapy acquired regulatory skills and depressive relapse/recurrence prophylaxis following cognitive therapy or mindfulness based cognitive therapy. *Journal of Consulting and Clinical Psychology, 87* (2), 161–170. https://doi.org/10.1037/ccp0000351

Segal, Z.V., Bieling, P., Young, T., MacQueen, G., Cooke, R., Martin, L. et al. (2010). Antidepressant monotherapy vs sequential pharmacotherapy and mindfulness-based cognitive therapy, or placebo, for relapse prophylaxis in recurrent depression. *Archives of General Psychiatry, 67* (12), 1256–1264. https://doi.org/10.1001/archgenpsychiatry.2010.168

Segal, Z., Williams, M.G. & Teasdale, J.D. (2008). *Die Achtsamkeitsbasierte Kognitive Therapie der Depression: Ein neuer Ansatz zur Rückfallprävention* Tübingen: dgtv.

Seiwert, L.J. (2003). *Das 1×1 des Zeitmanagements.* München: Gräfe und Unzer.

Selye, H. (1936). A syndrome produced by diverse nocuous agents. *Nature, 138*, 32.

Selye, H. (1976). *Stress in Health and Disease.* Boston: Butterworths.

Semmer, N.K., Gross, S., Beehr, T.A., Jacobshagen, N., Kälin, W., Tschan, F. et al. (2018a). *Employee failures as a source of stress due to self-oriented reactions.* Unveröffentlichtes Manuskript, Institut für Psychologie, Universität Bern.

Semmer, N.K., Jacobshagen, N., Meier, L.L. & Elfering, A. (2007). Occupational stress research: The "stress-as-offense-to-self" perspective. In J. Houdmont & S. McIntyre (Eds.), *Occupational health psychology: European perspectives on research, education and practice* (Vol. 2, pp. 43–60). Castelo da Maia: ISMAI.

Semmer, N.K., Jacobshagen, N., Meier, L.L., Elfering, A., Beehr, T.A., Kälin, W. et al. (2015). Illegitimate tasks as a source of work stress. *Work & Stress, 29* (1), 32–56. https://doi.org/10.1080/02678373.2014.1003996

Semmer, N.K., Kälin, W., Amstad, F.T., Tschan, F., Jacobshagen, N., Beehr, T.A. et al. (2018b). *Support without esteem: Delivering social support at work in a dysfunctional way.* Unveröffentlichtes Manuskript, Universität Bern.

Semmer, N.K., Tschan, F., Jacobshagen, N., Beehr, T.A., Elfering, A., Kälin, W. et al. (2019). Stress as offense to self: A promising approach comes of age. *Occupational Health Science, 3*, 205–238. https://doi.org/10.1007/s41542-019-00041-5

Semmer, N.K., Tschan, F., Meier, L.L., Facchin, S. & Jacobshagen, N. (2010). Illegitimate tasks and counterproductive work behavior. *Applied Psychology: An International Review, 59* (1), 70–96. https://doi.org/10.1111/j.1464-0597.2009.00416.x

Serrano-Ripolla, M.J., Meneses-Echavezd, J.F., Ricci-Cabelloa, I., Fraile-Navarrog, D., Fiol-de-Roquea, M.A., Pastor-Moreno, G. et al. (2020). Impact of viral epidemic outbreaks on mental health of healthcare workers: A rapid systematic review and meta-analysis. *Journal of Affective Disorders, 1* (277), 347–357. https://doi.org/10.1016/j.jad.2020.08.034

Sgoifo, A., Braglia, F., Costoli, T., Musso, E., Meerlo, P., Ceresini, G. et al. (2003). Cardiac autonomic reactivity and salivary cortisol in men and women exposed to social stressors: Relationship with individual ethological profile. *Neuroscience & Biobehavioral Reviews, 27* (1–2), 179–188. https://doi.org/10.1016/S0149-7634(03)00019-8

Shalev, I., Lerer, E., Israel, S., Uzefovsky, F., Gritsenko, I., Mankuta, D. et al. (2009). BDNF Val66Met polymorphism is associated with HPA axis reactivity to psychological stress characterized by genotype and gender interactions. *Psychoneuroendocrinology, 34* (3), 382–388. https://doi.org/10.1016/j.psyneuen.2008.09.017

Shi-Fu, X., Yan, H.-Q., Linden, M., Korten, A. & Sartorius, N. (1989). Recent developments in the study of prevalence and phenomenology of neurasthenia in general health care across cultures. *Hong Kong Journal of Psychiatry, 8* (1), 24–29.

Shimomitsu, T.O.Y. (2004). The job stress questionnaire. *Sangyo Seishin Hoken, 12*, 25–36.

Shin, H., Noh, H., Jang, Y., Park, Y.M. & Lee, S.M. (2013). A longitudinal examination of the relationship between teacher burnout and depression. *Journal of Employment Counseling, 50* (3), 124–137. https://doi.org/10.1002/j.2161-1920.2013.00031.x

Shirom, A. (Ed.). (1989). *Burnout in work organizations*. New York: Wiley.

Shirom, A. & Ezrachi, Y. (2003). On the discriminant validity of burnout, depression, and anxiety: A re-examination of the Burnout Measure. *Anxiety, Stress and Coping, 16* (1), 88–97.

Shirom, A., Melamed, S., Toker, S., Berliner, S. & Shapira, F. (Eds.). (2005). *Burnout and health review: Current knowledge and future research directions* (Vol. 20). Chichester: John Wiley & Sons.

Shirom, A., Melamed, S., Toker, S., Berliner, S. & Shapira, I. (2006). Burnout and health review: Current knowledge and future research directions. *International Review of Industrial and Organizational Psychology, 20*, 269–309.

Siegrist, J. (1995). Emotions and health in occupational life: New scientific findings and policy implications. *Patient Education and Counseling 25* (3), 227–236. https://doi.org/10.1016/0738-3991(95)00805-A

Siegrist, J. (1996). Adverse health effects of high effort/low reward conditions. *Journal of Occupational Health Psychology, 1* (1), 27–41. https://doi.org/10.1037/1076-8998.1.1.27

Siegrist, J. (2000). Place, social exchange and health: Proposed sociological framework. *Social Science & Medicine, 51* (9), 1283–1293. https://doi.org/10.1016/S0277-9536(00)00092-7

Siegrist, J. (2013). Berufliche Gratifikationskrisen und depressive Störungen – Aktuelle Forschungsevidenz. *Nervenarzt, 84*, 33–37. https://doi.org/10.1007/s00115-012-3667-6

Siegrist, J., Peter, R. & Junge, A. (1990). Low status control, high effort at work and ischemic heart disease: Prospective evidence from blue-collar men. *Social Science & Medicine, 31* (1), 1127–1134. https://doi.org/10.1016/0277-9536(90)90234-J

Siegrist, J., Starke, D., Chandola, T., Godin, I., Marmot, M., Niedhammer, I. et al. (2004). The measurement of effort-reward imbalance at work: European comparisons. *Social Science & Medicine, 58* (8), 1483–1499. https://doi.org/10.1016/S0277-9536(03)00351-4

Siegrist, J., Wege, N., Pühlhofer, F. & Wahrendorf, M. (2009). A short generic measure of work stress in the era of globalization: Effort-reward imbalance. *International Archives of Occupational and Environmental Health, 82* (8), 1005–1013. https://doi.org/10.1007/s00420-008-0384-3

Siegrist, P. & Maercker, A. (2010). Deutsche Fassung der Short Screening Scale for DSM-IV Posttraumatic Stress Disorder. Aktueller Stand der Validierung. *Trauma & Gewalt, 4*, 208–213.

Siepmann, M., Aykac, V., Unterdörfer, J., Petrowski, K. & Mueck-Weymann, M. (2008). A pilot study on the effects of heart rate variability biofeedback in patients with depression and in healthy subjects. *Applied Psychophysiology and Biofeedback, 33*

(4), 195–201. https://doi.org/10.1007/s10484-008-9064-z

Snyder, C.R., Harris, C., Anderson, J.R., Holleran, S.A., Irving, L.M., Sigmon, S.T. et al. (1991). The will and the ways: Development and validation of an individual-differences measure of hope. *Journal of Personality and Social Psychology, 60* (4), 570–585. https://doi.org/10.1037/0022-3514.60.4.570

Soldz, S., Budman, S. & Demby, A. (1995). A short form of the Inventory of Interpersonal Problems Circumplex Scales. *Assessment, 2* (1), 53–63. https://doi.org/10.1177/107319119500200106

Sonnentag, S., Binnewies, C. & Mojza, E.J. (2010). Staying well and engaged when demands are high: The role of psychological detachment. *Journal of Applied Psychology, 95* (5), 965–976. https://doi.org/10.1037/a0020032

Spector, P.E. & Goh, A. (2001). The role of emotion in occupational stress. *Research in Occupational Stress and Wellbeing, 1,* 195–232. https://doi.org/10.1016/S1479-3555(01)01013-7

Spielberger, C.D. (1983). *Manual for the State-Trait Anxiety Inventory (FormY).* Palo Alto: Consulting Psychologist Press.

Spielberger, C.D., Gorsuch, R.L. & Lushene, R.E. (1970). *STAI, Manual for the State-Trait-Anxiety-Inventory.* Palo Alto: Consulting Psychologist Press.

Spitzer, R.L., Kroenke, K. & Williams, J.B.W. (1999). Validation and utility of a self-report version of PRIME-MD: The PHQ primary care study. Primary care evaluation of mental disorders. Patient Health Questionnaire. *JAMA, 10; 282* (18), 1737–1744. https://doi.org/10.1001/jama.282.18.1737

Spork, P. (2010). *Der zweite Code* (3. Auf.). Reinbek bei Hamburg: Rowohlt.

Staehelin, J.E. (1955). Über Depressionszustände. *Schweizerische Medizinische Wochenschrift, 85,* 1205–1209.

Stamm, B. (2009). *Professional quality of life: Compassion Satisfaction and Compassion Fatigue (ProQOL) Version 5.* Available from https://socialwork.buffalo.edu/content/dam/socialwork/home/self-care-kit/compassion-satisfaction-and-fatigue-stamm-2009.pdf

Steger, M.F., Dik, B.J. & Duffy, R.D. (2012). Measuring meaningful work: The work and meaning inventory (WAMI). *Journal of Career Assessment, 20* (3), 322–337. https://doi.org/10.1177/1069072711436160

Stenlund, T., Ahlgren, C., Lindahl, B., Burell, G., Knutsson, A., Stegmayr, B. et al. (2007). Patients with burnout in relation to gender and a general population. *Scandinavian Journal of Public Health, 35* (5), 516–523. https://doi.org/10.1080/14034940701271874

Stenlund, T., Ahlgren, C., Lindahl, B., Burell, G., Sreinholtz, K., Edlund, C. et al. (2009). Cognitively oriented behavioral rehabilitation in combination with Qigong for patients on long-term sick leave because of burnout: REST – a randomized clinical trial. *International Journal of Behavioral Medicine, 16* (3), 294–303. https://doi.org/10.1007/s12529-008-9011-7

Stenlund, T., Nordin, M. & Järvholm, L.S. (2012). Effects of rehabilitation programmes for patients on long-term sick leave for burnout: A three-year folllow-up of the REST-Study. *Journal of Rehabilitation Medicine, 44,* 684–690. https://doi.org/10.2340/16501977-1003

Sterling, P. & Eyer, J. (1988). Allostasis: A new paradigm to explain arousal pathology. In S. Fisher & J. Reason (Eds.), *Handbook of life stress, cognition, and health,* (pp. 629–649). New York: John Wiley.

Stetter, F. & Kupper, S. (2002). Autogenic training: A meta-analysis of clinical outcome studies. *Applied Psychophysiology and Biofeedback, 27* (1), 45–98. https://doi.org/10.1023/A:1014576505223

Stocker, D., Jacobshagen, N., Krings, R., Pfister, I.B. & Semmer, N.K. (2014). Appreciative leadership and employee well-being in everyday working life. *German Journal of Human Resource Management, 28,* 73–95. https://doi.org/10.1177/239700221402800105

Stocker, D., Jacobshagen, N., Semmer, N.K. & Annen, H. (2010). Appreciation at work in the Swiss armed forces. *Swiss Journal of Psychology, 69,* 117–124. https://doi.org/10.1024/1421-0185/a000013

Stocker, D., Keller, A.C., Meier, L.L., Elfering, A., Pfister, I.B., Jacobshagen, N. et al. (2018). Appreciation by supervisors buffers the impact of work interruptions on well-being longitudinally. *International Journal of Stress Management, Advance online publication, 26* (4), 331–343. https://doi.org/10.1037/str0000111

Storch, E.A., Larson, M.J., Price, L.H., Rasmussen, S.A., Murphy, T.K. & Goodman, W.K. (2010a). Psychometric analysis of the Yale-Brown Obsessive-Compulsive Scale Second Edition Symptom Checklist. *Journal of Anxiety Disorders, 24* (6), 650–656. https://doi.org/10.1016/j.janxdis.2010.04.010

Storch, E.A., Rasmussen, S.A., Price, L.H., Larson, M.J., Murphy, T.K. & Goodman, W.K. (2010b).

Development and psychometric evaluation of the Yale-Brown Obsessive-Compulsive Scale – Second Edition. *Psychological Assessment, 22* (2), 223–232. https://doi.org/10.1037/a0018492

Storch, M., Cantieni, B., Hüther, G. & Tschacher, W. (2011). *Embodiment – Die Wechselwirkung zwischen Körper und Psyche verstehen und nutzen*. Bern: Huber/Hogrefe.

Stuijfzand, S., Deforges, C., Sandoz, V., Sajin, C.-T., Jaques, C., Elmers, J. et al. (2020). Psychological impact of an epidemic/pandemic on the mental health of healthcare professionals: A rapid review. *BMC Public Health, 20,* 1230. https://doi.org/10.1186/s12889-020-09322-z

Sutarto, A.P., Wahab, M.N.A. & Zin, N.M. (2012). Resonant breathing biofeedback training for stress reduction among manufacturing operators. *International Journal of Occupational Safety and Ergonomics, 18* (4), 549–561. https://doi.org/10.1080/10803548.2012.11076959

Szabo, S., Tache, Y. & Somogyi, A. (2012). The legacy of Hans Selye and the origins of stress research: A retrospective 75 years after his landmark brief "letter" to the editor of nature. *Stress & Health, 15* (5), 472–478. https://doi.org/10.3109/10253890.2012.710919

Takeuchi, D.T., Chun, C.A., Gong, F. & Shen, H. (2002). Cultural expressions of distress. *Health Psychology, 6* (2), 221–236. https://doi.org/10.1177/136345930200600205

Taube, K.-M. (2016). Patient-doctor relationship in dermatology: From compliance to concordance. *Acta Dermato-Venereologica, 23* (96/217), 25–29.

Temam, S., Billaudeau, N. & Vercambre, M.-N. (2019). Burnout symptomatology and social support at work independent of the private sphere: A population-based study of French teachers. *International Archives of Occupational and Environmental Health, 92* (6), 891–900. https://doi.org/10.1007/s00420-019-01431-6

Thase, M.E. (Ed.). (2009). *Neurobiological aspects of depression* (2nd ed). New York: Guilford Press.

Thayer, J.F. & Lane, R.D. (2007). The role of vagal function in the risk for cardiovascular disease and mortality. *Biologische Psychologie, 74* (2), 224–242. https://doi.org/10.1016/j.biopsycho.2005.11.013

Thayer, J.F., Yamamoto, S.S. & Brosschot, J.F. (2010). The relationship of autonomic imbalance, heart rate variability and cardiovascular disease risk factors. *International Journal of Cardiology, 141* (2), 122–131. https://doi.org/10.1016/j.ijcard.2009.09.543

Thomas, N.K. (2004). Resident burnout. *Journal of the American Medical Association, 192* (23), 2880–2889. https://doi.org/10.1001/jama.292.23.2880

Thompson, R. (2001). *Das Gehirn – Von der Nervenzelle zur Verhaltenssteuerung*. Berlin: Springer.

Tisserand, R.B. (1989). *Aromatherapie – Heilung durch Duftstoffe*. Freiburg in Breisgau: Verlag Herman Bauer.

Toker, S. & Biron, M. (2012). Job burnout and depression: Unravelling their temporal relationship and considering the role of physical activity. *Journal of Applied Psychology, 97* (3), 699–710. https://doi.org/10.1037/a0026914

Toker, S., Melamed, S., Berliner, S., Zeltser, D. & Shapira, I. (2012). Burnout and risk of coronary heart disease: A prospective study of 8838 employees. *Psychosomatische Medizin, 74* (8), 840–837. https://doi.org/10.1097/PSY.0b013e31826c3174

Toppinen-Tanner, S., Ahola, K., Koskinen, S. & Väänänen, A. (2009). Burnout predicts hospitalization for mental and cardiovascular disorders: 10-year prospective results from industrial sector. *Stress and Health, 25* (4), 287–296. https://doi.org/10.1002/smi.1282

Toppinen-Tanner, S., Ojajärvi, A., Väänänen, A., Kalimo, R. & Jäppinen, P. (2005). Burnout as a predictor of medically certified sick-leave absences and their diagnosed causes. *Behavioral Medicine, 31* (1), 18–26. https://doi.org/10.3200/BMED.31.1.18-32

Travis, F. & Shear, J. (2010). Focused attention, open monitoring, and automatic self-transcending: Categories to organize meditations from Vedic, Buddhist, and Chinese traditions. *Consciousness and Cognition, 19* (4), 1110–1118. https://doi.org/10.1016/j.concog.2010.01.007

Uchino, B.N., Bowen, K., Carlisle, M. & Birmingham, W. (2012). Psychological pathways linking social support to health outcomes: A visit with the "ghosts" of research past, present, and future. *Social Science & Medicine, 74* (7), 949–957. https://doi.org/10.1016/j.socscimed.2011.11.023

Upledger, J.E. & Vredevoogd, J.D. (2003). *Lehrbuch der Craniosacralen Therapie* (Bd. I). Stuttgart: Karl F. Haug Verlag.

Van Cauwenbergh, D., Nijs, J., Kos, D., Van Weijnen, L., Struyf, F. & Meeus, M. (2014). Malfunctioning of the autonomic nervous system in patients with chronic fatigue syndrome: A systematic literature review. *European Journal of Clinical Investigation, 44* (5), 516–526. https://doi.org/10.1111/eci.12256

Van der Klink, J.J., Blonk, R.W., Schene, A.H. & Van Dijk, F.J. (2001). The benefits of interventions for work-related stress. *American Journal of Public Health, 91* (2), 270–276.

Van der Wal, R.A.B., Bucx, M.J.K., Hendriks, J.C.M., Scheffer, G.-J. & Prins, J.B. (2016). Psychological distress, burnout and personality traits in Dutch anaesthesiologists: A survey. *European Journal of Anaesthesiology, 33* (3), 176–186. https://doi.org/10.1097/EJA.0000000000000375

Van Dierendonck, D., Schaufeli, W.B. & Buunk, B.P. (2001). Burnout and inequity among human service professionals: A longitudinal study. *Journal of Occupational Health Psychology, 6* (1), 43–52. https://doi.org/10.1037/1076-8998.6.1.43

Van Rhenen, W., Blonk, R., Van der Klink, J., Van Dijk, F. & Schaufeli, W. (2005). The effect of a cognitive and a physical stress-reducing program on psychological complaints. *International Archives of Occupational and Environmental Health, 78*, 139–148. https://doi.org/10.1007/s00420-004-0566-6

Van Veldhoven, M. & Meijman, T.A. (1994). *Het meten van psychosociale arbeidsbelasting met een vragenlijst: De vrangenlijst en bevordeling van de arbeid* [The measurement of psychosocial strain at work: The questionnaire experience and evaluation of work]. Amsterdam: Nederlands Instituut voor Arbeidsomstandigheden (NIA).

Vaulerin, J., Colson, S.S., Emile, M., Scoffier-Mériaux, S. & d'Arripe-Longueville, F. (2016). The big five personality traits and French firefighter burnout: The mediating role of achievement goals. *Journal of Occupational and Environmental Medicine, 58* (4), e128–132. https://doi.org/10.1097/JOM.0000000000000679

Vempati, R., Bijlani, R.L. & Deepak, K.K. (2009). The efficacy of a comprehensive lifestyle modification programme based on yoga in the management of bronchial asthma: A randomized controlled trial. *BMC Pulmonary Medicine, 9*, 37. https://doi.org/10.1186/1471-2466-9-37

Vollmer-Conna, U., Cameron, B., Hadzi-Pavlovic, D., Singletary, K., Davenport, T., Vernon, S. et al. (2007). Postinfective fatigue syndrome is not associated with altered cytokine production. *Clinical Infectious Diseases, 45* (6), 732–735.

Vollmer-Conna, U., Lloyd, A.R., Hickie, I. & Wakefield, D. (1998). Chronic fatigue syndrome: An immunological perspective. *Australian and New Zealand Journal of Psychiatry, 32* (4), 523–527. https://doi.org/10.3109/00048679809068326

Vrijkotte, T.G., Van Doornen, L.J. & de Geus, E.J. (2000). Effects of work stress on ambulatory blood pressure, heart rate, and heart rate variability. *Hypertension, 35* (4), 880–886. https://doi.org/10.1161/01.HYP.35.4.880

Waadt, M. & Acker, J. (2012). *Mit ACT gegen Burnout: Mit Achtsamkeit und Akzeptanz den Teufelskreis durchbrechen.* Bern: Huber.

Wahbeh, H., Sagher, A., Back, W., Pundhir, P. & Travis, F. (2018). A systematic review of transcendent states across meditation and contemplative traditions. *Explore: Journal of Science & Healing, 14* (1), 19–35. https://doi.org/10.1016/j.explore.2017.07.007

Walster, E., Berscheid, E. & Walster, G.W. (1973). New directions in equity research. *Journal of Personality and Social Psychology, 25* (2), 151–176. https://doi.org/10.1037/h0033967

Walster, E., Berscheid, E. & Walster, G.W. (1978). *Equity: Theory and research.* Boston: Allyn and Bacon.

Wang, M.Y., Tsai, P.S., Lee, P.H., Chang, W.Y. & Yang, C.M. (2008). The efficacy of reflexology: Systematic review. *Journal of Advanced Nursing, 62* (4), 512–520. https://doi.org/10.1111/j.1365-2648.2008.04606.x

Wang, N., Zhu, J., Dormann, C., Song, Z. & Bakker, A.B. (2018). The daily motivators: Positive work events, psychological needs satisfaction, and work engagement. *Applied Psychology: An International Review, advanced online publication, 69* (2), 508–537.

Wang, Y., Huang, J. & You, X. (2016). Personal resources influence job demands, resources, and burnout: A one-year, three-wave longitudinal. *Study Social Behavior and Personality, 44* (2), 247–258. https://doi.org/10.2224/sbp.2016.44.2.247

Watson, D., Clark, L.A. & Tellegen, A. (1988). Development and validation of brief measures of positive and negative affect: The PANAS Scales. *Journal of Personality and Social Psychology, 54* (6), 1063–1070. https://doi.org/10.1037/0022-3514.54.6.1063

Weltgesundheitsorganisation (WHO). (2019/2021). *International Classification of Diseases, 11th revision (ICD-11). Licensed under Creative Commons Attribution-NoDerivatives 3.0 IGO licence (CC BY-ND3.0 IGO).* Verfügbar unter https://icd.who.int/browse11

Werner-Seidler, A., Afzali, M.H., Chapman, C., Sunderland, M. & Slade, T. (2017). The relationship between social support networks and depression in the 2007 National Survey of Mental Health and Well-Being. *Social Psychiatry and Psychiatric Epidemiology, 52* (12), 1463–1473. https://doi.org/10.1007/s00127-017-1440-7

Wharton, A.S. (1993). The affective consequences of service work: Managing emotions on the job. *Work and Occupations, 20* (2), 205–232. https://doi.org/10.1177/0730888493020002004

Wharton, A.S. (Ed.). (1996). *Service with a smile: Understanding the consequences of emotional labor.* Philadelphia: Temple University Press.

Wirtha, K. & Scheibenbogen, C. (2020). Unifying hypothesis of the pathophysiology of myalgic encephalomyelitis/chronic fatigue syndrome (ME/CFS): Recognitions from the finding of autoantibodies against ß2-adrenergic receptors. *Autoimmunity Reviews, 19* (6), 102527. https://doi.org/10.1016/j.autrev.2020.102527

Wittchen, H.U. (1994). Reliability and validity studies of the WHO - Composite International Diagnostic Interview (CIDI): A critical review. *Journal of Psychiatric Research, 28*(1), 57–84. https://doi.org/10.1016/0022-3956(94)90036-1

Wulsin, L.R., Horn, P.S., Perry, J.L., Massaro, J.M. & D'Agostino, R.B. (2015). Autonomic Imbalance as a predictor of metabolic risks, cardiovascular disease, diabetes, and mortality. *Journal of Clinical Endocrinology and Metabolism, 100* (6), 2443–2448. https://doi.org/10.1210/jc.2015-1748

Xanthopuolo, D., Bakker, A.B., Demerouti, E., Schaufeli, W.B., Taris, T.W., Schreurs, P.J.G. (2007). When do job demand particularly predict burnout? *The modulating role of job resources, Journal of Managerial Psychology, 22*, 766–786.

Xiong, X., Wang, P., Li, X. & Zhang, Y. (2015). Qigong for hypertension: A systematic review. *Medicine, 94* (1), e352. https://doi.org/10.1097/MD.0000000000000352

Yerkes, R.M. & Dodson, J.D. (1908). The relation of strength of stimulus to rapidity of habit-formation. *Journal of Comparative Neurology, 18*, 459–482.

Yogendra, J., Yogendra, H.J., Ambardekar, S., Lele, R.D., Shetty, S., Dave, M. et al. (2004). Beneficial effects of yoga lifestyle on reversibility of ischaemic heart disease: Caring heart project of International Board of Yoga. *Journal of the Association of Physicians of India, 52*, 283–289.

Zanstra, Y.J., Schellekens, J.M., Schaap, C. & Kooistra, L. (2006). Vagal and sympathetic activity in burnouts during a mentally demanding workday. *Psychosomatic Medicine, 68* (4), 583–590. https://doi.org/10.1097/01.psy.0000228012.38884.49

Zapf, D.E. (2002). Emotion work and psychological well-being: A review of the literature and some conceptual considerations. *Human Resource Management Review, 12* (2), 237–268. https://doi.org/10.1016/S1053-4822(02)00048-7

Zhang, Z., Zhang, L., Zhang, G., Jin, J. & Zheng, Z. (2018). The effect of CBT and its modifications for relapse prevention in major depressive disorder: a systematic review and meta-analysis. *BMC Psychiatry, 18* (1), 50. https://doi.org/10.1186/s12888-018-1610-5

Zhou, J., Yang, Y., Qiu, X., Pan, H., Ban, B., Qiao, Z. et al. (2018). Relationship between anxiety and burnout among Chinese physicians: A moderated mediation model. *PLOS ONE, 13* (1), e0191332.

Zung, W.W.K. (1965). A Self-Rating Depression Scale. *Archives of General Psychiatrie, 12,* 63–70. https://doi.org/10.1001/archpsyc.1965.01720310065008

Zwerenz, R., Knickenberg, R.J., Schattenburg, L. & Beutel, M.E. (2007). Results of a controlled treatment study optimizing work-related treatments in psychosomatic inpatient rehabilitation. *International Journal of Rehabilitation Research, 30*.

Weiterführende Literatur

Adam, S., Andras, M., Kalabay, L. & Torzsa, P. (2018). Potential correlates of burnout among general practitioners and residents in Hungary: The significant role of gender, age, dependent care, and experience. *BMC Family Practice, 19* (1), 193. https://doi.org/10.1186/s12875-018-0886-3

Beck, A.T. & Steer, R.A. (1990). *Manual for the Beck anxiety inventory.* San Antonio: Psychological Corporation.

Beck, A.T., Steer, R.A. & Brown, G.K. (1996). *Manual for the BDI-II.* San Antonio: Psychological Corporation.

Buysse, D.J., Reynolds, C.F., Monk, T.H., Berman, S.R. & Kupfer, D.J. (1989). The Pittsburgh sleep quality index: A new instrument for psychiatric practice and research. *Psychiatry Research, 28* (2), 193–213. https://doi.org/10.1016/0165-1781(89)90047-4

Demerouti, E., Bakker, A.B., Vardakou, I. & Kantas, A. (2003). The convergent validity of two burnout instruments: A multitrait-multimethod analysis. *European Journal of Psychological Assessment, 19,* 12–23. https://doi.org/10.1027//1015-5759.19.1.12

Gerkhardt, M. & Frey, D. (2006). Erfolgsfaktoren und psychologische Hintergründe in Change Prozessen. Entwicklung eines integrativen psychologischen Modells. *Organisationsentwicklung, 4* (6), 48–59.

Goldberg, D. (1972). *The detection of psychiatric illness by questionnaire.* London: Oxford University Press.

Hayes, S.C. (2004). Acceptance and commitment therapy, relational frame theory and the third wave of cognitive and behavioral therapies. *Behavior Therapy, 35,* 639–665. https://doi.org/10.1016/S0005-7894(04)80013-3

Mansell, W. & Carey, T.A. (2009). A century of psychology and psychotherapy: Is an understanding of control the missing link between theory, research, and practice? *Psychology and Psychotherapy: Theory, Research and Practice, 82* (3), 337–353. https://doi.org/10.1348/147608309X432526

Margraf, J. (2013). *Mini-DIPS: Diagnostisches Kurz-Interview bei psychischen Störungen:* Heidelberg: Springer.

McCullough, J.P.J. (1984). CBASP: An interactional treatment approach for dysthymia disorder. *Psychiatry and Clinical Neurosciences, 47,* 238–250.

Mechanic, D. (Ed.). (1974). *Social structure and personal adaption: Some neglected dimensions.* New York: Basic Books.

Melamed, S., Shirom, A. & Froom, P. (2003). *Burnout and risk of type 2 diabetes mellitus (DM) in Israeli workers.* Conference paper in Work, Stress and Health Conference: Toronto, Ontario, Canada.

National Institutes of Health. (1995). Physical activity and cardiovascular health. NIH consensus development panel on physical activity and cardiovascular health. *JAMA, 17; 276* (3), 241–246.

Nicassio, P.M., Mendlowitz, D., Fussell, J.J. & Petras, L. (1985). The phenomenology of the pre-sleep state: The development of the pre-sleep arousal scale. *Behaviour Research and Therapy, 23* (3), 263–271. https://doi.org/10.1016/0005-7967(85)90004-X

Ronningstam, E.F. (2005). *Identifying and understanding the narcissistic personality.* New York: Oxford University Press.

Rotenstein, L.S., Torre, M., Ramos, M.A., Rosales, R.C., Guille, C., Sen, S. et al. (2018). Prevalence of burnout among physicians: A systematic review. *Journal of the American Medical Association,*

320 (11), 1131–1150. https://doi.org/10.1001/jama.2018.12777

Ryan, R.M. & Deci, E.L. (2008). From ego depletion to vitality: Theory and findings concerning the facilitation of energy available to the self. *Social and Personality Psychology Compass, 2* (2), 702–717. https://doi.org/10.1111/j.1751-9004.2008.00098.x

Ryan, R.M., Sheldon, K.M., Kasser, T. & Deci, E.L. (1996). All goals are not created equal: An organismic perspective on the nature of goals and their regulation. In P.M. Gollwitzer & J.A. Bargh (Eds.), *The psychology of action: Linking cognition and motivation to behavior* (pp. 7–26). New York: Guilford Press.

Schaufeli, W.B. & Greenglass, E.R. (2001). Introduction to special issue on burnout and health. *Health Psychology, 16* (5), 501–510. https://doi.org/10.1080/08870440108405523

Sheldon, K.M., Ryan, R.M. & Reis, H.T. (1996). What makes a good day? Competence and autonomy in the day and in the person. *Personality and Social Psychology Bulletin, 22* (12), 1270–1279. https://doi.org/10.1177/01461672962212007

Shirom, A. & Melamed, S. (2006). A comparison of the construct validity of two burnout measures in two groups of professionals. *International Journal of Stress Management, 13* (2), 176–200. https://doi.org/10.1037/1072-5245.13.2.176

Hinweise zu Zusatzmaterialien

DOWNLOAD

Sie können für diesen Titel kostenfrei Online-Material über unsere Internetseite nach erfolgter Registrierung abrufen.; es handelt sich um Info- und Arbeitsblätter zu folgenden Modulen:

- Modul 1: Stress und Burnout
- Modul 2: Arbeitsplatzanalyse
- Modul 3: Achtsamkeit
- Modul 4: Zeit- und Stressmanagement
- Modul 5: Soziale Kompetenzen
- Modul 6: Umgang mit Gefühlen
- Modul 7: Werte
- Modul 8: Körper und Gesundheit
- Modul 9: Selbstfürsorge

Nutzen Sie dazu bitte den angegebenen Link und melden Sie sich nach den dort beschriebenen Schritten an. Sie können auf die Materialien über Mein Konto zugreifen, indem Sie unter Meine Zusatzmaterialien den Code eingeben. Sie werden dann automatisch in den Downloadbereich weitergeleitet.

Link: hgf.io/download
Code: **B-F34XG1**

Wir empfehlen Ihnen, sich die Materialien auf Ihrem Rechner zu speichern, um sie jederzeit und dauerhaft nutzen zu können.

Sachwortverzeichnis

A

B

C

F

G

L

M

N

O

P

Q

R